Sex at Dawn

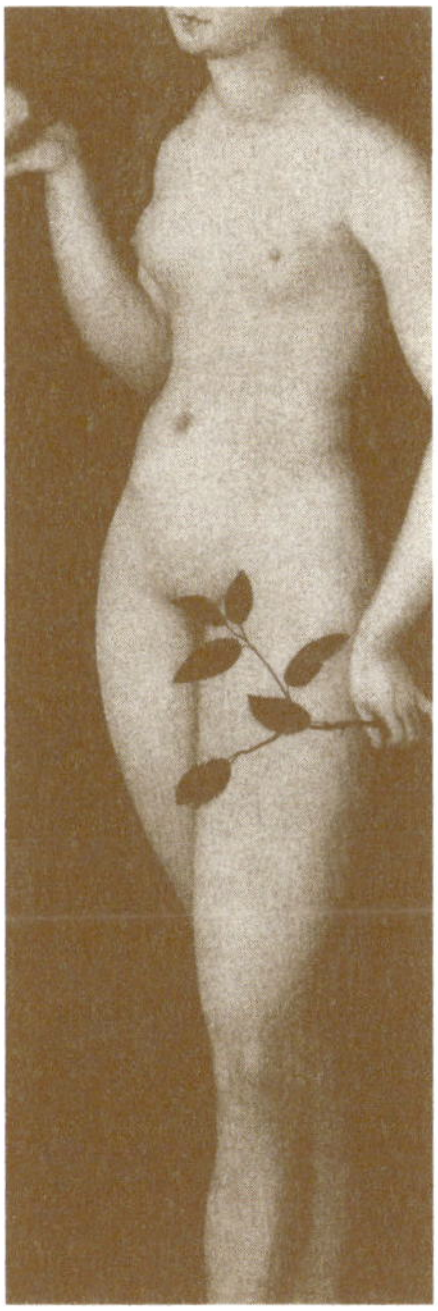

クリストファー・ライアン＆カシルダ・ジェタ
山本規雄 訳

# 性の進化論

## 女性のオルガスムは、なぜ霊長類にだけ発達したか？

作品社

# 性の進化論

## 女性のオルガスムは、なぜ霊長類にだけ発達したか？

クリストファー・ライアン
カシルダ・ジェタ
山本規雄 訳

目次

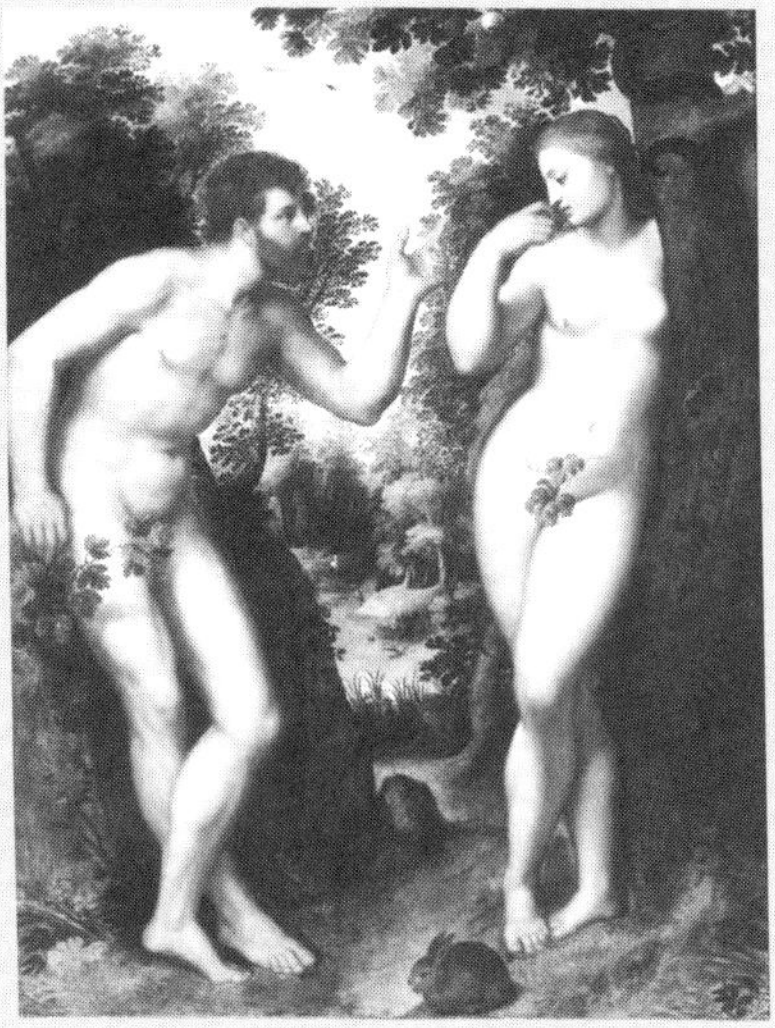

## 第3章 〃人類の性進化〃に関する通説を検証する 71

## 第Ⅲ部 われわれの祖先の日常生活

## 第Ⅳ部 性器とオルガスムの進化論

■人類の身体的特徴から、性行動を推し量ることはできるか?

## 第19章 女性のオルガスムの進化の謎 382



# 第V部 人類のセクシュアリティ進化の未来は？

第20章 女性は何を欲望するのか？ 406



第21章 人類のセクシュアリティと現代社会の矛盾 419

## 凡例

一　原書の巻末注および脚注は、該当箇所に＊印を付け、ページの左端に配した。＊印の後に章ごとの通し番号の付いているものが原書の巻末注である。
なお、原書刊行後に http://sexatdawn.com/ 上に掲載された補注も、各章末に「＊補遺」として加えた。

一　引用文中に著者が挿入した補足は〔　〕で括った。

一　強調の意味でイタリックになっている箇所には傍点を付けた。

一　訳者による短い補足は［　］に収めて挿入し（本文中は二行に割った）、長い訳注は、該当箇所に◆印を付け、ページの左端に配した。

一　主に原注内で用いられている出典の略表記は、巻末の参考文献に対応している。

一　引用文の翻訳に当たって参照した邦訳文献は、巻末の参考文献の該当箇所に付記した。参考文献に挙げられていないものについては、本文中に補足した。ただし訳文はそのままではなく、漢字や表記の変更に加え、文脈等によって改変した。

一　見出しのなかには原書から変更したもの、追加したものがある。

---

*Sex at Dawn:*
*The Prehistoric Origins of Modern Sexuality*
by Christopher Ryan, Ph.D. and Cacilda Jethá, M.D.

Japanese translation published by arrangement with Christopher Ryan and Cacilda Jethá
c/o Trident Media Group, LLC through The English Agency (Japan) Ltd.

# 序文　人類の〝セクシュアリティ進化〟の真実
## ——人類の女性に、なぜオルガスムが発達したのか？

### 1…人類は、パンツを穿いた〝好色なサル〟である

人間は類人猿の子孫であると読者は聞いたことがあるかもしれないが、それはすべて忘れてほしい。われわれは類人猿の子孫ではない。われわれは類人猿なのだ。ホモ・サピエンスは、比喩的にも事実上も、現生する五種の大型類人猿のうちの一種である。ほかの四種とは、チンパンジー、ボノボ、ゴリラ、オランウータンだ（テナガザルは小型類人猿に分類される）。そのうちの二種、すなわちボノボ、チンパンジーと、われわれとの間の共通祖先は、五〇〇〇万年前に遡る。つまりわれわれがボノボやチンパンジーと分かれたのは、たったの五〇〇万年前にすぎないということだ。[*1] 進化という物差しで測るなら、それはつい「一昨

＊1　もっと最近で、四五〇万年前ぐらいかもしれない。遺伝子に残されている痕跡を再検討した最近の成果については、以下を参照。Siepel (2009).

日」のことである。人間と他の大型類人猿との相違点として挙げられてきた細かな点は、昨今の霊長類学者のほとんどから「完全なまがいもの」と見なされている[*2]。

われわれ人類は、ボノボやチンパンジー同様、性欲過剰な祖先から枝分かれした、性的に活発な子孫なのである。こういう言い方は大げさに聞こえるかもしれない。だがこれは、ずっと以前から常識になっていてもおかしくない厳然たる真実なのである。しかしながら、単婚すなわち一夫一妻という結婚観が、われわれ人類の本質であり、ここから逸脱する者は、人類の品位を汚すといった偽りの物語が大手を振っている。では、人類のセクシュアリティの本質とは何か。またそれが、なぜ今こうなってしまっているのか。本書で私たちが明らかにしたいのは、以下の点である。ほぼ一万年前に大きな文化的転換が起こり、それ以来、人類のセクシュアリティの真実を語る物語は、危険な悪の徴候とされてしまったこと。だからこそ数百年もの間、その物語は宗教的権威から沈黙を強いられ、医者からは病気扱いされ、科学者には几帳面に黙殺され、道徳を説きたがるカウンセラーには隠蔽されてきたということである。

かつてダーウィンが「進化論」を発表したとき、人類がサルの仲間から進化してきたというその見解に対して多くの批判が浴びせられた。私たちもまた、多くの批判を受けることは覚悟のうえで、「性の進化論」によって、「人類のセクシュアリティの本質」が、類人猿と共通の祖先に由来することを論証し、長年にわたって隠蔽されてきた真実を明らかにしたい。

私たちは人類が、親密な集団を形成しながら進化してきたことを示すつもりだ。この集団内で人類は、あらゆるものを分かち合っていた。食料も、住みかも、防衛も、子どもの世話も、そして性的快楽さえも。ただし私たちは人類が生まれつきマルクス主義のヒッピーだと言いたいわけではない。また先史時代の人類コミュニティにおいては、ロマンティック・ラブなど存在しなかったし重要でもなかったと言いたいわけでもない。私たちが示したいのは、現代文化が愛と性との間の結びつきを誤って伝えているということだ。愛の有無は別として、先史時代の祖先にとっては、行きずりのセックスが標準《スタンダード》だったのだ。

おそらく読者はすでに抱いている疑問であろうが、ここで次のように問うてみよう。先史時代の性について、どうして知り得るのか。今日に生きている者で、先史時代の生活を目撃した者は誰もいないのだし、また社会行動は化石を遺さないのだから、要するに単なる突飛な空論に終わってしまうのではないか。

しかし、そうだとは言いきれないのである。おもしろいたとえ話を紹介しよう。喧嘩で相手の指を噛みちぎったために、裁判にかけられた男がいた。一人の目撃者が証言台に立った。被告弁護人は証人に尋ねる。「あなたは実際に私の依頼人が指を噛みちぎるところを見たのですか」。目撃者は答える。「ああ、いや、見てないんです」。「ああ、そうなんですね！」弁護士は気取った笑みを浮かべて続ける。「それじゃ、どうして依頼人が相手の指を噛みちぎったなどと、あなたは主張なさるのですか」。目撃者は答える。「それはですね、私は、彼が指を吐き出すのを見たからなんです」。

世界中のさまざまな人間社会、および人類以外の霊長類の近縁種の社会から集めた膨大な状況証拠のほかに、私たちは、言わば「〝進化〟が口から吐き出したもの」に目を向けるつもりである。われわれの身体に今でもはっきりと見て取れる解剖学的な証拠だけでなく、ポルノや広告や、はたまた仕事の後の楽しい時間に切実に求めてやまない、性的な刺激についても検討する。さらに私たちは、夜のしじまを切り裂いて、「汝の隣人の妻」が我を忘れて大声で叫ぶ、いわゆる「交尾時に発する音声」に込められたメッセージの解読もするつもりである。

＊2　de Waal (1998), p. 5.

## 2…通説が語る男女の性関係への大いなる疑問

人類のセクシュアリティをめぐる最近の研究や文献に通じている人なら、本書で私たちが人類の性の進化に関する「通説《スタンダード・ナラティヴ》」と呼んでいるものには馴染みがあるだろう。それは以下のように進行するストーリーだ。

一　男と女が出会う。

二　男と女は、互いの「配偶者としての価値」を値踏みする。そのとき基準となるのは、互いに異なる生殖戦略と生殖能力である。

●　男は女に、若さ、多産、健康、性交経験が無いこと、将来性的に貞節でいられそうかどうかを見きわめる。別の言葉で言えば、他の男の遺伝子を持つ子どもがいなくて、出産適齢期間が長く見込める、多産で健康で若い配偶者ということである。

●　女は男に、富（あるいは少なくとも将来的に富を得る見込み）、社会的地位、肉体的健康、そしてそばで自分たちの子どもを保護し養いそうかどうかを見きわめる。女が男に求めるのは、物質的な支えを（とりわけ妊娠期間と授乳期間に）自分と子ども（「男親の投資」と呼ばれる）にもたらす意志と能力である。

三　男が女を獲得する。二人が互いに評価基準を満たすと認めあった場合は、「番い《つがい》」、すなわち長期的な男女《ペア》の絆を形成する。あの有名なデズモンド・モリスはこれを「人間という種の根本条件」と呼んだ。ひと度、男女《ペア》の絆が形成されたあとは、以下のとおりとなる。

- 女は、男が逃げ去ることを考えているのではないかと、それを示す徴候に敏感になる（男の不実に警戒を怠らない。たとえば男が他の女と親しくなれば、自分が受けていた男の資源と保護を失う恐れがある）。その一方で、つねに（とくに排卵の時期）、現在の相手よりも遺伝的に優れた男とその場限りの関係を持つ機会に目を光らせている。
- 男は、女の性的な不実の徴候に敏感になる（男にとって最も重要な、自身が親であるという確信が曖昧になるからである）。その一方で、他の女性とその場限りの関係を持つ機会があれば、いつでも利用する。

研究者たちは以上のような基本的パターンが、過去数十年間に世界中で行なわれた研究によって確認できたと主張している。それらの研究の成果によって、人類のセクシュアリティの進化に関する通説《スタンダード・ナラティヴ》は立証され、大いに理にかなっているように見える、というわけだ。しかし実際は、立証されてもいなければ、理にかなってもいない。

先に挙げた基本的なパターンが、現代世界の多くの場所で演じられていることに異議を差しはさむつもりはない。ただ、それが人間の本質の一部だとは見なさないということだ。むしろそれは、いくつかの社会的条件への適応の結果である。そうした社会的条件の多くは、わずか一万年前に農耕が出現したことによって引き起こされたのである。だから先に挙げたような行動や嗜好は、われわれ人類という種に生物学的にプログラムされた特徴ではなく、むしろ人間の脳の柔軟性やコミュニティが持つ創造性という潜在能力を示す証拠なのである。

私たちが本書で主張していることの例を一つだけ挙げよう。女性はいつでもどこでも富を手にした男性を好むように見えるが、これは標準《スタンダード》モデルが主張しているように、進化によって生まれつきプログラムされていることの結果ではない。そうではなくて、これは単に、世の中に存在する資源を不均衡に分配するよう支配しているのが男性であり、そういう世界に適応した行動ということにすぎない。本書で詳しく検証するように、農耕が出現した一万年前よりも以前の世界では、一般的に女性は男性と変わらない食料や保護、社会的な支援を手に入れることが可能だったのだ。定住農耕社会への転換が引き起こした人間社会の大変革によって、女性の生存能力は根本的な変化を被ったのである。女性は、生存に欠かせない資源と保護を手に入れるために、自身の生殖能力を引き換えにしなければならないような世界に住むことになったのである。こうした条件は、それ以前に人類という種が進化してきた環境とは大いに異なるものだった。

人類という種が存在してきた全期間に照らして見るなら、一万年などという時間は、ほんの短い瞬間にすぎないということを忘れてはならない。ヒト属◆の系統が出現したのは、大ざっぱに言って二〇〇万年前である。それ以来、現生人類の直接の祖先たちは、狩猟採集の小さな社会集団で生活していた。しかし、たとえその二〇〇万年間を考慮に入れないとしても、解剖学的に見て現生人類と同様の特徴を持つ人類は、二〇万年前には出現したと考えられているのだ。一方、農耕の最古の証拠は、おおよそ紀元前八〇〇〇年に遡るにすぎない。つまり、われわれ人類が定住農耕社会に生きてきた期間は、人類の経験全体から見れば、最大でも五％にすぎないわけである。たかだか数百年前には、まだ地球上のほとんどが、狩猟採集者によって占められていたのである。

以上のようなわけで、人類のセクシュアリティのルーツを、最も深いところまで辿ろうと思うなら、人類史という薄皮を剝ぎ取って、その下を見ることが不可欠である。農耕以前の人類はどうしても、ほぼすべての物事をみんなで分配しなければ生き残れなかった。この必要をめぐって組織された社会のなかで進化してきた。しかし何でも分配していたからと言って、彼らが「高貴なる野蛮人」［ヨーロッパ文明に毒されていないために素朴で高徳とされる未開・自然状態の人間のこと」だったというわけではない。すべてを分配するのは社会的要請によるのであり、われわれのような高度に社会的な種にとっては、それが危険を回避する最も効率的な方法だったにすぎない。本書で見るように、分配と利己主義とは、排他的関係にあるわけではない。事実、農耕が出現するより前の何千年もの間、世界中の社会組織で支配的だったのは、多くの人類学者が厳格な平等主義と呼ぶものだったのである。

しかし人類社会は、農耕と家畜化した動物の飼育を開始したとたんに、根本的に変化したのである。政治的階層化、私有財産、集住集落、根本的に低下した女性の地位などを中心に、彼らは社会を組織した。こうした社会構造のすべてが、わが人類にとって得体の知れない災厄をもたらすのである。人口は急速に伸びていく一方で、生活の質は急落していった。ジャレド・ダイアモンドは農耕への転換を「カタストロフであり、人類はいまだにそこから回復していない」と評している。[*3]

さまざまな種類の証拠が示すところによれば、農耕以前（すなわち先史時代）のわれわれの祖先は小集団で暮らしていて、そこではほとんどの成人が、いつでも任意に、複数の性的関係を同時進行で持っていたと思われる。それは、しばしば不特定多数間の関係であったが、だからと言って意味のない性関係を持っていたわけではない。事実は正反対であった。そうした関係は、高度に依存し合っているコミュニティを一つにまとめあげるために、決定的に重要な社会的紐帯を強化する役割を果たしていたのである。[*4]

多数の相手との性的な友好関係という先史時代の人類のセクシュアリティが、われわれ自身の身体に、

---

◆ヒト属　ホモ属とも言う。ヒト科に属する。具体的には、ホモ・ハビリス、ジャワ原人、北京原人などのホモ・エレクトゥス、ホモ・ネアンデルターレンシス（ネアンデルタール人）、そして現生人類すなわちホモ・サピエンス・サピエンスを含むホモ・サピエンスなど。

＊3　Diamond (1987).

また今でも比較的世界から孤立した状態にとどまっている社会の習慣に、そして現代の西洋文化の思いもよらない片隅にも反響している圧倒的な証拠を私たちは見つけた。本書では、寝室でのわれわれの行動や、ポルノへの嗜好、妄想、夢、性的な反応などすべてが、人類の性の起源に関するこの新しい理解を支持していることを示そうと思う。本書では、たとえば次のような疑問に回答を与えることになるだろう。

- 女性のオルガスムは、なぜ霊長類だけに発達したのか？
- 女性は潜在的に何度もオルガスムに達する能力を持つが、男性はほぼすべての場合において、がっかりするほど早くオルガスムに達してしまい、その後は覚めてしまうのはなぜか？
- これほど多くのカップルにとって、長期にわたって性的に貞節であることは、なぜこれほど困難であるのか？
- 愛は深まっているのに、性的な情熱がしばしば消え去るのはなぜか？
- 性的な嫉妬とは、人類の本質の一部であり、避けがたく、また制御しがたいものなのか？
- 人類の睾丸は、なぜゴリラよりもはるかに大きく、チンパンジーよりも小さいのか？
- 人類のペニスは、なぜ霊長類のなかで最も長く太いのか？　なぜ特異な形状を持っているのか？
- 性的欲求不満によって、人間は病気になる可能性があるか？　歴史上、オルガスムを得られないことが最もありふれた病気の一つであったのはなぜか？　また、それはどのように治療されたか？

## 3…人類のセクシュアリティの本性を形成した先史時代

私たちが本書で唱えたいと思っている説を、きわめて簡単にまとめてしまえば以下のようになる。われわれの古《いにしえ》の祖先（ホモ・エレクトゥス）は、戦いに勝ち残った一頭の「アルファ［最優位の個体］オス」が、メスのハレムを形成するゴリラ型の配偶システムから数百万年前に脱し、ほとんどのオスがメスと性交する機会を持てるシステムへと移行した。この転換を示す化石資料に異議を唱える専門家は、（もし、そんな専門家がいるとすればだが）ほんのわずかである。*5

しかし、この転換が何を意味するかという議論になると、私たちは通説《スタンダード・ナラティヴ》の支持者と袂を分かつことになる。通説《スタンダード・ナラティヴ》はこの転換を、人類における長期にわたる男女の絆《ペア》形成の始まりと見なす。その理由はこうだ。個々の男性が一度に一人の女性としか配偶関係を持てないのであれば、ほとんどの男性は一人の女性だけを自分の相手として生涯を終えるだろうから、というわけだ。だから人類が進化の結果として備えている生得のセクシュアリティは何かという問題をめぐって論争が起きても、実際には、その回答として考慮されるのは「単婚（一夫一妻）」と「一夫多妻」の二つの選択肢しかないのである。そしてたいてい次のような結論を見るのだ。女性は一般的に、人類は生まれつき「一夫一妻」だと言いたがり、男性

---

＊4　このような性的関係は、集団的アイデンティティ強化のための他の数多くの手段、たとえばシャーマニズム的宗教による集団形成を促す儀式への参加などと並んで、狩猟採集者に特徴的だったものと思われる。興味深いことに、集合的アイデンティティを確認するためのそうした儀式には、しばしば音楽がともなっている（音楽は感情的な結びつきを形成することに深く関与しているホルモンであるオキシトシン［脳下垂体後葉ホルモン］の分泌を促すが、これはオルガスムと似ている）。音楽と社会的アイデンティティについては、さらにLevitin (2009) を参照のこと。

＊5　この転換が起きた時期の詳細について最近唱えられた異論は White (2009) および Lovejoy (2009) を参照のこと。

はほとんどの場合、「一夫多妻」だと言いたがると。

だが、男性も女性もそのほとんどが、一度に一組以上の配偶関係を持つような「乱婚」だったとしたらどうだろうか。先史時代の「乱婚」の可能性を考慮に入れることすらないのは、道徳上の嫌悪感以外にいったいどんな理由があるだろうか。というのも、この件に関連するほとんどすべての領域において、乱婚を示す証拠が発見されているのである。

まず何よりも狩猟採集社会が、ほぼすべてを分配する厳格な平等主義に基づく小規模集団だったことがわかっている。そして人類は、まさにそういう社会で進化を遂げてきた。狩猟採集者の、「即時報酬システム」*に基づく暮らしには、住む土地の環境にかかわらず驚くほどの一貫性がある。たとえばボツワナのサンとオーストラリア奥地の先住民《アボリジニ》、アマゾン川流域の多雨林のなかでも孤立した土地に住む部族《トライブ》との間には、共通点が山ほどある。人類学者がこれまで再三にわたって示してきたように、即時報酬システムに基づく狩猟採集社会は、そのほぼすべてが厳格な平等主義という点で共通している。分配は単に推奨されるだけではなく、義務なのだ。そうした社会においては、たとえば食料の秘蔵や隠匿は深く恥ずべき行動であり、ほとんど容赦できない所業なのだ。*6

狩猟採集者は、食料を公平に分配するし、自分の子どもだけでなく互いの子どもに授乳するし、また互いの間でプライバシーはほとんど、あるいはまったくなく、生存のために互いに依存し合う。われわれの社会は、私有財産と自己責任を中心に回っているが、狩猟採集社会は、集団の繁栄や集団的アイデンティティ、互いの間での深い関与、相互依存を中心に回っている。

ここまで述べたことは、失われた「水瓶座の時代」◆を嘆く、いかにもニューエイジ的な素朴な理想主義に聞こえるかもしれないし、あるいは原始共産制への讃歌に聞こえるかもしれない。しかし、農耕以前の社会のそうした特徴のどれ一つとして、専門研究者から異議を申し立てられているものはないのだ。事実上、いかなる環境下にある狩猟採集社会も、平等主義に基づいて社会を組織するシステムを採用していることについては、圧倒的多数の合意がすでにある。もっと言えば、狩猟採集社会では、それ以外の社会システムを採りようがないと思われる。強制的な分配は、部族《トライブ》の全メンバーの利益になるようリスクを分散させる最上の方法であり、参加しない者は存在しないということにすぎない。だから、プラグマティックではあるが、「高貴」というようなものではない。

私たちはこの分配行動が、性にも及んでいたと考える。霊長類学、人類学、解剖学、心理学などの領域でなされた膨大な数の研究が、共通して示している同じ一つの結論はこうだ。人類と、ヒト科に分類される人類の祖先は、過去数百万年前後のほぼ全期間を通じて、小規模の親密な血縁集団《バンド》を形成していた。その集団内では、ほとんどの成体が任意の一定期間、複数の性的関係を結ぶ。セクシュアリティに対するこのアプローチは、農耕と私有財産が発生するまでおそらく続いたであろう。そして、農耕の発生した時期

---

＊即時報酬システム　人類学者のジェイムズ・ウッドバーンは、その著書（Woodburn, 1981/1998）で狩猟採集社会を即時報酬システム（immediate-return systems）と遅延報酬システム（delayed-return systems）の二つに分類した。即時報酬システムにおいては、獲得された食料は数日以内に消費され、手の込んだ加工や貯蔵の対象となることはない。とくに記さないかぎり、本書で狩猟採集社会と言うときには、つねに即時報酬システムに基づく社会を指すものとする。

＊6　狩猟採集社会の分配に基づく経済に関しては、以下も参照のこと。Sahlins (1972), Hawkes (1993), Gowdy (1998), Boehm (1999) およびハッツァ人に関する『ナショナル・ジオグラフィック』の記事（Michael Finkel, http://ngm.nationalgeographic.com/2009/12/hadza/finkel-text）。

◆水瓶座の時代　占星術において、一九六〇年代に始まり二〇〇〇年続くとされた時代。キリスト教支配から解放された自由な時代だという。いわゆる「ニューエイジ」という呼称はここから来ている。

は、せいぜい一万年前のことなのである。この結論を支持する膨大な数の科学的な証拠があるだけでなく、それに加えて多くの探検家・宣教師・人類学者が、乱交《オージー》的な儀式や配偶関係の公然たる共有、罪や恥の意識によって邪魔されることのない開放的なセクシュアリティを報告している。

もしも読者が最も人類に近い霊長類といっしょに暮らしてみたら、メスのチンパンジーがその気になったオスの全部、またはほとんど全部を相手に、日に十回以上も交尾するのを目にするだろう。ボノボの旺盛なグループセックスが、集団の成員全員の緊張を和らげ、複雑な社会的ネットワークを維持するのに役立っていることもわかるだろう。現生人類が特定の種類のポルノに関心を寄せることや、性的な一夫一妻を長期間保つのが、ご存知のように不可能なことなどを探っていけば、きわめて性的に活発だった祖先から、われわれが多くのものを受け継いでいることがわかるだろう。

われわれの身体も多くのものを受け継いでいる。人類のオスの睾丸は、単婚の霊長類が必要とするよりもはるかに大きく、しかも危害を受けやすいのに身体の外側にぶら下げてまで精子細胞を冷やしておき、複数回の射精に備えて準備を整えている。さらに、地球上のどの霊長類よりも長くて太いペニスをこれ見よがしに身に付けながら、バツが悪いほどあっけなくオルガスムに達する傾向がある。人類のメスの乳房は垂れ下がっているが、これは子どもに授乳するには完全に不必要である。また交尾時に、メスだけが大きな声をあげるのは霊長類に共通するが、その意味するところも興味深い。さらに人類のメスは、続けざまに何度もオルガスムに達する能力を潜在的に持っている。これらはすべて、先史時代の乱婚という見解を支持している。通説《スタンダード・ナラティヴ》にしてみれば、これらの点のすべてが大きな障害なのだ。

## 4…農耕の開始と「汝の隣人の妻を貪るなかれ」

しかし、人類が農耕を開始して毎年同じ土地に定着するようになると、私有財産制がほとんどの社会に共通するあり方として、すぐさま共同所有制に取って代わった。移住狩猟採集者にとって私有財産とは、すなわち運んで持っていかなければならないものであり、これを最小限にとどめることは明らかに合理的である。土地や魚や川や空に浮かんでいる雲を誰が所有しているか、などということはほとんど顧みられさえしない。狩猟採集者の男たちは（そして、しばしば女たちも）いっしょになって危険に立ち向かった。つまり別の言葉で言えば、男親個人による投資（通説《スタンダード・ナラティヴ》の中核をなす要素）が、社会全体に拡散するようになっているのだ。こうした社会では、われわれが進化の途上で経験してきた社会でもそうだが、男親の投資は一人の特定の女性とその子どもたちには向けられない。通説《スタンダード・ナラティヴ》が主張するところとは違うのである。

ところが人類が農耕コミュニティに定住して生きるようになると、社会的現実は深く、そして取り返しのつかないほどの転換を経験する。突然、自分の畑と隣の畑の境界をはっきりさせることが、何にも増して重要となる。モーゼの「十戒」の最後を思い出してほしい。「汝その隣人の家を貪《むさぼ》るなかれ。また汝の隣人の妻およびその僕《しもべ》、婢《はしため》、牛、驢馬ならびにすべて汝の隣人の所有《もちもの》を貪《むさぼ》るなかれ」〔『出エジプト記』第二〇章一七節〕。農耕革命の最大の敗者は、明らかに（奴隷を除く必要があるかもしれないが）人類の女性であった。何しろ狩猟採集社会において占めていた中心的な、尊敬すべき役割を奪われ、代わりに家や奴隷や家畜と同じように、男性にとっては獲得し、守るべき、もう一つの所有物に成り下がったのだ。

考古学者のスティーヴン・ミズンが、このように言っている。「農耕の開始は、人類史にとって決定的な出来事である。現代の人類がほかのあらゆる動物とも、またそれ以前のあらゆる人類とも、まったく異なる生活様式と認知様式を持つという結果をもたらした分岐点の一つである」[*7]。農耕への転換は、われわれ人類の物語の中枢をなす最重要ポイントとして、火の獲得や『マグナ・カルタ』、印刷術、蒸気機関、核分裂その他に匹敵し、それらがかつて人類の生活様式に加えた（そしておそらくこれから加える）変化にも増して、根源的な変化を加えたのである。農耕は事実上すべてを変えた。地位や権力の性質、社会や家族の構造、自然と人類の相互作用のあり方、信仰対象の神々、集団間の武力衝突の質とその可能性、生活の質、寿命、そして間違いなくセクシュアリティを管理する規則をも。『先史時代のセックス』の著者であるイギリスの考古学者ティモシー・テイラーは、関連する考古学的証拠の調査に基づき、次のような結論に達している。「狩猟採集者のセックスが、分配と相補性という一つの思想に基づいて形成されてきたとすれば、初期農耕者のセックスは、窃視症的で、抑圧的で、同性愛嫌悪的《ホモフォビック》で、繁殖中心主義的だった。農耕者は野性を恐れるあまり、その破壊に乗り出したのだ」[*8]。

今や、男たちは、土地を手に入れ、所有し、世代を超えて受け継がせなければならなくなった。狩猟採集によって獲得されていた食料は、今や、種を蒔き、育て、収穫し、貯蔵し、守り、購入し、販売しなければならないものとなった。柵、壁、灌漑システムを構築し、補強しなければならなくなった。それらすべてを防衛するために、軍隊を育成し、養い、統制しなければならなくなった。私有財産のせいで、われ

＊7　Mithen (2007), p. 705.
＊8　Taylor (1996), pp. 142–143. テイラーのこの著作は、人類の性の起源に関する考古学的説明として、たいへん優れている。

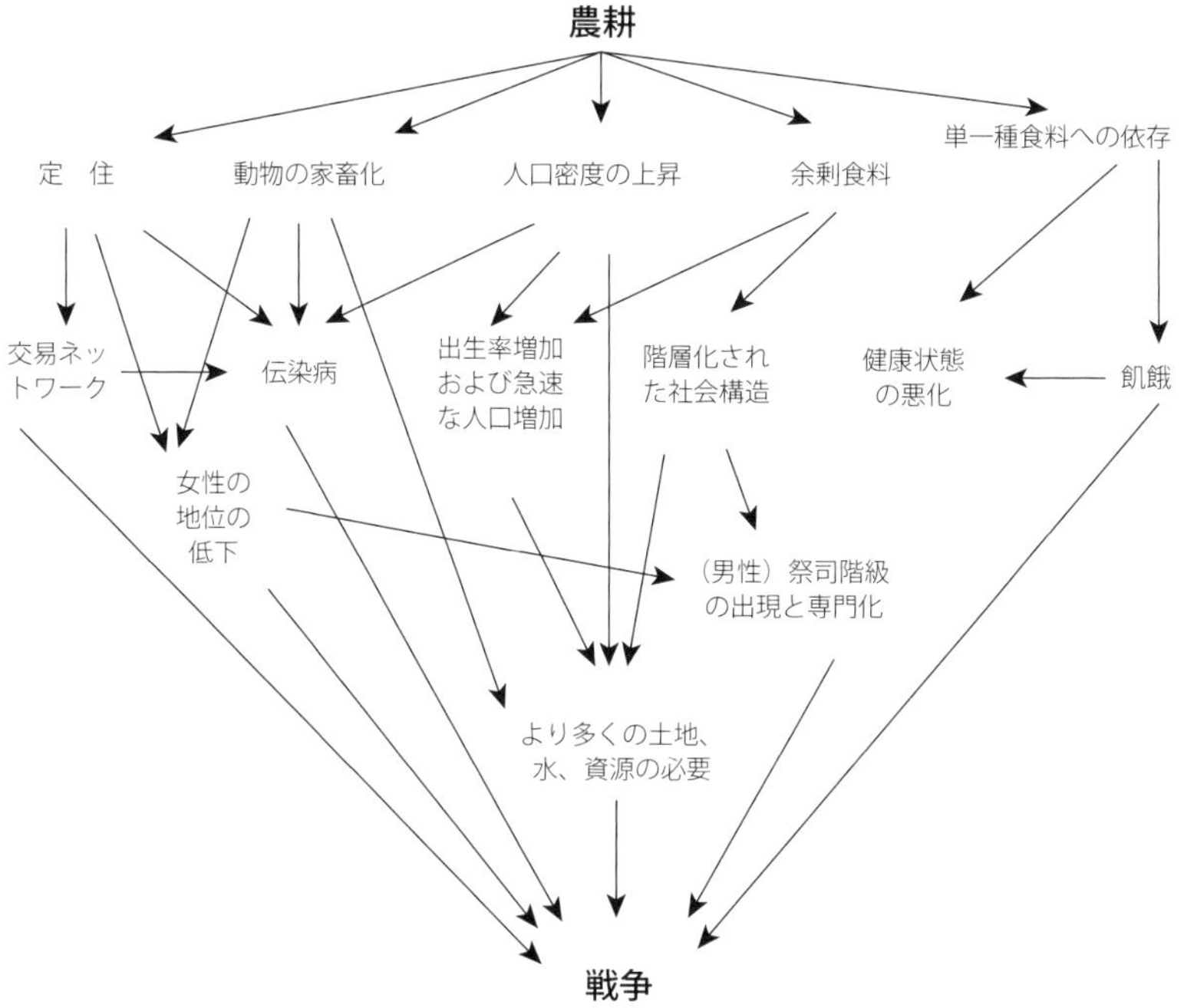


われ人類史上初めて、父親であることが最重要課題となったのである。

しかし通説《スタンダード・ナラティヴ》の主張によれば、自分が父親であることすなわち父性の確認は、われわれ人類にとって、これまでつねに最大の重要性を持っていた。そのことを中心に性生活を組み立てなければならないという要請は、まさにわれわれ自身の遺伝子が命ずるところである、とする。しかしそれでは、人類学の記録のなかに、生物学的に、父性がまったく、あるいはほとんどまったく重要性を持たないような社会の例が、あれほど豊富に存在するのはいったいなぜなのか。父性が重要でない社会では、男性が、女性の性的な貞節に比較的無関心となる傾向があるのだ。

しかし、そうした現実生活の実例に取りかかる前に、私たちは少しだけメキシコのユカタン半島に寄り道をしてみようと思う。

# 第Ⅰ部

# 進化論は“性”を どのように扱ってきたか？

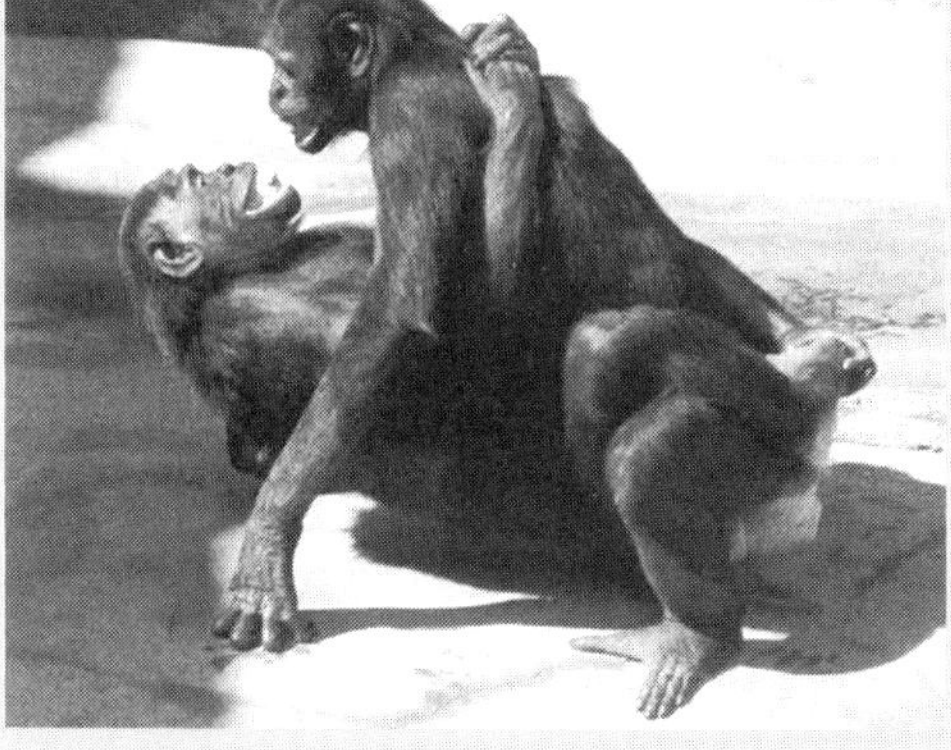

# 第1章　真実だと思われている誤解の起源

想像力の役割は、わけのわからない事柄を解決することにあるのではない。むしろ解決済みの事柄をわからなくすることにある。

（ギルバート・キース・チェスタートン［一八七四～一九三六。イギリスの作家。素人探偵のブラウン神父を主人公にした物語で人気を博す］）

## 1…「ユカタン」の本当の意味

〝アラモ〟は忘れよう。◆アラモより〝ユカタン〟のほうが教訓として役に立つ。

一五一九年の早春のことだった。エルナン・コルテスとその部下たちは、メキシコ本土の沖合に到着したところだった。この征服者《コンキスタドール》は、部下に命じて、現地人を一人連れてこさせた。船の甲板から自ら発見したこのエキゾティックな土地を指さし、コルテスは現地人にその地名を尋ねた。現地人は答えた。「マクバタン」。これが、スペイン人には「ユカタン」と聞こえたわけである。コルテスは宣言した。この日以降、ユカタンと、その地が蔵するいかなる黄金も、すべてスペイン国王および女王に属することになる云々と。

それから四世紀半を経た一九七〇年代、古マヤ方言を研究する言語学者たちが出した結論によれば、「マクバタン」は「あなたの言っていることがわからない」という意味である。*1 つまり、毎年春に、美しいビーチで濡れTシャツコンテストや泡パーティ、ローションレスリングなどを開催するために、何千人ものアメリカの大学生が押しかけるのが、「あなたの言っていることがわからない」半島だというわけである。

しかし、間違いを誤って知識と思い込んでいるのは、春休みの大学生に限ったことではない。われわれは、誰もがこの手の罠に落ちるのだ（ある晩、親しい友人と夕飯を食べていたとき、彼女はビートルズの曲で好きなのは「ヘイ・デュード」だと言った［ビートルズの歌は「ヘイ・ジュード」。イギリスのロックバンドのクーラ・シェイカーやアメリカのヘビメタバンドのビータリカが「ヘイ・デュード」のタイトルで楽曲をリリースしている］）。何年も訓練を受けてきたはずの研究者でさえ、本当は自分のバイアスや無知を投影しているだけなのに、いつの間にか自分は何かを観察しているのだと思い込んでしまうものだ。科学者を躓《つまず》かせるのは、われわれの誰もが共有している、認知作用上の欠陥である。すなわち、自分では知っていると思い込んでいながら、実は知っては

---

◆**アラモは忘れよう**　アラモとはテキサス独立戦争中、一八三六年にテキサス人の小部隊が圧倒的に不利な状況下で砦として立てこもった僧院。包囲するメキシコ軍によって全滅させられた。その後「アラモを忘れるな！」がテキサス軍の合い言葉となった。

＊1　この見解は以下の文献に基づいている。Todorov (1984). しかしこの見解が広く受け入れられているわけではない。語源研究に基づく別の意見は、たとえば以下のウェブサイトを参照のこと。http://www.yucatantoday.com/culture/esp-yucatan-name.htm（スペイン語）。

いないことについて、はっきり自覚することは難しいという欠陥だ。地図を読み間違っているのに、自分がどこにいるか、自分にはわかっていると確信しているときがある。そんなときに、その確信と相容れない証拠を目の前にしても、たいていの場合、われわれは、自分の直感を信じて進んでいこうとしがちだ。しかし、直感は、道案内としてははなはだ頼りにならない代物でしかない。

## 2…われわれにとって、何が自然で、何が不自然なのか？

オオボクトウの幼虫は、ナッツの風味を利かせたスクランブルド・エッグとマイルド・モッツァレラチーズを薄いパイ生地で包んだような味わいだ。太字ででっかく「う・ま・い」と書かなきゃいけないぐらい美味い。

（ピーター・メンツェル＆フェイス・ダルージオ『虫食い人間——昆虫食のアートと科学』より）

オーストラリアを旅した古《いにしえ》のイギリスの旅行家たちは、彼《か》の地の先住民《アボリジニ》は悲惨な暮らしぶりで、慢性的に飢餓に苛《さいな》まれていると報告している。それなのに、この土地の先住民《アボリジニ》は、ほとんどの狩猟採集者がそうであるように、農耕に関心を持つことはなかったそうだ。ところが、飢餓が蔓延していると書簡や日記に書き記している当のヨーロッパ人は、先住民《アボリジニ》が少しも痩せているようには見えないことを不思議がっている。それどころか、どちらかと言えば太ってたるんだ体つきだったので、ヨーロッパからの来訪者を驚かせたのである。それでもヨーロッパ人は、先住民《アボリジニ》が死ぬほど飢えていると確信していた。それはなぜか。彼らは、現地人が最後の手段に訴えているところを目撃したからなのである。つまり飢えていない限り、誰も食べようと思わないはずの昆虫や、オオボクトウの幼虫や、ネズミや何だか得体の知れない動物を食べているところを見たのだ。こうした食事が栄養満点で、しかもいくらでも豊富にあり、そのうえ「ナッツの風味を利かせたスクランブルド・エッグとマイルド・モッツァレラチーズ」のような味わいであることなど、イギリス人にとっては思いもよらないことだった。彼らはきっとホームシックにかかって、ハギスやクロテッドクリームを食べたいと思っていたに違いない。

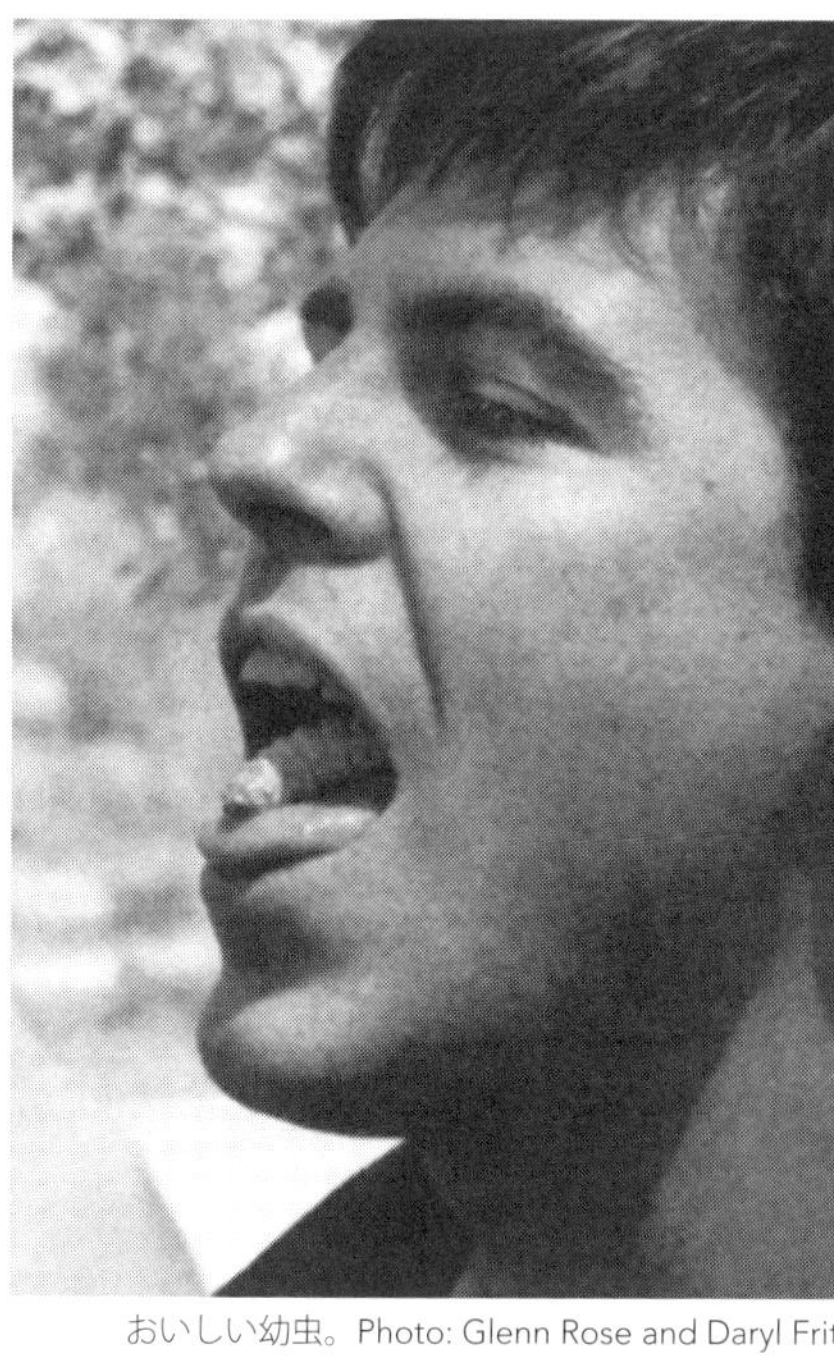
おいしい幼虫。Photo: Glenn Rose and Daryl Fritz

何が言いたいのか。何かが自然だと感じられたり不自然だと感じられたりするからと言って、それが本当に自然だったり不自然だったりするわけではない、ということである。唾で造ったビールを含め、これまで挙げてきた例は、どこかで実際に誰かが味わっているのである。そしてその誰かは、あなたが日々食している物の多くに、吐き気を催すかもしれないのだ。物を食べるとか、セックスするといったような、内密の、個人的な、生物学的な経験について語るときには、とくに文化の馴れ馴れしい指先がわれわれの精神の奥深くにまで伸びてきていることを忘れてはならない。その指がわれわれのなかのダイヤルを回したり、スイッチを入れたり切ったりしていることに、われわれ自身は気づかない。そうやって、どんな文化もその成員に、ある物事はその本質として良いものであり、また別の物事はその本質として悪いものだと信じ込ませてしまうのだ。こうした信念は正しいと感じるかもしれないが、その感覚を信頼するならば危険を覚悟する必要がある。

前に述べた古《いにしえ》のヨーロッパ人のように、われわれは誰も皆、何が正常で自然かを判断する自分自身の感覚の虜《とりこ》になっているのだ。われわれは皆、いろいろな部族《トライブ》に属している。文化や家族関係、宗教、階級、教育、雇用、スポーツチームの仲間意識、その他無数の尺度に基づく絆によって結ばれた部族《トライブ》のことだ。文化的なものと人間本来のものを見分けるために不可欠な第一歩は、神話学者のジョゼフ・キャンベルの用語で言う「脱部族化《デトライバライゼーション》」である。すなわちわれわれは、自分たちが属しているさまざまな部族《トライブ》を見極め、部族《トライブ》がそれぞれ誤って真理だと見なしている未検証の仮説から、自分自身を解放することを始めなければならない。

われわれが配偶者について嫉妬を感じるのは、それが自然な感情だからだと、専門家は断言する。女性が性的な親密さを感じるのは自分から積極的に関与するときだけだ、なぜなら「そういうものだからだ」と専門家は述べる。非常に高名な進化心理学者のなかにも、われわれが根本的に嫉妬深く、所有欲が強く、殺人も厭わず、狡猾な種であることは科学が証明していると主張する者がいる。それでも何とか生きながらえているのは、人類の暗い本質を乗り越え、文明の礼節に身を委ねる能力が、かろうじてわれわれに備わっているおかげなのだそうだ。たしかにわれわれ人類には、文化的な影響が及ばない深いところ、すなわち動物としての存在の中核に備わっている感情によって、何物かを切望したり嫌悪したりするところがある。私たちだって人類が操作方法を指示されるのを待つばかりの「まっさらな白紙状態」で生まれてくるのだと主張したいわけではない。しかし、生物学的な真理と文化的な影響とを見分けるには、物事がどのように「感じられる」かということだけでは、指標としてまったく役に立たないのだ。

## 3…一夫一妻という結婚は、人類にとって自然なのか？

人間の本性について書かれた本を探しに行ってみるとよい。『悪魔のような男』だとか『利己的な遺伝子』だとか『病んだ社会』、『文明以前の戦争』、『絶えざる闘争』、『人間の暗部《ダークサイド》』、『隣の殺人者』といったタイトルが目の前にずらっと並ぶことになるだろう。そして、自分が生きながらえていることは好運だったと知るだろう。しかし、そうした血も滴らんばかりの書物たちは、科学的な真理をリアリスティックに描いているのか、それとも遠い過去に対する現代人の憶測と恐れを投影しているだけなのか、どっちなのだろう。

以下、私たちは、さまざまな社会的行動を取りあげて再考しつつ、それを通して、われわれの過去が違った光景として浮かび上がってくるように組み立て直そうと思う。そしてさらに、現在われわれが立っている立ち位置にわれわれがどのように到達したのか、そしてもっと重要なこととしては、ほとんどの結婚が、とまで言えなくても、多くの結婚が、性的な面で機能不全に陥るのは誰のせいでもないと言えるのはなぜか、という問題に対して、私たちのモデルが答を出してくれるものと信じている。人類のセクシュアリティに関してわれわれが教えられる——とりわけ進化心理学者から教えられる——膨大な情報は誤りであり、ダーウィン、あるいはもっと昔にまで遡るような事実無根で時代遅れの仮説に基づくものである。私たちは、その根拠を示そうと思う。あまりにも多くの学者が必死になって間違ったパズルを完成させようとしている。そして自身の発見を、あらかじめ文化によって決められ、認められ、また自身も信じ切っている、人類のセクシュアリティのかくあるべきという観念に、無理矢理当てはめようと奮闘している。

そんな情報の断片は、どこへなりと打っちゃっておけば良いのに。

私たちの提示するモデルを、読者は馬鹿らしいと思われるかもしれないし、猥褻だと思われるかもしれない。あるいは挑発的だとか、スキャンダラスだとか、はたまた魅力的、あるいは気が滅入る、またはわかりやすいとか、当たり前だとか思われるかもしれない。しかし、私たちが本書で提示しているものが、読者にとって心地よいものであるか否かにかかわらず、最後まで読みとおしていただければ嬉しく思う。本書に収めた情報に対して、特定の反応を唱道するつもりはない。いや率直に言って、私たち自身にもどう反応すべきかよくわからないのだ。

人類のセクシュアリティに関する、私たちの「スキャンダラス」なモデルに対して、感情むき出しの反応をする読者がいるだろうことは間違いあるまい。集めたデータに対する私たちの解釈は、通説《スタンダード・ナラティヴ》の砦を守護する頑固な魂の持ち主からは、はねつけられ、嘲笑われることだろう。彼らは叫ぶだろう。「アラモを忘れるな！」と。しかし、私たちのアドバイスはこうだ。私たちはこれからこの通説が、いかにいわれのない仮説と、破れかぶれの憶測と、誤った結論からできているか、読者に案内していく。そのとき読者は、〝アラモ〟は忘れてしまってよい。けっして忘れてならないのは、〝ユカタン〟だ。

# 第2章　ダーウィン進化論と性

ここで問題にしているのは希望や恐れではなく、われわれの理性が発見することのできる限りにおいての真実である。（チャールズ・ダーウィン『人間の進化と性淘汰』）

## 1…人間の性の起源と本質についての通説

イチジクの葉は、いろいろなものを覆い隠すが、人間の勃起は隠さない。人間のセクシュアリティの起源と本質に関する通説《スタンダード・ナラティヴ》では、一夫一妻はしぶしぶ採用された性的な策略として発達してきたものであり、そのことは疑問の余地なく論証されている、としている。異性愛者の男女は、相反する課題を持つそれぞれの遺伝子によって指示された代理戦争を戦う将棋の駒である、というのである。そして、あらゆる災厄の源は、基本的な雌雄の生物学的デザイン*にあると聞かされる。男性は、安あがりで豊富な自分の精子をできるだけ広範囲に蒔くために、懸命の努力をする（その一方で、一人または少数の女性をつねに支配下に置いておこうとする。自分が父親であること、すなわち父性の確実性を強化するためである）。一方の卵子は、生産するために物質的に非常に高くつくので、供給量がきわめて限られる。だから女性は自分の卵子を、価値のない求婚者から守ることに懸命になる。しかし、ひと度、夫という扶養者の縄張りに囲い込まれたなら、角張った顎を持っているなど明白な遺伝的優位性を備えた男たちと、手っ取り早い秘密の交尾をするために、（排卵期には）女性はいとも素早くスカートをたくしあげる、というわけだ。愉快な構図とは、けっして言えない。

生物学者のジョーン・ラフガーデンは、今もさかんに描かれるそうした構図が、一五〇年前にダーウィンが描いた構図からほとんど変化していないことを指摘している。「性役割に関するダーウィンの説は、少しも古風な時代錯誤と思われてはいない。それどころか今日の生物学用語で言い換えられ何度も繰り返されるうちに、証明済みの科学的事実と見なされるようになっている。〔……〕性淘汰から見る自然観は、闘争、策略、遺伝子プールの汚れなどを強調しすぎている[*1]」。

その道の権威と言えば、他ならぬ「人生相談の女神」（各紙誌に引っ張りだこのコラムニスト、エイミー・アルコンの異名）も、この耳にタコの物語を、こんなふうにわかりやすい表現で語っている。「シングルマザーになる場所として本当に居心地の悪いところはたくさんあるけど、なかでも一八〇万年前のサバンナは、たぶん最悪の部類に入るのではないでしょうか。当時の私たち女性の祖先のなかで、自分の遺伝子を現代の私たちにまで伝えることができた女性は、どの男と草むらのなかにもぐり込むか、好みがとてもうるさく、ちゃんとしたパパになれる男をゲス男の群から選び抜くことに成功したということです。一方、男性が遺伝子から命じられている責務は、女性とは違って、とにかく自分の子どもではない子に、バイソンの肉を持ち帰ってやるのを避けることです。だから男性は、すぐに男に身を任せるような女性を、一度だけ寝る以上の関係の相手としては、リスクが大きすぎると見なすように進化してきたのです[*2]」。読者はこの文章に、どれほどたくさんのことが上手に詰め込まれているかご注目いただきたい。母親であることの弱さ、パパとゲス男の区別、男親の投資、嫉妬、セックスをめぐるダブルスタンダードなどだ。だが空港でよく言われるように、自分で荷造りしたわけでないのに、たくさんのものが妙に上手に詰め込まれている荷物には要注意である。

## 2…ダーウィンは、どのように性の進化を理解していたか？

イギリス女性のことは、どんな感じだったかほとんど忘れてしまいました。天使のような、とても善良な感じだったこと以外は。

（チャールズ・ダーウィン、ビーグル号から出された手紙より）

---

*デザイン　本書で私たちが用いる「デザイン」という語は純粋に比喩である。いかなる「デザイナー」の存在も含意しない。つまり人間の行動や解剖学的事実の進化に、何か意図的なものが内在するという意味で使われているわけではない。

＊1　初出は Daedalus, Spring 2007. 現在はオンラインで閲覧可能（http://www.redorbit.com/news/science/931165/challenging_darwins_theory_of_sexual_selection/index.html）。自然界における性の多様性に関する彼女の独自情報に基づく見解については Roughgarden (2004) を、自然淘汰および性淘汰の推進力としての利己主義を脱構築してみせた Roughgarden (2009) も、参照のこと。動物界における同性愛については Bagemihl (1999) を参照のこと。

＊2　http://www.advicegoddess.com/ag-column-archives/2006/05.

紳士はかわいそうだ。恋愛については、何のいいところもない。牧師館の庭で気取った細君からキスをされたかったとは言えても、彼女は俺の下で声をあげたとか、俺の背中を引っ掻いたとか、一発撃ち込んでやったとか言うことは、ぜったいできないのだ。

（ロジャー・マクドナルド『ダーウィン氏の射手』（McDonald, 1998））

セクシュアリティに対するわれわれの葛藤を再検討する出発点として、最もふさわしいのは、チャールズ・ダーウィンであろう。基本的に性を毛嫌いする偏見でしかないものが、ダーウィンの輝かしい功績のおかげで図らずも永遠不滅の科学とされてしまったのだ。ダーウィンは天才であったけれども、彼がセックスについて知らなかったことは、本が何冊も書けるほどたくさんある。本書もその一冊だ。

『種の起源』が出版されたのは、一八五九年。ギリシア・ローマより前の人類の生活については、ほとんど何も知られていなかった時代だ。先史時代を、本書では、解剖学的に現生人類と等しいと言える人類が出現し、農耕をせず文字を持たずに生きていた、おおよそ二〇万年間と定義して使うことにする。この先史時代は、かつては、それについて記述する者が推測を書き込むしかない白紙同然だった。ダーウィンやその他の人びとが宗教教義と科学的真実との結び付きを切り離し始めるまでは、遠い過去に関する推測はつねに教会の教えの制約を受けていた。霊長類の研究は、まだ初期段階だった。ダーウィンが知ることのなかった現在の科学的データに照らしてみれば、ダーウィンというこの偉大なる思想家は、その鋭い洞察だけでなく、その死角もが教訓に満ちているとしても驚くには価しない。*3 たとえばダーウィンは、先史時代人の生活の特徴として、トマス・ホッブズが描いてみせた「孤独で、貧しく、意地が悪く、残忍で、短命」という、今なお有名な言葉を簡単に受け入れてしまっている。そのために、このホッブズの誤った想定が、今日でも人類のセクシュアリティに関する理論のなかに埋め込まれているのである。先史時代人のセックスを想像してみてくださいと言われたら、ほとんどの人が思い浮かべるのが、穴居人の男が、手に棍棒を持ち、もう一方の手で、呆けた表情の女の髪の毛を摑んで引きずりまわしているという、使い古されたイメージなのだ。この後見ていくように、こうしたイメージに思い描かれる先史時代人の生活のうち、ホッブズの言うような要素はすべて間違いなのである。ダーウィンはまた、遠い過去に関するトマス・マルサスの理論も、同じように何の確証もないまま自身の学説に取り入れている。そのためにダーウィンは、初期人類の苦境を（ということはつまり、ヴィクトリア朝時代の人びとの比較的優れた暮らしをも）大げさに考えすぎることになってしまった。きわめて重大なこうした誤解は、進化に関する現代の学説にも依然として広範囲に根を張っているのである。

スケベなオスと好みのうるさいメス、この一組の舞う果てることのないタンゴという物語を創り出したのがダーウィンではないのは確かだが、彼がこの物語があたかも「自然らしく」不可避であることを鼓吹したことは事実だ。ダーウィンの著書にはこのような行《くだり》がある。「メスは、ごく稀な例外を除いて、オスより性欲が弱い。〔……〕メスは求愛される必要がある。メスは引っ込み思案であり、オスから逃れようと

＊3　もちろんこれに同意していただけない方もいよう。ダーウィンの兄エラズマスも『種の起源』を初めて読んだとき、チャールズの立論は十分に説得力があると考え、証拠の欠如は気にならなかったようだ。なぜなら彼は次のように書いているのである。「もしも事実に当てはまらないなら、事実だからこそなお悪いと感じられる部分がこれほど多くはないはずだ」。ダーウィンのヴィクトリア朝風の思想が彼自身および彼以後の科学にどれほど影響を与えたかということについて、徹底的に調査した（しかし読者にはやさしい）文献として、Hrdy (1996) を参照のこと。

長いこと努力する姿もしばしば見られる」〔『人間の進化と性淘汰』〕。確かに、メスが性的に控えめであるのは多くの哺乳動物の配偶システムにおいて基本的な特徴だが、とくに人類によく当てはまるというわけではないし、またそれを言うなら、われわれに最も近縁の霊長類にも当てはまらない。

ダーウィンは、自分の周囲で現に行なわれている漁色を見て、初期人類は一夫多妻だったのではないかと考え、次のように書いている。「今存在している人間の社会慣習から考えて、またほとんどの未開人が一夫多妻であることから考えて、最も可能性が高いのは、原始人はもともと小さな集団で住んでおり、それぞれの男性は自分が持てる限りの妻を持ち、彼女らを他のすべての男性から嫉妬深く守っていたということだろう[*4]」（傍点引用者）。

進化心理学者のスティーヴン・ピンカーもまた、「今存在している人間の社会慣習から考えて」（ただしダーウィンが備えていた自己認識は欠如しているが）こんなふうに言い放っている。「あらゆる社会において、セックスは少なくともいくらか『卑しい』ものとされている。秘密裏に遂行され、強迫的に頭に取り憑き、慣習やタブーによって規制され、噂話やいじめの的になり、嫉妬の怒りの引き金になるのがセックスだ[*5]」。ピンカーの自信満々の断言のうち、セックスが「慣習やタブーによって制限される」というのは確かだが、それ以外の要素にはすべて複数の例外が存在することについては後で述べる。

全人類に共通する本性を想定するに当たって、誰もがそうだが、ダーウィンも自分自身の個人的経験（または未経験）をそこに盛り込んでしまった。ダーウィンの生きていた世界に特徴的だったセックスをめぐる偽善がどんな感じのものだったか、ジョン・ファウルズの『フランス軍中尉の女』を読むとよくわかる。ファウルズによれば一九世紀のイギリスは、「女性が神聖とされた時代である。だが同時に、ほんの数ポンド（一、二時間だけでよいなら数シリング）で一三歳の少女を買えた時代でもある。〔……〕女性の身体があれほど人目につかないように隠されたことはかつてなく、その一方でどんな彫刻家も裸婦像の能力で評価が定められた時代である。〔……〕女性にはオルガスムがないとあまねく信じられていた時代であり、その一方で娼婦がみなオルガスムを装うよう教え込まれた時代でもある」[*6]。

ヴィクトリア朝イギリス人の性道徳観は、この時代を象徴する機械である蒸気機関に、いくつかの点でそっくりである。すなわち、エロティックなエネルギーが閉じ込められることによって生じた圧力がどんどん高まっていって、ついには爆発する。この制御された瞬間的な爆発によって生産性が発揮される、というわけだ。ジグムント・フロイトは、ずいぶん多くの点で間違っていたが、「文明」が主として、エロティックなエネルギーを、遮断・集中・蓄積・転送することによって構築されていることを見て取った点では当を得ていた。

ウォルター・ホートンはその著『ヴィクトリア朝の心の枠組み』で次のように解説している。「心と身体を清潔に保つために、少年は女性を最大限の尊敬の、あるいはそれどころか畏怖の対象として見なければならないと教え込まれる。そうやって少年は、良き女性（自身の姉妹や母親、また将来の花嫁たるべき女性）は人間というより天使のような生き物であると考えるようになるのだ。この女性像は、愛とセックスを切り離すだけでなく、愛を崇拝に、さらには純潔への崇拝に転じるよう巧みに作られている」[*7]。姉妹や母親、娘、妻の純潔を崇拝したい気分になれないときは、家族や社会の安定を脅かすよりはむしろ、「慎み深い

＊4　Darwin (1871/2007), p. 362.
＊5　Pinker (2002), p. 253.
＊6　Fowles (1969), pp. 211-212.
＊7　Houghton (1957). 以下に引用されている。Wright (1994), p. 224.

女性」と「おしゃべり」することによって煩悩を祓うべきだとされていた。一九世紀の哲学者アルトゥル・ショーペンハウアーは、「ロンドンだけでもこういう街の女は八万人もいる。これらの娼婦は、一夫一妻のために最もおそろしい被害を受けた女たち、まさに一夫一妻の祭壇に捧げられた人身御供でなければ何であろうか」と書いた*8［「女について」（『ショーペンハウアー全集』一四「哲学小品集Ⅴ」秋山英夫訳、白水社）］。

　チャールズ・ダーウィンが、この時代の性への嫌悪の影響を免れていないことは確かだ。それどころか、彼はとりわけこの影響に敏感であったと言うこともできるかもしれない。なぜなら彼は、あの有名な（そして恥知らずな）祖父エラズマス・ダーウィンからの知的影響下に育ったからだ。この人物は、時代の性道徳観を嘲笑い、複数の女性との間に大っぴらに子をもうけ、その詩*9のなかではグループ・セックスを賞賛することまでやってのけたのである。それに対して孫のチャールズは、女性を、この世の衝動や欲求から離れて宙に浮かぶ天使のような生き物と見なした。彼のこの感覚は、わずか八歳で母親を亡くしたことによっても、いっそう強められたのであろう。

　精神科医のジョン・ボウルビィは、最も高く評価されているダーウィンの伝記を書いた一人であるが、彼によればダーウィンを生涯苦しめた発作的不安や憂鬱、慢性の頭痛、眩暈、吐き気、嘔吐、泣き喚きながら痙攣するというヒステリー症によくある症状などは、幼い段階で母親を失ったことによって始まった分離不安に原因があるという。この解釈は、大人になったチャールズが書いた一通の奇妙な手紙を読んでも妥当だと思わされる。それは最近、妻を亡くした従兄弟に宛てたものだ。「私はこれまで一度も近親者を亡くしたことがないため、君が味わっているに違いない身を切られるような悲しみを想像することができないのでしょう」。ダーウィンはこう書いているが、明らかに自分の母親の死を抑圧している。心理学的な症状としてのダーウィンのこの恐怖心を示すまた別の逸話が、孫娘の回想のなかにもある。彼女によればチャールズは、皆でスクラブル［単語の綴り替えをして遊ぶゲーム］をして遊んでいるとき、誰かが「ＯＴＨＥＲ」の頭に

「M」を置いた〔MOTHER、すなわち母親となる〕のを見て心底狼狽していたのだそうだ。しばらくゲーム盤を見つめていたチャールズは、そんな単語は存在しないと言い張って皆を困らせた。[*10]

ヴィクトリア朝時代に特徴的な、エロティックなものへのこの嫌悪（および、それへの強迫的な執着）の行きすぎは、ダーウィンの子どもたちのなかでは、最年長の娘ヘンリエッタのなかに引き継がれたようである。彼女は「エティ」という呼び名で知られ、父親の著作の編集に携わった。エティは青鉛筆で、不適切だと自身が考える文章に次々印を付けて削っていった。たとえば父親が書いた自由思想家の祖父エラズマスの伝記から、祖父が「無類の女好き」だったことを示す記述を削除した。また『人間の進化と性淘汰』や自伝からも、「攻撃的な」行《くだり》を取り去った。

性的なものは、何であれ撲滅しようとするエティの気取った情熱の矛先は、書かれた作品だけにとどまらなかった。奇妙なことに、彼女は、いわゆるスッポンダケと小さな戦争を繰り広げたのだ。今でもダー

---

*8　以下に引用されている。Richards (1979), p. 1244.

*9　科学史家のロンダ・シービンガー（Londa Schiebinger）がオンライン版の『サイエンティフィック・アメリカン』誌（二〇〇五年二月号、三〇頁）で次のように解説している。「エラズマス・ダーウィンは〔……〕性的関係を神聖なる夫婦関係のみに限定しなかった。その著『植物の愛』（*Loves of the Plants*, 1789）のなかで彼が描いてみせる植物たちは、思いつくかぎりの男女の愛の組み合わせを奔放に表現している。たとえば美しいシソ科のコリンソニアは、甘い愁いを含んだ溜息をつきながら、その兄弟の愛を代わる代わる満たしてやる。サクラソウ科のメアディアは、『みだらに』会釈をして黒い瞳をくるっと動かし、金髪をなびかせながら五人の男友だちを喜ばせた。〔……〕妻の死後彼が自ら実践していた自由恋愛を称揚するために植物を隠れ蓑にしたのかもしれない」。

*10　Hrdy (1999b) より。

ウィン家の屋敷の周りの森に生えているこの茸（学名 *Phallus ravenelii*）は、その形が人間のペニスに似ているため、どうやらそれが可哀想なエティには我慢できなかったようだ。エティの姪（つまりダーウィンの孫娘）が何年も後になってこう回想している。「伯母は〔……〕先の尖った棒と籠で武装し、狩猟用の特別なマントと手袋を身に着けて」茸狩りに出発した。一日が終わるとエティ伯母は、「鍵を掛けた応接間の暖炉で採ってきた茸をこっそり燃やした。なぜそんなふうにするかと言うと、女中たちの道徳に悪影響があるからだった」[*11]。

## *3*…ダーウィンがセックスについて知らなかったこと

もしも、彼が情熱の新鮮な力を使い果たしてしまったなら、あなたは彼の飼い犬より少しまし、彼の馬より少し可愛いとしか思われなくなるだろう。

（アルフレッド・テニスン）

私たちの言いたいことを誤解しないでほしい。ダーウィンの知識は十分に豊富だったし、偉大なる思想家の殿堂入りに価する。もしも、読者のなかにダーウィン叩きをしたい人がいて、その根拠になるようなものを求めてここに来たなら、本書にはほとんど何も見出せないだろう。チャールズ・ダーウィンは、私たちが尊敬して止まない一人の天才であり、紳士であった。しかし、紳士的天才によくありがちなことだが、彼も事が女性となると少しばかり無知だったのだ。

人類の性行動の問題については、ダーウィンは推測の域をほとんど一歩も出ることがなかった。どうやら彼自身の性体験の相手は、きわめて上品な妻のエマ・ウェッジウッドだけだったようだ。エマは彼の従姉妹であった。ビーグル号で地球一周している間も、この若き博物学者は性的・官能的快楽を求めて上陸することは一度もなかったようである。当時の船乗りの多くはそうしていたのだ。ハーマン・メルヴィルが、彼の小説のなかでは一番売れた『タイピー』や『オムー』でほのめかし、バウンティ号の欲求不満の乗組員たちを反乱へと駆り立てたことでも知られている、南太平洋のあの浅黒い肌の快楽を、敢然と実地採集して試してみるには、ダーウィンは自己抑制が利きすぎていたのであろう。

そういった類の肉欲を追求するには、きっちりしすぎでもあった。杓子定規に構えてしまうのである。そうした態度は特定の意中の女性もまだ存在しないうちから、結婚について抽象的に考察するときの周到さにもはっきり見て取れる。彼は、結婚するメリット、デメリット、結婚しないメリット、デメリットを検討し、ノートにそれぞれまとめているのだ。「結婚する」方には、「子ども（神の御心しだい）。一生の連れ合い、（それと、老いたときの友）関心を寄せてくれる人、——愛情と遊びの相手。とにかく犬よりはまし。——〔……〕女性との気軽な会話。〔……〕しかし怖ろしいほどの時間の浪費」とある。

反対側の「結婚しない」方には、「好きなところに出かけられる自由——社交界の取捨選択〔……〕——親戚訪問の強制も、くだらないことに屈する必要もいっさいなし。〔……〕肥満と怠惰——不安と責任。〔……〕もしかしたら妻はロンドンをいやがるかも。そうなれば、田舎への追放と、阿呆の怠け者への堕落だ」[*12]。

---

＊11　Raverat (1991).

＊12　Desmond and Moore (1994), p. 257. ダーウィンの思想の推移と家庭環境の関係について卓越した洞察を示した文献として Wright (1994) も参照のこと。

ダーウィンは、実際にきわめて愛情深い夫であり父親であったが、結婚についてこんなふうにメリット、デメリットを挙げているのを見ると、結婚の代わりに犬を伴侶にすることを選ぶべきか、どうやら真剣に検討していたらしい。

## 4…科学という〝いちじくの葉〟

■「フリントストーン化」現象

「今存在している人間の社会慣習から考える」のは、けっして先史時代を理解するための信頼できる手段ではない（ただし、明らかにダーウィンには、他にやりようがなかった）。直に触れている現在の膨大なディテールのなかに、遠く離れた過去への手がかりを見つけようとするなら、そこで生み出される物語は、科学というよりは自己正当化の神話になりがちだ。

神話という言葉はどんどん価値が下がり、現代では安直な使われ方しかしなくなってきて、何か偽りのもの、すなわち嘘を指すことが多い。しかしこの用法では、神話の隠れた機能が取りこぼされてしまう。互いに何の関係もないように見える情報の断片に、一つの物語としての秩序を付与する機能のことだ。これは極めて遠く離れた星たちを、想像上のものであると同時に現実のものでもある見分けやすい一つの形にまとめるという、星座が果たしている機能とまさに同じである。心理学者のデイヴィッド・ファインスタインとスタンリー・クリップナーはこう説明している。「神話は、日常の経験という生の素材を、一つのまとまった物語に織りあげる機《はた》のようなものだ」。だが、二万年から三万年、あるいはそれ以前の祖先たちの日常経験を素材に神話を織りあげるときは、慎重を期さなければならない。先史時代を織りあげるはずが、故意にではないにしても、自身の経験をうっかり織り込んでしまうことがあまりに多いからだ。遠い過去に今現在の文化の性質を投影してしまう、よくありがちなこの風潮をアニメ番組『原始家族フリントストーン』◆に登場する原始時代のサラリーマン一家の名を取って「フリントストーン化」と呼ぶことにしよう。*13

ちょうどフリントストーン家が「現代的な原始人一家」だったように、現代科学が先史時代の人間生活を考察するとき、論理をねじ曲げて一つの仮説に押し込め、完璧に理屈が通っているように見せることが多い。しかし、そのような仮説は、われわれを真実への道から遠ざけてしまう可能性がある。

フリントストーン化には、二人の親がいる。堅固なデータがないこと。そして、自分自身の生活と時代を説明したい、正当化したい、称揚したいという心理的欲求である。だがここでは、さらにフリントストーン化には知的な面で三人の祖父がいることに注目しておこう。ホッブズ、ルソー、マルサスである。

トマス・ホッブズ（一五八八～一六七九）は、ピューリタン革命の内戦を恐れて、パリに逃れた孤独な人物で、立ち込める靄をくぐって先史時代を見極めようとするときにフリントストーン化が起きている。彼は、その靄のなかから、先史時代の人類の悲惨な生活を魔法のように出現させてみせた。いわく「孤独で、

◆『原始家族フリントストーン *The Flintstones*』 一九六〇年代前半に放映されたアメリカのアニメ番組。原始時代に生きるフリントストーン一家の物語。日本での最初の放送時のタイトルは『恐妻家族』。

*13 アニメ番組『原始家族フリントストーン』は、アメリカ文化史上、他に例のない位置を占めている。まずこの番組は、プライムタイムに放送された初の大人向けアニメシリーズであり、またABC放送初のカラー・アニメシリーズでもあり、またプライムタイムのアニメシリーズとして初めて二シーズン以上継続放送された（この記録を次に達成するのは一九九二年の『ザ・シンプソンズ』である）。そしてまた、男女が一緒にベッドに入っているところを初めて描いたアニメ番組でもある。

貧しく、意地が悪く、残忍で、短命」な生活である。だが、彼が出現させてみせた先史時代は、当時、彼を取巻いていた一七世紀ヨーロッパの世界に非常によく似ている（ただし、喜ばしいことに、当時の世界よりはあらゆる点において悪いものとして描かれている）。ジャン＝ジャック・ルソー（一七一二〜七八）の場合は、ホッブズとはまったく異なる心理的課題に駆り立てられている。彼は、当時のヨーロッパ社会の苦難と堕落を見て、原始状態の人類の性質が損なわれてしまったせいだと考えた。アメリカ大陸を旅した旅行家たちがもたらした素朴な未開人の話も、彼のロマンティックな妄想の火に注がれる油となった。それから数十年後、知の振子は再びホッブズの見方のほうに戻ってきて、トマス・マルサス（一七六六〜一八三四）が極貧とそれにともなう絶望が、人類に永遠につきまとう条件の典型だということを、数学的に立証したと主張した。彼の言い分は、哺乳類の生殖のあり方そのものに、本来的に極貧が備わっているというものだった。すなわち、人口は世代を追うごとに二倍に増えるから、その増加は等比級数的（二、四、八、一六、三二……）である一方、食料供給は農民が土地を開拓することによってしか増えないからその増加が等差級数的（一、二、三、四、五……）である以上、万人に十分な食料供給は不可能だというのだった。だから、貧困は、風や雨と同じで避けようがないとマルサスは結論づけた。誰のせいでもない。ただ、そういうものなのだと。この結論は、金持ちや権力者に大いに受けた。何しろ、彼らは当然のことながら、自分自身の幸運を正当化したいし、貧乏人の苦悩は人生の避けがたい事実だから仕方のないことだと言いたいわけだから。

ダーウィンの発見は、二人の恐るべきトマスと一人の愛想の良いフレッドからもたらされたものだったのだ。トマス・ホッブズとトマス・マルサス、そしてフリントストーン一家の父親フレッドのことだ。ホッブズとマルサスは人間の本性がいかなるものであるか、また先史時代の人類の生活がいかなる類のものであったかを詳細にわたって（ただし間違っているが）明確に描き出したことによって、ダーウィンの自然淘汰理論の知的背景となっているのだ。不幸なことには、この二人のトマスが徹底的にフリントストーン化した仮説は、完全にダーウィンの思考のなかに統合され、今日に至るまで生き長らえることになるのである。

厳格な科学が先史時代について語るときの醒《さ》めた口調には、しばしば神話的な性質が覆い隠されているものだ。そして非常に多くの場合に、その神話はうまく機能しないし、不正確なもので、単なる自己正当化にすぎないのである。

本書で私たちが実現したいと思っていることの中心は、星座からいくつかの星を区別することだ。人類のセクシュアリティの起源と本質について広く一般に受け入れられている神話は、事実関係として間違っているというだけでなく、破壊的な力を備えていて、人類にとってのセクシュアリティの意味を誤って捉える感覚がこの神話によって支えられてしまっていると、私たちは考えている。自分自身の能力や欲求に対するわれわれの感覚は、偽りの物語によってねじ曲げられてしまっているのだ。それはまるで、誰にも合わない服を宣伝するための偽の広告のようなものだ。それなのにわれわれは、皆その服をとにかく購入し、着るものなのだと想定されているのだ。

どんな神話もそうだが、セクシュアリティをめぐるこの神話もまた、われわれが誰で何者であるか、したがってわれわれが互いに何を期待し、求めることができるか定義しようとしている。宗教的権威は何世紀にもわたって、おしゃべりな蛇や人を惑わす女性、禁断の知恵、永遠の苦悶などに注意を促しながら、この定義付けの物語を流布させてきた。しかし最近では、それは確固たる科学として世俗社会に売りさばかれている。

実例は豊富だ。人類学者のオーウェン・ラヴジョイは、一流雑誌『サイエンス』にこう書いている。「核家族と人間の性行動の究極の起源は、更新世〔一八〇万年前〕の曙よりもさらにずっと前に遡るかもしれない」[14]。有名な人類学者ヘレン・フィッシャーも同意している。「一夫一妻は自然なのか」。彼女は一言で答えている。「イエス」。そして続ける。「人間の場合〔……〕一夫一妻がふつうなのだ」[15]。

人類のセクシュアリティの進化を語る通説《スタンダード・ナラティヴ》においては、先史時代の人類史のたくさんの多様な要素が、互いにきちんと組み合わされてはまり込んでいるように思われる。だが忘れないでほしい。あのインディオも、コルテスの質問に答えているように思われたのだし、ウルバヌス八世◆にもほかのほとんどすべての人びとにも、地球が太陽系の中心に不動のまま位置するのは当たり前のように思われたのだ。動物学者でサイエンス・ライターのマット・リドレーが、番《ペア》いの絆は栄養学的に利点があると想定して次のように書くとき、彼もまた、この見た目の統一感への誘惑を身をもって示している。「大きな脳は肉食を必要とした。〔……〕食料の分配によって肉食が可能になった（獲物が手に入らないリスクを一人で負うことから解放されるから）。〔……〕食料の分配は大きな脳を必要とした（細かな計算のできる記憶装置を持っていなければ、たかり屋にたやすく欺されてしまう）」。ここまではうまくいった。しかしここでリドレーは、そのダンスに性のステップを交えてしまう。「性的分業が一夫一妻を推進した（今や番《ペア》いの絆が一個の経済単位となった）。一夫一妻は、性淘汰を幼形成熟《ネオテニー》◆へと導いた（配偶者の若さが何よりも重要視されるため）」。これはワルツだ。一つの仮説が次の仮説を紡ぎ出し、ぐるぐる回って「螺旋を描きながら次々と仮説の正当性を証明していき、われわれが現在のようになった過程を明らかにしようとしている」[16]。

各要素がいかに次の要素を先取りしているか、そして、全体でいかにきちんとまとまった星座を描いて人類のセクシュアリティの進化を説明しているように見えるか、注目していただきたい。

遠く離れているのに、通説《スタンダード・ナラティヴ》の星座のなかに組み込まれた星々は、具体的には次のような事柄である。

- 人類以前のオスが、特定のメスとその子どもに「投資」しようと動機づけたもの
- オスの性的な嫉妬とダブルスタンダードは、オスとメスとの解剖学的な対立にかかわる
- 女性の排卵の時期が「隠されている」という、しばしば繰り返される「事実」
- 人類女性の乳房に対する説明しがたい憧憬の念
- 人類女性の悪名高いずるさと裏切り（カントリーミュージックやブルースの多くの古典に歌われている）
- そしてもちろん、相手かまわず突っ込もうとする人類男性の言わずと知れた熱心さ（これまた多くの歌に歌われている）

私たちの直面しているのが、これだ。力強く、わかりやすく、ひとりでに強化されていく歌、昼も夜も絶え間なくラジオから流れてくる歌、だが、それでもやはり間違っている、間違っているのだ。

通説《スタンダード・ナラティヴ》は、アダムとイヴの物語と同程度には科学的価値がある。というか、それはあらゆる点で『創世記』に描かれている原罪への堕落の科学的な焼き直しなのだ。そこには、性的な策略や禁断の知恵、そして罪までもが揃っている。それは、科学として包装し直したヴィクトリア朝の時代錯誤な分別という

---

＊14 Lovejoy (1981).

＊15 Fisher (1992), p. 72.

◆ウルバヌス八世 ローマ教皇（在位一六二三〜四四）。一六三三年、ガリレイに対する二度目の裁判のさい、彼の地動説を撤回させた。

◆幼形成熟（ネオテニー） 性的に成熟した個体でありながら、非生殖器官において未成熟な形態的特徴や行動的特徴を持ち続ける現象。

＊16 Ridley (2006), p. 35.

イチジクの葉で、人類のセクシュアリティの真実を覆い隠している。だが本当の科学は、神話的科学と正反対に、イチジクの葉の裏から外を覗き見ることができる。

## ■性の進化とは「進化」なのか?

チャールズ・ダーウィンは、進化をもたらす変化が、二つの基本的なメカニズムによって生じると提唱した。第一の、そしてよく知られている方のメカニズムは、自然淘汰である。その後、哲学者のハーバート・スペンサーが、同じこのメカニズムを言い表わすために「適者生存」という言葉をつくり出したが、ほとんどの生物学者は今でも「自然淘汰」という言葉の方を好んで使う。重要なのは、進化が改良過程ではないことを理解することである。自然淘汰は、単に生物種が常に変化している環境に適応するよう変化すると言っているだけである。しかし、自称社会ダーウィニストたちは慢性的に間違いを犯し、進化を人類および人間社会がより良くなる過程であると想定するのだ。[*17] しかしそうではないのだ。

ある克服すべき環境のなかで生存することが最もよくできる有機体は、生き延びて繁殖する。生き延びることができたものの遺伝暗号のなかには、その特定の環境における優位性を子孫にもたらすような情報が含まれていると考えられる。しかし、環境はいつでも変化し得るから、その優位性も無効になる可能性がある。

チャールズ・ダーウィンは、自然界においてある種の進化が起きていることを提唱した、最初の人物というわけではぜんぜんない。彼の祖父のエラズマス・ダーウィンもまた、植物や動物において、明らかにある生物種が他の生物種から分化する過程があることに気付いていた。最大の問題は、どのようにそれが起こるか、ということだ。ある種から他の種が分化するのはどのようなメカニズムによるのか、という問題である。ダーウィンは、ガラパゴス諸島のいくつかの島で観察したフィンチが、互いに微妙に異なっていることに何よりも衝撃を受けた。この発見は進化の過程に環境が決定的要因となっていることを示唆していたが、もっと後になるまで、ダーウィンは環境がどのように有機体を世代を超えて形成することができるのか説明する術を持たなかった。

## 5…どのように進化論は、性を扱ってきたか？

### ■進化生物学と進化心理学

ダーウィンが『種の起源』を刊行して以来、進化論は基本的には身体にのみ適用されてきた。この本の刊行によって論争が巻き起こることは目に見えていたので、それを恐れてダーウィンは、何十年もの間、自身の理論の埒内にとどまっていた。人間の耳がどうして頭の左右にあるのか、両目はどうして正面の上部にあるのか、もしも知りたければ進化論はその理由を説明できる。同じように進化論はまた、鳥の目がなぜ頭の左右にあって、目で見える耳がまったくないのかも説明できる。別の言葉で言えば、進化論は、身体が現在あるようになったのはどのようにしてか、ということを説明する理論だということだ。

ところが一九七五年、E・O・ウィルソンによって大胆な提唱がなされた。『社会生物学』というタイトルを持つ短いがたいへん衝撃的な本のなかでウィルソンは、進化論は単に身体だけでなく行動にも適用することが可能だ、いやそれどころか適用すべきだと論じたのである。しかしすぐに、社会生物学という

＊17　たとえばスティーヴン・ピンカーが、人間社会は世代を追うごとにだんだんと平和になってきていると主張していることを見よ（この問題については第13章で詳述する）。

呼称に否定的な意味――たとえば優生学（ダーウィンの従弟フランシス・ゴートンによって創始された）を連想するなど――を読み取ることが多くなってきたので、これを避けるためにウィルソンの提唱した方法は改めて「進化生物学」と名付けられた。ウィルソンは、進化論は次のような「最も重大で核心的な問題」を扱うべきだと提唱した。すなわち「心はどのように作用するのかという問題や、さらに心の作用は、なぜこうと決まっていてそれ以外ではないのかという問題、そしてこの二つの問題両方の検討を通して、人間の究極的な本性はいかなるものかという問題」である。彼の主張によれば進化論とは、「人間の条件について真剣に考察する者にとっては、真っ先に検討すべき不可欠の仮説」であり、「それなくしては、人文科学も社会科学もただ皮相的な現象を記述するだけのものとなり、あたかも物理学なしの天文学、化学なしの生物学、代数学なしの数学のようになってしまう*18」。

『社会生物学』およびその三年後にウィルソンが続篇として刊行した『人間の本性について』をきっかけとして、進化論は目や耳や羽根や毛皮から、愛や嫉妬、配偶者選び、戦争、殺人、強姦、利他性といったもっと手に触れることのできない、それよりはるかに論争の種になりやすい問題へとその焦点を移し始めることになった。つまり、叙事詩やメロドラマから抜き出してきたような煽情的な題材が、尊敬に価するアメリカの立派な大学における研究や論争の素材となったのだ。ここに、進化心理学は誕生した。

しかし、その誕生は難産だった。進化心理学の主張は、われわれの思考や感覚が頭の形や指の長さと同じように遺伝暗号のなかにあらかじめプログラムされている、ということは、おそらく避けることも変えることもできない、ということだと受け取った多くの人が腹を立てた。また、進化心理学は、すぐにその研究対象として男女の差異にも焦点を合わせたのだが、その差異が男女それぞれの繁殖課題が相対立することから形成されると想定していた。それで進化心理学に対する批判者は、征服や隷従、差別といったことを数世紀にわたって正当化してきた人種決定論や独善的性差別の匂いを、そこに嗅ぎ取ったのである。

しかしウィルソンは、遺伝的性質だけが心理現象をつくり出すと主張したことは、一度もなかったのである。そうではなくて彼は、進化の結果としての性向が認知や行動に影響を及ぼすと主張しただけなのである。それなのに彼の節度ある洞察は、それが掻き立てた節度を欠いた口論によって、すぐさま覆い隠されてしまった。当時の社会科学者の多くは、人間はほとんど完全に文化の産物であり、社会によって書き込まれるのを待っている白紙状態だと信じていたのである。[*19] しかしウィルソンの見方は、それ以外の学者を大いに惹き付けた。自分たちの学問分野がリベラルな政治思想と希望的観測によって歪められ、あまりにも主観的になっていると考え、もっと厳密な科学的方法論を導入することを切実に求めていた学者たちのことである。この二つの陣営の間の論争は、それから数十年後には、大ざっぱに言って次のような両極端の立場に落ち着いた。すなわち、人間の行動は遺伝子によって決定されるとする立場と、社会によって決定されるとする立場である。おそらく読者にはおわかりのように、真実はこの両極端の間のどこかにあるのであり、この分野を研究する科学のうち価値のあるものは、やはり間のどこかの立場を取る。

今日、「現実主義」を自称する進化心理学は、われわれが隣人と戦争するのも、配偶者を欺すのも、継子を虐待するのも、みな古《いにしえ》の人間の本性から導かれてそうするのだと主張している。また強姦は不幸なことだが繁殖戦略としてはかなり上出来だし、結婚は互いに失望すること必至の成功が望めない苦闘に終わるという。ロマンティックな愛情は、繁殖のための関係にわれわれを誘い込む化学反応にすぎないとされ、そんなもつれた男女関係から逃げ出さないのは、ひとえに親としての愛情があるからだと主張する。要す

---

＊18　Wilson (1978), pp. 1-2.

＊19　数十年後、すでに微妙に異なるさまざまな立場を取るのが一般的になって久しいというのに、スティーヴン・ピンカーがこの極端な考え方を再び生き返らせた。

るに、人間のあらゆる相互作用を自身の利益の爬虫類的追求に還元することによって、すべて説明できると主張する総括的物語なのである。[*20]

もちろん進化心理学、霊長類学、進化生物学などの分野の研究者のなかには、今私たちが批判的に検証している物語に与しない科学者、あるいは部分的にそれと重なる理論的枠組みに基づいているとしても、ほかの部分では違うという科学者がおおぜいいる。もしも、私たちが時として単純化しすぎに見えるとすれば、そういった科学者にはお赦しいただきたい。私たちの狙いは、微妙な差異の紛糾に捕われて全体を見失うよりは、さまざまなパラダイムの大ざっぱなアウトラインをできるだけ明瞭に示すことなのである（より詳細にわたる情報をお求めの読者には、是非、見開きの左に掲げる小さな字の注をご参照いただきたい）。

進化心理学の通説《スタンダード・ナラティヴ》には、大きな矛盾点がいくつか含まれている。なかでも最もしっくりいかないのは、女性の性衝動に関してである。われわれがさんざん聞かされる物語によれば、女性はセックスについて好みがうるさく、控えめであるという。男性は、女性に印象付けるためにエネルギーを費やす。たとえば、高価な時計を見せびらかすとか、ピカピカの新車のスポーツカーに収まってみるとか、名声や地位や権力をめぐって少しでも上に行こうともがいたりする。つまり、控えめな女性を納得させ、堅牢な防御を解いて性的に身を委ねさせるためにあらゆることをするというのだ。女性にとってセックスは、感情的にも物質的にも安全保障の問題であって、肉体的快楽の問題ではないとされる。ダーウィンもこの見方に同意していた。「求愛されるのを待っている控えめな」女性という女性像が、ダーウィンの性淘汰の理論の奥深くにがっちりと組み込まれているのだ。

もしも女性が、男性と同じくらい強力な性衝動を持っていたら、社会そのものが崩壊するという物語をわれわれは聞かされてきた。だから、一八七五年にイギリスの歴史家アクトン卿が次のように断言したのも、誰もが知っていることを単に繰り返したにすぎなかった。「大多数の女性は、女性たち自身にとっても社会にとっても幸いなことに、いかなる種類の性的な感覚にもさほど悩まされないものだ」。

しかし、女性は特別に性的な生き物というわけではないと繰り返し断言されるにもかかわらず、世界中のさまざまな文化において、男性は、女性の性衝動をコントロールするためなら、どんな常軌を逸したことでもする。たとえば、女性器切除であるとか、頭の先から爪先まですっぽり覆い隠すチャドルであるとか、中世の「魔女」の火炙りであるとか、貞操帯やら息の詰まるコルセットやらを身に着けさせるとか、娼婦の「淫乱さ」について侮辱を唱えたり、父親ヅラをしてニンフォマニアやヒステリーを医学的に病気と診断したり、自身のセクシュアリティに寛大であることを選択した女性がいれば山ほど軽蔑を加えて意気を殺いだりといったことだ。要するに、こういったことはすべて、控えめだと想定されているはずの女性の性衝動をコントロールするために行なわれる世界規模のキャンペーンの一環なのである。だがただの子猫ちゃんなのであれば、どうしてそれを囲い込むのに、電流を通したレザーワイヤー製のフェンスのような重警備が必要なのだろう。

## ▒女性の性的快楽をめぐる神話と通説

ギリシア神話に登場するテイレシアスは、男女それぞれの性的快楽について、独特の考えを持っていた。テイレシアスはまだ若いころ、二匹の蛇が交尾をして絡み合っているところに出くわす。杖で情事に夢中の蛇を引き離したところ、彼はたちどころに女性に変身してしまった。

それから七年後、女性になったままのテイレシアスは森を歩いていたときに、睦《むつ》み合っている二匹の蛇

---

＊20　たとえば Thornhill and Palmer (2000) を参照のこと。

と再び出会った。前と同じように杖を二匹の間に入れると、円環が一周して閉じるようにテイレシアスはもとの男性の姿に戻った。

ギリシアの神々のカップルの頂点、ゼウスとヘラは長いこと続いている夫婦喧嘩の種となっている問題、すなわち男と女とではどちらがセックスを楽しむのかという問題を解決するために、女になったことのある男という他にはない経験の持主であるテイレシアスを呼び出した。ゼウスは、女のほうがセックスを楽しむと確信していたが、ヘラは聞く耳を持っていなかった。テイレシアスの答えは、女性もセックスを楽しむというだけでなく、女性は男性の九倍も楽しむというものだった。

ヘラはその答えを聞いてひどく怒り、罰としてテイレシアスの目を見えなくした。ゼウスはテイレシアスをそのような窮地に陥れたことをすまなく思い、彼に予知の才能を授けることで償おうとした。かくしてテイレシアスは、父親を殺し母親と結婚するというオイディプスの呪われた運命を盲いた目で見通したのである。

一三世紀に最も広く読まれていた医学書『貧者の宝』の著者ペトルス・ヒスパヌスが、同じこの問題に対して与えた回答は、もう少し気の利いたものだった。彼は、確かに女性は男性より量的には多くの快楽を経験するが、男性の性的快楽は女性よりも質的には優ると書いたのだ。ペトルス・ヒスパヌスの著書には、三四種類の媚薬と五六種類の男性の精力増強剤の処方や、また妊娠を望まない女性への助言なども含まれていた。そのように気を利かせて産児制限の助言までして度量の広さを示したことが、もしかしたらその後に起きた奇妙で悲劇的な歴史の展開を招いたのかもしれない。ペトルス・ヒスパヌスは、一二七六年に教皇に選ばれヨハネス二一世を名乗ったが、たった八ヶ月の在位期間ののち、おかしなことに就寝中に書斎の天井が崩れ落ちてきて亡くなるのである。

以上のような歴史のどこかが問題であるのは、なぜか。人類のセクシュアリティの進化に関する広く信じられている誤解を正すことが重要であるのは、なぜか。

読者は自問してみてほしい。テイレシアスが言うように九倍とは言わないまでも、女性は男性と同じぐらいはセックスを楽しむのだ（あるいは、少なくともしかるべき条件下では楽しむことができるのだ）ということを皆が知っていたら、どんな変化があり得るだろうか。ダーウィンが人類の女性のセクシュアリティについて間違っているとしたら、彼はヴィクトリア朝時代の偏見のせいで道を誤ったのだとしたら、どうだろうか。男も女も両方とも、人類のセクシュアリティの真の性質に関する偽の宣伝の犠牲者なのであり、いわゆる「両性間の戦争」——今日でもなお戦われている戦争——は、男女共通の敵から目をそらすための偽装工作であるというのが、ヴィクトリア朝時代の最大の秘密であったらどうだろうか。

われわれは、今でも絶えず繰り返されている事実無根の呪文によって誤った情報を与えられ、誤った方向に導かれているのだ。それは、結婚生活の素晴らしい幸福であるとか、女性が性に対して控えめであるとか、他とはセックスをしないという意味での一夫一妻が末永く続く幸せであるといったことが、すべて自然なのだという呪文であり、要するに非現実的な期待と雪だるま式に増すばかりの欲求不満、ぐうの音も出ないほどの失望が入り混じった悲劇的なタンゴのなかで、男を女に敵対させる物語である。作家でありマスメディア批評を手がけるローラ・キプニスが言っているように、われわれはカップルであることの専制の下に生きているのであり、「現代の恋愛の中心をなす懸念」の重圧を、言い換えれば「期待どおりにならないことを示す確たる証拠が山ほどあるのに、ロマンティックな感情と性的な魅力が、カップルがともにいるかぎり生涯なくならないという期待を抱いてしまう」[*21]重圧を背負って歩んでいるのだ。

---

＊21　“A Treatise on the Tyranny of Two,” *New York Times Magazine*, October 14, 2001 (http://www.nytimes.com/2001/10/14/magazine/14AGAINSTLOVE.html).

われわれが、自分にとって最もたいせつな人間関係を築いている場所は、戦場である。そこでは、進化の結果備えることになった欲望と、一夫一妻というロマンティックな神話とが、絶えずぶつかり合っているのだ。われわれが現にこうであるというあり方と、多くの人がこうあってほしいと願っているあり方との間の、この和解不能な闘争は、「アメリカ人の家族生活の大きな乱れ、家族の流転、ほかのどこにも見られないような割合でのパートナーの入れ替わり」という結果をもたらしている。「個々のアメリカ人の生涯のパートナーの数は、西洋諸国の他のどの国の人よりも多い」という調査結果がある。*22

しかし、われわれはめったに、結婚の間違った理想の中心に存在するこの矛盾に真正面から向きあおうとはしない。もしも向きあってみたら、どうなるだろうか。コメディアンであり社会評論家でもあるビル・マーが、彼のテレビ番組でこの問題を取り上げた。結婚歴の長いある政治家が、またしても他所《よそ》でズボンを脱いだところを不意打ちされたという話題について、いつものように討論していた。彼は、そのような事件の背景には、けっして語られない現実があることを考えてほしい、とゲストに問いかけた。「男が結婚して二〇年も経てば、妻とセックスしたくはなくなる。あるいは、妻のほうが夫とセックスしたくはなくなる。それはどちらでもいいんだけど、それではどうすれば良いと思いますか？　もちろん浮気をした男が悪いのはわかってる。では、どうすれば良いのか？　事態をぐっと呑み込んで、残りの人生を情熱も抱けないまま、妻とともに歩んでいくのか？　年に三回、妻とセックスするとき、誰かほかの人とセックスしているところを思い浮かべながらするのが、正しい答えなのでしょうか？」。重苦しい沈黙が広がったあと、パネリストの一人が提案する。「正しい答えは、そんな関係は終わりにするということ……、出て行くのが正解でしょう。大人なんだから」。もう一人も同意して言った。「この国では、離婚は合法ですからね」。三人目は、いつもは歯に衣着せないジャーナリストのＰ・Ｊ・オルークだったが、このときは俯いて足下を見つめ無言を通した。

「出て行く」？　本当だろうか。家族を捨てることが、社会的に公認されているロマンティックな理想と、性的な情熱に関する不都合な真実の間に存在する、本質的な矛盾に対処するための「大人」の選択なのだろうか。*23

## 「性淘汰」で想定されていた雌雄関係

「控えめな女性」というダーウィンの感覚は、ヴィクトリア朝時代にふさわしい想定だけに基づいているわけではない。進化をもたらす変化として、自然淘汰に加えてダーウィンが提唱した第二のメカニズムは、「性淘汰」であった。性淘汰の前提の中心は、ほとんどの哺乳類で、メスは子孫に対して、オスよりはるかに大きな投資をするということである。すなわちメスは、子を懐胎し、授乳し、長期間にわたって保育する間、それにかかりっきりとなる。ここからダーウィンが引き出した結論は、次のようなものだった。投資は避けがたい犠牲ではあるが、その負担にはオス・メス間で不平等があるため、メスは繁殖に参加することにオスよりも躊躇が大きいし、それに参加するのが良いことだと説得される必要がある一方、オスは、「バンバンやって『ありがとう、はいサヨナラ』」的な態度で生殖に臨むから、メスを説得できそうなことなら何でもしようとする。進化心理学は、オスとメスとでは本質的に相容れない課題に基づいて、交尾に取り組むのだという信念の上に成り立っているのである。

淘汰によって勝者の独身のオスが選択されるということは、つまりオスが競争しなければならないとい

---

＊22　Flanagan (2009) に引用されている Cherlin (2009).

＊23　*Real Time with Bill Maher* (March 21, 2008). 皮肉なことに「出て行く」ことを提案したパネリストは、当時テレビドラマ『マッドメン』（*Mad Men*）で女たらしの役を演じていたジョン・ハムだった。

うことを意味している。雄ヒツジは互いに頭をぶつけあい、クジャクのオスは色とりどりだが捕食者をも惹き付けかねない尾を引きずりまわし、人類の男性はがんばって高価な贈り物もするし、キャンドルライトのもとで永遠の愛を誓いもする。ダーウィンは、メスは受け身で勝者のオスにおとなしく従うのだと想定し、性淘汰とは、繁殖力を持つメスを性的に獲得するためのオス同士の闘争であると考えた。そして、自身の理論が想定する競争が前提となれば、「自然状態において、乱婚があり得るとは極めて想定しにくい」と確信した。ところがダーウィンの同時代の者のなかに、少なくとも一人だけこの説に同意しない人物がいたのである。

## 6…モーガン『古代社会』の衝撃

### ■北米先住民の性生活

その人物とは、白人の間ではルイス・ヘンリー・モーガン（一八一八～八一）という名で知られているアメリカ人である。彼は、もともと鉄道会社に所属する弁護士であったが、学問に惹かれ、とくに社会が組織されているあり方に関心を持っていた。[*24] アメリカ先住民の部族連合であるイロコイ連邦に属するセネカ族に受け入れられた彼は、「タヤダオウーク」という名をもらった。「溝に橋を渡す」という意味である。ニューヨーク州ロチェスターに近い自宅で、モーガンは夜ごと研究と執筆にいそしんだ。時間または空間によって隔てられた人びとであっても、その私生活を理解するには、科学的な厳密さが必要であると彼は考えていた。同じ世紀の三人の知的巨人、ダーウィン、フロイト、マルクスに引用されているアメリカ人の学者は彼だけである。だから、多くの人がモーガンを、当時最も影響力のあった社会科学者であり、アメリカの人類学の父であると見なしている。皮肉なことに、マルクスとエンゲルスが彼を賞賛したのが原因で、モーガンの著作は今日ではさほど知られていないものになってしまったのかもしれない。モーガン自身はマルクス主義者ではぜんぜんなかったが、人類の歴史上、セックスのための競争が中心的な役割を演じてきたというダーウィンの重要な仮説については疑いを持っていた。ダーウィン支持者のなかには、モーガンのこの立場だけでも十分に機嫌を損ねる理由となる者があった。だが、ダーウィン自身は機嫌を損ねることはなかった。彼は、モーガンを尊敬し、賞賛していた。実際、モーガンとその妻は、イギリスを旅行したときダーウィン家で一晩過ごしているし、それから数年後にはダーウィンの二人の息子がニューヨーク北部のモーガン家に滞在している。

モーガンがとくに関心を持っていたのは、家族構造の進化、ひいては社会組織全般の進化だった。彼はダーウィン理論に異を唱え、先史時代に典型的だったセクシュアリティは、ダーウィンが言うよりはるかに乱婚的性格が強かったという仮説を立て、次のように書いた。「夫は一夫多妻で暮らし、妻は一妻多夫で暮らすような家族。これは、人間社会の最初期に遡るものと思われ、不自然でも例外でもなかった。原始時代の家族の始まりについて、ほかの可能性を示すとすれば難しいであろう」。さらに数ページあとで、モーガンは次のように結論することは「避けがたいようだ」としている。「高名な著述家であるダーウィン氏からは疑問視されているが」、「乱婚状態」が先史時代の典型である、と。[*25]

先史時代の社会では、集団婚（あるいは「原始ホルド」や「全婚《オムニガミー》」という言葉が使われることもある。後者はフランスの作家シャルル・フーリエが考案したもののようである）が実践されていたというモーガンの議論から強い影

＊24　ルイス・ヘンリー・モーガンの生涯と思想についてはさらにMoses (2008) を参照のこと。
＊25　Morgan (1877/1908), p. 418, 427.

響を受けたダーウィンは、次のように認めるに至った。「結婚の風習は徐々に発展してきており、世界中どこでも、昔はほとんど乱婚的な交渉が行なわれていたということは、ほとんど確かであるように見える」。そしてダーウィンはまた、「現代において、〔……〕部族のなかのすべての男性と女性とが、それぞれ互いの夫であり妻であるという」部族が存在することに、独特の慇懃な謙遜をもって同意している。「この問題について私よりもずっと詳しく研究した人びとの判断を尊重するべきであるが、彼らは、集団婚こそが、世界中に共通のもともとの結婚の形態だったと考えている。この考えを間接的に支持する証拠は非常に強力である」[*26]。

　実際それは本当だ。そして証拠は――直接的なものも間接的なものも――、ダーウィンが、いやモーガンさえもが想像したよりも、はるかに強力なものになってきているのである。

## ▒人類は「乱婚」だったのか？

　だが、まず一つの言葉について、ひと言述べておかなければならない。「乱婚《プロミスキュイティ》」という言葉だ。この言葉は、人によって違うことを意味する。だから私たちの用法を定義しておこう。この語のラテン語の語根「ミスケーレ」は「混ぜる」という意味である。私たちはこの意味でこの言葉を使う。ここには行き当たりばったりの交尾という意味合いは一切ない。選り好みが行なわれているのだ。本書で用いる用語として、軽蔑的・嘲笑的なニュアンスを含まない他の用語を探したが、同義語のなかには、むしろこの言葉よりも良くないものしか見当らなかった。たとえば、不品行《スラティッシュ》、ふしだら《ワントン》、身持ちの悪い《ホーリッシュ》、堕落した《フォールン》などだ。

　私たちが、世界中のさまざまな社会におけるセックスの実践を記述するとき、当該の人びとにとって、それはノーマルな行動であるということを忘れないでいただきたい。乱婚《プロミスキュイティ》という語のふつうの用法では、不道徳な行動、あるいは道徳を度外視した行動、無頓着、無感覚という意味合いがある。しかし、私たちが本書で記述しようとしている人びとのほとんどは、その人たちの社会から容認できると見なされる範囲内で行動している。その人たちは、反抗者でも侵犯者でもなければ、ユートピアを求める理想主義者でもない。狩猟採集集団（今日でもまだ存在している集団にせよ、先史時代の集団にせよ、いずれも）が、一〇〇人〜一五〇人以上の数になることは稀であるということを考えれば、そのメンバーの各々は、おそらく自分のパートナーの全員を一人一人深く、親しく知っているであろう。たぶんそれは、現代人が自分が時々つきあう恋人について知っている度合いを、はるかに超えているはずだ。

モーガンは、その著『古代社会』のなかで次のように主張している。「未開の生活のこうした光景に、心を掻き乱されるには及ばない。なぜなら彼らにとって、それは結婚関係の一つの決まった形なのであり、したがって不適切な振舞いだという感覚はないからだ[*27]」。

霊長類のセクシュアリティを最も包括的に調査した著作（そのものずばり『霊長類のセクシュアリティ』というタイトル）の著者である生物学者アラン・F・ディクソンも、彼自身は「複数オス複数メス配偶システム」と呼ぶことを好んでいるが、要するにわれわれに最も近い霊長類、すなわちチンパンジーやボノボの典型的な雌雄関係について、同じような主張をしている。「霊長類の複数オス複数メス配偶システム集団において、無差別の交尾は稀である。血縁関係の紐帯や社会的地位、性的魅力、個々の性的選り好みなどといったさまざまな要因が、雌雄どちらの配偶者選びにも影響を及ぼしているのであろう。したがって、そのような配偶システムに『乱婚』というレッテルを貼るのは正しくない[*28]」。

---

＊26 Darwin (1871/2007), p. 360.
＊27 Morgan (1877/1908), p. 52.
＊28 Dixson (1998), p. 37.

つまり「乱婚」という言葉が、一定数の継続中の排他関係にない性的関係を指すとするならば、われわれの祖先は、現代人のなかで最も好色な者を除く誰よりも、はるかに乱婚的である。一方、もしも「乱婚」という言葉が無差別なパートナー選び、あるいは行き当たりばったりの見知らぬ個体とのセックスを指すと理解するのであれば、われわれの祖先は、おそらく多くの現代人よりも乱婚的でない。本書について言えば、「乱婚」という言葉は、一定数の継続中の性的関係を同時に結ぶことだけを指すものとする。小さな血縁集団《バンド》で暮らしていた先史時代の生活の大略を考えてみれば、パートナーの多くが見知らぬ個体などという事態はありそうにない。

# 第3章 〝人類の性進化〟に関する通説《スタンダード・ナラティヴ》を検証する

## 1…なぜ人類には、性的快楽が進化したのか？

良い知らせと悪い知らせがある。まず良い知らせは、通説《スタンダード・ナラティヴ》に反映されている、人類のセクシュアリティに対する陰鬱な見方は間違っているということ。男性は、嘘つきのゲス野郎に進化してきたのではないし、女性は、何百万年もかけて嘘つきで二股かける金目当ての男たらしになったわけではない。悪い知らせは、道徳度外視の進化の働きによって、われわれは一つの秘密を抱えた生物種になったということ。ただし、この秘密をわれわれはとうてい内緒にしておけない。ホモ・サピエンスは恥知らずなことに、避けがたく、また否定できないほど性的な生物種に進化してきたのである。好色な遊び人《リベルタン》。放蕩者《レイク》、ごろつき《ロウグ》、道楽者《ルーエ》。女たらし《トムキャット》、色女《セックス・キトゥン》、好き者《ホーンドッグ》、盛りのついた売女《ビッチ・イン・ヒート》……など[*1]。

確かになかには、われわれの本性のこの一面を克服しようと奮闘した人たちも（そしてこの一面に溺れた人たちも）いる。しかし、意識に上らないそうした衝動は、依然としてわれわれの生物学的な基礎となっているのであり、われわれの基準点、物差しで言えばゼロの位置なのだ。われわれが進化させてきたこの性向は、われわれが宿っている身体にとってみれば「ノーマル」なのである。しかし、罪やら、恐怖やら、恥やら、あるいは魂と身体との切り離しなどを総動員した意志の力によって、そうした衝動を何とかコントロールすることができるかもしれない。時々、たまに、ごく稀には。しかし、たとえコントロールできたとしても、そうした衝動は無視されることを拒否する。ドイツの哲学者アルトゥル・ショーペンハウアーが指摘したとおりである。すなわち、「人は何をするか選ぶことはできる。しかし何を欲するか選ぶことはできない」。

進化の結果として備わっているそうした衝動は、事実として認められようが認められまいが、現に存続しわれわれが注目することを口やかましく要求してくるのである。

しかも、進化の結果として備わっているそうした性的な本性を否定するには、相応の代価を支払わなければならない。個人も、カップルも、家族も社会も、日夜、その代価を支払わされている。E・O・ウィルソンの言葉を借りるなら、「われわれの生得的な諸性質を抑え込むためには、幸福といういっそう計量しにくい代価を支払わなければなるまい」*2。われわれの社会が、性を抑圧するために支払っている代価は、全体として割に合っているのだろうかという問題については、いずれ改めて検討する。ここでは、自然を克服しようとすることはつねにリスクを伴うし、消耗する試みであり、しばしば壮大な失敗に終わるということだけ指摘しておこう。

われわれが何者であるのか、どのようにしてそうなったのか、そうであることについてどうすべきなのか、ということを理解しようとするいかなる試みも、まずは人類のセクシュアリティがどのような性向を進化させてきたか直視することから始めなければならない。なぜ、かくも多くの力が、われわれが絶えず達成しようとしていることを阻むのか。なぜ慣習的な結婚は、かくも呪われた苦行であるのか。性的な一夫一妻が自然であるということは、社会科学によって強力な圧力をもって主張されてきたのに、さらには二〇〇〇年近くの間、地獄の業火の脅しでもって主張されてきたのに、なぜ聖職者や政治家や教師からも禁じられた欲望を取り除くことができなかったのか。ありのままのわれわれ自身を見るためには、まずは次のことを認めることから始めなければならない。地球上の全生物のなかで、ホモ・サピエンスほど衝動的で創造的で恒常的に性的な生き物は他にいないということだ。

私たちは、男と女の性的経験が細かなところまで、まったく同じだと主張したいのではない。そうではなくて、テイレシアスが言ったように、男も女もどちらも、セックスによってかなりの快楽を得るということを言いたいのだ。確かに女性の多くは性的なモーターが走り出すまでに、男性より少しばかり時間がかかるかもしれないというのは本当だ。しかし、ひと度ウォーミングアップが済んでしまえば、ほとんどの女性が男性をそっちのけで、ずっと先に進むことができる。そしてまた確かに、男は女より相手の外見に気を取られがちである一方、女は外見よりも（ただし、もちろんある一定の限度内の話だ）人となりに注目するのは間違いない。また、女性の生物学的条件を考えてみれば、ベッドでの役割以前に女性には考えなければならないことが山ほどあるというのも確かだ。

コメディアンのジェリー・サインフェルドは、このことを火と消防士という言葉で要約している。「男と女の間にあるセックスをめぐる不一致は、基本的に男が消防士みたいだというところにある。男にとっ

---

＊1　次の記事を書いたジョン・ペリー・バーロウから勝手に借用させていただいたJohn Perry Barlow, “A Ladies' Man and Shameless,” (http://www.nerve.com/personalEssays/Barlow/ shameless/index.asp?page=1).

＊2　Wilson (1978), p. 148.

てセックスは緊急事態だ。何をしているときでも、二分後には準備が完了する。一方、女は火のようなものだ。烈しく燃えさかるが、そうなるためには必要な条件が正しく整わなければならない」。

もしかすると多くの女性にとって、性的衝動は美食家の飢えのようなものなのかもしれない。つまり多くの男性と違って、ただ飢えを満たすためだけに食べたがるわけではないということだ。ほとんどの男性が観念としてのセックスに飢えを覚えることができるし、また現に覚えるのに対して、女性は物語や人となりやセックスする理由がほしいのだと語る。*別の言葉で言うなら、私たちは進化心理学の中心をなす観察についてはその多くに同意するが、問題だと思うのは、その観察に対して進化心理学が与える説明が、歪められ、自己矛盾を孕んでいるということなのだ。

では、それに取って代わる論理的な説明はあるのだろうか。実は、あるのだ。人類のセクシュアリティの進化をめぐって標準的に観察される事柄のほとんどすべてに適用可能な、単純で、論理的で、首尾一貫した説明が、現に存在する。それによって、人類のセクシュアリティの進化に関する通説《スタンダード・ナラティヴ》に取って代わる、もう一つ別の説が可能になる。その説は豪華ではないが上品だ。そこで示される新たなモデルは、現在受け入れられている通説に付き物の、複雑な混合戦略やフリントストーン化などを一切必要としない。

通説《スタンダード・ナラティヴ》は、われわれ人類のイメージを暗く描いている。それによって塗りつぶされてしまった真実は、はるかに明るい――ただし、ややスキャンダラスではある。私たちの提唱するモデルを詳しく示す前に、通説を詳しく調べてみよう。それに当たっては以下の四つの主要な調査領域に焦点を合わせることにする。それぞれの領域ごとに、現在最も広く受け入れられている前提が存在する。

- 相対的に弱い女性の性的衝動
- 男親の投資

- 性にまつわる嫉妬、父性の確認
- 女性の性的受容期の延長、隠蔽された（偽装された）排卵

## 2…女性の性的快楽は、男性から得る庇護との交換？

勝利を収めて求愛者となった男は、着飾ったり見せびらかしたりといったことすべての代償として、何を手に入れるとされているだろうか。セックス。それはそうだが、セックスだけではない。特定の女に対する排他的なアクセスだ。標準《スタンダード》モデルでは、性的な排他性こそが最重要だとされている。その理由は、進化途上の時代においては、それ以外に自分が父親であること、すなわち父性を確認する手立てがなかったからである。男は財とサービス（先史時代の環境下では何よりもまず食料、そして住処《すみか》、保護、地位）を提供する代わりに、排他的で比較的安定した性的アクセスを手に入れるのだ。進化心理学によれば、しぶしぶ交わされているものであるかもしれないが、これが人間の家族の核心をなす協定であるという。ヘレン・フィッシャーは、これを「セックス契約」と呼んでいる。

経済学はしばしば「陰鬱な科学」と呼ばれるが、それが人類のセクシュアリティに適用されたときほど陰鬱になることはない。セックス契約は、しばしば経済学のゲーム理論の用語で説明される。すなわち繁殖まで生存する子孫を最もたくさんつくることができた者が勝者となる、なぜなら投資収益率が最も高い

---

＊女性は……ほしいのだと語る　だからと言って美食家は大食いよりも食べ物から得る快楽が小さいことにはならない。

と言えるからである、という具合である。そうであれば、ある女性が、妊娠期間中の彼女の手助けをするつもりも、子どもが最も大きな危険に晒される誕生後の数年間を保護するつもりも、いずれもまったくない男によって妊娠させられたとしたら、それは彼女にとって、時間、エネルギーの喪失、妊娠という賭けの濫用となるであろう。この理論によれば、父親の手助けがなければ、妊娠中や子育て中の母親の健康に対する危険が増大する可能性は別としても、子どもが生殖年齢に達する以前に死ぬ可能性が飛躍的に高まるとされている。著名な進化心理学者スティーヴン・ピンカーは、人類の繁殖に対するこの見方をセックスの遺伝的経済学と呼んでいる。彼は次のように説明する。「男と女の最低限の必要投資額は同等ではない。子どもは、夫に逃げられたシングルマザーのもとに生まれてくることはできるが、妻に逃げられたシングルファザーのもとに生まれてくることはできないからである。とはいえ、男親の必要投資額もゼロではないので、女は、最も投資額が多そうな男をめぐって結婚市場で競争することを運命づけられているということになる」[*3]。

逆に、ある男性が、時間もエネルギーも財産もすべてを一人の女に投資したとき、その女が彼の知らないところで淫らなことをしていたら、彼は誰か他の男の子どもを育てる危険がある。もしも彼の人生の唯一の目的が、自分自身の遺伝子を遺すことにあるなら、これは全面的な損失である。間違わないでいただきたい。標準的《スタンダード》進化理論の冷徹な論理に従えば、われわれの人生の唯一の目的は、遺伝子という遺産を遺すこと以外にはないのだ。ここから進化心理学者のマーティン・デイリーとマーゴ・ウィルソンは、次のように主張する。男は、女のセクシュアリティを、その絶対的所有者として見る。「男は、女に対する所有権を主張する。それは、鳥が縄張りを主張したり、ライオンが狩りで仕留めた獲物の所有権を主張したり、人類の男女が高価な物の所有権を主張したりするのと同じようなものだ。他の物から区別して認識でき、またいざというときそれを防衛できるような資源を見つけたら、その所有権を主張する生物は、今度は自身がそれをライバルから守る意志を持っていると広く表明することに取りかかり、また実際にその意志を行使する」*4。

「ベイビー、おれは、ライオンが獲物を愛するように、お前を愛している」というわけだ。結婚を描写して、これほどロマンティックの口の字もない書き方は、間違いなくこれまでなかったであろう。

注意深い読者はお気づきだと思うが、通説《スタンダード・ナラティヴ》が異性愛関係について語っていることを煮詰めていけば、最終的には売春に至る。映画『プリティ・ウーマン』が興行的にあれほど成功したのは、一部にはこの神話が反響しているからだと説明できるのではないだろうか。あの映画でリチャード・ギア演じる登場人物は、自分の富へのアクセスと引き換えに、ジュリア・ロバーツ演じる登場人物から提供されるものを得ようとする（見逃した方のために言っておくと、彼女は娼婦だが、清い心を持つ女性という役どころだ）。注意していただきたいのは、彼女が差し出すものが、清い心、テキサス州ぐらい大きな笑顔、長くて美しい両脚、そして、それを今後は彼のためだけにしか開かないという真剣な約束だけだったということだ。『プリティ・ウーマン』のすごいところは、何百もの映画や本で隠されてきたことを、あからさまに見せたところにある。その理論によれば、女性は意識しなくとも、また恥を覚えることもなく、性的快楽と、男性の富や庇護、地位、その他自分と自分の子どもにとって役に立ちそうな財産を交換するよう進化してきたことになる。

つまりダーウィンは、あなたの母親は娼婦だと言っているのだ。その点は明快である。

私たちがふざけていると誤解されるといけないので、女性はその繁殖力と貞節を、財やサービスと交換

---

＊3 Pinker (2002), p. 252.
＊4 Barkow et al. (1992), p. 289.

するものだということを、進化心理学も最も基本的な前提としていることを読者には確認していただきたい。ジェローム・バーコウ、レダ・コスミデス、ジョン・トゥービーの共著『適応した心――進化心理学と文化の生成』は、多くの人からこの分野のバイブルと目されている本であるが、そのなかでもセックス契約について、次のようにはっきり説明している。

女性にとって男性の性的魅力とは、自然環境のなかで配偶者として価値を持つ特徴の関数であろう。〔……〕決定的問題は、どんな特徴が配偶者としての価値を高めるか、ということである。これに対しては以下の三つの回答が可能である。

- 男性が女性とその子どもを養う意志と能力を持っていること。
- 男性が女性とその子どもを防衛する意志と能力を持っていること。
- 男性が子育て活動に直接参加する意志と能力を持っていること。*5

男性、女性、家族構成、先史時代の生活などに関する以上のような前提の上に成り立っている最も著名な研究を、これから見直していってみよう。

## 3…女性の性衝動は、男性より弱い？

メスは、ごく稀な例外を除いて、オスより性欲が弱い。（チャールズ・ダーウィン）

女性はセックスにあまり関心がない。テイレシアスによる観察があったにもかかわらず、つい最近まで、それが西洋の大衆文化、医学、進化心理学における、ほぼ普遍的な合意事項だった。ほんの数年前から、女性のセックスへの関心が比較的小さいということに疑問が呈されるようになってきてはいるが、標準《スタンダード》モデルについて言えば、イギリスの医師ウィリアム・アクトン〔一八一三〜七五〕の時代から、大きくは変わっていない。この問題についてアクトンがのちに有名になるある本を出版し、そのなかで次のように読者に断言したのは、一八五七年のことだった。「最も善良な母親、妻、家庭の運営者は、セックスにふけることがほとんど、あるいはまったくない。〔……〕一般的な法則として、慎み深い女性は自分自身のために性的な満足を欲望することはほとんどない。彼女がおとなしく夫を受け入れるのは、ただ夫を喜ばせるためだけである」[*6]。

もっと最近では心理学者のドナルド・サイモンズが、今や古典となったその著書『人類のセクシュアリティの進化』のなかで、自信たっぷりに公言している。「あらゆる民族において、性行為は女性から男性に施されるサービスないし好意だと理解されている」[*7]。一九四八年に発行された基礎研究の論文のなかで、遺伝学者のA・J・ベイトマンは、ミバエの行動に関する自身の発見を躊躇することなく人類に敷衍して、次のように述べる。自然淘汰は「男性においては無差別の性欲を、女性においてはきちんと見極めて選んだ上での受動性を」[*8]強化する。

＊5　Barkow et al. (1992), pp. 267–268.
＊6　Acton (1857/2008), p. 162.
＊7　Symons (1979), p. vi.
＊8　Bateman (1948), p. 365.

女性は特別に性的な生き物ではないということを、われわれに説得しようとして集められた証拠はそれほど多いわけではないが、それでもきわめて印象深い。女性の性衝動が微弱であることを確認したと主張する研究は数千まではいかないが、数百は存在する。すべての進化心理学研究のなかでも最もよく引用されているものの一つで、この種の研究の典型を示している一九八九年に発表された実験はこうだ。[*9] フロリダ州立大学のキャンパスで、魅力溢れる学部学生のボランティアが、怪しむことを知らない異性の学生（一人でいる）に近寄っていって、こう言うのだ。「こんにちは。最近あなたのことを町で見かけたけど、とても素敵だなと思っていました。よかったら今晩、いっしょに寝ませんか？」。男子学生のほぼ七五％は「イエス」と答えた。「またの機会に」と答えたのは、少数だった。しかし、見知らぬ魅力的な男性からそんなふうに声を掛けられた女性のうち、誘いに乗ったのは一人もいなかった。これで一件落着というわけだ。

真面目に言っているのだが、この研究が現にあらゆる進化心理学のなかで、最も有名なもののうちの一つである。研究者たちがこの研究を参照するのは、女性が行きずりのセックスに関心を持たないことの証拠を求めてのことである。女性は、本能的にセックスと男性の持っている何かを交換するということを前提にした理論を展開しようとするならば、それを確証することが重要なのだ。もしも女性のなかに、代償なくセックスを与えてしまう者がいようものなら、市場価格は底なしに暴落し、他の女性はセックスを何か価値あるものと交換しようとしても、見向きもされなくなるだろう。

## 4…男性は、女性を専有しようとしてきた？

先ほども少し触れたように、こうした理論の底に、いや進化論全般の底に横たわっているのが、人生を経済学やゲーム理論の用語で概念化することができるという考えである。ゲームの目標は、生存し繁殖する子孫を可能なかぎり最大数生み出し、自身の遺伝暗号を将来に伝えるということである。遺伝子のこのまき散らしが幸せにつながるかどうかは、そこでは問題にされていない。ロバート・ライトは彼のベストセラーの進化心理学の概説書『モラル・アニマル』のなかで次のように簡潔に言っている。「人間はみな、有能な動物になることをめざすように生れついている。しかし、けっして幸福な動物になるとは限らない。むろん、幸福を追求するようにはデザインされている。そして、ダーウィン理論のゴールを達成してセックスや地位を獲得すれば、幸福がもたらされる場合も多い。ただし、その幸福が長続きするとは限らない。だから、幸福への飢えが、いっそう人間を幸福の追求に駆り立て、勤勉であるように促す事態が起きてくる」[*10]。

勤勉というのは、興味深い概念だ。あからさまに政治的であると同時に、それにもかかわらずまったく無垢な概念として言及される。あたかも「勤勉」の意味は一つしかあり得ないかのようにだ。この人生観にはプロテスタント的な職業倫理（「勤勉」こそが動物を「有能」にする）と、人生は耐え忍ぶべきものであっ

＊9　Clark and Hatfield (1989).
＊10　Wright (1994), p. 298.

て楽しむべきものではないという旧約聖書の考え方の反映が含まれている。このような前提が、進化心理学のあらゆる文献に一貫して埋め込まれているのだ。動物行動学者であり霊長類学者のフランス・ドゥ・ヴァールは人間の本性についてどちらかと言えば開かれた哲学を持っている一人だが、彼はこれをカルヴァン的社会生物学と呼んでいる。

　女性の関心が量よりも質に向けられることは、二つの点で重要だと考えられている。まず一つ目は、女性は明らかに健康な男性の子どもを孕もうとする。それは自分の子どもが生存し繁殖する見込み率を最大にするためである。「女性の繁殖資源は貴重であり、有限であるから、祖先の女性は行きずりの男性たちに資源を浪費するようなことはなかった」と、進化心理学者のデイヴィッド・バスは書いている。「もちろん、女性が精子は安価で卵子が高価だと意識的に考えているわけでない。しかし過去において、セックスを承諾する前に十分に見る目を発揮できなかった女性たちは、進化の塵にまみれて消えることになった。われわれの祖先の母親たちは、敗者を篩《ふるい》にかけるために感情の領域で大いに分別を発揮したのである」[11]。ただしバスは、われわれの祖先が何千世代にもわたって、そんなふうに注意深く「敗者」を篩にかけてきたのであれば、どうして現在の遺伝子プールに未だにあれほど多くの「敗者」が存在するのか、その訳を説明してはいない。

　女親の投資がかなりの額に上ることが人類においては生物学的に避けがたい一方、ホモ・サピエンスは霊長類のなかで唯一、男親の投資が大きいと進化論者は思い込んでいる。その主張は、男親の投資が大きいからこそ人類においては結婚が普遍的なのだということである。その点についてライトは次のように言っている。「人類学の記録に残されている古今東西のあらゆる文化のなかで、結婚という行動様式が見られないものはない。どんな文化でも社会組織を構成する一番小さな要素は家族だ。〔……〕同じように、どこの世界でも父親は自分の子どもに愛情を注ぐ。〔……〕ヒトという種の父親が子どもに食べ物を与え、身を守り、生きるための知恵を授けてやるのは、ひとえにこの愛情があるためだ」[*12]。

生物学者のティム・バークヘッドもこれに同意して次のように書く。「自分が子どもの父親であること、すなわち父性の問題が男性のほとんどの行動の核心にある。そしてそれは進化の観点から見ても理にかなっている。原始時代において、自分の子どもではない子どもに投資した男性は、平均的に見れば、自身の遺伝的子孫だけを養った男性に比べて遺した子孫の数は少なくなる」[*13]。

以上のような主張の底に横たわっている想定のなかで、疑わしい点としてどんなものがあるか、ここでいくつか整理しておこう。

- すべての文化が結婚と核家族を中心に組織される。
- 人類の父親のうち、自分自身の子どもだけを養った者は、もっと無差別に自分の持てる物を惜しまず与えた者に比べて、はるかに多くの子孫を遺した。

  ――「父性への専心」というような漠然とした事柄に明瞭な遺伝的基礎があることが想定されていることに注意。
- 人類の祖先が生きていた条件下で、男は子どもが生物学的に自分の子どもであることを知っていた。このことは以下のことを前提としている。

  ――彼は一度の性行為で子どもができることを理解していた。

---

＊11 Buss (2000), p. 140.
＊12 Wright (1994), p. 57.
＊13 Birkhead (2000), p. 33.

──彼は自分のパートナーの貞節を一〇〇%確信できていた。
● 緊密な血縁集団《バンド》で生活している狩猟採集者のなかにあって、狩猟者が自分のしとめた獲物を、飢えているほかの人びと（姪や甥、長年の友人の子どもたちなども含まれる）に分けることを拒否しても、恥じることもなく、あるいはコミュニティから嫌われたり追放されたりしなかった。

つまり通説《スタンダード・ナラティヴ》によれば、男親の投資は翻ってその男の子どもの優位性（他の子どもより多くの食料、庇護、教育）となるので、女は配偶者としてそういった資源により幅広いアクセスを持っている相手、また、そういった資源を自分と自分の子どもだけに分け与えそうだと思わせる行動（選択的な気前の良さ、忠実さ、真摯さの指標）を取る相手を選ぶように進化してきたということになる。

しかし、この説によれば、女性の二つの目標（すなわち良い遺伝子と男の持つ資源へのアクセス）は葛藤状況を生み出すことになる。男女間の葛藤と同時に、男女それぞれの同性間の競争である。ライトはこの状況を次のように簡単に説明している。「男親の投資が大きいことによって、同時に二種類の性淘汰が作用する。一方でオスは、貴重なメスの卵子を求めて競争するように進化し、もう一方でメスも、貴重なオスの投資を求めて競争するよう進化する[*14]」。

## 5…人類は「混合戦略」（浮気）によって進化した?

権力こそが何よりの媚薬だと見なしていることで名高い男は、けっして見た目がよくないのは偶然ではない。資源と地位を最大限自由に手にし得る男は、身体的な魅力として現われる遺伝的長所をしばしば欠いているのだ（これを私たちは「キッシンジャー効果」と呼んでもよい）[15]。それでは、女性はどうすべきなのだろう。通説《スタンダード・ナラティヴ》は次のように示唆する。女性というものは、人が良くて、金持ちで、意外なことはせず、真面目で、住宅ローンを払ったりオムツを替えたりゴミを出したりしそうな男性と結婚するだろう。しかしその後、野性的でセクシーで危険な野郎と浮気して、彼を裏切るだろう。とくに排卵期前後にはそうするだろう。それで彼女は、おそらくその愛人の子を孕むことになるだろう。これを、科学的文献のなかでは「混合戦略」と呼んでいる。その意味するところは、男も女もそれぞれの性に合った陰湿な戦略を弄し、互いに相対立する交尾の目的に向かって邁進するということだ（女性は配偶者の質を最大化しようとし、男性は配偶機会を量的に最大化しようとする）。要するに、この世はジャングルだ。

このように男女間で戦略が対立していると主張する研究のなかで、最も有名なのはデイヴィッド・バスらによるものである。その仮説によれば、交尾行動に関する男女それぞれの課題は対立していて、その対立は、男女それぞれが性をめぐる〝嫉妬*〟を、どのように感じるかという点に現われるとされている。女性は一貫して、配偶者が気持ちの上で不義を働いていると思ったときの方が苛立つのに対して、男性は配偶者が性的に不義を働いている場合の方を気にすることが調査結果からも確認されるし、仮説から予想されるとおりでもあるという。

男女のこのような反応が、男親の投資が大きいことに基づくモデルの証拠として、しばしば引用される。

---

＊14　Wright (1994), p. 63.

＊15　ここでヘンリー・キッシンジャーを代表として選んだのは私たちの見解であって、個人的に何か恨みがあるというわけではない。

＊嫉妬　性をめぐる嫉妬の性質については、第10章でもっと詳しく検討する。

このモデルからは、男女間で利害が対立することが予想されるが、男女の嫉妬の違いはまさにその対立を反映しているとするのだ。この理論によれば、女性はパートナーが気持ちの上で他の女性と関係することに対して、それが自身の生死にかかわる利益を脅かす場合に、より一層苛立つのだという。この進化ゲームにおいて、標準《スタンダード》モデルが先史時代の女性にとっての最悪のシナリオとするのは、自分の男の資源と支援へのアクセスを失うことである。パートナーの男が他の女と意味のない性的な戯れに走っているだけでそれ以上のことがなければ（そして相手の女が、今の言葉で言うなら、社会的な階級が低い女だったり娼婦だったり、要するに男が結婚しようとは思わないような女であれば）、自分とその子どもの生活水準を脅かす危険は、はるかに小さい。逆に、パートナーの男がほかの女と恋に落ちて、自分が捨てられるようなことになれば、自分とその子どもの将来性は急降下することになる。

男の側から見れば、先に述べたように、最悪のシナリオは、自分の時間と資源を費やして他の男の子どもを育てることだ（それはつまり、誰か他の人間の遺伝子を将来に伝えるために、自分が費用を支払っていることになる）。もしも自分のパートナーの女が、他の男と気持ちの上で関係を結んでも、セックスさえしないなら、この遺伝子的な大惨事は起こらない。逆に、パートナーの女が他の男と気持ちの上では親密にならなくても、その男とセックスをするなら、自分は知らないうちに進化の「投資」を失っていることになる。ここから通説《スタンダード・ナラティヴ》は次のように予想し、研究によってそれが立証されたと主張する。すなわち、男の嫉妬は、女の性的な行動をコントロールするように進化してきたはずだ（それによって自分が子どもの父親であること、すなわち父性を確認する）。一方で、女の嫉妬は、男の感情的な行動をコントロールするよう進化してきたはずだ（それによって男の資源への排他的アクセスを確保する）、と。

読者はすでに予想されているかもしれないが、先に述べた「混合戦略」もこれと同じ方向を辿る。男の混合戦略はこうだ。長期にわたる配偶者を獲得すること。その性的な行動をコントロールすること。貧しかったら女が外出できないよう裸足にしておいて、ずっと妊娠させておくこと。中国人であれば、女の足を纏足《てんそく》にして、ずっと妊娠させておくこと。金持ちであれば、女にハイヒールを履かせて、ずっと妊娠させておくこと。それと同時に、行きずりの（投資が小さくて済む）セックスをなるべく多くの他の女とし続けること。それによって、なるべく多くの子どもの父親になる機会を増やすこと。かくして標準的進化論《スタンダード》は、男がスケベな嘘つき野郎になるよう進化してきたと断定するのだ。通説《スタンダード・ナラティヴ》によれば、男が進化させてきた行動戦略は、妊娠した妻を裏切りながら、妻に対する嫉妬で気も狂わんばかりに、暴力的にさえなるということだ。

何とまあ、素敵な話である。

男が行きずりの相手に産ませた子どもの生存見込み率は、自分が子育てを手伝った子どもよりも低いとは言え、その投資はそれでも男にとって得るところがあるという。何しろ男にかかるコストは少しなのだ（酒を何杯かおごって、ラブホテル代を一時間いくらかで払うだけ）。女の混合戦略は、次のようになる。資源、地位、庇護を最大限自分に与えてくれる男の関与を、できるだけ長期に引き延ばすこと。それと同時に、愛してはいるが飼い馴らされた配偶者に欠けている遺伝的優位性をもたらしてくれる、革ジャンに身を包んだ逞《たくま》しい男との行きずりの浮気をする機会を追求すること、である。こうなると誰が一番の悪党なのか、にわかには決めがたい。

さまざまな研究によって明らかにされたところによれば、女性は排卵期には、妊娠の可能性のない時期に比べると、ペア外交尾をして夫を裏切りやすく、避妊手段も用いたがらない。さらには、月経周期の他の時期に比べて排卵期には女性はより多くの香水と宝石を身に着けようとし、よりマッチョな外見の男（つまりより元気な遺伝子を持っていることを示す身体的特徴を備えた男）に惹かれやすい。以上のように、男女間で目標が対立すること、それによって男女間の葛藤が永遠に煽られること、すなわち「両性間戦争」が、今日の科学的物語、あるいはカウンセラーが語る物語に特徴的な、人間の性生活に対する陰鬱な見方の中心をなしている。

ライトは次のように要約する。「男親の投資は大きいけれども、いやある意味では大きいがゆえに、男女の間に横たわる基本的力学は相互搾取である。男女は互いを悲惨な目に遭わせるようにデザインされているのではないか、と思われてならないときがある」[*16]。サイモンズも『人類のセクシュアリティの進化』の冒頭で、それと同じ諦念を表明している。

本書の中心的テーマは、セクシュアリティをめぐって、女性には女性の人間としての本性があり、男性には男性の本性があるということ。そして、それらの本性は男女間で著しく異なりながら、その差異は異性愛関係が強いる妥協によって、また道徳による規制によって、ある程度まで覆い隠されているということである。男と女は、その性的本性が異なる。なぜならば、人類の進化史上、非常に長期にわたった狩猟採集段階の全期間を通じて、進化によって男女それぞれにもたらされた性欲と性向は、もう一方の性にしてみれば、繁殖が無に帰するきっかけになりかねないものなのだ[*17]。

寒々しい光景とお思いにならないだろうか。標準的《スタンダード》進化論は次のように断言するのだ。これを読んでいる狡猾で、金目当ての男たらしの女性たち、あなた方女性は皆、疑いを知らないが退屈でもある男性を欺して結婚させ、その後、彼がカウチで居眠りし始めたとたんに、香水をたっぷり振りかけて地元の独身者クラブに走って行って、無精髭の生えたネアンデルタール人か誰かの子どもを孕もうとするように進化してきたのだ、と。ひどい話だ。だが、男性読者が自分はましだと思う前に申し上げておくと、同じ通説《スタンダード・ナラティヴ》によれば、あなた方男性は、不滅の愛という空約束と腕に見せびらかしている偽物のロレックスとで若い無垢な美人に求愛し、彼女と結婚し、たちまちのうちに妊娠させ、その後はできるだけ多くの秘書と「残業」に励み始めるように進化してきたのだ。

## 6…なぜ人類は一年中発情するようになったのか？

人類の女性は、最も近縁の種とは異なり、その生殖器が排卵期になると通常の二倍の大きさに膨らみ、色も真っ赤に変わるようにはならなかった。それどころか、女性が受胎可能かどうか、男性には知る術がないことが、通説《スタンダード・ナラティヴ》の基礎をなす前提なのである。われわれは、現生生物のなかで最も利巧な種であるとされているのだから、そんなこともわからないのがほとんど人類だけであるとは、おもしろい話だ。他の哺乳類のメスの圧倒的大多数は、受胎可能になったときにはそれを宣伝し、それ以外のときには断固としてセックスに興味を示さない。排卵が隠蔽されていることは、人間だけの例外として重要であると言われている。霊長類のなかでは、メスがいつでもどこでもセックスをできるし、しようとするのはボノボと人類だけの特徴である。ほとんどの哺乳類が「いざというとき」、つまり受胎可能なときにしかセックスをしないのに対して、月経周期の全期間を通じてセックスすることができることを、学問用語で「性的受容期の延長」と言う。

男を操ってその資源を得る手段としてのセックスは別とすれば、女性は特別にセックスに興味を示さな

---

＊16　Wright (1994), pp. 57–58.
＊17　Symons (1979), p. v.

いものだという想定を受け入れるなら、人類女性はなぜ、このように他の種には見られないほど長期にわたってセックスをすることができるように進化してきたのだろうか。他のあらゆる哺乳類が実践しているように、セックスを、月経周期のうち妊娠の可能性がある数日間だけに限ろうとしないのは、なぜだろうか。

この現象の理由を説明する主な説として、これ以上ないほど異なる二つの説がある。人類学者のヘレン・フィッシャーが「古典的な説」と呼ぶ説明は、こんなふうだ。排卵の隠蔽と性的受容期の延長（より適切な言い方をするなら恒常化）は、そのどちらも、恒常的に欲情しているオスの配偶者の注意を引きとめ、男女の絆《ペア》を深め強化する手段として原始時代の女性の間に進化した。この能力は、二つの方向に作用したと考えられる。第一に、女性が排卵期でなくてもいつでもセックスをすることができるなら、男性が性的快楽を得るために他の女性を探す必要がなくなる。第二に、女性が受胎可能かどうか隠蔽されているということは、発情期の短い期間に限らず、四六時中男性が女性のそばにいる動機となる。女性を妊娠させる可能性を最大にするため、また他の男がその女性と交尾しないよう見張っておくためである。フィッシャーはこう言っている。「音なしの排卵のおかげで、特別の友だちをいつもそばにおいて、女性にとって貴重な保護と食べ物を提供させることができる」[*18]。

人類学者のサラ・ブラファー・ハーディーは、人類女性が他の種にないセックスの能力を身に着けていることに対して、これとは異なる説明をしている。排卵の隠蔽と性的受容期の延長が初期ヒト科において進化したのは、オスを安心させるためではなく、混乱させるためではなかったかと彼女は述べる。ヒヒにおいて、新たに王となった〝アルファ・オス〟が〝先ボス〟の子どもたちを皆殺しにする傾向があるという観察から、ハーディーは、人類女性のセクシュアリティが見せるこの一面は、複数のオスの間で父性を曖昧にさせる手段として発達したのではないかという仮説を立てたのである。メスは複数のオスとセックスをすることで、そのオスのうちの誰一人、自分が父親であることに確信が持てないようにする。その結果、次にアルファとなるオスは、そのメスの子どもがもしかしたら自分の子孫かもしれないのだから、それを殺す可能性が減るというわけである。

フィッシャーの言う「古典的な説」は、一人の男性からの関心を持続させる手段として女性が特別なセクシーさを進化させたと理解できる一方、ハーディーはそれが複数の男性の気を揉ませておくためだと言っている。フィッシャーの説の方が、女性は食料や庇護その他とセックスを交換するという標準《スタンダード》モデルにうまくあてはまる。ただしこの説明は、次のことを信じないかぎり機能しない。すなわち男性は――「原始時代の」祖先も含めて――、いつでも、ただ一人の女性とのセックスにしか興味を示さないということだ。これは、男性が主たる配偶者と家族に対して投資し、それを失わないようにしようとするのとまったく同時に、自らの子種をできるかぎり広範に撒き散らすために躍起になるものだという前提と矛盾する。

一方、ハーディーの「混乱の種」説は、次のようなことを前提としている。排卵の隠蔽と性的受容の恒常化は、複数の男性パートナーを持つ女性を利する。なぜなら、それによって男性たちが彼女の子孫を殺すことを防げるし、彼女の子どもたちを保護するとまで言えなくても、少なくとも援助するよう仕向けることができるから、ということだ。人類のセクシュアリティの進化に対するハーディーの見方からすれば、女性は男性と直接的な対立関係にあることになる。男性が、受胎可能な女性を「他の物から区別して認識でき、また、いざというとき、それを防衛できるような資源」と考え、もったいなくて他人とは共有でき

＊18 Fisher (1992), p. 187.

ないとするはずだ、ということが前提にされているからである。

どちらの説においても、また通説《スタンダード・ナラティヴ》においてもそうだが、先史時代の人類のセクシュアリティは、欺し、失望、やけっぱちを特徴とすることになっている。こうした見方からすれば、男も女もどちらもその本性は嘘つきで、売女で、裏切者である。異性愛の男女は、最も基本的な部分で互いに欺し合いながら、遺伝子が命ずる相対立するゼロサムの課題を、それぞれが利己的に遂行するよう進化してきたのだと、われわれは聞かされている。その課題のためには、われわれが最も真剣に愛しているとと主張するその相手を裏切ることも辞さないと。

なるほど、確かにこれは原罪である。

第4章

# 人類はパンツを穿いたサルなのか？

なぜわれわれの意地の悪さは、われわれがサルだった過去の時代から背負っているお荷物で、われわれの優しさだけは、人間独自の特徴だと言えるのか。なぜわれわれは、自分たちの「高貴さ」という特徴も、ほかの動物のなかに連続性があるかもしれないと考えないのか。

（スティーヴン・ジェイ・グールド）

## 1…霊長類と人類とを比較すると

われわれは、自分たちの行動と動物の行動の外見が似ているとき、その動物の内面もわれわれに似ているであろうと判断する。これと同じ論理をさらに一歩先に進めるなら、われわれは次のような結論に導かれるであろう。すなわち、われわれと動物の内面的な活動が互いに似ているのであれば、その活動に至らせる原因もまた互いに似ているはずだと。だから人間と獣に共通する心の働きを説明していると称する仮説は何であれ、人間と獣の両方に適用すべきである。

（デイヴィッド・ヒューム〔一七一一〜七六〕『人間本性論』（一七三九〜四〇）〔木曾好能訳、法政大学出版局〕）

動物園にいるチンパンジーやボノボは、ゴリラやオランウータン、サルやその他の動物よりも、お金を払って見に来ているあなた方にはるかに近い。われわれ人類のＤＮＡは、チンパンジーやボノボとおおよそ一・八％しか違わない。その違いは、イヌとキツネ、シロテテナガザルとホオジロテナガザル、インドゾウとアフリカゾウ、ひょっとすると読者のなかにはバードウォッチャーもいらっしゃるかもしれないので言っておくと、アカメモズモドキとメジロモズモドキの違いよりも小さいのだ。

チンパンジーやボノボへの祖先の系統は、人類の系統からたったの五〜六〇〇万年前に離れた（ただし離脱後、一〇〇万年ぐらいは恐らく交雑関係にあった）。チンパンジーとボノボの系統が分岐したのは、三〇〇万年前から八六万年前の間のどこかである。[*1] 人類と非常に近いこの二種以外では、人類と他の類人猿の間の近縁関係はかなり隔たりが大きくなる。人類とゴリラの系統が分岐したのはおおよそ九〇〇万年前、オランウータンは一六〇〇万年前、類人猿のなかでは唯一単婚の種であるテナガザルは、二二〇〇万年前に早々と離れていってしまった。ＤＮＡが明らかにするところでは、類人猿とサルの最後の共通祖先が生き

＊1　Caswell et al. (2008) および Won and Hey (2004) を参照のこと。遺伝子検査の急速な進歩によってチンパンジーとボノボの系統が分岐した時期をめぐる論争が再び活発になってきている。私たちは三〇〇万年前という広く受け入れられている数字を用いたが、一〇〇万年前以降にそれが起きたことが明らかにされるかもしれない。

ていたのは、おおよそ三〇〇〇万年前である。人類との最後の共通祖先が生きていた時代までどれほど遡るか、一〇万年を一マイルに換算することによって、人類から見た近縁関係の相対的な距離を地理的に表現してみると次のようになる。

- ホモ・サピエンス・サピエンス　ニューヨーク州ニューヨーク市在住。
- チンパンジーとボノボは、ほとんど隣同士で、両者の距離は三〇マイルしか離れていない。片やコネティカット州ブリッジポートに、片やニューヨーク州ヨークタウンハイツに住み、どちらもニューヨーク市からちょうど五〇マイルで、人類まで通勤圏内である。
- ゴリラは、ペンシルヴェニア州フィラデルフィアで名物のチーズステーキに舌鼓を打っている。
- オランウータンは、メリーランド州ボルティモアで、何かボルティモアの人がすることをしている。
- テナガザルは、首都ワシントンDCで、一夫一妻を法制化しようと躍起になっている。
- 旧世界ザル（ヒヒやマカク）は、ヴァージニア州ロア

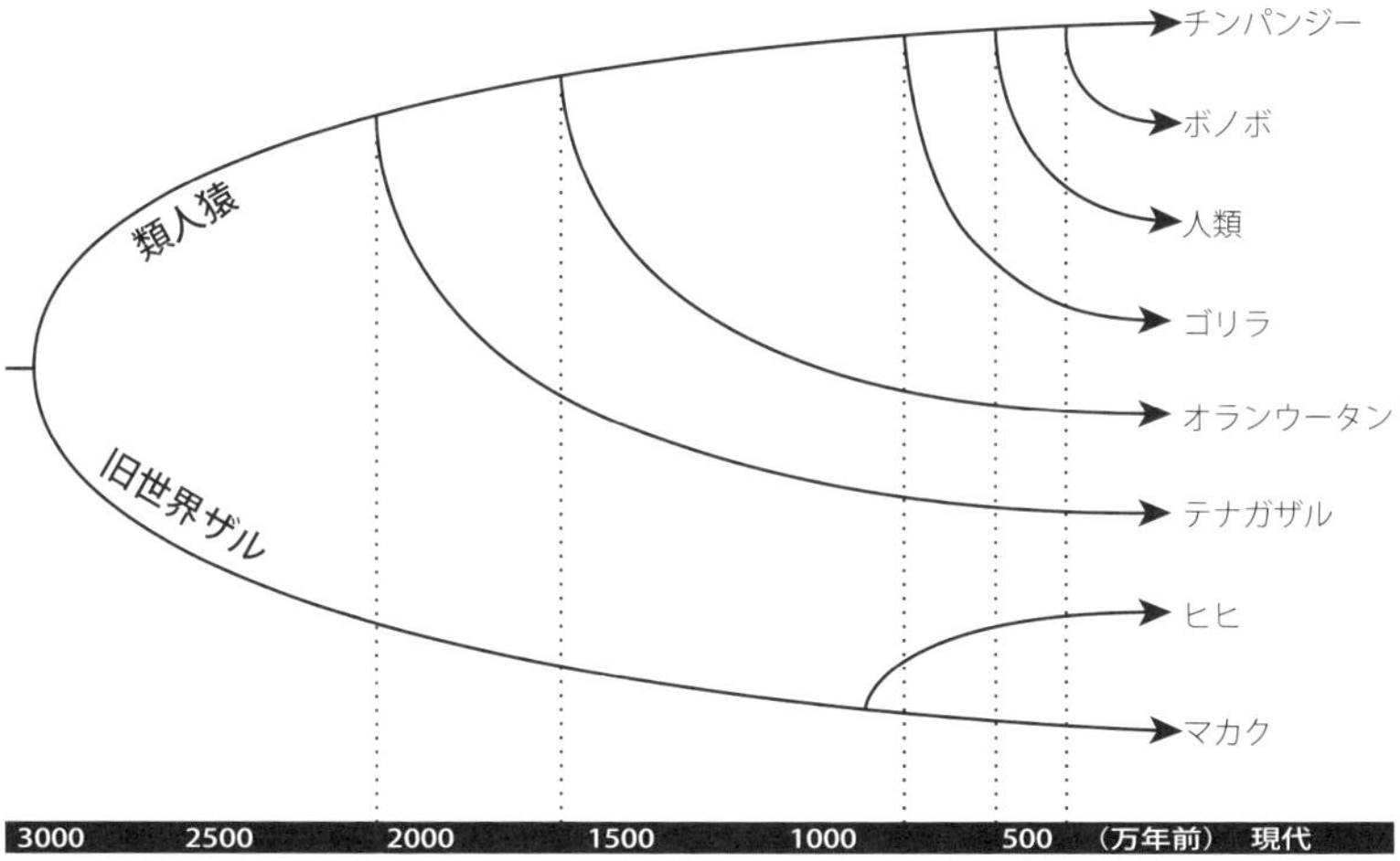

ノークあたりで寝ている。

カール・フォン・リンネ［一七〇七〜七八］は、分類学上、人類とチンパンジーを区別した最初の人物だが（一八世紀半ばのことだった）、そんなことをしなければ良かったと思うようになった。この区別◆（チンパンジー属 *Pan* とヒト属 *Homo* の区別）は、今では科学的正当性がないと見なされていて、人類とチンパンジーとボノボが驚くほど似ていることを反映するように、改めて同属に分類することを主張する生物学者も多い。

ニコラス・テュルプと言えば、レンブラントの名画「解剖学講義」のなかに永遠にその姿をとどめることになったオランダの解剖学者として有名だが、彼はまた、人類以外の類人猿について的確な解剖記録を残した最初の人でもある。解剖が行なわれたのは一六四一年のことだった。その類人猿の身体は、人体に酷似していたので、彼は「これほど瓜二つの組み合わせは、他には見つからないだろう」と書いている。テュルプは、この標本を「インド・サチュルス」と名付け、土地の人びとは「オランウータン」と呼んでいると注記しているが、テュルプの遺した記録を研究した現代の霊長類学者の間では、これはボノボであったと考えられている。[*2]

チンパンジーとボノボは、われわれ人類と同じで、アフリカ出身の大型類人猿であり、すべての類人猿と同じく尾がない。また生活の大部分を地上で営み、どちらも高度な知能と強い社会性を持つ生き物である。ボノボにおいては、繁殖とはまったく関係のないターボチャージャー付きのセクシュアリティが、その社会的相互作用と集団の結束において特徴をなしている。人類学者のマーヴィン・ハリスは、次のように主張する。ボノボは「ちょうど排卵したところを狙い撃つには、あまりに無駄の多い方法を採ることの代償として、繁殖の面でもしっかりと利点を獲得しているのである」。その代償とは、次のようなことだという。「オスもメスもよりセクシーになることで、雌雄間の社会的協力関係はより強くなり、それによって社会的集団としての協力関係も強化され、子育て環境はより安全になる。かくして繁殖成功率が高まることになる」[*3]。別の言葉で言えば、ボノボの乱婚は、進化上の大きな利点をもたらしているということである。

類人猿のなかで単婚を採る唯一の種であるテナガザルは、東南アジアに棲息している。雌雄のカップルとその子どもという小さな家族を単位として、三〇〜五〇平方キロの縄張りに他の個体から隔絶した生活を営んでいる。樹の上から降りることはなく、他のテナガザルの集団との交流もほとんどなく、取り立てて言うほどの知能の進歩も見られず、繁殖だけを目的とした交尾は頻度が低い。

社会的集団生活を営む霊長類のなかで、単婚を採用しているのは——もしも通説《スタンダード・ナラティヴ》が信用できるものだとすれば——われわれ人間だけである。

---

◆この区別　属名 *Pan*（チンパンジー属）が初めて使われたのはリンネ死後の一八一六年のことである。リンネの時代にはチンパンジーとオランウータンの明確な区別すらなかったほどなので、彼がチンパンジー（現在 *Pan troglodytes* と分類される種）をどう分類していたかはっきりとはしないが、*Simia*（サル属）に分類していたようである。また彼は、ホモ・サピエンスの同属異種として *Homo troglodytes*（穴居人という意味）を分類しているが、これは現在のチンパンジーのことではなく、当時探検家などによって存在が伝えられていた未確認の生物のことであり、高等な *Simia*（サル属）とホモ・サピエンスの中間に位置する生物を想定していたらしい。リンネはある書簡のなかで、「人間と類人猿を区別する特徴を自分は何一つ知らないが、両者を同一視すれば教会から破門されてしまっていただろう、しかし博物学者としては区別すべきだったかもしれない」と書いた。

＊2　この話は de Waal and Lanting (1998) に収録されている。

＊3　Harris (1989), p. 181.

人類学者のドナルド・サイモンズは、テナガザルが単婚であるため、人類のセクシュアリティの生きたモデルと見なし得るという主張が、何度も何度も繰り返されることに心底驚いているようだ。その驚きは私たちも同じだ。彼はこう言う。「人間の男女《ペア》の絆が、テナガザルの番《ペア》いの絆と似ているか似ていないかとか、なぜ似ているかといった議論は、私には驚きでしかない。なぜならそれは、なぜ海は熱く煮えているのかとか、豚には翼があるのか、といった議論をしているも同然だからだ[*4]」。

## 2…さまざまな霊長類の配偶システム

トマス・ホッブズが、人間の本性に関するきわめて陰鬱な自身の信念を体現した動物をデザインする機会を与えられたら、チンパンジーのような生物を思いついていたのではないだろうか。チンパンジーは類人猿のなかでも、ホッブズが人類の前身に当たる生物にもともと備わっていたと想定した意地の悪さを、すべて体現している種であるように思われるからだ。チンパンジーは気も狂わんばかりの権力志向で、嫉妬深く、すぐに暴力に及び、狡猾で、攻撃的だと言われている。殺し、集団間の組織的な戦争、強姦、子殺しなどが彼らの行動を報告する文献のなかで際立っている。

一九六〇年代に、そうした身の毛もよだつ観察記録が一たび公刊されると、理論家はすぐに人類の起源としての「殺しあう類人猿《キラーエイプ》」という説を唱えた。霊長類学者のリチャード・ランガムとデイル・ピーターソンは、チンパンジーの行動こそ古《いにしえ》の人類が血に飢えた性質を持っていた証拠だとして、殺伐たる言葉で怖ろしげな「殺しあう類人猿《キラーエイプ》」説を次のように要約している。「チンパンジー的な暴力は、人類の戦争に先行し、人類の戦争に道を開くものである。そう考えると現生人類は、五〇〇万年という気も遠くなるほどの昔から連綿と受け継いできた、互いに殺しあうという習慣の生き残りだということになる」[*5]。

チンパンジーが、人類の祖先の行動の生きたモデルとして最良であると見なされるようになる前は、人類からははるかにチンパンジーより遠縁のサバンナヒヒ〔ヒヒ属のうちマントヒヒ以外の種の総称〕が、その地位に就いていた。サバンナヒヒは地上生活をする霊長類で、彼らが適応している生態学的地位《ニッチ》は、かつて人類の祖先が樹から降りてきて最初に棲みついたニッチである。しかし、ヒヒはその後、モデル視されなくなった。ヒヒは人類の基礎的な特徴とされるもののいくつか、たとえば協同での狩りや道具の使用、組織的戦争、複雑な連合関係の構築を含む権力闘争などを欠いていることが明らかになったからである。その一方で、ジェーン・グドールらの観察によって、チンパンジーの行動にそうした性質があることが明らかになったのである。ヒヒの行動の専門家でもある神経科学者のロバート・サポルスキーは、「もしもヒヒに、ほんのわずかでも自制心があったとしたら、チンパンジーのようになりたいと思ったことだろう」[*6]と書いている。

そうだとすれば、もしも人類の自制心がほんの少し足らなかったら、チンパンジーのようになっていたことだろうと想定する科学者が大勢いることも、驚くには価しないのかもしれない。チンパンジーが二〇世紀の後半に人間の本性のモデルとされたことの重要性は、どれほど強調しても足りないほどである。われわれは自ら考案した（あるいは先行する探検家から受け継いだ）地図によって、どこを探検するか、そこで何を発見するか、あらかじめ決定づけられているものだ。だから、チンパンジーの見せる狡猾な残忍さと、人類史のきわめて多くの部分を特徴づける恥知らずの残酷さとが結びつけられたとたんに、それがホッ

＊4　Symons (1979), p. 108.
＊5　Wrangham and Peterson (1996), p. 63.
＊6　Sapolsky (2001), p. 174.

ブズの考え方を実証しているように見えるのだ。もしも何かより大きな力で制限しなければ、剝き出しになってしまう人間の本性というホッブズの考え方のことである。

## 類人猿の社会組織[*7]

ボノボ——平等主義で平和的なボノボのコミュニティは、雌雄間の絆もあるが、それ以上にメス間の社会的な絆を通じて維持される。オスの地位は母親に由来する。母と息子の絆は生涯続く。複数オス複数メス配偶システム。

チンパンジー——社会的な絆は、オス間で最も強く、それが絶えず変化するオスの連合関係をつくっている。メスは、オスがパトロールする縄張り内の、互いに重なり合っている行動圏を動きまわる。しかし、他のメスや特定のオスとの間に強い絆は形成されない。複数オス複数メス配偶システム。

人類——霊長類のなかで、ずばぬけて多様な社会を営む種。現生人類におけるあらゆる種類の社会的な絆および性的な絆、協同関係、競争関係について豊富な証拠が揃っている。複数オス複数メス配偶システム。[*]

ゴリラ——一般的にオスの単独優位個体（「シルバーバック」と呼ばれる）が、数頭のメスと幼い個体からなる家族単位とそのための行動圏を占有する。幼い個体は、性的な成熟年齢に達すると、その集団から出ることを強いられる。社会的絆は、オスと大人のメスの間で最も強い。一夫多妻配偶システム。

オランウータン——孤独で、いかなるタイプの絆もほとんど見られない。オス同士が接近することは、互いに受け入れられない。一頭の大人のオスが、数頭のメスの棲息する広範囲の縄張りを形成する。そのなかでメスはそれぞれが行動圏を持っている。配偶システムは分散的で、頻度が低く、ときとして暴力的。

テナガザル――核家族を形成する。それぞれの番《つが》いが他の番いの侵入を認めない縄張りを維持している。一夫一妻配偶システム。

## 3…「強姦」「子殺し」のチンパンジーは人類のモデル？

しかしながら、先史時代の人間社会を理解するためにチンパンジーの行動に目を向けることには、深刻な問題点がある。チンパンジーは、極度に階層的であるのに対して、人間の狩猟採集者集団は、厳格な平等主義なのである。獲物の肉を分配するときこそ、まさにチンパンジー社会の階層構造が最も露わになるのだが、それに対して人間の狩猟採集社会にとっては、狩りが成功したときこそ平衡化のメカニズムを発動させる最も重要な機会であるのだ。ほとんどの霊長類学者が、チンパンジーは権力志向が際立っていることを認めている。しかしゴンベ〔タンザニアの北西部に位置する〕での観察記録だけで一般化するのは早計かもしれない。なぜなら別の観察現場、たとえばアフリカ西部コートジヴォワールのタイでの観察によれば、野生のチンパンジーが肉を分配するさいに、むしろ人類の狩猟採集社会を思わせるようなやり方をしているからである。霊長類学者のクレイグ・スタンフォードは、次のように考える。ゴンベのチンパンジーは、肉の分配をめぐって「極度に抜け目がなく身内びいき」であるが、一方で、タイのチンパンジーは狩りの集団に属して

＊7　de Waal (2005a) および Dixson (1998) による。

＊人類――複数オス複数メス配偶システム　読者が通説に固執されない限りにおいて、である。もしも固執される場合は、典拠によって一夫一妻と分類されるときと、一夫多妻と分類されるときとがある。

いる個体であれば、友人であるか敵対者であるか、あるいは近親者であるか比較的疎遠な者であるかに関係なく、全員に行きわたるように肉を分配する。[*8]

つまり、グドールらがゴンベで研究したチンパンジーから得られたデータは、残酷さや打算的な利己主義がチンパンジーの行動の典型的特徴であるという説を支持するように見えるが、他の研究現場から得られたデータは、それとは矛盾する、あるいは、それを揺るがす可能性があるということだ。野生状態のチンパンジーの行動を観察することに付き物の困難を考えれば、自由に動きまわっているチンパンジーから得られる限られたデータを基に一般化する場合には、よくよく慎重にならねばならないであろう。さらに、チンパンジーが疑いようもないほど知性と社会性を備えていることも考えあわせると、囚われた状態のチンパンジーから収集されたデータにも、同様に用心しなければならないだろう。そのようなデータを、チンパンジー全体に一般化するのは、囚人の行動を人間全体に敷衍するのも同然であると思われるのだ。

チンパンジーが、自然の生育環境のなかで何の邪魔もされなかった場合に、どれほど暴力的かという点についても疑問がある。第13章で議論するように、観察されるチンパンジーの行動は、さまざまな要因によって大きく変わってくる可能性がある。文化史家のモリス・バーマンは次のように説明する。もしも、われわれがチンパンジー社会の「食料供給や個体群密度、自然発生的な集団の形成あるいは解体の可能性などといった事態に変化をもたらしたら、〔……〕上を下への大騒ぎが起こる。その点では類人猿も人間と変わらない」[*9]。

つまり、仮にモデルをチンパンジーに限るとしても、今日の新ホッブズ主義の悲観論者たちが抱いている暗い自惚《うぬぼ》れには、どこにも根拠がないかもしれないということなのである。たとえば進化生物学者のリチャード・ドーキンスも、人間の本性に関する自分自身の陰鬱な評価に、少し自信がなさそうに見える。「各人が互いに寛大に、利己主義に走らずに協同して共通の利益のために行動するような社会を構築したいと願うなら――私はそう願っているのだが読者もそれに賛同していただけるなら――われわれの生物学的な本性にはほとんど何も期待できないとご忠告申し上げておきましょう。むしろ気前の良さと利他主義を教育することを考えた方が良いでしょう。なぜなら私たちは生まれながらにして利己的だからです」[*10]。もしかしたら、ドーキンスの言う通りなのかもしれない。だが、協同行動は、わが人類という種に根強く受け継がれてもいるのである。最近、協同的な霊長類の知性を研究したヴァネッサ・ウッズとブライアン・ヘアは、その研究結果から導かれて次のように問うている。協同行動への衝動こそが、実はわれわれ人類という種を定義づける知性がいかなるものか解き明かす鍵なのではないだろうか、と。「しばしば言われるように、ヒト科のなかで最も知的な種が、機先を制して生き残り、次世代を遺したのではなく、もしかしたらヒト科のなかでもより社交的な種が――なぜならその方が協同して問題に対処でき、より良い解決を得られるから――、より高度な適応に達し、より洗練された問題解決を促す方向で長い年月にわたって淘汰されてきたのかもしれない」[*11]。要するに、彼らの仮説にしたがえば、人類は祖先が協同で行動することを学んだおかげで賢くなったということだ。

　野生のチンパンジーや人間の狩猟採集者が生まれつき利己的か否かにかかわらず、食料供給の変動や生息環境の消耗などから彼らがどのような影響を被るかを考えるなら、人類は生まれつき攻撃的で利己的な獣だと主張するドーキンスたちは、自分たちの主張を裏付けるものとしてチンパンジーの観察データを引

＊8　Stanford (2001), p. 116.
＊9　Berman (2000), pp. 66–67.
＊10　Dawkins (1976), p. 3.
＊11　http://www.edge.org/3rd_culture/woods_hare09/woods_hare09_index.html

用することに慎重であるべきだ。食料の余剰が発生して、それを貯蔵しようとする人類の集団は、チンパンジーに観察されるような行動を見せる。すなわち社会組織の順位制の強化、集団間の暴力、縄張り防衛、権謀術数に満ちた同盟関係などだ。別の言葉で言えば、人間はチンパンジーと同じように、争うべき価値のあるものが存在するときには、争う傾向があるということである。しかし先史時代においては、ほとんどの場合、争って勝ち取ったり負けて失ったりすべき余剰食料も、防衛すべき本拠地もなかったのである。

## 4…霊長類とわれわれの性行動の共通性

人類の女性には、ボノボと共通点が二つある。外から見ただけではわからないように隠蔽されている排卵と、月経周期の全期間を通じてセックスをすることである。しかし共通するのはそこまで。人類の女性は性皮が風船のように腫れないし、道で出会ってその場でセックスもしない。

（フランス・ドゥ・ヴァール）*12

セックスは友情の表現だった。アフリカでは、セックスは握手のようなものだった。〔……〕親しみのこもった楽しい行為だった。強制されることは一切ない。セックスは自らすすんで提供されるものだった。

（ポール・セロー）*13

### ■ボノボとチンパンジー

チンパンジーの暴力について、またそれが人間の本性とどう関係しているかについて、人がどのような結論を導き出すかにかかわらず、霊長類のうち、われわれ人類のもう一つの近縁種であるボノボが、チンパンジー・モデルとは正反対の心惹かれるモデルを示していることに変わりはない。チンパンジーが人類の起源に関するホッブズ的な見方を体現しているように見えるのとちょうど同じように、ボノボはルソー的な見方を体現している。ルソーは今日では、「高貴なる野蛮人」を称揚した人として最もよく知られているかもしれないが、彼の自伝を読んでみると、セックスに心惹かれている様子がありありと描かれていて、もしも彼がボノボを知っていたら、きっと〝同志〟と見なしただろうと思わせるほどである。ドゥ・ヴァールは、この二種の類人猿の行動の違いを次のように要約している。「チンパンジーは、セックスに関わる問題を力で解決する。ボノボは、権力に関わる問題をセックスで解決する」。

ボノボは、性的行動の頻度でチンパンジーをはるかに超えているとは言え、この二種の両方のメスが、何度も立て続けに相手のオスを替えて交尾するのは確かである。チンパンジーの場合で、排卵期のメスの交尾回数は平均一日六〜八回であり、集団内のどのオスからの交尾の誘いにも、積極的に応じることがしばしばである。霊長類学者のアン・ピュージは、メスのチンパンジーの行動を観察して次のように記録している。「どのメスも、自分が生まれたコミュニティのなかで交尾をし終えると、性的受容期が続く限り、他のコミュニティに出向いていった。〔……〕それまで知らなかったコミュニティ出身のオスには積極的に接近し、交尾した[*14]」。

チンパンジーが集団外の性行動をふつうに行なっているということは、チンパンジーの集団間の関係が、

---

＊12　de Waal (2005a), p. 106.
＊13　Theroux (1989), p. 195.
＊14　Pusey (2001), p. 20.

言われているほど暴力的ではないことを示唆している。たとえば、コートジヴォワールのタイにある観察エリアのチンパンジーの巣から採集した毛包から、DNAサンプルを採りだして検証した最近の研究では、子どもたちの半分以上（一三頭のうち七頭）が、母親の属している集団外のオスを父親としていることが明らかになった。それだけの数に上るほど、メスが集団の外に自由に抜け出すのが簡単だということになるが、もしもそのチンパンジーたちが絶えざる戦争地帯に暮らしているのであれば、それはありそうにない話である。排卵期にあるメスのチンパンジーが（通説《スタンダード・ナラティヴ》によれば、オスの監視が強化されるはずなのに）、他の集団のところまで出て行き、見知らぬオスと交尾して、そのあと自分の属している集団までぶらぶら戻ってくるのに十分なほど長い間、そのメスの保護者でありかつ拘束者でもあるオスの目をごまかすことができていることになる。絶えざる厳戒態勢にあったら、そんな行動をするとは考えられない。

　餌付けされていない野生状態のチンパンジーの集団間関係がいかなるものであるか、その真実がどうあれ、次のような文章に無意識の偏見が鳴り響いているのは確かだ。「そのロマンスについても、戦争についても、ボノボとチンパンジーとでは、びっくりするほど異なっているように見える。ワンバに暮らすボノボの二つのコミュニティが、その行動圏の境界線上で出会ったら、〔……〕チンパンジーでときどき見られるような破壊的な攻撃が開始されることがないばかりか、親しく交わって、場合によってはメスが敵のコミュニティのオスとセックスをすることすらあり得るのだ[15]」。

　敵？　知性を持つ霊長類の二集団が親しく交わって、互いの間でセックスもするというとき、誰がそれを敵同士の集団だと考えるだろう。誰がその交わりを戦争と考えるだろう。次の発言にも似たような偏見が前提になっていることに注目されたい。「チンパンジーには、離れたところにいる他の個体に食料の存在を知らせる特別な鳴き声がある。つまりそれは、ある種の食料分配行動なのであるが、これを思いやり行動と解釈する必要はない。その鳴き声を発する個体は、もしもそれを共有しても失うものが何もないほど十分な量の食料を前にしているにすぎないし、それどころか、他の個体からあとでお返しをしてもらえれば利益を得ることになるからだ」[*16]（傍点引用者）。

協同行動のように見えるこの行動は、もしかしたら「思いやり行動と解釈する必要はない」のかもしれない。しかし、思いやり行動と解釈したところで、いったいどんな問題があると言うのだろう。人類以外の霊長類に、いや、人類以外の動物全般に、気前の良さのように見てとれるものがあったときに、どうしてわれわれは、何とか説明をつけてそれを否定しようとしなければならないのか。気前の良さは人類だけの性質なのか。今引用したような発言を読むと、この章の冒頭に挙げたグールドのように、次のように問いたくなる。われわれ人類の持つ攻撃性の根源を、霊長類としての過去に位置づけることは、多くの科学者がはっきり追求していることなのに、その一方で、なぜわれわれ人類の持つ肯定的な衝動が、霊長類から連続していることは認めたがらないのか、と。

## 霊長類で最もセックスを愛するボノボ

ちょっと想像してみてほしいのだが、われわれがチンパンジーやボノボのことを全然聞いたことがなくて、その状態で最初に知ったのがボノボの方だったらどうだったろう。そうしたらわれわれは、初期ヒト科はメス中心の社会に暮らしていた、そこではセックスが重要な社会的機能を果たしていて、戦争はまったくないか、あっても稀かという社会だったと、今の時点でも信じている可能性が非常に高くな

＊15　Stanford (2001), p. 26.
＊16　McGrew and Feistner (1992), p. 232.

いだろうか。（フランス・ドゥ・ヴァール[*17]）

ボノボは、政治的に不安定な国（コンゴ民主共和国、旧ザイール）の密林ジャングルの奥深くにしかいないため、自然の生息環境で暮らすところを研究するのが、最後まで後回しにされてきた哺乳類の一種だった。ナミチンパンジー［いわゆるチンパンジーのこと］とボノボがチンパンジーとの解剖学的な違いが記録されたのが一九二九年というから、もうだいぶん前のことなのに、ボノボがチンパンジーとは根本的に異なる行動を示すことが明らかになるまでは、チンパンジーの亜種であると考えられていて、しばしば「ピグミー・チンパンジー」と呼ばれていた。

ボノボにとっては、オスの順位よりもメスの順位の方が重要であるが、そのメスの順位ですら柔軟だし、拘束力がない。ボノボには、チンパンジーやゴリラや他の霊長類ではありふれている順位ディスプレイのような、優位／劣位を確認する様式化した儀式はない。そうは言っても、地位が完全に不在というわけではない。それでも、野生状態のボノボの行動に関する最も詳細な情報を収集した霊長類学者の加納隆至は、メスのボノボを記述するにあたって、「高順位」という言葉よりも「影響力の強い」という言葉を使った方が良いと言っている。彼の考えによれば、ボノボのメスはその地位が高いからではなく、その愛情が深いことで尊敬を受ける。それどころかフランス・ドゥ・ヴァールなどは、ボノボについては、階層について議論すること自体がふさわしいのかどうか疑問視している。彼は次のように記す。「ボノボのメスに順位序列があるとすれば、それは身体的な威嚇によって獲得されるより、むしろ主として年齢によって獲得される。一般的に、年長のメスは年少のメスより高い順位にある[*18]」。

人間社会のなかに母権制を示す証拠を見つけたいと考えている人たちは、次のことをじっくりと検討してみてはいかがだろうか。ボノボの間でメスが「優位」であると言っても、それはチンパンジーやヒヒに見られる権力構造の、オスとメスとを単純に入れ替えたようなものではない。つまりボノボのオスは、チンパンジーやヒヒのメスがオスに服従するように、メスに服従しているわけではないということである。ボノボのメスは、他の霊長類のオスとは異なる仕方で自らの権力を行使する。ボノボのオスは、社会的な役割として服従はしていても、チンパンジーやヒヒのオスよりも、はるかに暮らしやすそうに見える。のちに女性上位社会に関する議論のなかで見るように、人類においても女性が指揮をする方が男性ははるかに生きやすい傾向がある。ロバート・サポルスキーがヒヒを研究対象として選んだのは、そのオスが果てしない権力闘争の結果として重度のストレスに慢性的に晒されているからであり、一方、ドゥ・ヴァールは、ボノボの生活様式はそれとはまったく異なる種類のもので、「その頻繁な性行動と稀な攻撃行動を見ると、ボノボのオスに大したストレスがあるとは思えない」と記している。[*19]

きわめて重要なことには、平和的共存を好むような特殊な解剖学的特徴が、人類とボノボにはあって、チンパンジーにはないらしい。ボノボと人類は、オキシトシンの放出に重要な役割を果たしているAVPR1A[◆]の遺伝子に、マイクロサテライトと呼ばれるDNA上の反復配列を持っている。オキシトシンとは、ときに「天然の〝エクスタシー〟[◆]」と呼ばれるホルモンで、思いやり、信頼、気前の良さ、愛、そしてそ

---

＊17　de Waal (1995).
＊18　de Waal and Lanting (1998), p. 73.
＊19　de Waal (2001a), p. 140.
◆AVPR1A　アルギニン・バソプレッシン受容体の略称。ここでは典拠となっているマイケル・ジョンソンに従ってオキシトシンが議論されているが、オキシトシンとバソプレッシンは非常によく似た構造で、その作用が互いに交差する場合もあるものの、正確には別のホルモンである。遺伝子の変異がバソプレッシンの働きに影響を与えることで、パートナーに対する感情的な絆が左右されるという議論は、第9章の注＊21で再び取り上げられる。

う、エロティシズムも含む親社会的感情と重要な関係を持つとされている。人類学者で作家のエリック・マイケル・ジョンソンはこう解説している。「この反復的マイクロサテライトという変異を、それぞれ独自に発達させた人類とボノボに比べて、チンパンジーがこの労を惜しんだのは、まったくもって浅ましい限りだ[20]」。

しかし、比較的少ないストレスと過剰なほどの性的自由が、古《いにしえ》の人類の特徴だったかもしれないという考え方に対する抵抗には、根強いものがある。ヘレン・フィッシャーは、ボノボの生活にそのような面があること、またそれが人間の行動と多くの相関関係を持っていることも認め、さらにはルイス・ヘンリー・モーガンの「原始ホルド」にも抜け目なく言及しながら、次のように言う。

彼らは、オスとメスと子どもがまざったグループで移動する。〔……〕個体が、食料供給のぐあいによってグループ間を行ったり来たりし、数十頭からなるコミュニティをつなぐ役割をしている。これが「原始ホルド」である。〔……〕セックスはほとんど毎日の慰みだ。〔……〕メスは月経周期のほとんどの期間、交尾する。他の生き物よりも人間の女性に近い性交パターンである。〔……〕ボノボはまた、緊張をやわらげるため、食料を分けあうように仕向けるため、旅のストレスを解消するため、再会の不安をなだめて友情を再確認するためにも、セックスを使う。「戦争ではなく、愛を交わせ」というのが、明らかにボノボの戦略となっているのだ[21]。

フィッシャーはその後、わかりきった疑問を投げかける。「私たちの祖先も同じようにしたのであろうか」。そして次のように続けているので、この質問に肯定の答えを用意しているのかと思わせる。ボノボは「人類が、ニューヨークやパリやモスクワや香港の、路上やバーやレストランやアパートの部屋のなかで見せるのと同じような、性的な習性をたくさん見せてくれる」。「交尾の前に、ボノボは目をじっと見つめあう」。そしてフィッシャーは、ボノボが人類と同じように、「腕を組んで歩き、互いの手や足にキスし、抱きあって長く深く舌を絡めるフレンチキスをする」[22]と請け合うのだ。

フィッシャーは、通説《スタンダード・ナラティヴ》の他の面については私たちの疑念を共有しているのだが、先史時代の人類に長期にわたる男女の絆《ペア》が発生したという彼女の主張は、私たちと相容れない。しかし、それを含むさまざまな側面に関する自説を、今しがた引用したボノボと人類とが共有している行動をもっと反映するように、ここで立て直そうとしているのかと思わせる。チンパンジーの行動が、通説の裏付けとされる例が際立って多いことを考えれば、先史時代の人類のことを推測するにあたって、チンパンジーと同じぐらい関係のあるボノボのデータも踏まえないわけにはいかないからだ。思い出してほしい。われわれ人類は、チンパンジーともボノボとも遺伝学上は等距離なのだ。しかもフィッシャーが書いているように、人類の性行動は、地球上の他のどの生き物よりもボノボとの間に共通点が多いのである。

ところが、フィッシャーはここでひるんでしまう。古《いにしえ》の人類のセックスが現在のボノボに似ていたかもしれないと認めないのだ。最後の最後に一八〇度転換してみせる彼女の説明はこうだ。「ボノボは、他の類人猿とはまったく異なる性生活を送っている」。しかしこれは真実ではない。というのも人類の性行動

---

◆天然の〝エクスタシー〟　ここで言う〝エクスタシー〟とは合成麻薬ＭＤＭＡ、別名「ラブドラッグ」のことで、オキシトシンの分泌を促進する。

＊20　http://primatediaries.blogspot.com/2009/03/bonobos-in-garden-of-eden.html

＊21　Fisher (1992), p. 129.

＊22　Fisher (1992), pp. 129–130.

は、フィッシャー自身も言うようにボノボの性行動と非常によく似ているが、人間も類人猿なのである。フィッシャーは続ける。「ボノボの異性愛行動は、月経周期のほぼ全期間を通じて見られる。しかもボノボのメスは出産したその年には、もう新たに性行動を再開するのである」。ボノボのセクシュアリティに見られるこうした、また別の独特な性質は、他の霊長類ではただ一種としか共有していない。それが、ホモ・サピエンスである。ところがしかし、フィッシャーはこう結論づけるのである。「ピグミー・チンパンジー〔ボノボ〕は、霊長類のセクシュアリティとしては極端な例であり、また生化学的なデータによれば、ボノボが現われたのはかなり最近で二〇〇万年前だというのだから、二〇〇〇万年前のヒト科の生活のモデルとしてボノボがふさわしいとは、私には思えないのである」[*23]（傍点引用者）。

　この文章は、いろいろなレベルで奇妙だ。ボノボの性行動が人類のそれと衝撃的なほど似ているということを長々と書いてきた挙げ句に、フィッシャーはバック転を二回して、ボノボはわれわれの祖先のモデルとしてはふさわしくない、と結論づけるのである。さらに事態をややこしくしているのは、フィッシャーが議論全体を二〇〇〇万年前のことにすり替えている点だ。まるで彼女が話題にしていたのが、すべての類人猿の最後の共通祖先のことだったかのように、まるでチンパンジーとボノボと人類の共通祖先のことではなかったかのように、だ。人類が、この三者の共通祖先から分岐したのは、たったの五〇〇万年前のことである。フィッシャーは実際に二〇〇〇万年も前の祖先のことを語っているのではなかったはずだ。私たちが今引用しているのはフィッシャーの『愛はなぜ終わるのか』という著作であるが、この本は、彼女の先駆的な学術研究を見事な筆致で大衆化した本である。それが扱っているのは、過去数百万年の間の（すべての類人猿ではなく）人類において「繰り返し継起する男女一対一関係の形成の進化」についてなのだ。

　フィッシャーが〝現代のヴィクトリア朝人〟であることを示唆するさらなる例が、われわれの祖先が木の上から降りて地上生活に移行したことに関する記述のなかに現われる。「たぶん、樹上で暮らしていたわれわれの最初期の祖先のメスは、セックスを通じて多数のオスと仲良くなったのだろう。それから、約四〇〇万年前にわれわれの祖先がアフリカの草原に追いたてられ、子どもを育てるために番《ペア》いの絆を進化させてきたとき、メスは大っぴらな乱婚状態から秘かな交尾へ転向し、資源や、すぐれた、また多様な遺伝子を手に入れたのだろう[*24]」。フィッシャーは、番《ペア》いの絆が四〇〇万年前に発生したと想定しているが、それを裏付ける証拠は何もないのである。この循環論法をさらに続けて、彼女は次のように書いている。

ボノボは類人猿のなかでも最も利巧だと考えられていて、人間とよく似た肉体的特徴がたくさんあり、さらには情熱的に頻繁に交尾するから、人類学者のなかには、ボノボをアフリカのヒト上科◆の原型で、樹上生活をしていたわれわれの最後の共通祖先に非常に近いのではないかと見ている者もある。ピグミー・チンパンジーはわれわれの過去の生きた形見なのかもしれない。だが、彼らの性行動には人間と根本的な違いがあることも確かだ。一つは、ボノボが人間のような長期的な番《ペア》いの絆を形成しないことだ。また、夫婦で子どもを育てることもない。オスは子どもの世話をするが、一夫一妻は彼らには縁がない。乱婚が彼らの生き方である[*25]。

---

＊23　Fisher (1992). すべて巻末注（p.329）からの引用。

＊24　Fisher (1992), p. 92.

◆ヒト上科　大型類人猿であるヒト科（ヒト属、チンパンジー属、ゴリラ属、オランウータン属から成る）と、小型類人猿であるテナガザル科から成り、すべての類人猿がここに含まれる。

＊25　Fisher (1992), pp. 130–131.

こうした表現に、私たちは、例の「フリントストーン化」現象の結晶を見て取る。それは、人類の性行動の起源に関して最も事情通の理論家の思考でさえ歪め得るのだ。フィッシャー博士は、これからあとの章で私たちが取材した情報のすべてをくまなくご覧いただければ、性行動における「根本的な違い」と呼ばれているものが、少しも違いなどではないことをわかってくださると私たちは信じている。私たちは、フィッシャーらが主張するのとは違って、結婚して夫婦になり性的に一夫一妻を守ることは、人間の普遍的な行動からほど遠いことを示すつもりだ。ボノボを見ると、長期にわたる男女の絆《ペア》が人類にとって自然であるということに疑いを抱かせられるというただそれだけで、フィッシャーや他のほとんどの権威たちは、ボノボは人類の進化のモデルとしては役に立たないと結論づける。彼らは、セックスにおける長期にわたる一夫一妻こそが、人間の家族構成の自然で、永遠に変わることのない唯一無二の核心なのだと、まずあらかじめ想定しておいて、それから後ろ向きに推論を進めるのである。まったく〝ユカタン〟ときたら厄介なのだ。

## ボノボは人類のモデルか？

ときどき私は、こんな想像をしてみることがある。もしもわれわれが知ったのが、ボノボが先でチンパンジーが後だったら、あるいはチンパンジーのことはまったく知らなかったら、今頃どうなっていただろうということである。人類の進化に関する議論は、今ほど暴力や戦争やオスの優位を中心に展開されていないかもしれない。むしろセクシュアリティや共感、思いやり、協同などが中心になっていたかもしれない。そうなったらわれわれの知の光景は、今とはずいぶん異なるものになっていただろう。

（フランス・ドゥ・ヴァール『あなたのなかのサル』）

今では、ボノボの行動について知られていることに照らして、人類の起源に関する「殺しあう類人猿《キラーエイプ》」仮説の弱点は明らかである。しかし、一九七〇年代になって入手できるようになったそうしたデータがたとえなかったとしても、チンパンジーに裏付けられたホッブズ的な見方が持つ多くの欠陥は、いずれははっきりしていたことであろう。ドゥ・ヴァールがその好例である。彼は、ホッブズ的理論が攻撃と捕食を混同していること、道具の起源を武器に求めていること、女性を「あくまで受け身の、オスの競争の対象」としか見ていないことに注意を促しているのだ。そして「今日の狩猟採集者の間に組織的な戦争が実質的に存在しないことや、彼らの平等主義的傾向、そして集団を越えて情報や資源を共有する気前の良さをきちんと認め、説明する」新たなシナリオの必要を説いている。[*26]

先史時代を見るときにも、女性の貞操という農耕発生以後の最近の先入観を投影してしまうため、多くの理論家がこれまでも「フリントストーン化」による袋小路へと迷い込んでしまった。現代の男性が女性のセクシュアリティをコントロールしようとするのは、本能的な衝動に見えるが、実際は人間の本性にもともと備わっている特徴ではないのだ。それは歴史上特定の社会経済的環境に対する反応にすぎない。その環境は、それまでわれわれ人類が進化してきた環境とはたいへんに異なっていたのである。これこそが、現代世界のセクシュアリティを理解する鍵である。ドゥ・ヴァールが、現代人の示す階層的で攻撃的な縄張り行動は、われわれ人類が最近身に着けたものである、と考えたのは正しい。それは、本書でこれから

＊26　de Waal (2001b), p. 47.

見ていくように、農耕とともに生じた社会のありように対する適応なのだ。

　遠くの高いところから見ている私たちには、ヘレン・フィッシャーやフランス・ドゥ・ヴァール、その他少数の人たちが、人類のセクシュアリティをめぐる何の根拠もない臆測の激流に架かる橋の上まで、思い切って上がってきたのが見える。ところが彼らは、その激流を越えようとはしない。彼らの立場は、もはや誰でも知っているデータをできるかぎり最小限に解釈することで、何とか持ちこたえている妥協に見える。人類は一夫一妻の種であるように振舞わないのは確かであるという、無視できない事実を前にしたとき、彼らはわれわれの「常軌を逸した」（ところが困ったことには恒常的な）行動の言い訳をしようとする。フィッシャーは、世界中で見られる結婚の破綻という現象を説明するために、次のように主張する。男女《ペア》の絆は、赤ん坊が大きくなって、もはや父親の助けなしでも狩猟採集血縁集団《バンド》の一員としてやっていけるようになるまでしか続かないように進化してきたのだ、と。ドゥ・ヴァールの方はと言えば、依然として核家族が「人間本来の」家族構成であり、男女《ペア》の絆が「われわれ人類に特徴的な信じられないほど高度な協同関係を理解する鍵」だと主張する。しかしそのあと、彼が次のように結論づけていることは示唆に富んでいる。「われわれ人類の種としての成功は、ボノボ型のライフスタイルを放棄して、性衝動を表に出さないよう厳しくコントロールしたからではないだろうか[*27]」。「放棄」？　ないものを放棄することは不可能なのだから、ドゥ・ヴァールはおそらくヒト科のセクシュアリティは、ある部分ではボノボの気やすい乱婚に非常によく似ていたことに同意しているのであろう。ただし彼は、はっきりとそう言わないし、われわれの祖先が、その生き方をいつ、またいかなる理由で放棄したかということについても、思い切って言おうとはしない[*28]。

ボノボ、チンパンジー、人類における社会行動・性行動および赤ん坊の成長の比較*29

- 人類のメスとボノボのメスは、月経周期の全期間を通じて交尾する。授乳期、妊娠中も同様である。チンパンジーのメスにおいてセックスに対する態勢が整っているのは、月経周期のうち二五～四〇パーセントにすぎない。
- 人類とボノボの赤ん坊の成長は、チンパンジーよりもはるかに遅い。他の赤ん坊と遊び始めるのは約一歳半からで、これはチンパンジーよりもずっとあとである。
- 人類と同じように、ボノボのメスは出産後すぐに集団に戻り、数ヶ月のうちには交尾を再開する。ボノボのメスは子殺しを恐れている様子をほとんど見せない。捕獲された状態にせよ、自由に生きている状態にせよ、ボノボにおいては子殺しが観察されたことはない。
- ボノボと人類は、多くの異なる性交体位を楽しむ。ボノボのメスは腹と腹を合わせる体位（正常位）をより好み、オスは背後からの挿入をより好むように見える。チンパンジーは後背位を好み、それ以外の体位はほとんど用いない。
- ボノボと人類はしばしば、交尾中に互いの目を見つめあったり、互いに舌を奥まで絡めるキスをする。チンパンジーはけっしてしない。

---

＊27　de Waal (2005a), pp. 124–125.

＊28　ドゥ・ヴァールは本物の科学者らしく、私たちが彼の見解について同意できないと書いた節も含めて本書を部分的に読み、批評するという親切を示してくれた。

＊29　この一覧は、Blount, 1990; Kano, 1980 and 1992; de Waal and Lanting, 1998; Savage-Rumbaugh and Wilkerson, 1978; de Waal, 2001a; de Waal, 2001b などといったさまざまな文献の情報に基づいて作成した。

● 人類とボノボにおいては、女性外陰部が身体の正面のほうに向いているが、チンパンジーやその他の霊長類ではむしろ背面に向いている。
● 食料分配は、人類とボノボにおいては性的活動と密接なつながりがあるが、チンパンジーにおいてはさほどでもない。
● 人類とボノボにおいては、セックスの組み合わせはきわめて多様に変化し得る。この二種において は同性愛はありふれているが、チンパンジーにおいては稀である。
● ボノボのメスにおける性器と性器を擦り合わせる行動は、メス同士の絆の確認のためであるように見える。またそれは、これまで研究対象となったすべてのボノボの集団（野生状態でも、捕獲された状態でも）に見られるが、チンパンジーでは一切見られない。この行動に関する人類のデータは現在のところ入手できていない（野心溢れる大学院生、注目されたし）。
● チンパンジーおよびその他の霊長類においては、性的活動は何よりもまず生殖を目的とするが、ボノボと人類はセックスを社会的な目的で利用する（緊張緩和、絆形成、紛争解決、エンタテインメントなど）。

---

＊第４章補遺　以下の論文ではチンパンジーについて次のように主張する先行研究に疑問を呈している。野生チンパンジーでは集団外交尾が非常に頻繁であること、またオスの連合関係がチンパンジーの社会組織の中核をなしていること、である。この論文では、チンパンジーの雌雄間の相互作用には、それまで考えられてきた以上の重要性があると示唆している。Linda Vigilant, Michael Hofreiter, Heike Siedel, and Christophe Boesch, Paternity and relatedness in wild chimpanzee communities, *PNAS*, 98, 2001 (http://www.pnas.org/content/98/23/12890.full.pdf+html).

第Ⅱ部

# 先史時代の人類の性生活

“エデンの園”は、性の楽園だったのか？

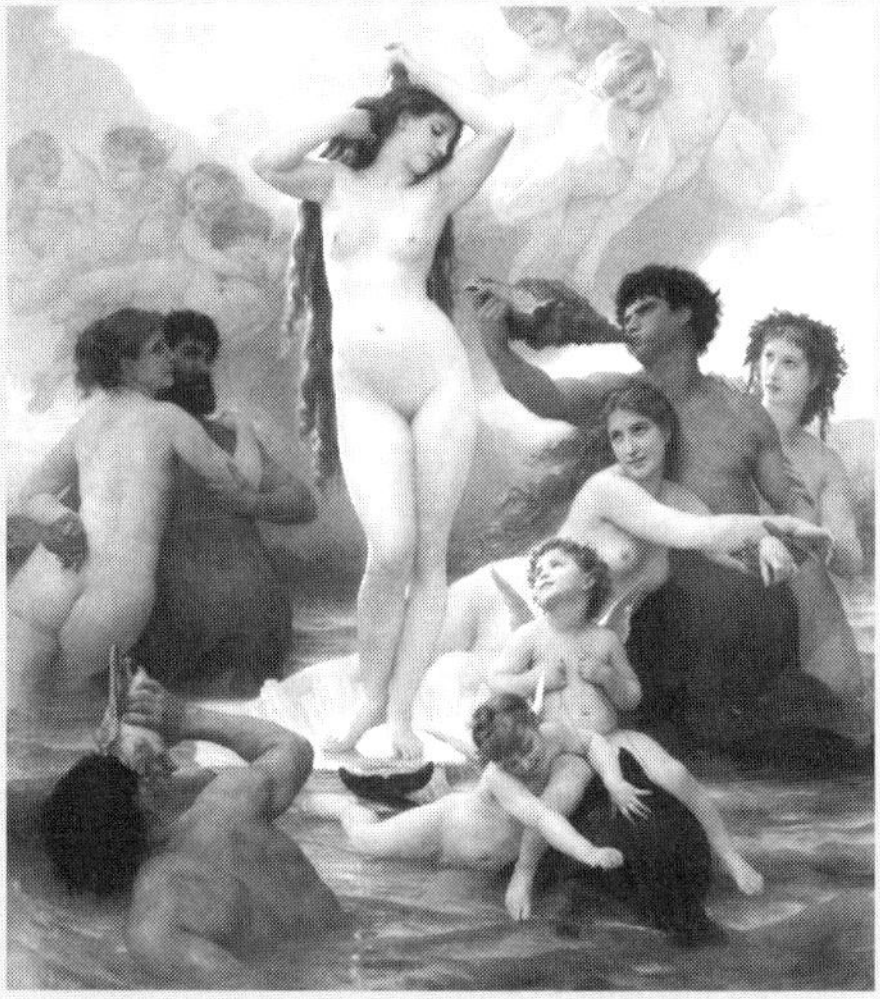

# 第5章
# 人類が〝失楽園〟で得たもの／失ったもの

## 1…狩猟採集から農耕への移行

人間は天国を思い描いたが、すべての楽しみのなかで最高のものを、天国からすっかりとりのぞいてしまった。つまり、人類の誰もの心のなかで――われわれの心のなかでもそうなのだが――だんぜんの一位を占めている恍惚感、要するに、性の交わりというものを除外してしまったのだ。

それはあたかも焼けつくような暑い砂漠のなかで、道に迷って死にかけている人間が、救助者から次のように告げられるようなものなのだ。つまり、欲しいものは何でも選んでいいが、ただし水だけはだめだと告げられることに等しいのだ。

（マーク・トウェイン『地球からの手紙』）

エデンの園は、本当は少しも「園」ではなかったのである。それは「園」以外の何かだった。ジャングル、森、手つかずの海岸、開けた草原、吹きさらしの凍土といったものだった。アダムとイブは「園」から追い出されたのではなく、「園」に追い出されたのである。

考えてみていただきたい。「園」とは何だろうか。耕作の対象となっている土地、世話をされている土地、整えられている土地、組織されている土地、計画された土地。そのような土地には自由なもの、自然発生的なものは何もない。偶然は歓迎されない。アダムとイブの物語はしかし、神の恩寵を失う以前の彼らは、何の心配もなく裸で罪なく、足りないものが何もないという生活を送っていたと語っている。その世界は、必要なものを何でも与えてくれるのだ。食べ物も、住処《すみか》も、仲間も。

しかし堕罪によって、良き時代は終わった。食料は、それ以前はまわりの世界が気前良く授けてくれたのだが、今や苛酷な労働を通して獲得しなければならなくなった。女性は出産に苦しむようになった。セックスの快楽は、以前は罪悪感を感じなかったのに、屈辱と恥の源となった。聖書では、最初の人間たちは「園」から追放されたと語られているが、これは明らかにどこかで話がひっくり返ってしまったのだ。アダムとイブが受けた呪いは、悦びが大きい一方でストレスは大きくないと言える狩猟採集者の（あるいはボノボの）生活を、朝から晩まで「園」で骨折り仕事に精を出す農民の生活と交換してしまったことが核心である。われわれの祖先が一体なぜ、そのような不当きわまりない仕打ちをこの地上で受けることになってしまったのか説明するために、「原罪」という考え方があるのである。[*1]

見つけたその場で取って食べる式の狩猟採集という生活様式から、骨の折れる奮闘を強いられる農耕と

＊1　狩猟採集から農耕への移行がいかにして、どのような理由で起きたかもっと詳しく理解したい読者には、まず手始めに参照すべき文献として、Fagan (2004) および Quinn (1995) がお薦めである。

いう生活様式への大きな痛みをともなった移行は、堕罪の話によって物語に仕立てあげられる。農民は、虫やネズミやモグラ、天候、気前の良くない大地そのものと闘い、額の汗で日々の糧を購《あがな》わなければならなくなった。かつての祖先がしていたように、見つけたらただそれを口に運べば良いという果実は、今や禁断のものとなった。狩猟採集者がヨーロッパ人から農業技術を学ぶことに、ほとんど一度も関心を示したことがないというのもうなずける。ある狩猟採集者が言ったように、「この世には、これほどたくさんモンゴンゴ◆の実が生っているのに、どうしてわざわざそれを植えなきゃならないのか」。

人間の本性に焦点を当てた本書のような書物は、トラブルを引き起こしたくて狼煙《のろし》を上げているようなものだ。なぜなら一方で、誰もが専門家だということがある。われわれは皆、人間である以上、人間の本性について意見を持っている。その手の理解は常識に毛が生えた程度のもので良いし、われわれ人間が絶えず求めてやまないもの、逆に嫌悪を覚えるものに少し注意してみればそれで済む。簡単きわまりない。

ところがその一方で、人間の本性の理解はそう簡単には済まないということもある。これまで人間の本性は、庭園や海辺のゴルフコースと同じように、造園、移植、雑草の除去、施肥、囲い、播種、灌漑を徹底的に施されてきたからだ。人間は、何か他の物を育成するよりもずっと長い期間、自分自身が育成されてきたのである。つまりわれわれの文化が、はっきりしない目的のために、われわれ自身を飼い馴らしてきたのである。われわれの行動や傾向の特定の面が育まれ、奨励される一方で、文化を破壊しかねないものを文化は取り除こうとする。だから農耕は、植物を栽培品種に改良したり他の動物を家畜化したりするのと同じように、人間自身の飼い馴らしを伴ってきたのだと言えるかもしれない。[*2]

日々食べる物についてその本性を感じることが少なくなってきているのと同じように、人間の本性を全面的に感じることは着実に少なくなってきている。野性的なものは、どれほど豊かな力を備えていようと、引っこ抜かれる。ただしあとで見るように、われわれのなかに生えている雑草のなかには、われわれに共通の過去に深く根ざしているものがある。引っこ抜きたければ抜けばよいが、抜かれてもまたいくらでも生えてくる。

ある社会に住む個人にとって、土壌にせよ精神にせよ耕された物が、必ず有益であるとは限らない。それは文化全体を利するかもしれないが、その社会のメンバー個人の大多数には破壊的なものかもしれない。たとえば戦争は、社会には多大なる利益をもたらすかもしれないが、個人はそのために苦しみ、死ぬこともある。企業による大気汚染や水質汚染、グローバル化した貿易協定、遺伝子組換え作物などは皆、個人に容認されてはいるけれども、その個人は勝負に負けて終わる可能性が大きい。

個人の利益と集団の利益がこのように断絶していることから、農耕が、本当はそれを受け入れた個人の大部分にとっては災難以外の何物でもないという事実があるにもかかわらず、通常大いなる前進であるかのように語られる理由がよくわかる。狩猟採集生活から農耕生活へと移行した時期に遡る、世界中のさまざまな地域から採集された遺骨を見ると、それらはすべて同じ物語を語っている。すなわち飢餓の増大、ビタミン不足、発育不全、寿命の急激な縮小、暴力の増加などである。褒めるべき理由はほとんどない。大部分の人にとって狩猟採集生活から農耕生活への移行は、大きな前進どころか目も眩むような恩寵からの失墜であったことを、私たちはこれから見ていくつもりである。

---

◆モンゴンゴ　南アフリカに自生するトウダイグサ科の樹木で、実（果肉も仁も）を食用にする。

＊2　Cochran and Harpending (2009) は「〔飼い馴らされた〕人間と家畜化した動物」の類似点について次のように書いている（一一二頁）。「脳のサイズの縮小、頭蓋骨の幅の増大、頭髪や被毛の色の変化、歯の縮小がどちらにも見られる」。

## 2…ボノボと狩猟採集者たちの「ロック&ロール」

人類は他の何より社会的であることに特徴がある動物である、というのは本当だろうかと、これまでに疑ったことのある人は、次のようなことを考えてみてほしい。完全な処刑や肉体的な拷問までいかない刑罰のなかで最も厳しいのは、どんな社会でもつねに追放刑であったということを。極悪の囚人を追放するための場所がない場合は、最も苛酷な刑罰として内面的な追放が用いられる。独居拘禁のことである。哲学者のサルトルは「地獄とは他者だ」と宣言したが、彼は正反対を言ってしまったのだ。われわれ人類にとって地獄なのは、他者の不在である。人類は社会的接触を切望して止まない。だから囚人は、長期にわたって独居拘禁されるよりも、気の触れた殺人者とでも一緒にいることを選ぶ。これはほぼ普遍的な事実だ。「同房の仲間が一人もいないよりは、どんなに最悪な奴でもいたほうがましだと私は思っていた」と語ったのは、レバノンで七年間も人質として捕えられるという苦難を味わった、ジャーナリストのテリー・アンダーソンである。[*3]

進化論の理論家は、種にとって傑出している特徴を進化論から説明したがる。たとえば、ヘラジカの角やキリンの首、チーターの走り出し速度などだ。それらの特徴は、その種が進化してきた環境と、その環境のなかでその種が占めている生態的地位《ニッチ》を反映しているという説明になる。

では、われわれ人類の傑出した特徴とは何であろうか。男性生殖器がずば抜けて大きいこと（これについては第Ⅳ部で扱う）を除けば、肉体的な面ではさほど印象的なところはない。平均的なチンパンジーは、人間の半分以下の体重でも、口髭を生やした消防士四、五人分の強さがある。人間より速く走れる動物、深く潜れる動物、喧嘩の強い動物、遠くまで見える動物、微かな匂いを嗅ぎ分ける動物、人間には沈黙としか思えない微かな音を聞き分ける動物など、それぞれ山ほどいる。では、われわれ人類にとって特別なのは何だろうか。

互いの間での、果てしなく複雑な相互作用というのはどうだろう。

読者の皆さんが、今何を考えているか知っている。大きな脳とおっしゃりたいのだろう。しかし、われわれに独特な脳は、たいへん社交的なわれわれの人間関係に由来している。では、なぜ人間の脳がかくも大きく、かくも短期間で成長するのか、厳密に言い出せば議論百出ではあるが、人類学者のテレンス・W・ディーコンが記した次の言葉には、大方の賛同が得られるであろう。「人間の脳は、言語活動に必要な能力を磨いていく進化の過程で形成されてきたのであり、単に知能をより強化する必要全般からそうなっただけではない[*4]」。

われわれの大きな脳は、複雑で繊細なコミュニケーションの必要を満たすのに役に立つと同時に、そうしたコミュニケーションに由来しているというのが、古典的なフィードバック・ループによる説明である。そこでは、言語こそが、最も深く最も人間的な特徴であるわれわれの能力を可能にするという役を果たす。すなわち柔軟で、多元的で、適応力のある社会的ネットワークを形成し維持するという能力である。人間

---

＊3　アンダーソンのこの言葉は、アトゥール・ガワンデの以下の記事に引用されている Gawande, Atul, Hellhole. *The New Yorker*, March 30, 2009. この記事は独居拘禁を拷問と見なし得るほど非人間的であるか否かという問題を検討する場合には必読の文献である。ガワンデはそれは明らかに拷問であると結論づけ、その理由として「きわめて単純なことに、通常の人間であるならば他人との交流を求めるからだ」と言っている。

＊4　Jones et al. (1992), p. 123.

は、何よりもまず、そして何にも増して、社会的であるところに特徴があり、すべての生物のなかで最も社会的なのだ。

人体のサイズには釣り合いが取れないほど巨大な脳を持つこと、それに伴って言語能力を有することという特徴の他に、われわれ人類には特別に人間的なもう一つの性質が備わっている。もしかしたら驚くべきことではないかもしれないが、これもまた、社会を組織するというわれわれにとって極めて重要な特徴に織り込まれた性質である。その性質とは、われわれ人類の過剰なセクシュアリティである。

この世で与えられた時間のうち、ホモ・サピエンスよりも、セックスをめぐることで大騒ぎをするために多くの時間を費やす動物は他にいない。淫乱で名高いボノボですら人類には及ばない。われわれ人類とボノボはともに、出産一回当たりの総交尾数は、平均して数千回とは言わないまでも数百回に達する。この回数は他のどの霊長類もはるかに及ばないのだが、さらにボノボは「行為」の時間がわれわれに比べるとはるかに短い。番い《ペア》の絆を形成する「単婚」の動物は、ほとんどつねに性的度合いが低く、ローマ教皇の教えどおりにセックスをする。すなわち、あまり頻繁でなく、静かに、そして生殖のためだけに、だ。人類はどんな宗教を信仰しているかにかかわらず、性的衝動を測る物差しがあるとすれば、もう一方の極端に位置する。すなわち人類が体現しているのは、過剰なセクシュアリティだ。

人類とボノボが性愛を活用するのは、快楽のためであったり、友情の強化のためであったり、取引きを確実なものにするためだったりする（結婚は歴史的には〝永遠の愛の誓い〟というより、むしろ〝企業合併〟に近いものだったことを思い出していただきたい）。この二種にとって（そしておそらくこの二種のみにとって）生殖に結びつかないセックスは「自然」であり、それが実際の性質なのである。[*5]

そのような不真面目なセックスをすると聞くと、われわれ人類は「動物的」なのかと思われるだろうか。もしそうならそれは間違っている。動物界は、長期にわたる空白期間を間に挟んでメスの排卵期にしかセックスをしないという種で満ち溢れている。生殖とは別の理由で、次の週も、またその次の週もセックスができるのは二種しかいない。一つは人類、もう一つは人類にたいへんよく似た種である。したがって多様な相手と快楽のためにセックスをするのは、動物的であるよりむしろ「人間的」なのだ。そしてごく稀にしかセックスをしない、しても厳密に生殖目的でだけ、というのが人間的というよりむしろ「動物的」である。別の言い方をするなら、過剰に淫蕩なサルは「人間のように」振舞っているのであり、人間の男女で一年に一、二度しかセックスに関心を示さないのは、厳密に言えば「動物のごとき振舞い」なのである。

多くの人が、自分自身の性的衝動を、他の人から、そして自分自身からも隠そうと苦心している。しかし、それは自然の力によって現われ出てくる。多くの廉潔で上品なアメリカ人は、エルヴィス・プレスリーが「ロック&ロール」を歌いながら腰を動かすさまを見て、けしからんと憤慨した。だがそのうち何人が、「ロック&ロール」という言葉の意味に気がついていただろうか。文化史家マイケル・ヴェンチュラは、アフリカ系アメリカ人の音楽のルーツを精査するなかで、「ロックンロール」という言葉が、アメリカ南部の酒場に起源があることを突き止めた。ヴェンチュラの説明によると、その言葉はエルヴィスの登場まで、長い間その意味で使われていた。「音楽の名前ではなく『ファックする』という意味だった。『ロック』という言葉自体が、少なくとも二〇年代以降、その人たちの間ではほとんど実質的には『ファックする』という意味だった」。この言葉が主流の文化でも広く使われるようになった一九五〇年代半ばまでは、ディスクジョッキーは「自分が何を言っているか知らなかったか、あるいは、知っていても抜け目

＊5　月経周期の全期間にわたってセックスをするのは、人類とボノボだけに限られるが、生殖目的だけでない快楽のためのセックスに夢中になる傾向については、チンパンジーといくつかの種類のイルカにもあるらしい。

なくしらばっくれていたかの、どちらかだった」と、ヴェンチュラは言っている。

　エルヴィスを自らが司会する人気ＴＶ番組に出演させたが、その下半身を映すことを許さなかったエド・サリヴァンは、この新しい「ロック＆ロールにすべての子どもたちが夢中になっている」としゃべっているとき、自分が本当は何を言っているか知ったら憤慨していたことだろう。しかし、ふつうのアメリカ英語の見かけのすぐ下に、性的な意味が潜んでいて、かろうじて封印されているという例はこれだけではない。アフリカ芸術の歴史研究者として、アメリカで最も傑出しているロバート・ファリス・トンプソンは、「ファンキー」は、コンゴ語の「ルフキ」から派生した言葉だと言っている。その意味は、踊ったり、セックスをしたりするときの（働くときの、ではない）「いい汗」という意味だそうだ。誰かの「モジョ」［ここでは性器のこと。他に魔法やお守り、ドラッグの意も］はコンゴ語で「魂」に当たる言葉が起源で、恋人を惹き付けるように「作用する」物のことである。「ブギー」はコンゴ語「とんでもなく良い」を意味する「ムブギ」から来ている。「ジャズ」も「精液《ジズム》」も、どちらも「射精する」という意味のコンゴ語「ディンザ」から派生したらしい。[*6]

　莫大な量のポルノの氾濫を忘れよう。テレビや広告、映画に映る性的なシーンはすべて忘れよう。これから恋愛が始まるというときに歌うラブソングも、恋愛が終わったときに歌うブルースも忘れよう。そういったもの一切を除いたとしても、われわれ人類は、その生涯のかなりの割合を、セックスについて考え、計画を立て、実際に行ない、思い出すことに費やしている。それは地球上の他のどんな生物とも比較にならないほどだ。われわれ人類は、繁殖力は比較的小さい（一〇人以上の子どもを産む女性はほとんどいない）のに、休む間もなく「ロック」することは本当にできるし、実際にそうしているのだ。

## 3…「孤独」なき社会

もしも自分の生まれる場所を選ばなければならなかったとしたら、私はすべての個人が互いに知り合いであるような国家を選んだことでしょう。そのような国家ならば、悪徳が秘かに行なわれたり、美徳が目立たないでいるということは、公衆の視線と判断の前では起こり得ないでしょう。

（ジャン＝ジャック・ルソー『人間不平等起源論』一七五四）

ルソーは生まれる時代を間違えた。あるいは、生まれる場所を間違えた。同じ場所でも二万年早く、ヨーロッパの洞窟の壁に等身大の雄牛の絵を描く芸術家のいる時代に生まれていれば、自分の生きる社会全体のメンバーすべてと知り合うことができていただろう。あるいはまた、同じ時代であっても当時まだ農耕に取って代わられていない社会が多くあったのだから、そのうちの一つに生まれていれば、自身が憧れて止まない緊密に織りなされた社会に生きることができたであろう。人で溢れかえる都市にいてさえ感

＊6　以上のとっておきの話はジャズとロック・ミュージックの起源について書かれたヴェンチュラの"Hear That Long Snake Moan"という素晴らしいエッセーから取った。現在絶版になっているVentura (1986) に収録されて公刊されたこのエッセーは、ヴェンチュラのサイトで読むことができる（http://michaelventura.org/）。トンプソンについては、ヴェンチュラにも引用されているが、以下も参照のこと Thompson (1984).

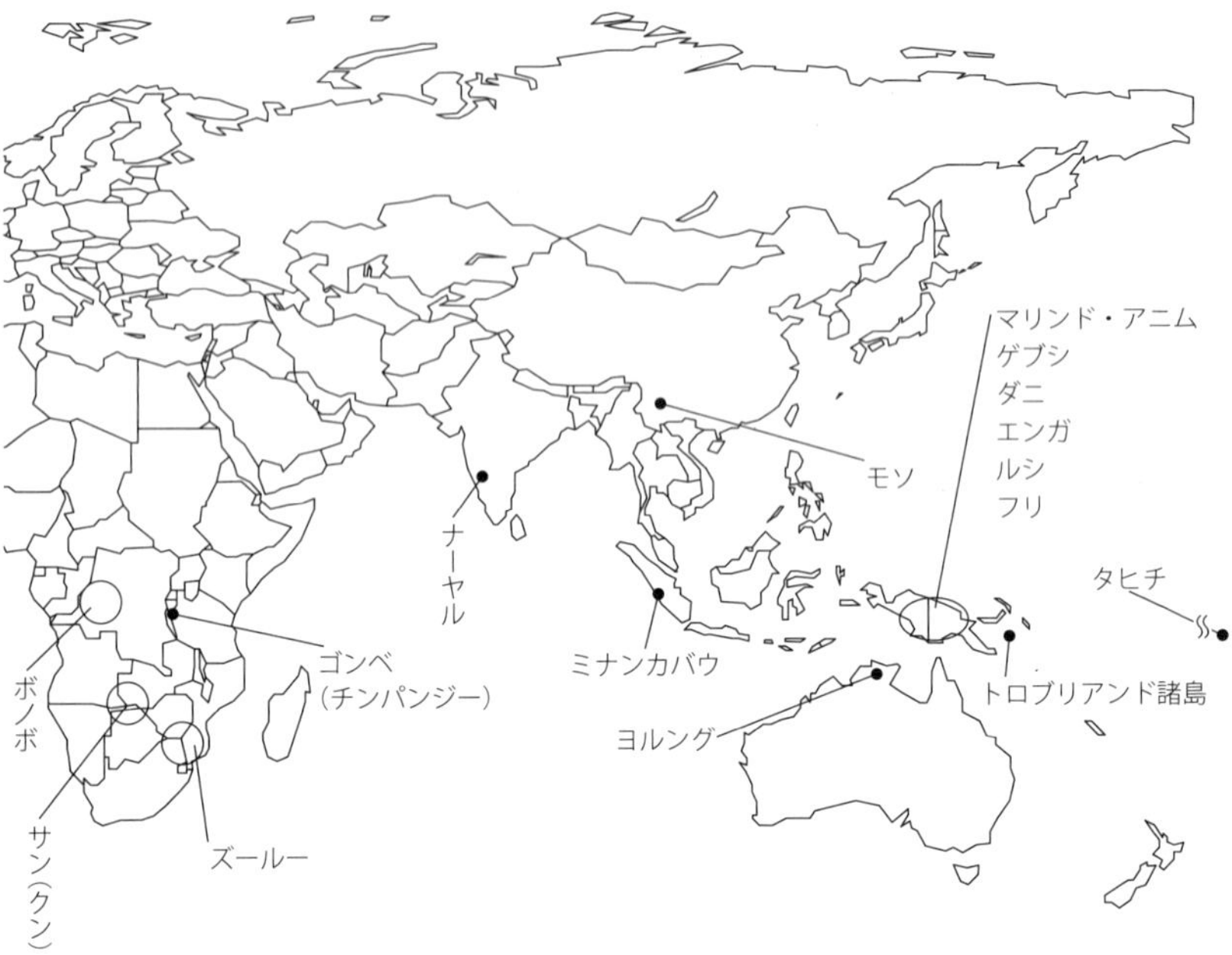


じることがある孤独感は、人生の奇妙なところの一つである。それは、農耕というもののなかにたくさん詰まっている事柄のなかの一つなのだ。

トマス・ホッブズは、自分が生きている人口過多の世界から振り返って想像して、先史時代の人間生活は耐えがたいほど孤独だったと考えた。今日のわれわれは、無数の見知らぬ人びとから、ほんの薄い壁一枚、ちっぽけなイヤフォン、あるいはぎっしり詰まったスケジュールで隔てられて暮らしている。そのせいで、先史時代はさぞ荒涼とした光景が広がっていたことだろうと思いを巡らし、そこに住むわれわれの祖先は孤独感に押しつぶされそうになっていたに違いないと勝手に想定している。しかし、一見常識のように見えるこの想定は、本当はとんでもない間違いなのである。

狩猟採集者の社会生活の特徴は、われ

## 本書で言及される社会

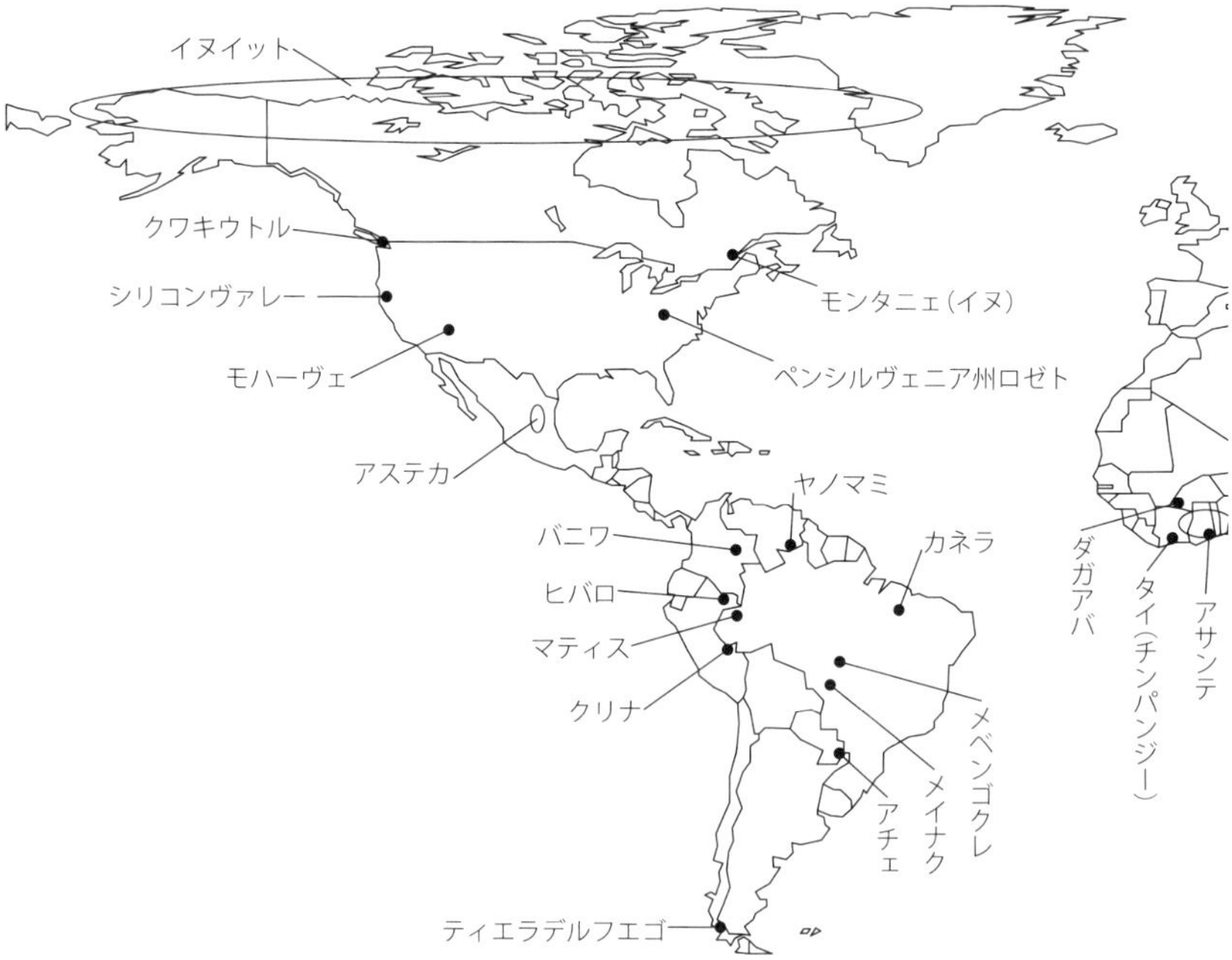


われにはほとんど想像することもできないほど（あるいは耐えることもできないほど）の深さと強さを持つ相互作用である。独自性、私的空間、私有財産といった原理が連動して組織された社会に生まれ育ったわれわれが、ほぼすべての空間や財産が共有で、アイデンティティは個人的というよりむしろ集合的であるような緊密に織りなされた社会を想像しようとしても難しい。一人の狩猟採集者の人生は、誕生の時から死の時までが、強力で止むことのない相互作用、相互関係、相互依存の一部なのである。

以下、第Ⅱ部では、先史時代の人間生活に関するホッブズの名高い格言の第一の要素について検証していこうと思う。そこで私たちは、国家の発生以前の先史時代の人間生活は、「孤独」とはほど遠いものだったことを明らかにしたい。

# 第6章　父親が一人でない社会

現代の家族という集合体には、排他的な男女《ペア》の絆に基づく父母を構成要素としない場合もしばしば見受けられることを考えると、われわれの祖先は単婚核家族で育てられていたとか、男女《ペア》の絆は他の形態よりも自然だとか主張する人の気が知れない。

（マーヴィン・ハリス*1）

## 1…アマゾン先住民族の性生活

アマゾンでは、性に関する基礎知識がまったく違う。かの地では、女性は「ちょっとだけ」妊娠するということが可能なだけでなく、実際ほとんどがそうなのだ。というのも、これから論じようとしている社会はどれも、科学者から「分割父性」と呼ばれる状態を信じていて、妊娠に関して奇抜な考え方をするのである。すなわち、胎児は精子の蓄積によってつくられるという信念である。

人類学者のスティーヴン・ベッカーマンとポール・ヴァレンタインは、次のように解説している。「妊娠が程度の問題と見られていて、その点では消化作用と明確な区別がない。〔……〕生殖可能な女性は、全員が少しだけ妊娠しているとされる。長期にわたって〔……〕子宮に精液が蓄積されることによって胎児が形成され、さらに性交を行なうことによって追加される精液が、胎児のさらなる成長の原因となるのだ」[*2]。もしも女性が、閉経と同時にセックスをするのも止めたなら、胎児も成長を止めるとその文化の人びとは信じている。

精液からそのように子どもが形成されると理解することから、性行動の「責任」に関わるきわめて興味深い結論がいくつか引き出される。どこの母親もそうであるように、この社会出身の母親も、生きていくのに有利な条件をわが子にできる限り与えてやりたいと願う。そのためにどうするかと言うと、この社会の母親に典型的なのは、各種寄せ集めた多彩な男たちとセックスをしようとするのである。つまり最も狩猟の上手な男、最も話の上手な男、最も愉快な男、最も親切な男、最も見た目の良い男、最も力の強い男などに、「協力」を要請する。そうやって自分の子どもが、彼らがそれぞれ持っている良いところを文字どおり吸収してくれることを希《こいねが》うのだ。

妊娠と胎児の成長についての似たような理解が、南米の多くの社会で、単純な狩猟採集社会から初期農耕◆社会までをも含む広範囲にわたる社会で見られると、人類学者が報告している。そうした例の一部を挙げるとすれば、たとえば以下のようにベネズエラからボリビアまで広がっている社会をリストアップでき

＊1　Harris (1989), p. 195.
＊2　Beckerman and Valentine (2002), p. 10.

る。アチェ〔パラグアイ〕、アラウェテ〔ブラジル〕、イェクアナ〔ベネズエラ、ブラジル〕、エセエハ〔ボリビア、ペルー〕、カシナウア〔ブラジル〕、カネラ〔ブラジル〕、カヤポ〔ブラジル〕、クリナ〔ブラジル、ペルー〕、シオナ〔エクアドル、コロンビア〕、セコヤ〔エクアドル、ペルー〕、バニワ〔ブラジル、コロンビア、ベネズエラ〕、バリ〔コロンビア、ベネズエラ〕、ピアロア〔ベネズエラ、コロンビア〕、ピラハ〔ブラジル〕、マティス〔ブラジル〕、メイナク〔ブラジル〕、ヤノマミ〔ベネズエラ、ブラジル〕、ワラオ〔ベネズエラ、ブラジル、ガイアナ〕。これがもしも、一つの奇妙な考え方が互いに関わりのある文化の間で伝わっていったというなら、民族誌的に珍しいところはまったくない。しかしこの場合、同じ考え方が見出される複数の文化集団の間には、数千年の間、互いに接触があったという証拠は何一つ見つかっていないのだ。しかも〝分割父性〟は南米に限られているわけではない。たとえばパプアニューギニアのルシ族も、胎児の成長は複数の、しかもしばしば異なる男性との性行為によると考えるのである。今日でさえ、生殖についての近代的な理解をある程度持ちあわせているはずのルシ族の若者が、一人の人間に二人以上の父親がいる可能性があることに同意するのである。

つまりは、ベッカーマンとヴァレンタインが説明するとおりなのである。「分割父性は、ある種の効率的な家族のあり方を支えるような、古くからある民間信仰なのだと考える以外に、結論のしようがないのである。それは子どもに対して父親から十分な世話を得ることができ、何とか大人になるまで育て上げられるような家族のことである[*3]」。

## 2…「父性分割」——父親が複数いる子どもたち

パラグアイでアチェ族の調査をしていたある人類学者が、あなたの父親が誰か教えてほしいと頼んだところ、その結果はほとんど数学パズルのように複雑で、ボキャブラリーを勉強し直してやっと解明できたと言っている。調査対象のアチェ族三二一人が、自分の父親だとした者の人数は、実に延べ六〇〇人以上だった。

この調査では、アチェ族が四種類の父親を区別していることがわかった。人類学者キム・ヒルによれば、それは以下のとおりである。[*4]

- ミアレ　それを中に入れた父親
- ペロアレ　それをかき混ぜた父親たち
- モンボアレ　それを外にこぼした父親たち
- ビクアレ　子どものエキスを提供した父親たち

父親が複数いる子どもたちは、「父無し子《てて》」とか「売女の子《サノヴァビッチ》」と言われて疎まれるどころか、自分に特別な関心を持ってくれる人が一人だけではないということで有利なのである。人類学者の計算によれば彼らは、同じそうした社会で社会的に認知された父親が一人しかいない子どもと比べると、子ども時代を生き延びられる確率が、かなり高いことがしばしばであるらしい。[*5]

そのような社会の男性は、自分の遺伝子の遺産だったはずのものが疑わしいことになったからと言って

---

◆初期農耕　原語はhorticulture。焼畑農耕や簡単な道具（掘棒や鋤）を用いた人力による耕作のことで、耨耕、園耕などと呼ばれることもあるが、本書ではこの訳語を用いる。

＊3　Beckerman and Valentine (2002), p. 6.

＊4　キム・ヒルの報告は Hrdy (1999b), pp. 246–247 に引用されている。

怒る、などという態度からはほど遠く、むしろより強い子どもをつくることに、また、より強い子どもに育てることに、他の男性が参加し助力してくれることを有難いと思うものらしい。また、そうした社会の男性は、他の男性といっしょに同じ子どもの父親になることによって父性を共有するのは、互いに義理があると感じこそすれ、通説《スタンダード・ナラティヴ》が想定するような嫉妬に目が眩んだりする原因にはほど遠い。ベッカーマンが言うように、こうしたシステムは、最悪の事態にあっても子どもの安全が保障されるようにするためのものかもしれない。「仮にあなたが亡くなったとしても、遺されたあなたの子どものうち少なくとも一人は、その面倒を見る義務を負った男性が他にもいることを、あなたは知っているわけだ。だからもしも、あなたの妻が愛人をこしらえても、知らぬふりをするか、あるいは思い切って許可を与えてしまうことが、あなたが掛けられる唯一の保険なのである」[*6]。

読者のなかに、このような行動は奇妙で自分とは縁が無い世界のものと思われる方があるといけないので、似たような例がもっと身近にも見出し得ることをお知らせしよう。

## 3…「社会的性愛交換」（ＳＥＥｘ）——団結を強めるための性の共有

理解するということは、セックスみたいなものだ。確かに実用的な目的はあるのだが、人はふつう目的のためにそれを実行するわけではない。

（フランク・オッペンハイマー［一九一二〜八五、物理学者。「原爆の父」として有名なロバートの弟］）

## ▩先史時代から、現代のサッカー選手まで

一九七〇年代の終わりから一九八〇年代初めにかけて、動物学者のデズモンド・モリスは、イギリスのプロ・サッカーチームを数ヶ月間観察し、このときに考えたことを、後年『サッカー部族《トライブ》』［邦題は『サッカー人間学』］として刊行した。そのタイトルが示すようにモリスは、サッカーチームのメンバーの行動が、以前に部族《トライブ》集団を調査したときに遭遇したその行動ときわめて似ていることに衝撃を受けたのだった。彼が記しているところによれば、どちらにおいてもとくに目に付くのが、集団内の均質化と非独占という二つの行動であるという。

モリスはこう書いている。「サッカー選手同士が話しているのを聞いていて真っ先に気付くのは、彼らのウィットのスピードである。彼らのユーモアはしばしば残酷なほどで、とくに自己中心主義的な徴候を少しでも見せるチームメイトがあれば、その気勢を殺ぐためにユーモアが用いられる」。しかし先史時代の平等主義からの谺は、単なる利己主義の抑制以上の効果をともなってロッカールームに鳴り響いている。なぜならセックスにまで及ぶからだ。「もしもチームの誰かが（セックスに関して）うまくやったら、その人物は、チームメイトが自分に続いて同じ女性を相手にセックスをしても、独占欲に駆られるどころか

---

＊5　たとえばコロンビアおよびベネズエラに住むバリ族は、社会的に認知されている父親が二人以上いる子どもの八〇%が大人になるまで生き延びているが、一方公式の父親が一人しかいない子どもの六四%がそれ以前に亡くなっている。アチェ族の子ども二二七人についての調査報告 Hill and Hurtado (1996) によれば、社会的に認知された父親が一人しかいない子どもでは一〇歳まで生き延びたのが七〇%だったのに対し、第一の父親および第二の父親の両方がいた子どもで一〇歳まで生き延びたのは八五%だった。

＊6　Sally Lehrman による AlterNet.org. への投稿（www.alternet.org/story/13648/?page=entire）に引用されている。

逆に大いに喜ぶのである」。そのような行為について、女性に対して薄情だと憤慨する人がいるかもしれないが、モリスが読者に請け合って言うことには、この嫉妬心の欠如は「ピッチでも、ピッチを離れても、チームメイトの間で利己主義がどこまで抑制されているかを量る物差しであるにすぎない」[*7]。

プロのアスリートやミュージシャン、そしてその最も熱烈な女性ファンにとっては、互いに重なり合い、交差し合う性的関係こそが集団の団結を強め、不確かな世界で安全を確保する手段なのである。これは多くの狩猟採集社会の男女にとっても同じなのだ。人間のセックスは時に、いやもしかするとほとんどの場合、快楽や繁殖だけに関わるものではないのかもしれない。成人の集団において行き当たりばったりに性的な関係を取り結ぶことが、単なる肉体の満足をはるかに超えるほど重要な社会的機能を果たしている可能性がある。

性的衝動《リビドー》という移ろいやすい不安定な事象を、もう少し厳密で学術的な用語で表現するよう試みてみたい。そこで私たちは次のような仮説を立てることにする。「社会的性愛交換《ソシオ＝エロティック・エクスチェンジ》」略して「ＳＥＥｘ」は、相互の情愛や協力関係、義務を結びつけるきわめて重要で耐久性もある網の目を形成することによって、小規模な非定住社会（および相互依存度の高いその他の集団でもそうだと思われる）の成員個人の間の絆を強化する。

進化論の観点から見ても、そうしたネットワークの重要性はいくら強調しても足りないぐらいである。なぜなら結局のところ、何よりもそうした柔軟で適応力のある社会集団（および脳の巨大化と言語能力という、互いに原因でありかつ結果であるフィードバック・ループ）のおかげで、われわれのように足が遅く、力も弱く、全般的にこれといった特長を備えていない種が生き延びることができ、ついには地球全体を支配することまで可能になったのだ。頻繁なＳＥＥｘなくして狩猟採集血縁集団《バンド》が数千年以上にわたって社会的均衡を保ち、繁栄を謳歌できたかどうかは疑わしい。ＳＥＥｘは、父性を共有するかあるいは曖昧にすることによって、子どもたちを共同で世話する集団へと成人を結束させるに当たって決定的な役割を果たしたのである。そこでは、どの子どもも、その集団内の男性のほとんどと、あるいは全員と血縁関係にある＊（仮に父親でなくても伯父や従兄弟などであることは確かだろう）。

互いに重なり合い、絡み合っているこうした関係は、社会の結束にとってきわめて重要であるから、そこに参加しないことは問題を引き起こす恐れがある。人類学者のフィリップ・エリクソンは、ブラジルのマティス族について書いたもののなかで、次のように断言している。「二人以上の父親を持つ可能性は理論上あり得るというだけにとどまらない。〔……〕婚外セックスが広く実践され、通常さまざまな点で容認されるだけでなく、それが義務ですらあるように見えるからだ。既婚か未婚かにかかわらず、異性の交差いとこ〔異性のきょうだいの子ども同士〕（実際の、また分類上の）から性的な誘いを受けたら、それに応じるのが道徳的義務なのだ。もしそうしなければ、『性器を出し惜しみする奴だ』というレッテルを貼られることになる。マティス族の人びとの倫理観からすれば、この違反は、あからさまな不貞よりもはるかに重大なのである」＊8（傍点引用者）。

＊7　Morris (1981), pp. 154–156.

＊どの子どもも……血縁関係にある　ドナルド・ポロックが筆者との個人的な通信のやりとりのなかで、父性の複数化という考え方について興味深い指摘をしたのでここに紹介する。「一人の子どもに対して二人以上の男性が『生物学的』父親になり得るというクリナ族の考え方は、皮肉なことに実は遺伝子の現実にも近いのではないかと常々思ってきました。遺伝子が均質な（あるいは何世代にもわたって集団内結婚を繰り返した結果、均質に近くなっている）小規模集団においては、すべての子どもは自分の母親が性的関係を持ったことのある男性全員と、遺伝子がきわめて似てきますし、またもっと言えば、たとえ母親が関係を持ったことがなくてもすべての男性と似てくるからです」。

＊8　Erikson (2002), p. 128.

〝セックスをケチる〟というレッテルを貼られるというのは、もちろん笑い話ではない。エリクソンは、ある若い男性が、自分の小屋にやって来て何時間も小さくなっていたと書いている。淫蕩な従姉妹から隠れるためなのだが、もしも居場所が見つかればその誘いを道義上拒否できないという。また、もっと深刻な話もある。マティス族は刺青祭りのときには、いつものパートナーとのセックスをはっきりと禁じられる。これに違反すれば、極端に重い罰を受け、時に死刑さえあり得るというのだ。[*9]

だが、もしもSEExが先史時代の社会の結束を維持するために、中心的な役割を果たしていたというのが本当なら、そのように恥も知らず、衝動の命ずるままに振舞っていた行動の名残りが、過去から現在に到るまで、また世界中の到るところで見つかるはずである。そして実際に、それは見つかるのだ。

アメリカ先住民のモハーヴェ族の女性は、好色な習慣を持っていることで有名であり、また一人の男性にしがみつく傾向がないことも知られている。[*10] カエサルは（そう、あのカエサルだ）、鉄器時代のブリタニアに遠征したときに、驚きのあまり次のように記している。「妻は一〇人から多いときで一二人で共有する。とくに兄弟の間ではそうなのだ」[*11]。ジェームズ・クック船長とその乗組員は、一七六九年にタヒチに三ヶ月滞在した際、「タヒチ人が人前でも平気で、あらゆる欲望や情熱のままに振舞う」ことがわかったという。一七七三年に初版が刊行されたクックの航海記のなかで、ジョン・ホークスワースが次のように書いている。「六フィートほどの背の高さ［約一八〇センチ］の一人の若者が、一一歳か一二歳くらいの少女とウェヌスの儀式にいそしんでいた。われわれの仲間も何人かそこにいたし、現地の人たちも大勢いる目の前でその行為が繰り広げられていたのだが、それが卑猥なことだとか不道徳なことだとは少しも思われていないどころか、その土地の慣習に完璧に合致する振舞いとされているように見えた」［『クック太平洋探検（一）第一回航海（上）』増田義郎訳、岩波書店］。それを見ていた年老いた女性島民のなかには、ときどきその少女に声を掛ける者がいて、ああしろこうしろと教えていたらしかったが、クックは私たちに「彼女は若いけれども、教えを乞わなければならないようにはあまり見えないね」と語った。[*12]

サミュエル・ウォリス◆という、また別の船長もタヒチに滞在したことがあるが、その報告にはこうある。「女性たちは全般的にたいへん気品に満ち、なかには本当にずば抜けて美人の女性もいる。しかしその貞操は、一本の釘を前にもろくも崩れ去る」。タヒチ人は鉄をひどく欲しがったので、地元女性との一回の性的な逢瀬が、事実上、たった一本の釘と交換されていた。ウォリスが帆を上げてタヒチを離れたときには、乗組員のほとんどが甲板に寝ていた。ハンモックを掛けるための釘が、もはや一本も残っていなかったからだ。[*13]

今日でも、パプアニューギニアのトロブリアンド諸島のヤムイモ収穫祭では、若い女性の一団が島々を巡って自分と同じ村の出身ではない男たちを「強姦」する。もしも男が自分を満足させられなかったら、その眉毛を噛みちぎることになっているそうだ。古代ギリシアでは、アフロディテ祭、ディオニュソス祭、レナイア祭などを祝う際に性的放埒が見られた。古代ローマでは、バッカスの信徒が少なくとも月に五回は乱交祭《オージー》を開催した。一方、南太平洋の多くの島々では、宣教師たちが何世代にもわたって恥のモラルを説いてきたにもかかわらず、いまだにその島民がセックスに何の束縛もなく開けっぴろげであることで知

＊9　Erikson (2002).
＊10　Williams (1988), p. 114.
＊11　Caesar (2008), p. 121.
＊12　以下に引用されている。Sturma (2002), p. 17.
◆サミュエル・ウォリス　一七二八〜九五。イギリスの航海者。一七六六〜六八年にドルフィン号に乗って南半球周航を行ない、タヒチ島およびウォリス諸島への最初のヨーロッパ人来航者となった。
＊13　Littlewood (2003) を参照のこと。

られている。[*14] また今日のブラジル人の多くがカーニバルの期間中、自由奔放に振舞う。すなわち相対尽くの婚外セックスに耽る慣習があるのだ。これは「サカナージェン」と呼ばれることがある。それからすれば、ニューオーリンズやラスヴェガスで繰り広げられている振舞いなど、大したことはないように見えてしまうほどである。

読者のなかには、女性がそのような行為に熱心に参加すると知って驚かれる方もあるかもしれないが、女性がセックスに控えめである理由が、生物学的なものより、むしろ文化的なものであることはもうずっと前から明らかだったのだ。ただダーウィンとその他の人たちが正反対の想定をしていただけなのである。五〇年以上も前にセックスについて研究したクレラン・S・フォードとフランク・A・ビーチは、次のように断言している。「性的な事柄に関してダブルスタンダードのない社会、多様な関係が容認されている社会にあっては、女性も男性と同じように、機会を捉えることに熱心である[*15]」。

もしも、それが間違っているなら、われわれ人類に近縁な霊長類のメスたちが、人類のメスが純粋に生物学的な原因からセックスに消極的であるはずだ、と信じられるだけの豊富な証拠を提供してくれるだろう。ところが逆に、霊長類学者のメレディス・スモールが指摘するところによれば、霊長類のメスたちは配偶行動において新奇さに強く惹かれるのだそうだ。オスがたとえ他の特長を有していても（たとえば高い地位、大きな体格、見た目の色合い、頻繁な毛づくろい、もじゃもじゃの胸毛、金の鎖、小指の指輪など何でもよい）、それが見知っているオスであれば、メスは見知らぬオスの方に惹かれてしまうようなのだ。スモールは次のように報告している。「あらゆる霊長類に一貫して見られる唯一の関心事項は、新奇性・多様性である。〔……〕それどころか〝見慣れない〟ものを求める性質については、われわれ人間の目で観察し得る他のどんな性質よりも、その行動が頻繁に記録されているのである[*16]」。

フランス・ドゥ・ヴァールが次のように書いたとき、これまで言及してきたアマゾン川流域の社会を、例として挙げることもできたであろう。「どの交尾が妊娠につながり、どの交尾がそうならなかったか、オスにわからないような社会では、その集団で育つほとんどの子どもが、自分の子である可能性があることになる。〔……〕父性が曖昧な社会システムをデザインしなければならないとしたら、この社会を作り上げた〝母なる自然〟以上に、巧みにその任を果たすことのできる者は誰もいないだろう」[*17]。ドゥ・ヴァールのこの言葉は、婚外セックスを慣習化している多くの人類社会に当てはまるが、実際は、彼はボノボのこととして書いたのだった。それによってドゥ・ヴァールが強調しているのは、非常に近縁の類人猿の三種が、セックスの面で連続性があるということである。三種とはチンパンジーとボノボ、そして彼らのい

＊14　何でも否定したがる人ならこの件について、南太平洋の性的放埒に関するマーガレット・ミードの名高い主張は Derek Freeman (1983) によって、その嘘が暴かれたと指摘するだろう。ところがデレク・フリーマンのこの批判自体も覆されている。ということはつまり、ミードのもともとの主張が復活しているということだろうか。この点について Hiram Caton (1990) その他の研究によって主張されていることは十分に説得力があると思われる。すなわち、フリーマンがミードに対して執拗な攻撃を加えたのは精神障害に原因があるらしい、彼の精神障害は非常に重い偏執症的な感情の爆発を招くことがあり、そのために彼はオーストラリア政府の外交官命令でサラワクから強制退去させられたことがあるほどだ、という主張である。人類学の世界の共通見解としては、ミードの発見にたとえ誤りがあるとしても、それがどの程度のものなのか不明だとされている。一方、フリーマンがミードの説を覆したと称する研究は、サモア人がキリスト教徒によって何十年もの間教化されたのちに実施されていて、ミードが半世紀も前にサモア人から聴き取った話と大幅な違いがあったとしても、誰も驚きはしないだろう。この件に関して簡潔に検討している文献として Monaghan (2006) を推奨する。

＊15　Ford and Beach (1952), p. 118.

＊16　Small (1993), p. 153.

＊17　de Waal (2001b), p. 60.

とこの悩み多き人類である。

## ■人類、ボノボ、チンパンジーの性の本性

人類、チンパンジー、ボノボの三種の過剰なセックスを考えると、不思議としか思えないことがある。一〇〇万年以上にわたる人類進化には、女性が一人の特定のパートナー以外とはセックスをしないという性質が不可欠であったと主張する者が、なぜこれほど多いのかということである。しかもこの主張を覆す証拠としては、これまで紹介してきた直接的なものの他に、状況証拠も山ほどあるのだ。

手始めに、大きな社会集団を形成して生きる霊長類のうち、一夫一妻の種の合計数はゼロであることを思い出そう。ただし、これには前提があって、そのような動物の唯一の例として人間を勘定に入れない限りにおいての話である。一夫一妻の霊長類は（数百種のうち）確かに数種は存在するが、それらは樹の上から降りてこない。霊長類を除けば、セックスの面で一夫一妻を採用していると見なし得るのは、哺乳動物のたったの三％、一万種類ほどの無脊椎動物のなかではたったの一種類だけである。一方、建前は一夫一妻を採っている人間社会で、これまで研究対象となったところはどこでも姦通が記録されてきている。そして今日、世界中で離婚の原因として最も多いのが姦通である。だが、サッカー選手が喜んで恋人をチームメイトと共有することを観察したデズモンド・モリスその人が、もはや古典となったあの『裸のサル』に書いていた次のような主張を、最新版でもまだ削除しないのである。すなわち「人間においては、性行動は、ほとんど男女の絆が形成されている状態でしか起こらない」とか、「姦通は、男女の絆の形成機構の不備を反映している」といったことである。[*18]

ずいぶん重大な、ちょっとした「不備」である。

今これを記している間にも、ＣＮＮで、イランの六人の姦通者が石打の刑に処されたと告げている。罪

深い偽善者が石を投げつけるにあたって、男性姦通者は腰まで埋められる。一方、女性姦通者は首まで埋められる。勇敢にも自分の身体は自分のものであると考えたその女性たちに、一刻も早い死をもたらすためだという。そんな見せかけの騎士道精神には吐き気を催される。セックスに関する違反者に対して、このように残虐な処刑方法を取るのは、歴史的に見ればイランに固有の奇習というわけではない。「ユダヤ教も、キリスト教も、イスラム教も、ヒンズー教も、どれも女性の性的自由は罰しなければならないという根本的な懸念を抱えていることで共通している」と語るのは、エリック・マイケル・ジョンソンである。「もしも男が『おじの妻と寝《い》ぬるときは、二人ともにその罪を負い、子なくして死なん』(『レビ記』第二〇章二〇節)とされる一方で、もしも未婚女性が未婚男性と性的関係を持った場合は、『その女をこれが父の家の門に引き出《いだ》し、その町の人びと石をもってこれを打ち殺すべし』(『申命記』第二二章二一節)とされているのだ[*19]」。

そんな野蛮な罰が何世紀も続いたのに、姦通は例外なく到るところに依然としてはびこっている。アルフレッド・キンゼイが、一九五〇年代に記したとおりなのだ。「女性の婚外セックスを最も厳しく統制しようとする文化であっても、そのような行為が行なわれることは一点の曇りもなく明らかである。そして多くの場合、それはきわめて規則的に起こることなのだ[*20]」。

そこのところをよく考えていただきたい。集団で暮らしている人間以外の霊長類で、一夫一妻の種は存在しない。その一方で、姦通はこれまで研究された人間の文化のすべてにおいて記録されているのだ。姦

＊18　Morris (1967), p. 79.
＊19　http://primatediaries.blogspot.com/2007/08/forbidden-love.html
＊20　Kinsey (1953), p. 415.

通者が石打の刑に処されると定められている文化においてもそれは変わらない。そんな血なまぐさい懲罰の数々のことを考えたら、われわれ人類にどうやったら一夫一妻が「自然なものとして」取り入れられたかまったくわからない。人間の本性に逆らうことなのであれば、どうしてそんなことのために、評判や家族や職――大統領の職さえ――危険に晒す真似をする者がこれほど多いのか。もしも通説《スタンダード・ナラティヴ》が主張するように、一夫一妻はわれわれ人類が古くから進化させてきた特長なのだとすれば、それに対する侵犯がかくも到るところで頻繁に行なわれるはずはなく、またそれを抑えるのに、かくも怖ろしい規制は必要ないはずであろう。

　自身の本性に従って行動させるために、死刑をもって脅さなければならない生き物など、いないはずなのだ。

## 4…性の平等と人類のサバイバル

現代人は、男も女も性的な事柄に取り憑かれている。われわれのほとんどにとって、それが原始的な冒険のために唯一残された王国なのだ。動物園の類人猿のように、われわれは残されたこの唯一の運動場で、エネルギーを費やしている。人間の生活のそれ以外の部分は、ほとんどすべて産業中心文化という檻に閉じ込められ、壁や格子や鎖や鍵のかかった門に囲まれている。

（エドワード・アビー〔一九二七～八九。アメリカの作家。小説『爆破――モンキーレンチギャング』や自伝的エッセー『砂の楽園』が名高い〕）

先史時代の人類のセクシュアリティに対する別の見方を模索するに当たっては、次のことをつねに念頭に置いておく必要がある。通説《スタンダード・ナラティヴ》の論理の核心が、連動する二つの前提によって支えられているということだ。

- 先史時代の母と子は、男が提供する食事と保護を必要としていた。
- その代わりに女は、「自分が養っているのは自分の子どもだ」ということを男が確信できるよう、自身のセックスの自律性を差し出す必要があった。

通説を支えているのは、子どもが生殖年齢まで生き延びる可能性を少しでも大きくするためには、食料と保護の代わりに父性の確証を与える交換が最善の方法であるという信念だ。ダーウィンとそれ以後の理論家が述べているように、自然淘汰の第一の原動力は、何と言っても子の生存である。だがもしも、正反対の解決をもたらす行動による方が、子どもにつきまとう危険をより効果的に軽減できるとしたらどうだろうか。また、もしも集団全体に資源の分配を行きわたらせることの方が、先史時代の世界でわれわれの祖先が遭遇していた危険に対して、より効果的に対処できるとしたらどうだろうか。そうした危険の性質から考えても、父性の不確かさによって、より多くの男が一人の子どもに関心を持つことの方が、子どもの生存の確率を高めることに役立つとしたらどうだろうか。

繰り返しになるが、私たちは高貴な社会システムの話をしているわけではない。単に先史時代の環境によって課される課題に対処するのによりふさわしく、繁殖年齢に達するまで生き延びるのにより役立つ社会システムがどんなものか、ということを述べているのである。

分配に基づいたそのような社会生活は、何も人類の専売特許ではない。たとえば、中米のチスイコウモリは大型哺乳類の血液を餌とするが、すべての個体が毎晩食事にありつけるとは限らない。運良く獲物を見つけた個体は、巣に戻ると、その日は運が向いていなかった個体の口のなかに血を吐き戻してやるのだ。そんな太っ腹な贈り物を受け取った方の個体は、後日、立場が逆転したときにお返しをすることになるだろう。しかし、以前、血を分けてくれなかった個体に対しては与えないようになる。このことを報告するマット・リドレーの『徳の起源』を評したある書評者は、次のように書いている。「チスイコウモリのこの流儀がうまくいくかどうかは、巣で生活する他のすべての個体との関係の履歴を、それぞれの個体が記憶する能力にかかっている。この必要性こそが、チスイコウモリの脳の進化を促したのだ。彼らはこれまで知られているすべてのコウモリの種のなかで、最大の脳の新皮質を持っているのである」[*21]。

自分が獲得した血の蓄えを、血のつながりのない仲間のために吐き出すというチスイコウモリの思想を、読者が思い描いてみて、資源分配が、持って生まれた「高貴」さとは何の関係もないことを納得していただければ幸いである。生物のなかのいくつかの種が、ある条件のもとで、不安定な生態環境の危険を軽減する最良の方法を〝気前の良さ〟に見出したというにすぎない。ホモ・サピエンスもまた、比較的最近まではそのような種の一つだったように見えるのだ[*22]。

狩猟採集社会では、厳格な平等主義がほぼ普遍的であることから、先史時代のわれわれの祖先にとっても、現実にはほとんど選択肢がなかったと思われる。考古学者のピーター・ボグスキは次のように書いている。「氷河期の移動狩猟社会では、資源分配が義務となっている血縁集団《バンド》型の社会組織が、現実には唯一の生きる道であった」[*23]。このことは、ダーウィンの考え方にも完璧に一致する。すなわち先史時代の人類は、生存の可能性を最大限にしてくれる道を選んだという考え方である。ただしその道とは、当時の西洋社会の多くが人間の基本的な本性だと主張していた資源の利己的蓄積ではなく、むしろ資源の平等主義的分配へ向かう道であるけれども。

私たちが、現実からかけ離れた〝愛と平和〟のお題目を唱えていると思われるだろうか。そうではないのである。世界中の到るところでこれまでに研究されてきた単純な狩猟採集社会のほぼすべてにおいて、平等主義が見られるのである。そうした集団が直面している環境は、われわれの祖先が五万年前、一〇万年前に直面していた環境に酷似しているのだ。われわれの祖先は平等主義の道を辿ってきたのだ。その理由は彼らが特別に高貴だからではなく、その道が生存の可能性を最大限にしてくれるからである。実際、そのような環境下では、ボグスキが結論したように、平等主義だけが唯一の生きる道なのかもしれない。資源とセクシュアリティの分配を制度化し、それを集団全体に行きわたらせることによって危険が最小限になり、冷蔵庫のない世界で食料を無駄に捨てることもなく、男性の生殖機能の不全による不妊もなくなり、個人の遺伝的な健康も増進され、子どもも大人も等しくより安全な社会環境を享受することが可能になるのである。狩猟採集者が平等主義を求めるのは、ロマン主義的ユートピア思想などではぜんぜんなくて、それが最も効果的に作用するからなのである。

＊21　Sulloway (1998)（Ridley (1996) についての書評）。
＊22　こうした分配行動を実践している他の哺乳動物については、Ridley (1996) および Stanford (2001) を参照のこと。
＊23　Bogucki (1999), p. 124.

## 5…ボノボと人類の共通点――恒常的な発情期

性の平等主義が効果的であることは、メスのボノボが確証してくれる。ボノボのメスと人類との間には、共通する独特の特徴が他にもたくさんあるが、それを共有する種は他にはいない。性のそうした特徴は、十分予想できることだが社会に直接的な影響を与える。たとえば、ドゥ・ヴァールの調査が示すように、性的受容期が拡大して長期に及んでいるボノボのメスに比してはるかに短期間しかメスがセックスを受け容れない他の霊長類に比べると、ボノボのオスの間の争いは劇的に少ない。セックスの機会がふんだんにあるので、特定のメスと特定のタイミングでセックスをする機会を得るために、怪我をするリスクを冒してまでオス同士が争う必要がないのである。一方、オス同士の同盟関係について言えば、たとえばチンパンジーでは、同盟は排卵期のメスからライバルを遠ざけておくため、または特定のオスにとって交尾機会を増やすことにつながる高い地位への昇格のための手段である。しかし、そんな無法なギャングのような輩にとって、同盟の主要な動機となっている事柄も、性的な機会をふんだんに持つボノボにとっては、ただ心穏やかにする交尾の熱によって氷解して消え去るばかりである。

同じこの力学は、人間の集団にも当てはまる。一夫一妻の男女ペアを基礎とする人類進化のモデルは、現在は人気があるが、それが初期人類には当てはまって、アフリカの真ん中のジャングルに生息するボノボには当てはまらないと想定するのは、「現生状態の人間の社会慣習」以外に、いったいどんな理由が考えられようか。もしも文化的な束縛から解かれたなら、人間女性のいわゆる恒常的反応性は、きっとボノボと同じ機能を果たすはずである。すなわち、それによって男性はセックスの機会をふんだんに提供され

**ボノボ（および人類も？）におけるメスの性的受容期の延長にともなう社会的効果**

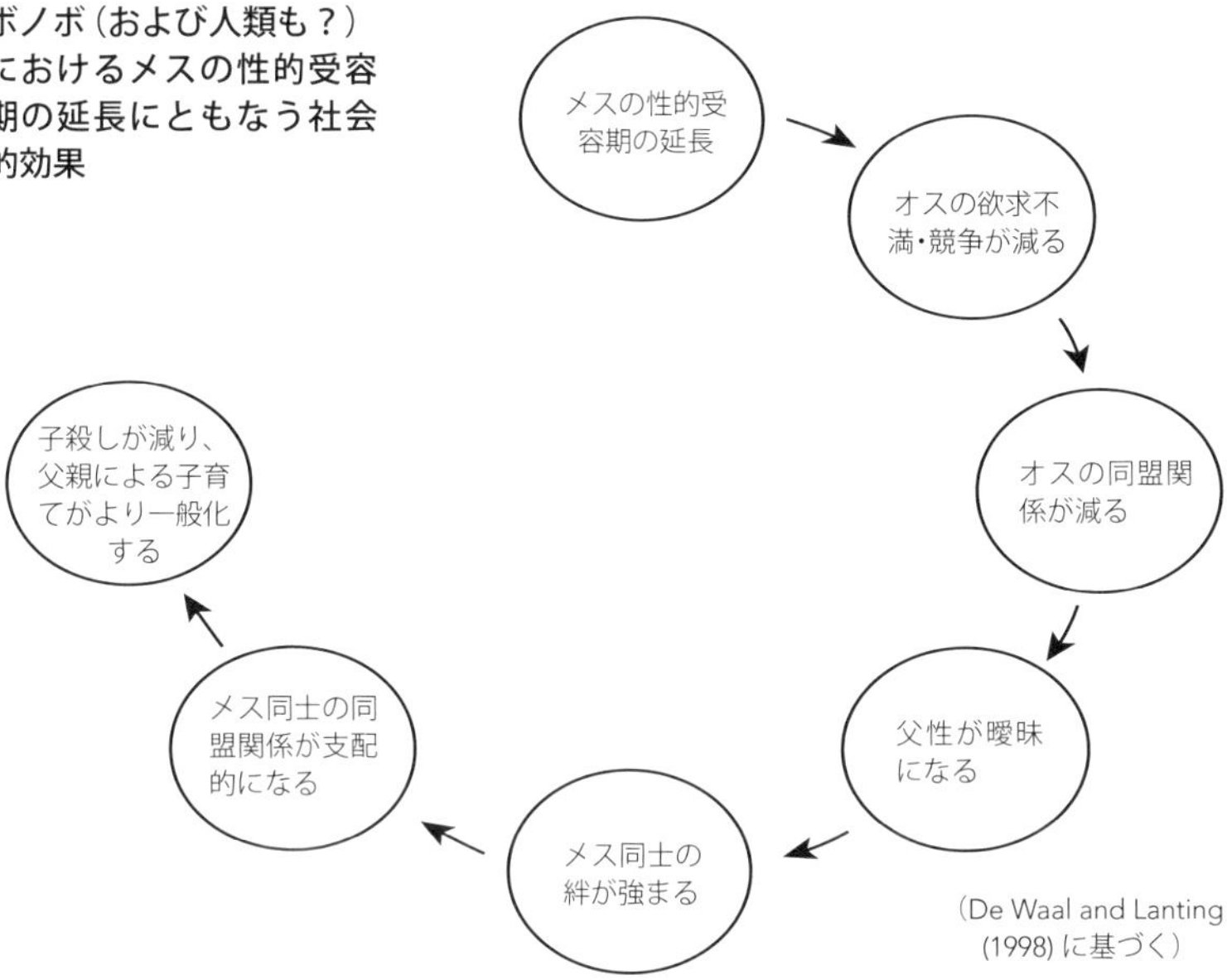
メスの性的受容期の延長
オスの欲求不満・競争が減る
オスの同盟関係が減る
父性が曖昧になる
メス同士の絆が強まる
メス同士の同盟関係が支配的になる
子殺しが減り、父親による子育てがより一般化する

（De Waal and Lanting (1998) に基づく）

ることになるから、争いは減り、集団の規模はより大きくなり、協同行動は拡大し、万人にとってより大きな安全が保障されるであろう。人類学者のクリス・ナイトが言うとおりなのである。「霊長類の基本は、セックスについて『ノー』と拒否する恒常的な状況を背景に、周期的に『イエス』と承諾してみせるというパターンだ。しかしこれに対して人類〔とボノボ〕は恒常的に『イエス』と応じている状況を背景に、周期的に『ノー』と拒絶してみせる」*[24]のだ。つまり、人類とボノボという二種の非常に近縁な霊長類は、動物行動学的、生理学的に同じ適応を示しているということだ。ところが多くの理論家は、それぞれがまったく別個の原因によって適応したのであり、その機能もそれぞれ異なると主張するのである。

しかし実際は、図のように社会的結合が強化されるという説明こそ、人間とボノボだけに見られる性的受容期の延長と排卵の隠蔽が効率よく組み合わさっていることに対する、一番素直な解釈であろう*[25]。しかし、ほとんどの科学者は、この論理のつながりの半分しか見ていないようだ。たとえば、次のような主旨のことが言われるのである。「排卵を隠蔽する女性が有利だったのは、その女性が生きる集団が、平和的な安定状態を保ち、それによって単婚、分配、協同が促されていたからである」[*26]。女性の性的受容期が延長されることで、分配や協同関係、平和的安定が増す可能性があるのは明らかだ。しかし、どうして、このリストに単婚を加えなければならないのか。この答はいつもない。いや、それだけでなく、この問題が問われることさえほとんどないのである。

人類のセクシュアリティの現実を認める意志を持っている人類学者は、それが社会的に恩恵をもたらすことをはっきりと認識している。ベッカーマンとヴァレンタインは、〝分割父性〟が男性同士の抗争の可能性を取り除く事実を指摘し、そのような男性同士の敵対は、女性の性的関心が長期にわたる場合には何の役にも立たないと記している。人類学者のトマス・グレガーは、ブラジルのメイナク族の村を調査して、三七人の成人の間に、八八組の男女関係が現在進行中であると報告している。彼の意見によれば、婚外関係は「異なる氏族《クラン》の出身者同士の関係をまとめあげ」、「相互的な愛情に基づいた長続きする人間関係の構築を促す」ことによって、「村の結束を強めることに役立っている」。「恋人同士の多くが互いに深く好きあっていて、離れ離れになることは避けるべき喪失であると見なしている」とグレガーは見ている[*27]。

コミュニティの結束を強化し、争いを減らすような人間のセクシュアリティの実例を、さらに一〇個ばかり披露することもできるが、読者が辟易するといけないので、あと一つだけ結論として挙げることにする。人類学者のウィリアム・クロッカーとジーン・クロッカーの二人は、やはりブラジルのアマゾン川流域に住むカネラ族を一九五〇年代終わりから三〇年以上も調査した。その彼らは、次のように解説している。

現代の個人主義的な社会に属する者にとって、カネラ族が集団や部族《トライブ》を、個人よりもどれほど重要と見なしているか想像するのは困難である。そこでは気前の良さと分配が理想であり、出し惜しみは社会的な悪行である。自身の所有物を分配することによって尊敬がもたらされる。そこから必然の結論として、自分の身体の分配が導かれる。自分の財産だけでなく自分自身をコントロールしようとすることも、ある種の出し惜しみとされる。こうした背景を考えれば、強い性的な欲求を示す相手に悦びを与えることを、男女問わず選択する理由がよくわかるのである。同じ部族に属する者に満足を与えることよりも、自分が個人的利益を得ることのほうがうれしいと考えるような、お高くとまった者は一人もいないのだ[*28]〔強調原文ママ〕。

生殖に結びつかないセックスは、それを互恵的な関係のネットワークを構築し維持するための手段と認

---

＊24　Knight (1995), p. 210.

＊25　排卵が、本当はどの程度まで隠蔽されているかという問題は、多くの権威が主張するほど完全には解決済みというわけではない。嗅覚系が女性の排卵を今でも関知できると、またわれわれ人類の祖先は、現代人と比べてはるかに敏感な嗅覚系を備えていたと信じるに足る十分な根拠がある。この点については、たとえばSingh and Bronstad (2001) を参照のこと。またさらに、受精可能状態になったことを、女性は視覚的な合図、たとえば宝飾品を身に着けたり、顔立ちが人を惹きつけるように変化するといったことで広告しているのだ、という説明もある。これについてはたとえばRoberts et al. (2004) を参照のこと。

＊26　Daniels (1983), p. 69.

＊27　Gregor (1985), p. 37.

＊28　Crocker and Crocker (2003), pp. 125–126.

めれば、もはや特別な説明を要するものではなくなる。たとえば同性愛にしても、エドワード・O・ウィルソンが書いているように、「要するに人間の絆形成の一つの形態であって、異性愛行動の大部分がそうであるのと一緒で、関係強化の手段である」[*29]と見なす限りにおいて、説明に困るようなものではないのである。

父性の確認についても、通説《スタンダード・ナラティヴ》が主張するような、どこに暮らす男にも、またどんなときでも取り憑いている普遍的最優先課題などではぜんぜんなく、農業以前に、したがって父方の血統に沿った財産継承への関心以前に生きていた男たちにとっては、きっと問題にならなかったに違いないのである。

＊29　Wilson (1978), p. 144.

# 第7章 母親も一人でない社会

## 1…共有の性、共有の子ども、共有の母親

あなたの子は、あなたの子ではありません。

自《みずか》らを保つこと、それが生命の願望。そこから生まれた息子や娘、それがあなたの子なのです。

（ハリール・ジブラーン〔一八八三～一九三一。レバノン出身の詩人〕「子どもについて」（『預言者』佐久間彪訳、至光社））

### ■みんなで産んで、みんなで育てる社会

前章で見たような、性的関係が交錯して網の目状になっている社会では、親としての責任が分散し、互いに共有しあっているという感覚が、父親だけでなく母親にも及んでいる。人類学者のドナルド・ポロックによれば、クリナ族は、胎児はもともと精液（クリナ族の言葉で男のミルク）が蓄積されることによって形成されるものであり、赤ん坊が誕生した後は、女のミルクによって成長するのだと信じているという。彼

は次のように書いている。「子ども一人に、おおぜいの女たちが乳をやる。とりわけ姉妹同士が〔……〕共同で授乳の役割を担うことがよくある。もしも赤ん坊が泣いているのにその母親の手が空かず、見ている母親の母親、つまり赤ん坊の祖母がもはや乳が出ないような場合に、その祖母が誰か他の娘に向かって、赤ん坊に乳をやれと命じることすらないわけではない」。そのような場合、母親でないのに乳をやる女たちも、やっぱりその子の母親なのかとポロックが尋ねたところ、返ってきたのは「当然そうだ」という答だったという。[*1]

子ども時代、西アフリカのブルキナファソのダガラ族の間で育った作家で心理学者のマリドマ・パトリス・ソメは、子どもたちが村中のどの家でも自由に出入りしていたと回想している。ソメは、それによって「子どもは、自分の所属について非常に幅広い感覚を身につけるし、誰もが子育てに手を貸すことができるのです」と説明している。ソメの見解によれば、それによって両親にもたらされる恩恵は明らかにたくさんあるけれども、それは別として、子どもたちの心理にとって間違いなく有益であるのは、「子どもが孤独や心理学的な問題に苛まれたりすることが、めったにないということです。その子が自分たち全員に所属しているということに、周りの誰もが自覚的だからです」。[*2]

ソメの話は記憶を美化しているように響くかもしれないが、彼の言っていることはアフリカの田舎の大半で、今でも村落生活の標準的な姿である。そこでは子どもたちが、村中の親戚でもない他の大人たちの家庭に出入りすることが歓迎されているのだ。子に対する母親の愛は間違いなく唯一無二のものではあるが、世界中の女性たちが（そして一部の男性も）、自分の子どもだけでなく血のつながりのない赤ん坊にも優しい声を掛けたいと思うものだし、それは他の社会的な霊長類にも共通する思いである。ちなみに、そうした行動をとる霊長類のどれ一つとして一夫一妻の種は存在しない。血のつながらない子どもでも世話をしたいと願う、広く共有されているこの深い気持ちは、現代世界でも生き続けている。養子縁組に関わる役所の手続きなどの試練は、出産にともなうストレスや費用に匹敵するか、あるいはそれを上回りさえするが、それでも何百万ものカップルが不確かな報いを求めて、それを実行しているのだ。

核家族にしか目が向いていない科学者は、人類においても子守り行動[*]がいかに中心的役割を果たしているか見逃している。『母親と母親以外』という著作もあるサラ・ブラファー・ハーディーは、こう嘆いている。「さまざまな部族《トライブ》社会や人間以外の霊長類において見られる共同の子育てが、人類学の研究対象としてセンターステージに立つ栄誉を与えられたことは、いまだかつて一度もない。共同子育てが現在も脈々と続けられていることを、多くの人が知りもしない。それでも〔……〕共同子育ては、母親と子ども双方の生存と生物学的な適応度の見地から考えると、明らかにすべてがうまくいくのである」[*3]。「未開人」が、母と子の絆を、集団との間の絆ほどには重視していないかもしれないという根本的な可能性があることを、ダーウィンは考えてはいた。集団のメンバーの誰を呼ぶに当たっても、母親、父親、息子、娘といった家族の呼称を用いる慣習について、彼は次のように書いているのである。「その慣習で用いられている呼称は、むしろ部族《トライブ》のメンバーだけを指していて、母親すら指さない。そのような未開の部族《トライブ》では、さまざまな危険に晒されているために互いに守り合い助け合う必要があるので、母親とその子

＊1　Pollock (2002), pp. 53–54.

＊2　マリドマ・パトリス・ソメへの以下のインタビュー記事より。Interview With Malidoma Somé, by Sarah van Gelder, "Remembering Our Purpose: The teachings of indigenous cultures may help us go beyond modernity," *In Context: A Quarterly of Humane Sustainable Culture*, Context Institute, vol. 34, p. 30 (1993). オンラインで閲覧可能（http://www.context.org/ICLIB/IC34/Some.htm）。

＊子守り行動　親でない個体が親としての役割を果たす行動のこと。

＊3　Hrdy (1999b), p. 498.

どもの間のつながりよりも、その部族《トライブ》に属する親族同士のつながりの方がはるかに重要であるということもあり得そうである」[4]。

一七世紀のイエズス会宣教師ポール・ル・ジュンヌは、モンタニェ・インディアン◆の男性に、不貞が目にあまるほどはびこっていることについて、それがどれほど恐ろしいことか説いたところ、逆に親のあるべき姿について教えられたという。その回想にこうある。「私は彼に言いました。女が自分の夫以外の男を愛するのは、それが誰であれ立派な行ないとは言えない、そんな悪行がはびこっているから、夫はそこに自分の息子がいても、それが自分の息子であるという確信が持てないのだと。すると彼は、こう答えたのです。『それは間違っています。あなた方フランス人は、自分の子どもしか愛さないかもしれないが、われわれはこの部族《トライブ》のすべての子どもたちを愛している』と」[5]。

生物学的な血縁に基づく制度を採用しているわれわれは、ほとんどがそれを常識だと考えているけれども、それもまた〝フリントストーン化〟現象の一つだ。われわれは自分たちの家族概念が人間の本性にとって何か永続的なもの、普遍的なものだと勝手に想定しているにすぎない。しかしすでに見たように、一回の性行為で妊娠が成立するのに十分か否かということについてすら、全人類の合意は得られていないのである。

しかも西洋社会では、一人の子どもに一人の母親という考え方自体が窮地に陥っている。「母性は、バラバラに分裂している」と書くのは、ウェブサイトのSlate.comで悩み相談に答えている「人間の本性の専門家」ウィリアム・セールトンである。「あなたには遺伝学的な母親がいる。また、それとは別に、あなたをお腹のなかで育てた母親や、あなたを養子縁組した養親としての母親もいるかもしれない。他にもまだあるかもしれない。あなたの複数の母親たちの一人が、あなたの祖母であったら、混乱はむしろ少ないかもしれない」。ここで彼が言っているのは、他人の胎児を孕む代理母のことだ。セールトンは、母親の母親、つまり赤ん坊の祖母がその赤ん坊を孕み、育てるために腹を貸すのは理に適っていると主張する。「代理母が祖母ならば、混乱は少ない。母と娘なら互いに遺伝的な絆で結ばれているし、それを子どもとも共有しているから、きっとうまくいくはずです。子どもは安定した家庭環境が持てるでしょう」*6。もしかしたらセールトンの言うとおりかもしれない。しかし、いずれにせよ養子縁組が広く実施され、再婚にともなって血縁関係を持たない者同士の混成家族も増え続け、代理母、精子提供、超低温受精胚保存法といった技術も次々に開発されている現在では、ホモ・サピエンスは「伝統的」家族構成に別れを告げ、むしろ遠い過去を偲ばせる、より柔軟なあり方に向かって躍進中なのかもしれない。

「分割父性」という考え方を採ることは、集団全体で父親としての感情を共有するということである。しかしこれは、集団の結束を強化する数多くのメカニズムのうちのほんの一つにすぎない。複数の人類学者の報告によれば、数多くの集団で、名付けの儀式や一族への加入の儀式によって、血縁以上に個人間の結束を強化するような義務が課されているという。人類学者のフィリップ・エリクソンは、かつて一緒に暮らしたことのあるマティス族について、次のように書き記している。「血縁関係を定義してもらおうとしたところ、名付けの儀式に由来する関係が、他のどんな斟酌すべき事柄、たとえば血のつながりといった

---

＊4　Darwin (1871), p. 610.

◆モンタニエ・インディアン　カナダ・ケベック州の先住民。現在では彼ら自身の言葉で「人」を意味するイヌと呼ばれる。

＊5　Leacock (1981), p. 50.

＊6　以下のウェブサイトを参照（http://www.slate.com/id/2204451/）。

ことよりも絶対的に優先するということがわかった。判断に迷うような場合には、名前を共有している間柄が優先されるのだ[7]」。

人類学者のなかには、血縁関係が初期の小規模集団においてどれほどの重要性を持つか、それをどのように定義したとしても疑問だとする者もいる。そうした学者の主張によれば、それぐらい小さな規模の社会であれば、そのメンバーの誰もが互いに何らかの関係を持っているのであり、互いの親近感は、たとえば友情とかパートナーを共有している間柄であるといった、血縁より流動的な事情で量られる傾向があるという。

ダーウィンがはっきりと理解していたように、最も直接的な血縁関係を表わす言葉ですら、文化的な定義付けを免れることはない。人類学者のジャネット・チャーネラは次のように言う。「父親らしい振舞いと言ったときには、その氏族《クラン》の子ども全員に対してとるべきものとして、氏族の男性全員に期待される行動を指す。子育てのさまざまな面、たとえば愛情や食料の獲得などすべてが、氏族の男性全員によってまかなわれる[8]」。人類学者のヴァネッサ・リーは、メベンゴクレ族と過ごした経験に基づいて次のように書いている。「責任感の配分は社会的に構築されているのであって、客観的な事実ではない[9]」。トゥカノアン族では、「氏族の兄弟が、集団として互いの子どもたちに必要なものをまかなう。日々獲得する食料を蓄えることによって、男たちは全員が、自分の子どもだけでなく、兄弟の子どもも含めてその村の子どもたち全員のために定期的に労働していることになるのだ[10]」。

## ▒現代の子育ての共同化

子育てを拡散して共有するという方法は、アフリカやアマゾン川流域の村落に限った話ではない。デズモンド・モリスがポリネシアで出会ったトラック運転手の女性といっしょに過ごした日のことを回想しているが、その女性の語ったところによると、彼女には九人の子どもがいたが、そのうち二人は子どものできない友人にあげたという。モリスがその子たちはどんなふうに思っただろうと尋ねると、何とも思っていない、なぜなら「私たちみんなが、どの子どもも愛しているんだから」と彼女は答えた。このことについて、モリスは次のように書いている。「彼女のこの最後の言葉は、私たちが村に着いたときの彼女の振舞いから一層強烈に心に残った。〔……〕彼女は幼い子どもたちの一団がいるところにぶらぶらと歩いて行って、草の上に寝転がって一緒に遊んで過ごした。それはまさに、自分の子どもとするような振舞だった。子どもたちは何の疑問も抱かずに、彼女を即座に受け入れた。通りすがりの者が、いっしょに遊んでくれる実の家族以外の何者かである可能性などまったくないかのようだった」[*11]。

「実の家族」。血のつながりのない子どもたちと大人とが、このようにあっけらかんと受け入れ合う様子こそが、また子どもたちが男性すべてに向かって「父親」と呼び、女性すべてに向かって「母親」と呼ぶような社会、十分に小さくて孤立しているので、知らない人を親切な人と想定しても安全な社会、性的関係が重なり合っているために遺伝的な親が特定できず、またそれ自体が大した意味を持たないような社会に見られるような、拡散して共有される子育てのあり方こそが、もしかするとわれわれ人類という種にとって「実の」家族構成なのではないだろうか。

＊7　Erikson (2002), p. 131.
＊8　Chernela (2002), p. 163.
＊9　Lea (2002), p. 113.
＊10　Chernela (2002), p. 173.
＊11　Morris (1998), p. 262.

夫婦を核にその周囲を一人か二人の子どもが回っているような孤立した核家族は、実は、われわれ人類という種に文化的に押し付けられた逸脱、コルセットや貞操帯や鉄の鎧兜と同じように、われわれにとって適切とは言えない逸脱である可能性はないだろうか。母親も、父親も、子どもたちも、われわれの誰一人として合う者がない家族構成に、皆、無理やり押し込められていると言えないだろうか。崩壊した家庭、ノイローゼの親、錯乱し、すぐ怒る子どもたちが、今日、伝染病のようにこれほど蔓延しているのは、本当はわれわれ人類という種には合わない、歪められ、また人を歪めてしまうような家族構成に由来する、当然の帰結ではないのだろうか。

## 2…人類は核家族に適応してきたのか？

### ■マリノフスキーと子殺し

人類にとって最も自然に落ち着くことのできる家族構成が、本当に独立・孤立した核家族であるなら、現代の社会や宗教はどうして核家族を支えようとして税制優遇措置やその他の法的支援制度を用意したり、その一方で同性愛カップルその他が結婚しようとすると「非伝統的」結婚だと決めつけて、核家族を頑なに擁護しようとするのであろうか。

移民法や財産法に関連することを除けば、実のところ、どうして結婚が法的な問題なのかさっぱりわからないという考え方もある。人間の本性にもともと備わっているものであるなら、どうしてそんなふうに用心深く法律で保護しなければならないのだろうか。

さらに言えば、核家族の三人組が人間の本性に本当に深く根ざしているものであるなら、どうしてわれわれは、生き方としてだんだんそれを選ばなくなってきているのだろう。アメリカでは核家族世帯の割合は年々減少していて、一九七〇年代の四五％に比べると、現在は二三・五％まで落ち込んでいるのである。結婚しているカップル（子どもの有無は問わない）は、一九三〇年代には全米世帯の八四％であったが、最近の数字はそれが五〇％になっている。その一方で結婚せずに同棲しているカップル数は、一九七〇年の五〇万から雨後の竹の子のように増え続け、二〇〇八年にはその一〇倍以上になっているのだ。

　母親・父親・子どもという核家族の三人組が、果たして本当に人類社会の組織を構成する普遍的な最小単位なのか否かという問題は、とっくに解決されていると宣言したのがブロニスラフ・マリノフスキー（一八八四〜一九四二）だった。マリノフスキーは存命中最も尊敬され、最も強い影響力を持った人類学者であった。彼は、核家族の系統に沿って組織されるのではない社会もあり得るというモーガンの考えを嘲笑って、次のように書いている。

> 最初の登場人物が三人という数——両親とその子ども——であるのは明らかだ。〔……〕原始集団婚というモーガンの仮説を解釈し直すのであれば、疑いの余地なく正しいこの公理を〔……〕出発点にしなければならない。〔彼らとて〕集団婚ということは集団子育てを含意することくらい気付いているのだ。しかし集団子育てなど、おおよそあり得ない仮説であるにもかかわらず〔……〕そこから導きだされた結論として、『集団としての氏族が集団としての氏族と結婚し、集団としての氏族を生む』とか、『集団としての氏族は、家族と同じように生殖の単位だ』といったとんでもない過ちに到るのである*[12]」（強調引用者）。

「疑いの余地なく正しい公理」？　「あり得ない仮説」？　「とんでもない過ち」？　マリノフスキーは、

モーガンが聖なる核家族の普遍性と自然性にあえて疑いを挟んだことで、何やら個人的に攻撃を受けたと思い込んだような勢いである。

ところで、マリノフスキーが講義をしていた教室からほんの数ブロックの圏内に、彼の「疑いの余地なく正しい公理」の核心にある重大な誤りを白日のもとに晒しかねない赤ん坊たちが、数えきれないほど存在した。その子らは、孤児院のなかで真に文字どおりの意味で犠牲となっていたのである。この恐ろしい状況は、アメリカでも変わりはない。一九一五年にヘンリー・チェイピンという名の医者が一〇ヶ所の孤児院を訪れているが、そのうちの九ヶ所で、すべての子どもが二歳になる前に亡くなっていることが判明した。九ヶ所のすべての子どもである。[*13] ヨーロッパ中で生まれる不都合な子どもたちを待っていたのが、そんな不吉な運命だったのだ。二〇世紀初頭のドイツの中流階級の生活を例として取り上げるなら、「村には、未婚の母親たちから子どもを引き取っていた〝エンジェル・メーカー〟と呼ばれる女性がいた。しかし彼女は、世話をすべき子どもたちを飢死に追いやっていた」とドリス・ドラッカーの回想録が伝えている。その一方で、そうやって子どものいなくなった未婚の母親たちは、上流階級の家庭に乳母として雇われていたという。[*14] 何と効率的なんだろう。

恐ろしくて直視できない話だが、子殺しの蔓延はマリノフスキーの時代に限ったことではない。数世紀もの間、ヨーロッパでは何百万もの子どもたちが、孤児院の壁に目立たないように設《しつら》えられた回転式ポストに放り込まれていたのだ。このポストは、子どもを棄てる者の匿名性が守られるようにできている。しかし、赤ん坊自身を守ることへの配慮には欠けていた。そうした施設での生存率は、ポストの回転扉が火葬場の窯に直結しているよりは、少しましという程度だったのだ。そうした施設は癒しの場などからはほど遠い、言ってみれば政府と教会公認の、赤ん坊虐殺場のようなものだった。核家族の「自然性」に疑問を呈しかねない不都合な存在であるその子どもたちは、言ってみれば〝子殺し産業〟によって処理されていたのである。[*15]

## ▓なぜ核家族は世界に広まったのか？

歴史学者のロバート・S・マッケルヴェインが、その著書『イヴの種子——生物学、性、歴史の流れ』のなかで次のように書いて、独自の「とんでもない過ち」を世に送り出している。「人類進化の全体的な流れが、男女《ペア》の絆を形成し永続的な家族を築くという方向に向かっていることは否定し得ない。男女《ペア》の絆（時として、とくに男性はここから逸脱することが多いけれども）と家族は、何だかんだと例外はあるけれども、やはり人類という種を特徴づける性質なのだ」[*16]（強調引用者）。

たしかにすべての逸脱、多くの例外を見逃すのであれば、説得力は万全である。

マリノフスキーの立場は、反証が山ほどあるというのに、家族構成に関する前提として科学者にも一般大衆にも根強く信じられてきた。実際のところ、西洋社会で「家族」だと認められるに足るあらゆる構成のおおもとになっているのが、どこの社会の子であれすべて父親はつねに一人だけという、マリノフス

---

＊12　Malinowski (1962), pp. 156–157.
＊13　以下を参照のこと。Sapolsky (2005).
＊14　Drucker (2004).
＊15　あの「高貴なる野蛮人」というロマンティックな理想を標榜するジャン＝ジャック・ルソーですら、こうした赤ん坊処理施設を利用していた。ルソーが自身の五人の私生児を預けていた孤児院を、ベンジャミン・フランクリンが一七八五年に訪れたところ、そこでの赤ん坊の死亡率は八五％であったという。以下を参照のこと。Jill Lepore, "Baby Food," in *The New Yorker*, January 19, 2009.
＊16　McElvaine (2001), p. 45.

キーの主張なのである。

しかしマリノフスキーの立場が勝利を収めたのだとすれば、可哀想なモーガンの知的遺体を今さらわざわざ掘り返して、さらなる侮辱を加える者が定期的に現われるのはなぜなのだろう。たとえば人類学者のローラ・ベツィグは、夫婦崩壊（つまり結婚の失敗）に関する論文の冒頭に次のように書き付けている。モーガンの「〔集団婚という〕空想は、〔……〕確たる証拠の前に崩れ去った。モーガンから一世紀を経た今、〔……一夫一妻の〕結婚が、他の普遍的な人間行動に近いぐらい、人類に普遍的なものとなってきたということで合意されている」[*17]。それは困ったことである。しかし実際は、家族構成に関するモーガンの理解は、「空想」などではなかった。彼は何十年にもわたる広範なフィールド調査に基づいて結論を導いたのである。あとの方でベツィグは、いくぶんトーンを落として、「しかしながら、〔結婚がこれほど広範囲に行なわれている〕理由はなぜか、という点についてはいまだに合意を見ない」ことを認めている。

たしかに謎である。それはその通りだ。しかし私たちはこのあと、人類学者が結婚だと思って見ている現象が世界中到るところにあるのは、実は彼らが結婚とはどんなものであるか、きちんと定義していないからにすぎないということを見ていくつもりだ。

---

＊17　Betzig (1989), p. 654.

# 第8章 人類にとって「結婚」とは何か？

## *1*…愛／性欲、結婚／セックスの混同

結婚は、人間の最も自然な状態である。だから人は、その状態にあるとき、心からの幸せを最もよく享受するのである。

（ベンジャミン・フランクリン）

愛は観念的な事柄であり、結婚は現実的な事柄である。現実と観念を混同すれば罰せられずにはいまい。

（ヨハン・ヴォルフガング・フォン・ゲーテ）

アルバート・アインシュタインが「$E=mc^2$」と言ったとき、「彼の言っているEとは、どのEだ？」などと物理学者が互いに確認し合うようなことは起こらなかった。自然科学《ハードサイエンス》では、重要な素材は、数字と、きちんと定義をした記号とでまとめて表現される。曖昧な言葉遣いをしたからといって、めったに混同が

起こったりはしない。しかし、それよりも解釈への依存度が高い科学——人類学や心理学、進化論などもそうだ——では、解釈の誤りや誤解などがよくあるのだ。

たとえば、「愛」と「性欲」という言葉を取り上げてみよう。愛と性欲は、赤ワインとブルーチーズのように互いに異なるが、また同じように見事に互いを引き立てるものでもあるから、毎度毎度飽きもせずに一緒にされる。

進化心理学の文献でも大衆文化でも、趣味よく設えられた結婚相談所でも、はたまた宗教的な説教や政治的演説でも、そしてもちろんわれわれの混乱した日常生活においても、欲望は愛であるとよく誤解される。長期にわたって他の相手とはセックスをしないという意味での一夫一妻をしつこく求める社会においては、もしかすると実はもっと有害なことに、これを裏返しにした言い方も、やはりよくあることなのである。すなわち、欲望の不在が愛の不在を意味すると曲解されるのである（この点について私たちは第Ⅴ部で見るつもりだ）。

わざとしているのではないだろうが、専門家も愛と他のものを混同するよう私たちを駆り立てる。先に引用したヘレン・フィッシャーの『愛はなぜ終わるのか』は、子どもが生まれた最初の数年間の両親の責任の共有のことばかり語っていて、両親を互いに結びつける愛の話題は実ははるかに少ないのである。しかし、われわれにはフィッシャーを咎め立てすることはできない。言語自体が明確さに逆らって作用するのだから。たとえば、われわれは誰かと「一緒に寝る」と言うが、そのとき一切目を閉じていないかもしれないのだ。[*1] また、たとえば政治家が娼婦と「メイクラヴ」したという記事があったとしても、われわれはその「ラヴ」が、〝愛〟とは少しも関係ないことをよくわかっている。これまで何人の「ラヴァー」がいたか白状するようなとき、その全員を「愛していた」わけではないだろう。同様に誰かと「メイトした」からと言って、すぐさま互いに「配偶者《メイト》」同士になるわけでもない。いかした女性の写真を男に見せて、「この娘とメイトしたいか」と聞けば、十中八九「もちろん」と答える(あるいは思う)だろう。それと同じくらいよくあることだが、彼の決断プロセスには、結婚や子ども、長期的な将来の見通しといったことは一切考慮されていないだろう。

同じ一つの言葉で表わされる状況でも、人間関係でも、実際はほとんど無限と言っていいほど範囲が広いのであり、したがって言葉による表現とは恣意的なものにすぎない、ということを誰もがよく知っている。誰もが、……だと思う。ただ専門家を除いて、なのだ。進化心理学やその他の領域の学者は、「愛」と「セックス」が互いに交換可能な用語だと思っているらしいのだ。また「番《つが》う」と「交尾する」も、一緒だと思っているらしい。こんなふうに言葉をきちんと定義しないで使っている用語法が原因で、しばしば混乱が生じるし、また文化的なバイアスがかかるから、人間のセクシュアリティの本性をめぐる考察も汚染されることになる。それでは、言葉の下草がもつれ合い絡み合うなかを、何とか道を切り開いて進んでいくことにしよう。

## 2…「人類という種の根本条件」(デズモンド・モリス)

親密な男女関係……動物学者が「番《ペア》いの絆」と呼ぶもの。これがわれわれの骨の

---

*1　まさにここを書いているときに、タイガー・ウッズが車のなかや駐車場やソファの上でも十何人もの女性と「いっしょに寝た」と言って非難されている。それを聞いたからと言って、タイガー・ウッズがナルコレプシー(居眠り病)だなどとは誰も思わないだろう。

髄までしみ込んでいる。これこそが他の何よりもわれわれを類人猿から隔てているのだと私は思っている。
（フランス・ドゥ・ヴァール）[*2]

世の夫たちの大半は、ヴァイオリンを弾こうとしているオランウータンを思い起こさせる。
（オノレ・ド・バルザック）

進化心理学にとって「人間に普遍的なもの」こそが、探し求めるべき聖杯である。やるべきことはたった一つ。文化や個人のレベルで決まっている事柄から、知覚・認知・行動にかかわる人類固有のパターンを引き出すことだ。たとえばこうだ。あなたが野球を好きなのは、小さい頃から父親と一緒に観戦して育ったからかもしれないが、もしかするとそうではなくて、男たちの小集団がフィールドで戦略を練り、一団となって何かをしているところを見ると、あなたの脳のなかの原始的な部分への回路が開くからなのではなかろうか、と。こんなふうな問題設定が進化心理学者は大好きで、それに答を出そうと躍起になっているのである。

進化心理学はすべて、いわゆる「人類の心的同一性◆」を明るみに出すことを目論んでいるのであり、また特定の政治的な狙いに合致するような特徴を発見するよう、政治的にも職業的にもかなりの圧力を受けている。だから進化心理学に接するときには、普遍的だと主張するような議論に大いに注意を払う必要がある。そうした主張は、精緻な検証に晒された例《ためし》がないのがふつうなのだから。

結婚はその好例である。人間にとって結婚は普遍的だと想定されている。そして、それにともなって核家族はどこにでも見られるとされる。人間には普遍的に結婚へと向かう性向があるのだとするこの主張は、人類のセクシュアリティの進化に関する標準《スタンダード》モデルの基礎になっていて、そこではこれに疑問を抱こうなど露とも考えられず、マリノフスキーの言葉で言えば「疑いの余地なく正しい」と見なされているようだ。この性向はダーウィン以前から仮説として提起されていたけれども、人類のセクシュアリティの進化を扱うほとんどの理論が結婚を根本的な基礎と見なすようになったのは、一九七二年に出版された進化生物学者ロバート・トリヴァースの今や古典となった論文『親の投資と性淘汰』*3以降である。

そうした理論では、結婚が、人類のセクシュアリティの進化を支える基本的な取引きとされていることを思い出してほしい。デズモンド・モリスはBBCのTV番組シリーズ「人間という動物」に出演したとき、きっぱりとこう宣言した。「男女《ペア》の絆こそ、人類という種の根本条件です」。ジェーン・グドールの弟子である生物学者マイケル・ギグリエリはこう書く。「結婚は〔……〕人類の究極の契約である。すべての社会の男女がほぼ同じように結婚する。〔……〕結婚は通常、男女間の『永続的な』配偶関係である。〔……〕そこでは女が子どもの面倒を見、男が女と子どもを養い、守る」。ギグリエリの結論はこうだ。「結婚という制度は、国家や教会や法律よりも古くからある」*4。なんということだろう。「根本条件」？「人間の究極の契約」？ そんなものと、やりあわなければならないとなると、かなり骨が折れることだ。

---

＊2 de Waal (2005), p. 108.

◆人類の心的同一性（psychic unity of humankind） ドイツの民族学者アドルフ・バスティアン（一八二六〜一九〇五）の提唱した概念で、人間の心性は基本的に共通した基礎があり、それによって各地の文化の共通性が説明されるとした。

＊3 トリヴァースのこの論文（Trivers, 1972）は、オスによる食料供給という投資が、他の何にも増してメスの性淘汰に決定的重要性を持つことを示した基本文献と見なされている。進化心理学がどのように進展してきたか、その全貌を深く理解したい方には一読の価値がある。

＊4 Ghiglieri (1999), p. 150.

結婚や核家族が、本当に人間の本性に相応しいのか、ほんの少しでも適しているところはあるのか知りたい者であれば、誰にとっても、人類学の文献における「結婚」という言葉のあやふやな使い方こそ、大いなる頭痛の種である。これから私たちが見ていこうとしているのは、この言葉がさまざまに異なる何種類もの人間関係を指して使われているという実態である。

人類学者のメレディス・スモールは、メスの霊長類のセクシュアリティを研究した『メスの選択』という著書のなかで、「配偶関係《コンソートシップ》」という言葉が本来の意味を離れて使われるようになったために生じた混乱について書いているが、これが驚くほど「結婚」をめぐる混乱に似ているのだ。「『コンソートシップ』という言葉は当初、サバンナヒヒの雌雄間に見られる密接な性的絆を指すものとして使われていた。ところがその後、この言葉は、他の番《ペア》い関係を指すようにまで意味が広がっていった」。スモールが言うのには、この意味の飛躍は誤りである。「研究者たちは、すべての霊長類がコンソートシップを形成すると考え始め、この言葉を期間の長短や排他的か否かの区別にかかわらず、あらゆる配偶関係に使うようになった」。このことが問題である理由は、「本来の意味は、排卵期間前後に数日ほど続く雌雄間の特定の連合関係だったのに、それが配偶関係であれば何でも含める言葉になってしまったということである。〔……〕一頭のメスがひとたび『コンソート状態にある』と記述されたら、そのメスがふだん他のオスとどんな交尾をしていたかということの重要性を誰も考えようとしなくなってしまうのだ[*5]」。

これと同じような問題として、生物学者のジョーン・ラフガーデンも、現代人の配偶関係に関する観念を、動物に当てはめる用語法の問題を指摘している。「性淘汰の主要な文献では、番《つが》い外で子どもが生まれると番《ペア》いの絆に対する『裏切り』だと記述される。オスは『寝取られた』と言われ、番い外で生まれた子どもは『私生児』と言われる。そして番い外の交接に参加しなかったメスは『貞淑』だと言われるのである」。ラフガーデンの結論はこうだ。「こうした善悪の判断を含んでしまっている用語法が積もり積もって、現代の西洋的な結婚をめぐる判断を、動物に当てはめてしまっているのである」[*6]。

実際、慣れ親しんだレッテルが貼られると、それを強化する証拠は目に入りやすく、それを否定する証拠は目に入りにくくなるものなのだ。このプロセスを心理学では「確証バイアス」と呼んでいる。つまり一つの心理的モデルを作り上げてしまうと、われわれはそのモデルを否定するような証拠よりも強化するような証拠に目が向くようになり、また思い起こすようになるということだ。現在、医学関係の研究者は、この「確証バイアス」の影響を無効化するために、厳密な検証を要求されるようなときには、いつでも「二重盲検法」を用いる。つまりどのカプセルに本当の薬品が入っているか、実験者も被験者も知らないような状態で検証するのである。

人類学者の多くは、自分が探し求めているものが何であるのかはっきりした定義がないため、どこにでも結婚を見出すということになる。アメリカの人類学会の重鎮ジョージ・マードックは、古典的な比較文化的人類学調査を報告する著作のなかで、核家族は「普遍的な人間社会の集団だ」と言い切っている。そしてさらに、結婚はすべての人類社会に見られるとまで言い放つ。

しかしこれまで見てきたように、人間の本性を記述しようとする研究者は、〝フリントストーン化〟現象にきわめて流されやすいのだ。つまり無意識のうちに自分が慣れ親しんでいるものに似ている特徴を「発見」しようとしてしまい、それによって現代の社会形態を普遍的なものだとしてしまうのだ。その一方で、真実を洞察する目を故意にではなく塞いでしまう。ジャーナリストのルイス・ミナンドも『ニュー

＊5　Small (1993), p. 135.
＊6　Roughgarden (2007). オンラインで入手可能(http://www.redorbit.com/news/science/931165/challenging_darwins_theory_of_sexual_selection/index.html)。

ヨーカー』に書いた記事のなかで、この傾向を指摘している。「人間の本性を研究する科学は、その科学を支援してくれる体制があれば、何であれ、その体制の行なっていること、好むことに正当性を与えてしまいがちである。全体主義体制下であれば、反体制的な思想は精神病扱いだし、アパルトヘイト体制下では、人種を超えた接触は自然に反するとされる。そして自由主義経済の体制下では、利己主義が人間本来の性質だと見なされる」[*7]。逆説的であるのは、ここに挙げられたどのケースでも、いわゆる自然な振舞いが、自然であるはずなのにわざわざ奨励され、自然に反する逸脱的な行為が罰せられるほど発生するということだ。

このことをよく示しているのが、今や忘れられた「家出狂《ドラペトマニア》」と「エチオピア不感症」という二つの病気である。この二つを一八五一年に報告した医師のサミュエル・カートライトは、ルイジアナ州で「ニグロ」の医療に当たっていた第一人者であり、また奴隷制擁護運動を牽引する思想家でもあった。彼の論文「ニグロ人種における病と異常」で、「家出狂《ドラペトマニア》」は白人の奴隷主に対する「務めを逃れて〔……〕逃亡しようという気をニグロに起こさせる」病気だと説明されている。「エチオピア不感症」の方は、「身体の無感覚もしくは鈍感」という特徴があるとされ、奴隷監督はこの病気を指して、しばしば「ずるさ」という、より簡単な言葉を使っている、とカートライトは指摘している[*8]。

そうした病を批判する彼らの主張は立派だが——しばしばそうした主張は、異議を申し立てようとする者を震えあがらせるような言葉づかいをする（何しろ「エチオピア不感症」だと言うのだ！）——、科学というものは総じて、主流文化のパラダイムの足下にひれ伏してしまいがちなのである。

解釈に依拠する科学の多くが抱えるもう一つの弱点は、「翻訳のパラドクス」と呼ばれるものである。つまり、ある一つの言葉（たとえば「結婚」）を、ある言語から別の言語に翻訳しても、意味は同一に保たれたままであるという想定のことだ。

われわれは、鳥が歌ったり、ミツバチがダンスをしたりするという表現に異を唱えたりしない。しかしそれは、彼らの歌やダンスが、われわれのそれとは動機から演じ方まで、すべてにおいて一つも共通点はない、ということをあらかじめ承知している限りにおいてである。つまり、われわれは非常に多様な行動を指すのに、同じ一つの言葉を使っているのだ。結婚という言葉についても同じことが言える。

どこの人間でも、男女一組になる。それは数時間かもしれないし、数日かもしれない、数年の間かもしれない。また、そうするのは快楽を共有するためであるかもしれないし、子どもをつくるためかもしれない。家族を喜ばせるため、政治的な同盟関係やビジネス上の取引きを確かめ合うためかもしれないし、あるいは、単にお互いが好きだからかもしれない。そのとき、フィールドに滞在していわゆる参与観察をしている人類学者は、男女が一組になるところをこっそり見つけて、「やっぱりこの文化でも、結婚が行なわれているぞ。結婚というのは普遍的なんだ！」と言うだろう。しかし、男女が一組になるという関係の多くは、われわれが考えるような意味での結婚とは、かけ離れているのだ。それは、紐でできたハンモックとお婆ちゃんの羽毛ベッドぐらい違いがある。ただ単に用語を入れ替えて、たとえば「結婚」を「長期にわたる男女の絆」と言い換えても、何も解決はしない。ドナルド・サイモンズが言うように、「英語の語彙は、人間の経験の本質的な性質を正しく考察するには、哀しいほど向いていない。〔……〕今あるさまざまな言葉を切り詰めて、『男女《ペア》の絆』という一つの言い方しか使わないことに決め、それで何か自分がとても科学的になったような気になっているとすれば、それは単なる自己欺瞞だ[*9]」。

---

＊7　*The New Yorker*, November 25, 2002.

＊8　カートライトの記事はオンラインで入手可能である（http://www.pbs.org/wgbh/aia/part4/4h3106t.html）。

どこにでもある言語の上での混同を、大目に見るのは良い。だが、それでも自分がしていることは結婚だと考えている者が、その結婚にともなう事柄について、われわれとは驚くほど異なった考え方を持っていることは、大いにあり得るのである。たとえば、パラグアイのアチェ族は、男女が同じ小屋のなかで寝泊まりしているなら、それは結婚しているのだと言う。しかし一方が、自分のハンモックを持って他所の小屋に移動したら、二人はもはや結婚していない。それで終わりだ。これぞまさしく無責離婚［双方に過失責任のない離婚］の元祖ではないのか。

ボツワナのサン族（別名クン族）の女性は、長期にわたる関係に落ち着く前に、何度も「結婚」する。ブラジルのバニワ族の人びとにとって「結婚」とは段階的な、曖昧な過程を指す。彼らのところに滞在していたある学者は、次のように説明している。「ある女性がある男性の隣にハンモックを吊り、その男性のために料理をする。すると、バニワの若者が『カイヌカナ』すなわちその二人は結婚したと言う。しかし、年老いた情報提供者は違うと言う。二人が互いに助け合い、支え合うことができると皆に示さない限り、結婚したとは言えないと。子どもができ、いっしょに断食を経験したら、二人の結婚はより堅固なものになると」[*10]。

現代のサウジアラビアやエジプトでは、「ミシャー婚」（よく「旅人の結婚」と訳される）と呼ばれる形態の結婚がある。ロイター発の最近の記事によれば、それは以下のような結婚だ。

ミシャー婚は、資力の乏しい男性にも、柔軟な形の結婚を求める男性にも、どちらにも魅力的に映る。ミシャー婚をした夫は、相手の女性と別れて、その女性に何も告げないまま他の女性と結婚することができる。金持ちのイスラム教徒は、休日だけミシャー婚の契約を交わすことがある。信仰の掟を破らないでも性的関係を持つことができるからだ。メディナの国際イスラム教徒学生組合のスハイラ・ゼイン・アラビッディーンによれば、ミシャー婚のほぼ八〇%が離婚に終わっている。「夫が、自分に対して怒りに任せて振舞う経験をたとえ何百回していても、女性はほとんどすべての権利を失ってしまうのです」と彼女は語っている。[*11]

シーア派イスラム教の伝統には、「ムトア婚（楽しみのための結婚）」と呼ばれる似たような制度がある。その結婚では、関係が開始されるときには終わりが決められている。レンタカーのようなものだ。こうした形態の「結婚」は、数年続く場合もあるし、数分で終わる場合もある。一人の男が同時に何人でも一時的な妻を持つことができる（その一方で「永続的な妻」を持つこともできる）。これを用いれば、売春も行きずりのセックスも、宗教が要請する範囲内に落ち着く。つまり宗教の抜け穴だ。こうした結婚には書類上の契約も、儀式も必要とされない。これもまた、「結婚」なのだろうか。

永遠に続くことへの願いとか、社会からどう見られるかといったことはここでおくとして、処女と貞節についてはどうだろうか。親の投資理論は、この二つが普遍的で結婚に不可欠の要素だとするだろうが、

＊9　Symons (1979), p. 108.
＊10　Valentine (2002), p. 188.
＊11　Reuters, July 24, 2006.

本当だろうか。答はノーだ。多くの社会で処女性はさほどの重要性を持たない。そうした社会で話されている言語には、処女という概念を指す言葉がないくらいだ。先にも引用したウィリアム・クロッカーとジーン・クロッカーの二人によると、カネラ族の人びとにとって「処女喪失は、女性にとって完全な結婚への最初の段階にすぎない」。カネラ族の社会が、あるカップルを本当に結婚したと認めるためには、他にもいくつか段階があって、たとえばこれから結婚する若い女性は、「男仲間の祭」でサービスをすることを通して、社会的に認められる。その結婚前の「サービス」には、続けざまに一五人とか二〇人の男たちとセックスをすることも含まれているのだ。未来の花嫁が首尾よくやることができたら、男たちから報酬として肉を得ることができる。その報酬は、祭のその日のうちに、将来の義母に直接渡される。

本書の著者の一人カシルダ・ジェタは、一九九〇年にモザンビークの僻地の村人を対象に行なわれたＷＨＯ（世界保健機構）主催の性行動調査の責任者だったのだが、彼女が調査によって知ったことには、調査対象の男性のうち一四〇人が、八七人の女性を妻とし、二五二人の他の女性を長期的な性的パートナーに、さらに別の二二六人の女性と不定期に関係を持っていた。ここから計算すると、男性が同時に継続している性的関係の数は、一人につき平均四人という数字になる。ただしここには、申告されない行きずりの出会いを含んでいない。男性たちの多くは、それも大いに経験しているはずであるという。

ブラジルの森に住むワラオ族は、通常の関係を定期的に一時停止し、代わりに儀式的関係を持つ。これは「マムセ」と呼ばれていて、この祭の間、成人は誰とでも好む相手と自由にセックスをして良いことになっている。そのときの関係は名誉あるものとされ、もしもそれによって子どもができたら、その子たちは皆、良い影響を受けて生まれてくると信じられている。

ジャーナリストのジョン・コラピントは、ピラハ族を取材して書いた魅力的な記事のなかで、次のように報告している。「彼らは、自分たちの部族《トライブ》外の結婚は認めないが、女性が他所からやってきた男と寝るのを認めることによって、長い間、遺伝子プールを新鮮なものに保ってきた」[12]。

シリオネ族では、兄弟・姉妹間の結婚がふつうである。結婚自体は何の儀式もともなわない。財産をやり取りしないし、誓約を交しもしない。宴会すらない。ただ単にハンモックを女性の隣に吊るすこと。それで結婚していることになる。

このように無頓着なやり方でする結婚も、人類学者は「結婚」と呼ぶのだが、別にそれが異常だというわけではぜんぜんない。極寒の北の地を行く初期の探検家や捕鯨船員、毛皮猟師は、イヌイットから驚くべきもてなしを受けていた。へとへとに疲れて凍りついた旅人が、村の長老から、自身のベッドを提供しよう（ベッドには彼の妻も含まれる）と言われたときの、困ったような御礼の言葉を想像してみよう。実際、グリーンランドの探検家兼人類学者であるクヌート・ラスムッセン［一八七九〜一九三三］の一行が、夫婦交換という形の歓迎に出くわしている。このシステムはイヌイット文化の中心をなすもので、あのように厳しい気候環境においては明白な利点を持っていたのだ。遠く離れた村からやって来た家族とそうやって関係を持つことで、何かあったときに助けを求めるための永続的ネットワーク作りに、エロスの交換が一役買っていたというわけである。北極圏という厳しい生態環境においては、アマゾンやカラハリ砂漠に比べても、人口密度がはるかに小さくならざるを得ないが、ペア外性交渉によって、お互いにとって予期せぬ困難に対する保険となるような絆を固めることができるのである。

これまで挙げてきたような行動のどれ一つとして、それを実践している人びとから姦通だと見なされているものはない。だがこの「姦通」という言葉も、「結婚」と同じくあやふやな言葉である。道を誤らせ

---

*12 *The New Yorker*, April 17, 2007.

るのは、汝の隣人の妻だけではない。汝自身の妻もまたそうだというのだ。中世の道徳教本として有名なヴァンサン・ド・ボーヴェ〔一一九〇頃〜一二六四頃〕の『諸学の鑑』は次のように言い放っている。「自身の妻を愛しすぎる夫は、姦夫である。誰か他の者の妻への愛はいかなるものであれ、また自身の妻に対する愛でも度を超していれば、いずれも恥ずべきことである」。この書き手はさらに次のように助言する。「正しき男であれば、自身の妻を情緒ではなく分別でもって愛さねばならない」*13。ヴァンサン・ド・ボーヴェが、ロンドンのダニエル・デフォーと知り合いだったら、二人はきっと仲良くなっただろう。デフォーとは『ロビンソン・クルーソー』でいまだに有名なあの作家のことである。彼は一七二七年に、イギリス中を呆れかえらせた。『結婚のふしだらさ、あるいは夫婦関係の猥褻さ』という心惹かれるタイトルを付けたノンフィクション・エッセーを公刊したのである。もちろんタイトルがひどかったのだ。後の版では少し調子を和らげて、『結婚のベッドを活用ないし濫用することに関する一論文』と改題した。これは無人島での冒険譚などではなく、自身の妻とのセックスを楽しむことが孕む肉体的・精神的危険を告発するお説教なのである。

　デフォーは、南インドに住むナーヤル族には評価されるかもしれない。彼らの慣習には、必ずしも一度も性的関係を持たず、永続性への期待も一切なく、同居することもないという形態の結婚がある。実際、結婚式が行なわれたあと、花嫁が一度も花婿の姿を見ることがないというようなこともあり得るのだ。ところがこの制度では離婚は許されていないから、人類学者の調査によればそうした結婚の安定性は模範とすべきほどなのだそうだ。

　以上に挙げた例が示すとおり、現代の西洋で結婚の欠かせない要素だと考えられている性質の多くが、少しも普遍的ではないのである。たとえば、セックスにおける排他性、財産の交換、長きにわたって一緒にいたいと思う意思すら普遍的ではない。進化心理学者や人類学者がどうしても結婚と呼びたがる関係の多くで、その本質的要素と思われているものが一つも前提となっていないのだ。

ここで「メイト」と「メイティング」という言葉が引き起こす混乱について考えてみたい。「メイト」と言ったとき、ある一回のセックスの相手を指すことがある。しかしまた、お馴染みの結婚の相手を指すこともある。すなわち、ともに子どもを育てる相手であり、その相手に対してどのように振舞えば良いか、また経済的にはどのような関係になるか、すべてのパターンが確立しているあの結婚相手のことである。誰かと「メイトする」と言ったときには、「死ガ二人ヲ分カツマデ」一緒にいることを意味する場合もあるが、ポール・サイモンの歌うように「フリオと校庭で」さっさと済ますセックス以上の何の意味もない場合もある。つまり進化心理学者が、男と女には生まれつき異なる認知あるいは感情の「モジュール」が備わっていて、それによって「メイト」の不貞に対する反応が決まってくると語るとき、聞く人はその「メイト」が、長期的な関係の方を指しているのだなと考えるわけである。

だが、はっきりとは誰にもわからない。「人間の『メイト』選択は、基準に合致するかどうかの精査を前提とする。なぜなら『メイト』を値踏みするメカニズムは男女間で異なるからである」という文章とか、「視覚刺激によって性的刺激を受けるのは、男性における『メイト』選択過程に見られる傾向である」[*14]という文章を読むと頭を掻きむしって、この話はママに紹介する特別な誰かを選ぶときのことなのか、魅力的な女性を前にした異性愛者の男がしばしば経験する直接的・肉体的反応のことにすぎないのか、いったいどっちなのかと悩むことになる。そして、男たちが画像や映像、チャーミングに着飾ったマヌカンに同じパターンで反応するところを見ると、あるいはノアの方舟に乗った動物たちが同じような反応をすると

---

＊13　Vincent of Beauvais, Speculum doctrinale, 10.45.
＊14　どちらも Townsend and Levy (1990b).

ころを見ると――彼らは結婚などできないのだから――、ここで使われている「メイト」という言葉は、単に性的魅力に関係することしか言っていないに違いないと考える。だが、本当にそれが正しいのかどうか、自信はない。メイトすべきメイトがメイトになるのは、どこからなのだろうか。

# 第9章　「一夫一妻」という幻想

## 1…花嫁を輪姦する風習

人類学者のロバート・エドガートンによれば、メラネシアのマリンド・アニム族は「精液が人間の成長に欠かせない」と信じているそうだ。

彼らは、ずいぶん若いうちに結婚する。花嫁が多産であるためには、精液をいっぱい注ぎ込まれなければならない。だから結婚の夜、花嫁の父方の親戚男性一〇人ほどを相手に、花嫁はセックスをする。もしも父方の親戚筋に男性がもっといたなら、その次の夜にもその人たちとセックスをする。〔……〕それに似た儀式が、女性の生涯のうちにいろいろな間隔でやってくる。*1

わが家へようこそ。もうぼくの親戚には会ったかい？　というわけである。

読者が、これを特別異常な結婚祝いだと考えるといけないから言っておくが、ローマ市民の先祖も同じようなことをしていた。古代ローマでは結婚を祝うために〝どんちゃん騒ぎ《オージー》〟の宴を開いていたが、そこでは、新郎の友人が立会人の見守るなかで花嫁とセックスをするのだ。オットー・キーファーが一九三四年に著わした『古代・ローマ風俗文化史』のなかで、ローマ人の視点に立ってそれを次のように解説している。「自然の法則は結婚の結びつきと相容れない、それどころか相反する。したがって、結婚しようという女性は、母なる自然に逆らう罪を償わなければならない。それで彼女は一定期間、無償で売春行為をする。つまり結婚の貞節を、それに先立つ猥褻で贖うというわけだ*2」。

こうしたふしだらな悪ふざけは、多くの社会で初夜を過ぎてもまだ続く。アマゾン川流域のクリナ族は「ドゥツェ・バニ・トウィ」という名の儀式を行なう。「肉をちょうだい」という意味だ。ドナルド・ポロックの説明によると、村の女性は「一団となって明け方に家々を回って、各家の成人男性に狩りに行ってこいと『命じる』歌を歌う。そして、なかの一人ないし数人の女性が家のなかまで入って棒でその家を叩く。これは、その家の男性が首尾良く狩りから帰ってきたら、その日の晩にセックスの相手をするのは自分たちだ、という合図である。女性は〔……〕自分自身の夫を相手に選ぶことは許されていない」。

その次に起こることが重要である。男たちは気が進まない様子を装ってハンモックから這い出し、ジャングルへと向かう。しかし散らばって各自狩りに赴く前に、彼らは狩りの後に村の外で落ち合う時間と場所を相談するのだ。仕留めた獲物はそのときにすべて分配し直し、肉を持たないで村に帰る男が一人もいないようにする。全員が婚外セックスにありつけるようになっているのである。だが、まだもう一つ、通説《スタンダード・ナラティヴ》を葬る棺桶に打ち付ける釘がある。

ポロックは、意気揚々と狩りから引き上げてくる男たちの様子を申し分なく描いている。

その日の終わり、男たちは一団となって村に戻ってくる。そこでは大人の女たちが大きな半円状に集まって、男たちを挑発するようにエロティックに歌いかける。「肉をちょうだい」と。男たちはその半円の中心に、獲物を山と積みあげる。なかには叩きつけるような大げさな仕草をしたり、わざとらしく気取って笑ってみせる者がいる。〔……〕肉を料理して食べた後、女たちは皆、セックスの相手として選んだ男といっしょに帰っていく。クリナ族は、定期的に行なわれるこの儀式に、ユーモアたっぷりに楽しそうに参加する。[*3]

それはそうだろう。ところでポロックは、親切にも私たちの予想は当たっていると答えてくれた。クリナ族の言葉で「バニ」すなわち「肉」が、食べ物以外に読者もたぶん考えているような、もう一つ別のことを意味しているのではないか、という予想である。たぶん結婚は人類に普遍的なものではないだろう。しかし性的な含みを持つ言葉を使う能力は、人類に普遍的かもしれない。

---

＊1　Edgerton (1992), p. 182.
＊2　Margolis (2004), p. 175 への引用。
＊3　Pollock (2002), p. 53.

## 2…一妻多夫・多夫多妻の村の性生活

### ▩サイモンズの信念と間違い

父親であることにあまり固執しないので、自分の妻が産んだ子どもより自分の姉妹が産んだ子どもの方が、自分に近い遺伝子を持っているのがふつうであるような社会は今は存在しないし、過去にも存在しなかった。楽しそうに乱婚し、財産の私有制度などないようなルソー的チンパンジーも、結局存在しないことがわかった。今、手に入る証拠からは、そういう生活を営んでいる者が人類のなかに存在するとは到底思えない。

（ドナルド・サイモンズ『人類のセクシュアリティの進化』）

サイモンズのこの大胆な宣言は、親の投資理論への信仰と、父親であることへの確信が、人類進化において中心的重要性を持っているという主張に対する信仰を表わしている。しかしサイモンズは、どちらの点についても根本的な間違いを犯している。運に見放されたこの文章が書かれた一九七〇年代後半には、コンゴ川流域のジャングルで、ボノボという類人猿が楽しそうに乱婚し、財産の私有制度もない、サイモンズが存在しないと宣言してしまったまさしくその通りの存在であることが、霊長類学者によって調査されている最中であった。またさらに、中国南西部に古くから生活しているモソ族の人びとの社会では、父性の確認が重要とは思われていないので、まさに男が、自分の姉妹の子どもを自分の子として育てているのだ。

## ■モソ族女性の愛と欲望、そして自由

女と男は結婚などすべきではない。なぜなら愛というものは、訪れてはまた去って行く、季節のようなものだから。

（ヤン・アーシュ・ナム）

中国雲南省と四川省の境に近いルグ（瀘沽）湖を取り囲む山々のふもとに住む約五万六〇〇〇人のモソ族の家族制度は、何世紀もの間、旅行家や学者を困惑させ、また魅了してきた。モソ族はルグ湖を母なる女神と崇拝し、湖を見下ろして聳えるガンモ山を愛の女神と敬っている。その言語は、現在使われているものとしては、世界で唯一の象形文字であるトンパ文字によって書き表わされる。その語彙には、「殺人」「戦争」「強姦」を表わす言葉はない。おだやかで恭しげなモソ族の落ち着きは、絶対的な性の自由と男女を問わない個人の自律性に伴うものである。[*4]

一二六五年、マルコ・ポーロが、モソ族の住む地を通り過ぎていった。後年、彼は、モソ族のあからさまなセクシュアリティを回想して、次のように書いている。「彼らは外国から来た者が、いや誰であれ、自分の妻や娘や姉妹を自分の家のなかでしたいようにすることを、少しも不埒な行為だとは考えないのである。それどころか、それがとても良いことだと思っている。神様が幸運を授けてくれるから、宝物もいっぱい授けてくれるからと言うのだ。だから彼らは、喜んで自分の妻を外国人に差し出すのである」。マルコ・ポーロは次のように続ける。ウィンクをして肘で突こうとする姿が、目に見えるようだ。「外国

＊4　ある社会の暴力の度合いとその社会におけるエロティシズムとの間に深い関係があるという点については、Prescott (1975) を参照のこと。

からの来訪者が、おめでたいマヌケ男の妻と一緒に、三日も四日もベッドでごろごろしている、などということが頻繁にあったのだ[*5]」。

マッチョなイタリア人であるマルコ・ポーロは、この状況を完全に読み誤っている。女性がセックスを許すのは、男性がまるで一個の商品のように女性を扱っているからだと誤解したのだ。ところが実際は、これがモソ族の制度のなかでも最も衝撃的な特徴であるのだが、女性だろうが男性だろうが、成人であれば誰でも性的な自律性が厳格に守られているということなのである。

モソ族自身は、このような社会の体制を「セセ」と呼ぶ。意味は「散歩」だ。ところが、ほとんどの人類学者は、御多分に洩れずモソ族の制度を「散歩結婚」と呼び、「結婚」を実践する文化をすべて網羅したリストに、モソ族と書き入れるというヘマをやらかす。モソ族自身が自分たちの体制をそのように表現することに賛成していないのに、だ。「どれほど想像力を働かせても、セセは結婚とは言えない」と、ヤン・アーシュ・ナムは語る。彼女はモソ族出身の女性で、母なる湖の畔で過ごした子ども時代を回想した本を出版している。「セセというのは、訪問のようなものだ。そこには誓いを交したり、財産を交換したり、子どもの世話とか、貞節を求めるといったことは、一切関係がない」。モソ族の言語には「夫」や「妻」を意味する言葉はない。使われるのはアズフという「友人」を意味する言葉なのだ[*6]。

モソ族の社会は母系制の農耕社会で、財産と家族の名前は母から娘へと受け継がれる。だから家庭は女性を中心に回っていく。女の子が一三歳、一四歳ぐらいで成熟すると、自分の寝室を持つようになる。その部屋は中庭に面していると同時に、表通りに通じる専用の扉も付いている。この専用の扉を開けて、自分のババファゴ（「花の部屋」という意味）に誰を入れるかという点に関して、モソ族の女性には完全な自律性がある。一つ厳守しなければならない規則は、迎え入れたお客は夜明けまでに去らなければならない、ということだ。もし望むなら、次の晩に――あるいは一人目の男の後、同じ晩に――別の相手を迎え入れてもかまわない。責任や義務を果たしてもらうということは考えない。もしも子どもができたら、全部自分の母親の家で育てる。自分の兄弟が手伝ってくれるし、コミュニティも助けてくれる。

ヤン・アーシュ・ナムの回想は、マリドマ・パトリス・ソメがアフリカでの子ども時代について語ったことと共鳴している。ナムはこう説明する。「子どもたちが、家から家、村から村へと歩き回っても、母親は大丈夫かしらと心配したりしない。すべての大人たちが、すべての子どもに責任を持ち、子どもの方は皆、すべての大人を敬っている」[*7]。

モソ族の考え方では、男が父親としての責任を果たすべきなのは、自分の姉妹に生まれた子どもに対してであって、自分が夜ごと訪問するさまざまな〝花の部屋〟で産ませた（あるいは自分以外の誰かがそこで産ませた）子どもではない。つまりここには、生物学的な父親とまったく関係のない、父親の投資を実践するもう一つの社会を見て取ることができるというわけである。モソ語の「アウ」という言葉は、「父親」にも「おじ」にも訳される。「子どもたちには、たった一人の父親の代わりに自分を世話してくれるたくさんのおじたちがいるのだ。見ようによっては、母親もたくさんいる。なぜなら私たちはおばのことを、『アズヘ・アミ』という名で呼ぶからだ。これは『小さなお母さん』という意味である」[*8]。

性的な関係がこのようにもつれ合ってくると、主流派の理論家は狼狽するに違いないが、モソ族は性的

---

＊5　Hua (2001), p. 23 への引用。
＊6　Namu (2004), p 276. モソ文化の素晴らしい映像がオンラインで視聴可能である。PBS Frontline World, "The Women's Kingdom" (www.pbs.org/frontlineworld/rough/2005/07/introduction_to.html).
＊7　Namu (2004), p. 69.
＊8　Namu (2004), p. 8.

関係と親族関係を厳格に区別している。モソ族の男は、夜には他所の女のところで寝るものと考えられている。もしそうでない場合は、離れで寝る。姉妹のいる母屋で寝ることはけっしてない。慣習として、家のなかで恋愛やロマンティックな関係について話をすることが禁じられている。誰もが思慮分別をもって行動することが求められ、男も女もたとえ自分の思うままにする自由があるとは言え、互いのプライバシーは尊重しなければならないとされている。だから、ルグ湖畔でキスをしたり語らったりする姿は見られないのである。

モソ族は、自分たちの男女関係を「アシャ」と呼ぶが、アシャ関係の力学は、男であれ女であれ、個々の自律性を神聖なものとして、互いに尊重することに特徴がある。[*9] 中国生まれの人類学者で『父も夫もいない社会』という著書もあるカイ・ファーは、次のように解説する。「望むなら何度でもアシャ関係を持ち、また好きなときにそれを終わらせる自由が男にも女にもある。それだけでなく同時に複数のアシャ関係を持ってもかまわない。それは一晩だけかもしれないし、長期にわたるかもしれない」。この関係は断続的で、二人が現に会っているその間しか続かない。カイ・ファーによれば、「女性の家から訪問者が立ち去ったときに、アシャ関係は終わると見なされている」。「したがってアシャには、将来という概念はない。アシャは〔……〕その時その場だけ存在している関係なのであり、あるいは過去を振り返って存在したとしか言えない関係なのである」。[*10] だがもちろん、カップルが望むなら、何度でも訪問を重ねることは可能である。

とりわけて活発なモソ族の男女は、何百もの関係を持ったと恥じらいもなく言ったりする。モソ族の考え方から見れば、そうしたことを恥じるのは、貞操を約束したり求められたりするからこそだということになる。貞操の誓いなどすべきではない。それは、交渉とか取引きに属する事柄だと考えられている。モソ族にとってははっきりと嫉妬を表明することは、他者の神聖な自律性の侵害をともなうという意味で、攻撃的な行為だと見なされるし、だから嘲笑を受け、不名誉を被ることになる。

悲しいことに、女性の性的な自律性を自由に表明することに対して敵対心を燃やすのは、度量の狭い人類学者と一三世紀のイタリアの旅行家に限ったことではない。モソ族の歴史上、自分たちの制度を他所に売りつけようとか、自分たちの性愛に対する考え方は優れていると他人を説得しようとか、そんなことは一度もしなかったにもかかわらず、長きにわたって外からの圧力が伝統的な信条を棄てるようモソ族を苛んできた。外部の者には、それが脅威だと映るらしいのだ。

一九五六年、中国人がこの地域を完全に支配下に置くやいなや、政府の役人が毎年やって来て、性の自由がどれほど危険であるか人びとに説き、「正常な」結婚に切り換えよと説得するようになった。ある年には中国政府の役人が、ポータブルの映写機と一本の短い映画フィルムを携えて現われた。それは『リーファー・マッドネス』◆を思わせるような、怪しげなプロパガンダ映画であった。「モソの人と同じような

*9　個々人の自律性を神聖なものとして尊重するモソ族の考え方は、狩猟採集社会の特徴でもある。たとえば、最近タンザニアのハッザ族の社会を調査したマイケル・フィンケルの報告によれば、「ハッザ族は公式的なリーダーを認めない。たしかにキャンプは年長男性の名前を取って呼ばれるのだが、〔……〕だからと言ってその名誉によって何か特定の権力が得られるというわけではない。個人の自律性がハッザ族のトレードマークなのだ。成人したハッザ族の間で、他人を凌駕するような権威を持つ者は一人もいない」(*National Geographic*, December 2009)。
*10　Hua (2001), pp. 202–203.
◆『リーファー・マッドネス』　一九三六年にアメリカで製作されたプロパガンダ映画で、リーファーとはマリファナ、またはマリファナを吸う者の意味。マリファナを常用するとさまざまな悪影響があり、最後には狂気に陥るという内容。

格好をした俳優たちが〔……〕、梅毒の末期段階にあるということになっていて、頭がおかしくなり顔がほとんど崩れ落ちてしまう様子を演じていた」。観衆の反応は、中国当局が期待していたものとは違った。その姑息な映画フィルムは、村人に焼かれてしまったのである。しかし役人は諦めなかった。ヤン・アーシュ・ナムは次のように回想している。「毎晩のように集会が開かれ、説教、糾弾、訊問が繰り返された。〔……中国政府の役人は〕男が女の家に行くところを待ち伏せたり、カップルをベッドから引きずり出して、裸のまま家族の目に晒したりした」。

そのような苛烈な手段を用いても、モソ族にその制度を棄てさせることができなかった政府の役人は、モソ族に「風紀」を取り戻すと主張し始める。そして、生活に欠かせない穀物や子どもの衣類の配給を断ったのである。文字どおりの兵糧攻めにあって、最後にはおおぜいのモソ族が屈服し、政府主催の結婚式に参加することに同意した。その席で出されたのは、「お茶を一杯と煙草、飴をいくつか、そして結婚を証明する書類だった」[*11]。

しかし無理強いの効力は長続きしなかった。旅行記作家のシンシア・バーンズが二〇〇六年にルグ湖畔を訪れたときには、モソ族の制度は手つかずのまま残っていたそうだ。しかし七五〇年前のマルコ・ポーロと同じように、モソ族の女性の性的自律性を好色と誤解した中国人旅行者が大挙して押しかけているのだという。バーンズは次のように書いている。

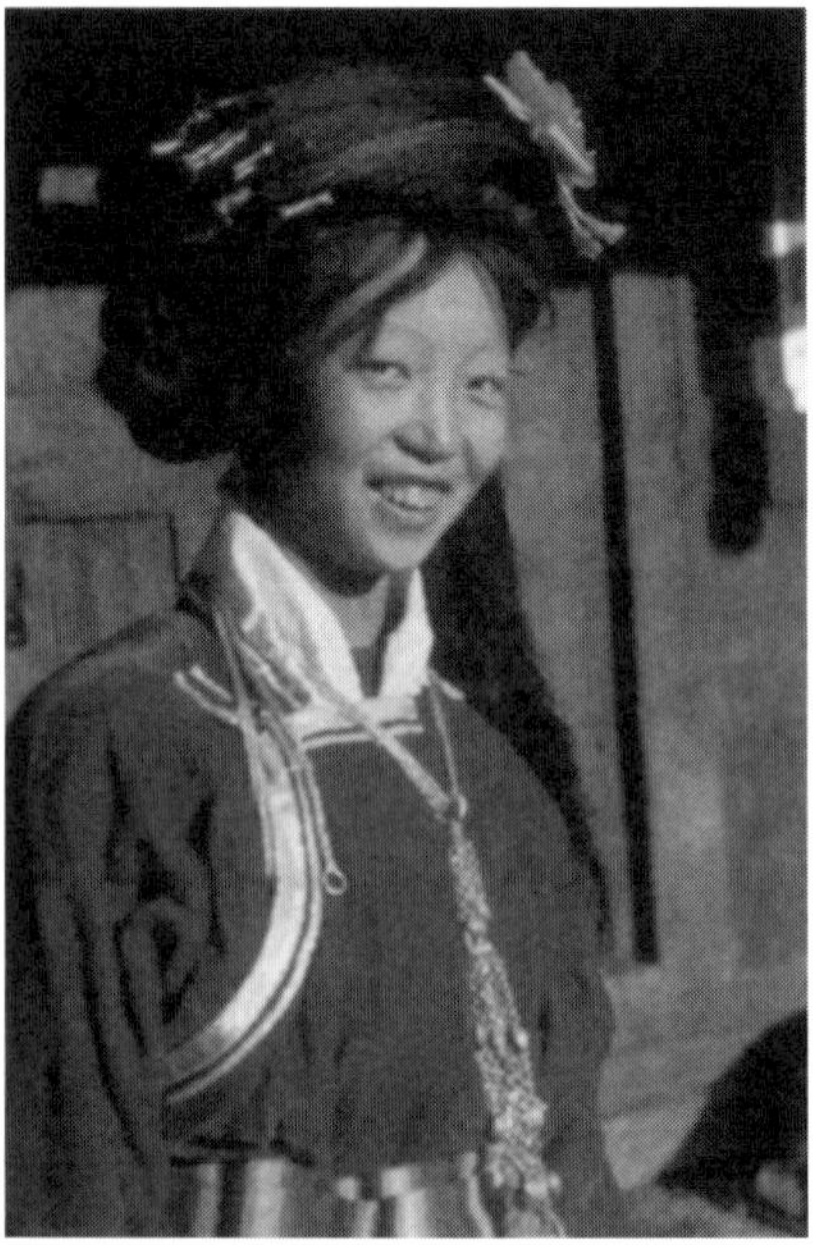

モソの女性 Photo: Jim Goodman

「彼らがセックスを恥ずかしがらないことが、世界の注目をモソ族に集めているけれども、セックスが彼らの世界の中心というわけではけっしてない」。

私は自分自身の両親のつらい離婚のことを考えたり、子ども時代の友だちのパパやママが別の人と暮らすことを決めたために、その子も他所に引越さなければならなくなって、すっかりしょげてしまったことを思い出している。ルグ湖は、女性の王国と言われるが、それよりむしろ家族の王国なのではないかと私は思う。ただし、ここは幸いなことに、政治家や宗教家が誉め称える類の「家族の価値」などというものとは無縁だ。ここではもし両親が離婚しても、「家庭崩壊」に類するようなことはないし、「シングルマザー」について嘆いてみせる社会学者もいなければ、経済的に破綻してしまうことも

*11　Namu (2004), pp. 94–95.

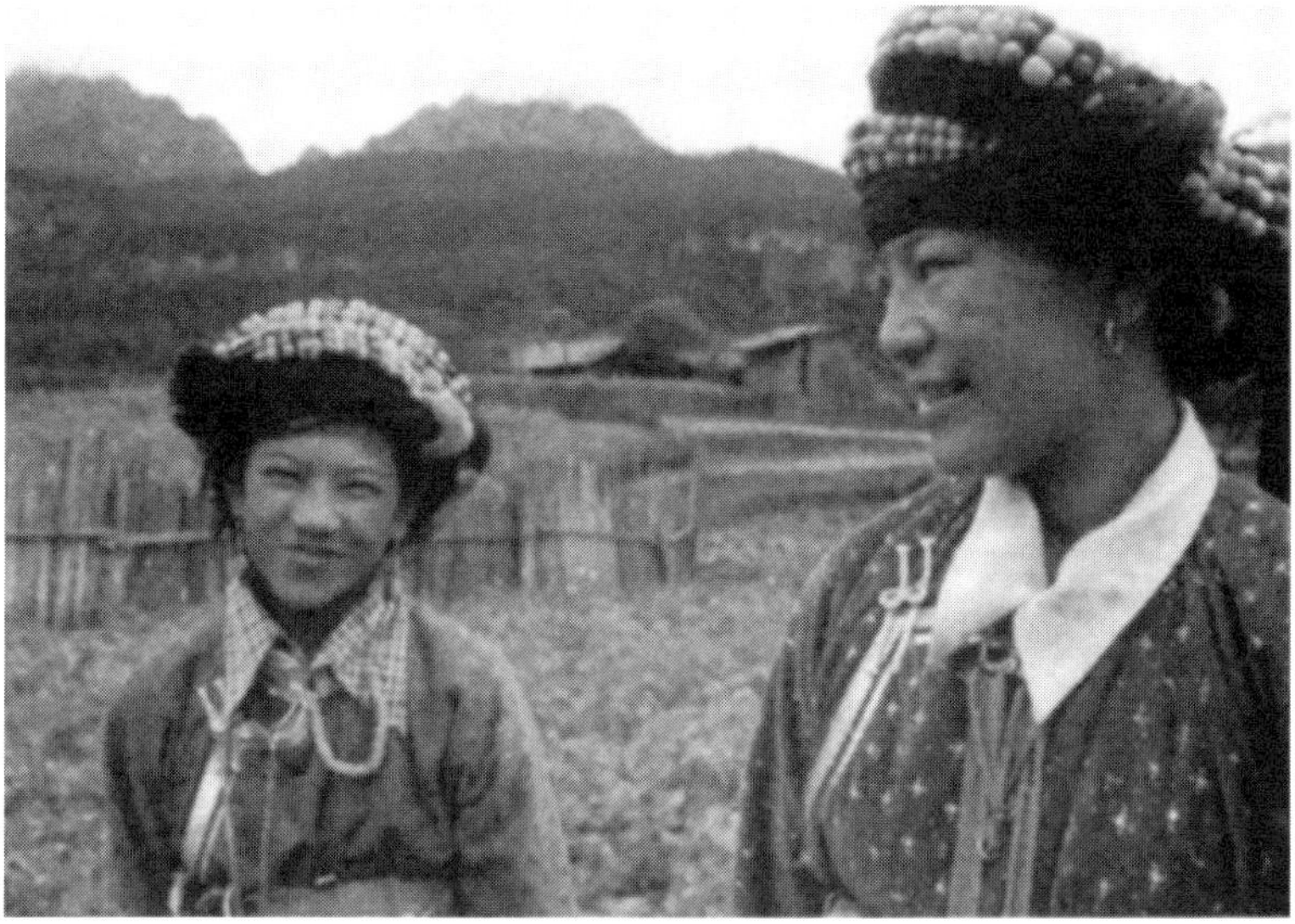

モソの女性 Photo: Sachi Cunningham/www.germancamera.com

ない。恥もなければ汚名《スティグマ》を着せられることもない。〔モソ族の女の子たちは〕親族の男女に囲まれて大切にされ、生意気に、そして自信満々に育っていく。〔……〕やがて彼女はダンスに参加し、男の子を自分のフラワー・ルームに誘うのだ。それを愛と呼ぶか欲望と呼ぶか何と呼ぶかはどうでもよい。とにかくホルモンに作用し、息を荒くさせるようなことのために、そうするのだ。家庭を持ったり、「家族」をつくったりするためだったら、男の子など、いや誰も必要ないだろう。家庭も家族もいつでも持っていることを、彼女はすでに知っているのだ。[*12]

ルグ湖畔をモソ文化のテーマパークへと変貌させかねない漢民族の中国人旅行者の大群によって、性愛に対するモソ族の考え方は最終的には破壊されてしまうかもしれない。しかし、多くの学者がいまだに人間の本性だと主張している「結婚」に順応するよう、苛烈な圧力をもって迫られても、数世紀とは言わないまでも数十年もの間、頑として受けつけなかったモソ族の粘り強さは、通説《スタンダード・ナラティヴ》に対する打ち消しがたい誇り高き反証として生き続けるであろう。

## 3…母権制社会ミナンカバウ族の真実

女性が自律的で、社会や経済の安定の維持にも決定的な役割を果たしているモソ族のような社会が存在するというのに、また何十という狩猟採集社会において、女性が高い地位にあり尊敬されているという証拠が豊富に見つかっているというのに、多くの科学者は頑なにすべての社会は父権制であるし、またこれまでもそうであったと主張する。社会学者のスティーヴン・ゴールドバーグがその著『なぜ男性が支配するのか』〔初版は『父権制の必然性』と題されていた〕で述べていることが、この絶対主義的見解の好例だ。「父権制は普遍的である。〔……〕実際他のどんな社会制度のなかにも、父権制ほど広くその普遍性が認められている制度はないのである。〔……〕家族よりも上位に位置する権威や指導的地位で、男性が関わっていない部分がほんのわずかでもあるような社会は、今も存在しないし、いまだかつて存在したためしがない。それについて、どちらとも言いかねるというようなケースはない」[*13]。ずいぶん強気な発言である。だが二四七ページにわたるその本のなかで、ゴールドバーグがモソに言及している箇所は一つもないのだ。

ただし、補遺のなかの他人の著書からの二つの引用だけとは言え、インドネシアの西スマトラ州に住むミナンカバウ族の人びとに言及してはいる。一つ目の引用は一九三四年に遡るもので、一般的に男性は女性より先に食事を供されるという文章。ここからゴールドバーグは、ミナンカバウ社会では男性の権力が優越していると結論づける。それならば、男性がドアを開けて女性を先に通すことが多い西洋社会は、母権制だと結論づけるのが論理的一貫性というものだろう。二つ目の引用文は、人類学者のペギー・リーヴズ・サンデイが共著者になっている論文からのもので、ミナンカバウ族の男性が、さまざまな側面を持つ伝統的な法をどのように実際に適用するか決定するに当たり、一定の権威を持っているという内容の文章である。

サンデイの研究を援用するゴールドバーグのやり方には、二つの大問題がある。一つには、ある社会が父権制では*ない*という主張と、それでもその社会の男性がさまざまな種類の権威を確かに行使して*い*ると

*12　China's Kingdom of Women, Cynthia Barnes. Slate.com, November 17, 2006 (http://www.slate.com/id/2153586/entry/2153614).
*13　Goldberg (1993), p. 15.

いうこととの間には、本来何の矛盾もないという点である。もしも、ゴッホの有名な『星月夜』が、黄色い色がいっぱい使われているから黄色い絵だと主張するなら、それは非論理的である〔実際は画面の大半を占めるのは暗い青色の夜空であり、黄色い月と星が散りばめられてはいるが、全体を黄色い絵とは言いがたい〕。この引用のもう一つの問題は、ゴールドバーグが引用している人類学者のペギー・リーヴズ・サンデイは、一貫してミナンカバウ族は母権制社会だと主張しているという点である。それどころか彼女がミナンカバウ族について書いた最近の本のタイトルは、『女性が中心に——現代の母権制社会の暮らし』となっているのだ。*14

サンデイは、二〇年以上にわたって夏になるとミナンカバウ社会を訪れ、その上でこう言っているのである。「ミナンカバウ族の女性の権力は、経済的・社会的領域にまで及んでいる」。そして、例として女性が土地相続を管理していること、また男性が妻の世帯に越してくるのがふつうであることを挙げている。西スマトラ州に住む四〇〇万のミナンカバウ族は自分たちの社会を母権制と見なしている。サンデイは次のように言う。「われわれ西洋人が男性支配と競争を称揚するのに対して、ミナンカバウ

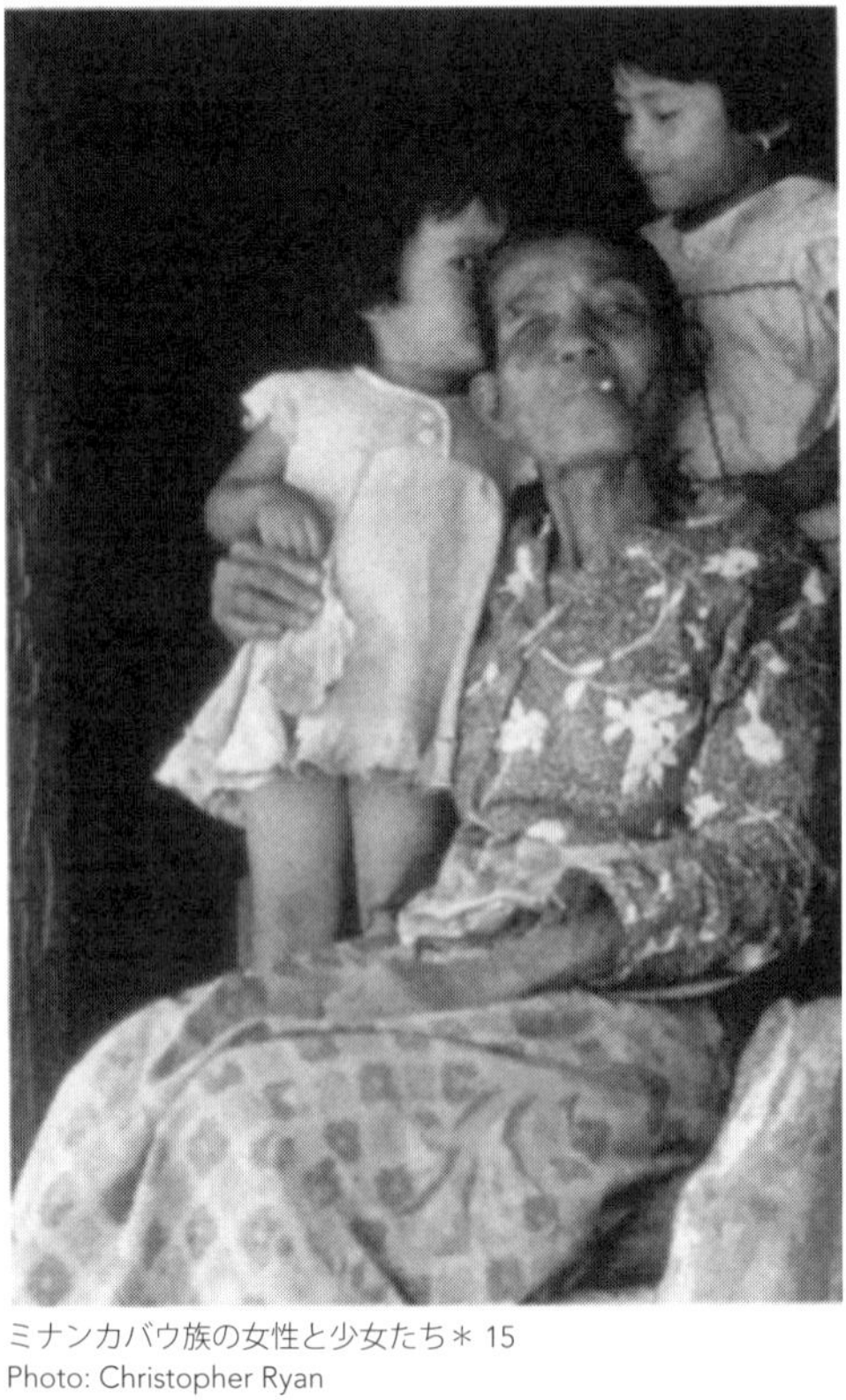

ミナンカバウ族の女性と少女たち＊15
Photo: Christopher Ryan

族は神話的な存在である『母なる王』と協同を賞賛する」。また「男と女は、自己中心的な利己主義に支配された競争相手というよりは、むしろ公共善のために協同するパートナーという関係である」。そして、ボノボの社会的集団がそうであるように、女性の威信は年齢とともに上昇し、「良い関係を築いた者にはその分威信も割増しされる」[*16]。

異文化を理解し、それについて議論しようとするときにありがちなのが、言葉の選び方によって専門家も足をすくわれるという事態だ。「真の母権制社会」など、これまでどこにも存在しなかったと人類学者が主張するとき、彼らが頭に思い描いているのは、父権制社会を完全に引っ繰り返したような社会であるが、その想像は、権力についての考え方や権力の行使の仕方が男と女では違っていることを一切無視しているのだ。サンデイは、次のように言う。ミナンカバウ族の人びとにとっては「男も女もどちらも支配者になることはできない。なぜならミナンカバウ族には、意思決定は合意に基づくという信条があるからだ」。

＊14　ただしサンデイのこの本が出版されたのは二〇〇二年であり、ゴールドバーグはそのほぼ一〇年前に亡くなっている。しかし、ゴールドバーグが引用している論文も含めて、サンデイがミナンカバウ族について書いた作品のすべてが、ゴールドバーグの立場と対立することを主張しているということは言っておきたい。

＊15　著者クリストファー・ライアン自身が撮影したこの写真について。この年老いた女性を見かけたとき、その顔には女性らしいたくましさとユーモアが漲っていると思ったので、写真を撮っても良いかと身振りで尋ねた。すると、いいけれど、ちょっと待てという。そうして彼女はすぐに電話をかけ始めた。それでここに写っている二人の女の子（孫かひ孫か?）が走ってやって来たのである。二人を抱きよせると、彼女はさあ写真を撮れという合図をしたのだった。

＊16　Pam Kosty, "Indonesia's matriarchal Minangkabau offer an alternative social system" (http://www.eurekalert.org/pub_releases/2002-05/uop-imm050902.php) より引用。

サンデイが、それでもしつこくどちらの性が支配的なのかと尋ねると、最後にはそれは間違った質問だと言われ、次のように諭されたという。「どちらの性も支配はしない。〔……〕男と女は互いに補い合うものなのだから」[*17]。

「父権制こそ普遍的だ、これまでずっとそうだったんだ！」と酒場で大声で怒鳴っている者がもしいたら、サンデイが言ったこの言葉を思い出そう。父権制は今も普遍的ではないし、これまで一度も普遍的であったためしはない。男性読者諸君よ、この事実を脅威だと思わないで、次のことをよく考えてみてはどうだろうか。女性が自律性と権威を十分に享受している社会は、圧倒的に男性に優しい社会であり、穏やかで寛容で、それにきわめてセクシーな社会である傾向が強い。おわかりだろうか、読者の方々。もしもあなた方のなかで、これまでの人生にはセクシーなチャンスがあまり多くなかった、自分は不幸だと思っている方がいらっしゃるなら、女性を非難するべきではない。その代わりに、女性が男性と同等に権力と富と地位を持てるようにするべきなのだ。

　ボノボの社会においては、メスの連合が最上位の社会的権威であり、個々のメスが身体の大きなオスを怖がる必要がなかったように、バーンズがモソの女の子について言った言葉を借りるなら、女性が「生意気で、そして自信満々」であり、恥じたり非難される恐れなく、思っていることやセクシュアリティを表明する自由を持っている人間社会は、多くの男性にとっても、一部エリート男性が支配する社会より、はるかに居心地の良い社会である傾向が強いのだ。西洋人の男性人類学者が母権制社会の存在を認めたがらないのは、たぶん男性が女性のハイヒールの下で苦痛に耐えているような文化を想像するからであろう。これこそ長きにわたって男性が女性を抑圧してきた西洋文化を、そのまま引っ繰り返した姿なのである。そんな想像をするのは止めて、男性がゆったりと穏やかに、そして幸せに過ごしている社会をよく観察すれば良いのである。それでも彼らが、新手の父権制社会を見つけたなどと言うのなら、それこそ完全な的外れというものである。

## 4…オシドリは、オシドリ夫婦か？

一夫一妻というアイデアは、これまでそうしたいと思われて試されたよりも、むしろ難しいと思われて試さないまま放っておかれた方が多い。

（ギルバート・キース・チェスタートン）

二〇〇五年にヒットした映画で驚きだったのは『皇帝ペンギン』であった。ドキュメンタリーとしては史上第二位の興行収入を上げたこの映画の観客は、ペンギンのカップルが、自分たちの幼い子ペンギンを育てるために、極端なまでの献身を示す様子が描かれているのを見て感動したのである。ペンギンのカップルが、自分の子どもとパートナーのためにわが身を犠牲にする様に、多くの観客が、自身の結婚生活を投影してこの映画を見た。ある批評家はこのように言った。「数千羽のペンギンたちが、凍りつくような南極の突風に逆らって身を寄せ合っている様は、〔……〕人間になぞらえて強い親近感を感じずには見ることができない」。合衆国中の教会が、自分たちの集会でプライベートに上映するため映画館に予約を入れた。『ナショナル・レヴュー』〔保守派の雑誌〕の編集者であるリッチ・ローリーは、若手の共和党員が集まる会合

＊17　Pam Kosty, "Indonesia's matriarchal Minangkabau offer an alternative social system" (http://www.eurekalert.org/pub_releases/2002-05/uop-imm050902.php) より引用。

でこう語った。「ペンギンは一夫一妻の理想を体現している。ペンギンが献身的であるのは驚くほどである」。ナショナル・ジオグラフィック・フィーチャー・フィルムズ［この映画のアメリカ公開版DVDの発売元］の社長アダム・ライプズィグは、ペンギンが「両親の模範である」と宣言したあと、次のように続けた。「ペンギンがわが子の面倒を見るためにくぐり抜ける試練は、並大抵のものではない。これを見ればどんな親も、子どもを学校に送り迎えすることぐらいで文句を言わなくなるだろう。そこには人間の本性と通じるものがある。だから見る者を感動させるのだ[*18]」。

だが、ペンギンのセクシュアリティは、その姿とは違って白黒はっきりしているわけではない。「一夫一妻の理想を体現」し「両親の模範である」完璧なペンギンの番《ペア》いは、子どもを卵から孵化させ、氷の上から極寒の南極の海に連れ出すまでに必要な、一年足らずの間しか、一夫一妻を守らないのである。この映画を見ればわかるが、猛り狂う南極の猛吹雪に抗って身を寄せ集めたり、吹きっさらしの氷原をよちよちと行ったり来たりする間に、ペア外交尾をする誘惑などいずれにしてもあまりなさそうである。子どもが生後一一ヶ月にまで成長して泳ぎ始めると、人間で言えば幼稚園に通い始めたようなものだが、貞操は瞬時に忘れ去られ、即座にかつ反射的に離婚し、後腐れもなし、パパとママはお得意のヨチヨチ歩きで徘徊するようになるのである。生殖能力のあるペンギンの成体は三〇年かそれ以上生きるのがふつうだが、その生涯のうちに、この「両親の模範」は、少なくとも二十数「家族」をもうけるのである。ペンギンは「一夫一妻の理想を体現」していると、何をもって言うのだろうか。

この映画を見た人が、甘ったるくて鼻につくと思ったか、爽快ですがすがしいと思ったかは別として、この映画をヘルツォーク『世界の果ての出会い』◆とカップリングして、二本立て興行にするというアイデアは、いささか倒錯的であるという意味では大胆な試みかもしれない。南極を描いたヘルツォークのこのドキュメンタリーは、その撮影とインタビューを受ける登場人物の幅広い奇抜さで傑作と言える。なかでも、二〇年にわたって南極大陸でペンギンの研究を続けてきた海洋生態学者のデイヴィッド・エインリー博士は、ほとんど喜劇的なまでのよそよそしさを示しつつ、ヘルツォークのひねくれた質問に答えていく。それによれば、彼はペンギンが「三人婚」的な状態になるところを見たことがあるという。つまり二羽のオスが交代で特定の一羽のメスの卵の世話をするというのだ。また「ペンギン売春婦」もいるという。これはメスが巣作りに最適な小石を受け取る代わりに、ちょっとだけセックスをさせてやるという行為だそうだ。

プレーリーハタネズミは「生れついての一夫一妻」の鑑《かがみ》とされる、もう一つの動物である。ある新聞記事によれば、「プレーリーハタネズミ——平原や草原に生息する、ずんぐりした齧歯目の一種——は、ほぼ完璧な一夫一妻の種だと考えられている。彼らは番《ペア》いの絆を形成し、巣を共にする。オスもメスも積極的に互いを守り合い、また縄張りを防衛し、子どもを保護する。オスも熱心に子育てをするし、番《ペア》いの一方が先に死んでも、生き残った方が新たな配偶者を迎えることはない」[*19]。一五〇年前にダーウィンが、あえて人間を類人猿と比較したばっかりに辛辣な攻撃に晒されたことを思えば、現代の科学者が人間の性行

---

*18　ここでの引用のほとんどは、Smith, David, How the penguin's life story inspired the US religious right. *The Guardian*, September 18, 2005 (http://www.guardian.co.uk/uk/2005/sep/18/usa.filmnews) から。それ以外は、Holden, Stephen, The Lives and Loves (Perhaps) of Emperor Penguins. The New York Times, June 24, 2005 (http://movies.nytimes.com/2005/06/24/movies/24peng.html?_r=2).

◆『世界の果ての出会い』　ヴェルナー・ヘルツォーク監督（一九四二〜　）。原題は*Encounters at the End of the World.* アメリカ公開は二〇〇七年、日本では二〇〇八年の第二一回東京国際映画祭で上映されている。

*19　The San Diego Union-Tribune: "Studies Suggest Monogamy Isn't for the Birds — or Most Creatures," by Scott LaFee, September 4, 2002.

動とドブネズミそっくりのプレーリーハタネズミの性行動を同レベルに見ることによって、わずかばかりの慰めを得ているとは衝撃の事実である。かつてわれわれ人間は、自身を天使になぞらえたものだったのに、今や自らを下等な齧歯目に投影して見ているというわけだ。ところが、プレーリーハタネズミを含むさまざまな種の単婚の生物学的研究を三五年も続けてきたＣ・スー・カーターとローウェル・Ｌ・ゲッツの二人に、曖昧なところはない。彼らはこう書いているのだ。「セックスに関する排他性は、〔プレーリーハタネズミの〕単婚の特徴としては見て取れない[20]」。アメリカ国立精神衛生研究所の所長（ヤーキス霊長類研究センター前所長）トーマス・インセルとプレーリーハタネズミの専門家は、事情に通じた者はプレーリーハタネズミの一夫一妻を、もっと覚めた目で見ていると言っている。「彼らは誰とでも寝るくせに、じっとうずくまるのはパートナーの隣でだけと決まっているのだ[21]」。

このような警句がある（それが向けられるのは、なぜか決まって女性に対してである）。「一夫一妻でありたいなら、白鳥と結婚すればよい[*]」。

では、白鳥はどうなのだろう。鳥類の多くは、卵を温め、雛に餌をやるために二親そろって四六時中せっせと働かなければならないのだから、一夫一妻であろうと長い間信じられてきた。投資理論に夢中の理論家は、鳥類のオスも人間と同じように、子育てを手伝うのはその子が自分の子だと確信しているときだけだと決めつける。しかし最近では、ＤＮＡ鑑定が手軽に利用できるようになったおかげで、この物語の欠点も明るみに出された。行動生態学者のパトリシア・アデア・ガウォティによれば、ルリツグミの番《ペア》いは、一つの巣を作り、一緒に雛を育てるが、その子どもの平均一五～二〇％がパートナーにしているオスの種ではないという。だからと言ってルリツグミが、鳥のなかでもとりわけ身持ちが悪いというわけではない。これまで単婚を採ると考えられてきた約一八〇種の鳥類の雛のＤＮＡ鑑定をしたところ、ペア外のオスを遺伝子上の父親としているものが、九〇％もいたのである。そして白鳥は、残念ながら有徳の一〇％には入っていなかった。だから一夫一妻を求めるなら、白鳥もだめだということだ。

＊20　“Monogamy and the Prairie Vole,” *Scientific American online issue*, February 2005, pp. 22–27.

＊21　これを言ったのがインセルだったために、事態はいささかわかりづらくなっている。というのも、インセルたちが一番最近取組んでいるのは、プレーリーハタネズミ、サンガクハタネズミ、アメリカハタネズミの貞操／不貞とホルモンとの間に相関関係を発見しようという試みなのである。『ネイチャー』誌の一九九三年一〇月七日号に報告されているところによれば、インセルと彼の研究チームは、オスのハタネズミにおいて、交尾のときに放出されるバソプレッシンというホルモンが、保護行動や巣の防衛行動のトリガーになっているらしく、これはハタネズミ属のなかの特定の種だけに見られることであって、他の種には見られないことを発見したという。そこから「一夫一妻の遺伝子」の存在を結論づけている。この発表について批評した記事がオンラインで読める（http://findarticles.com/p/articles/mi_m1200/is_n22_v144/ai_14642472)。二〇〇八年には、スウェーデンのカロリンスカ研究所の研究者 Hasse Walum が、バソプレッシン受容体ＡＶＰＲ１Ａの遺伝子のＲＳ３という多型に対立遺伝子３３４と呼ばれる変異があるかないかが、パートナーとの感情的絆を築く上での難易度を左右するらしいことを発見した。たいへん興味深いことに、この遺伝子は自閉症とも関わりがあるという。この発見を報告している論文は、Proceedings of the National Academy of Sciences, DOI: 10.1073pnas.0803081105. またこの論文を要約しているオンライン上の記事がある（http://www.newscientist.com/article/dn14641-monogamy-gene-found-in-people.html)。

＊**白鳥と結婚すればよい**　有名なところでは、ノーラ・エフロン脚本の映画『心みだれて』〔マイク・ニコルズ監督、アメリカ公開一九八六、原題 *Heartburn*〕でもこの警句が使われていた。

## 5…「結婚」と「愛」の裏側

一夫一妻は自然なのか？ イエス。〔……〕人間を男女のペアにさせるのに、甘い言葉で誘う必要はほとんどない。それどころか、われわれは自然とそうなるのである。ふざけあって、うっとりし、恋に落ち、結婚するのである。われわれの圧倒的大多数は、一時《いっとき》に一人の相手としか結婚しない。男女の絆《ペア》が人間という動物のトレードマークなのである。

（ヘレン・フィッシャー『愛はなぜ終わるのか』）

これほど頻繁にペア外性行動を楽しんでいる種には、似合わないトレードマークである。通説《スタンダード・ナラティヴ》を一つにまとめあげているのは、「結婚する」という言葉が、「食べる」とか「出産する」という言葉同様、普遍的に適用することができるような意味を備えているという前提である。しかし、世界中の男女の間にはしばしばそれぞれの社会で認められている特定の男女関係があるものだが、それを言い表わすのにどのような言葉を使おうとも、その言葉は、われわれ人類が考え出してきた多様性を、一つに括るような普遍的な意味を伝達することなどけっしてできないであろう。

「結婚」とか「愛」などというものは、ある文化の内部で社会的に構築された現象であって、その意味をその文化の外部にそのまま持ち込むことなど、ほとんど、いやまったくできないのである。何度も行なわれる儀式化された集団セックスや夫婦交換、何の束縛もない行きずりの情事、社会的に認められた連続セックスなど、私たちが挙げてきた例はどれも、人類学者が一夫一妻だと主張している文化において実践されていると報告されていたことなのである。彼らがそう主張する理由は、彼ら自身が「結婚」と呼んでいるものが、その文化でも行なわれていると、これまた彼ら自身が断定しているからにすぎないのである。そう考えれば、結婚やら単婚やら核家族やらが、人間にとって普遍的だと主張する者があれほどおおぜいいるのも不思議ではない。そのように何でもござれ式に言葉を解釈するのなら、「誰とでも寝る」プレーリーハタネズミでさえ結婚していることになる。

# 第10章 なぜ男は、嫉妬するようになったのか？

## 1…嫉妬の進化論

〈ひとたび〉結婚が〈……〉一般的になると、嫉妬によって女性に美徳が定着することになるだろう。そして美徳は誉め称えられるので、それは未婚女性にまで広がっていくことになるだろう。しかしそれが男性にまで広がっていくのがいかに遅れているか、今日見て取れるとおりである。

（チャールズ・ダーウィン）[*1]

カネラ族の伝統的な結婚式では、花嫁と花婿は敷物の上に寝て、互いの頭の下に腕を入れ、脚を絡み合わせる。二人の母親の兄弟が進み出て、花嫁とその花婿に対し、最後の子どもが大きくなるまでは共に暮らすよう説き、そして何よりも互いの愛人に嫉妬してはならないと念を押す。

（サラ・ブラファー・ハーディー）[*2]

一六三一年に、印刷業者の誤植が原因ではあるが、「汝姦淫せよ」と命じる聖書ができた。[*3] 聖書が禁じるからというわけではないが、私たちが先に挙げた「ＳＥＥｘ」（読者が忘れているといけないのでもう一度言っておくが、〝社会的性愛交換《ソシオ＝エロティック・エクスチェンジ》〟の略である）の実例の多くは、一つのことがはっきり禁止されているという点で共通している。それは、自分のいつもの相手と関係を持ってはならないという禁止で、従わなければ殺されるところさえあるのだ。なぜそれは、そのように共通して禁じられているのだろうか。

そうした儀式は、世界中の互いに関係を持たないさまざまな文化で発展してきたのであるから、それ自体が重要な役割を果たしているのだろう。互いに深く依存し合っている集団においては、内紛は生存そのものを脅かすことになる。それは、われわれ人類の祖先が数千世代にわたって暮らしてきた集団でも同じことだ。儀式化され、社会的に認められ、ときには義務とさえされているＳＥＥｘは、誰が子どもの父親であるかという点を曖昧にしてしまうことによって、嫉妬や私的所有といったことから引き起こされる分裂を緩和してきたのだ。互いに対する信頼感、気前の良さ、協同といったことに依存する度合いが強い小規模な集団であれば当然のことだが、そうした性質が強化される一方、逆に集団の調和を脅かしたり、集団の成員の生存を脅かしたりするような行動や信条が抑制される方向に進化してきたのである。

繰り返し言っておかなければならないが、私たちは何も狩猟採集者を特別に高貴だとか、逆に野蛮だと

＊1　Darwin (1871/2007), p. 184.
＊2　Hrdy (1999b), p. 249.
＊3　歴史家の間では『邪悪聖書』または『姦淫聖書』の名で知られる。印刷業者はイギリス王室御用達の認可を取り消され、三〇〇ポンドの罰金を科された。

か言いたいわけではない。現代人がふつうだと思っている行動を（したがって普遍的だと思い込まれている行動を）、小規模狩猟採集社会でやってみたら、その多くは即座に滅ぶことであろう。社会が機能しなくなってしまうからである。とくに際限のない利己主義は、それが食料の隠匿となって表わされようが、性をめぐる過剰な独占欲の形で表わされようが、とにかく集団の団結を直接脅かすことには違いなく、したがって恥ずべきこと、とんでもないことだと見なされるのである。

　そのような社会では、そうした利己的な衝動を別の形で発散させているのだということに、疑いの余地はないのではないだろうか。

　今こうしている間にも、タイやビルマの一部では、下の写真のように、女の子の首が真鍮の首輪で引き伸ばされているところである。そうやって、男性から見た魅力が増すようにしているのである。北アフリカ一帯の村々では、クリトリスが切り落とされ、陰唇が縫合されている。これは女性の性欲を抑えるためである。一方、色っぽいカリフォルニアでは、陰唇修復術を始めとする女性器の美容整形ビジネスが最近大ブームになってい

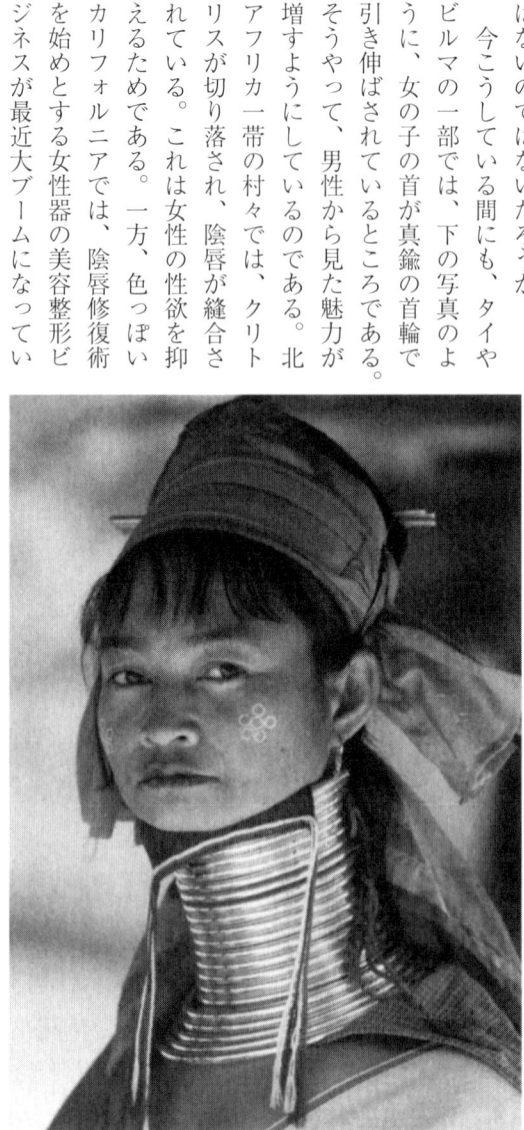

Photo: Christopher White, www.christopherwhitephotography.com

る。また別のところでは、少年のペニスの包皮が切除されたり、儀式として尿道が切開されたりしている。要点をおわかりいただけたであろうか。

北部平原のアメリカ先住民のなかには、集団内で意見の一致を見ているある種の美意識から、子どもが幼くてまだ骨格が柔軟なうちに、額に小さな木の厚板を括り付ける部族《トライブ》がいくつかあった。*4 子どもが成長していくにつれ、厚板を少しずつ、よりきつく括り付けるようにしていく。歯科矯正のようなものだ。こうすることによって脳に影響があるとしたら、どれぐらいの損傷をもたらすのか不明だが、このスケッチに描かれているように、頭の形がこの世のものとは思えないような円錐形になることは確か

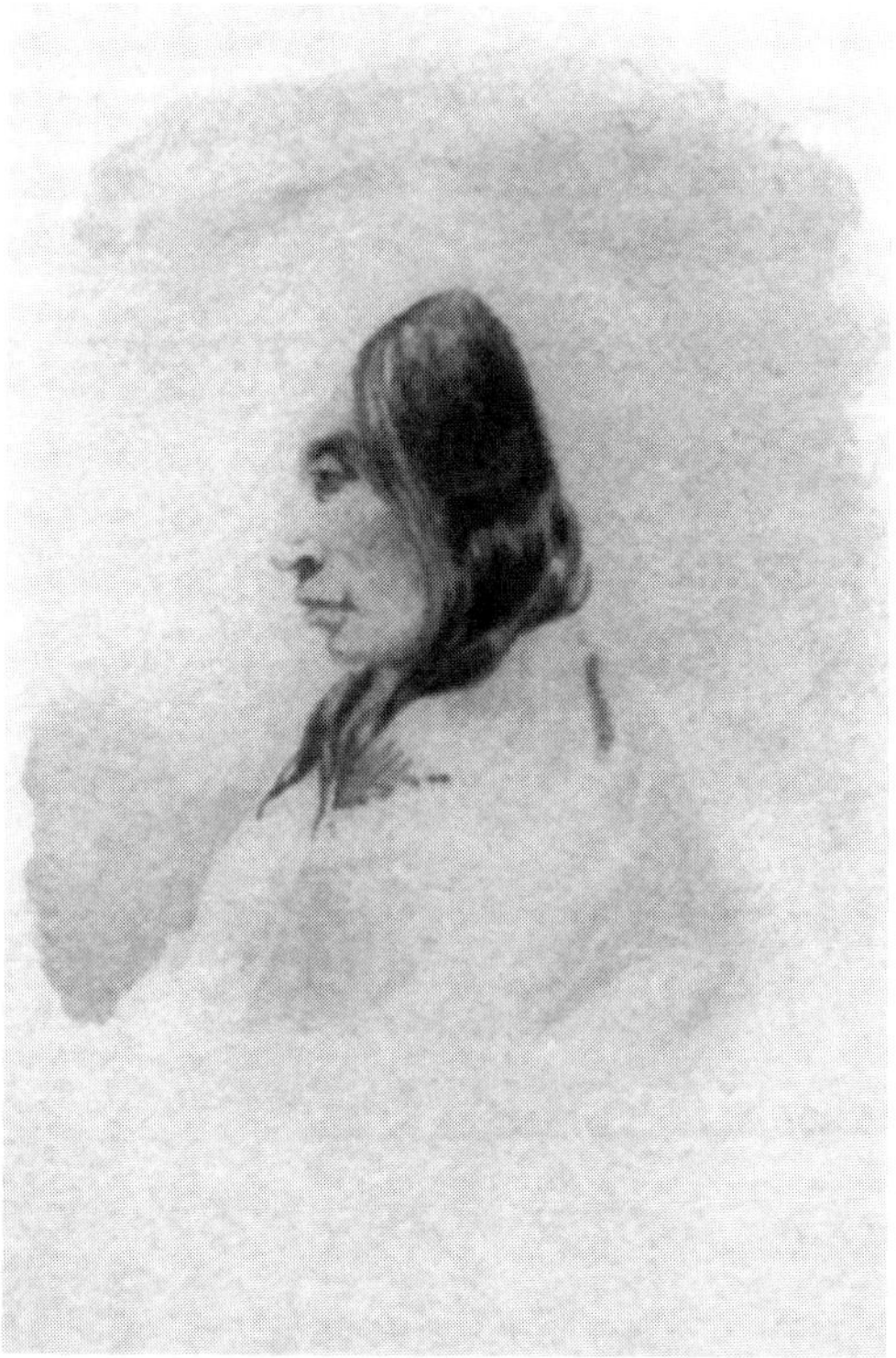

Paul Kaneによる実見スケッチ＊5

＊4　間違えやすいのだが、「フラットヘッズ」という名で呼ばれるようになった部族（トライブ）は、ここで話題にしている部族には含まれない。なぜなら彼らの頭は「フラット」だから。彼らの隣に暮らしていたのが、奇妙な円錐形の頭を持つ部族だった。

で、それが隣の部族《トライブ》の先住民や、その地域に罠を仕掛ける白人毛皮猟師を恐れおののかせた。
あるいは、まさにその点が重要だったのかもしれない。彼らのこの世のものならざる外見が、潜在的な敵を恐れさせ、自分たちの防衛に有利に作用したのであれば、そうした外見をつくりあげるように進化してきた理由がよくわかる。唾で作ったビールや牛の血液のミルクシェークから始まって、サンダルを履くときに靴下を履くかどうかに到るまで、これは疑う余地のないことだが、人間は、社会がそれを「正常」だと保証したとたんに、ほとんど何だって喜んで考えるし、感じるし、身にまとうし、やってのけるし、信じるのだ。

首が折れる寸前まで引き伸ばしたり、子どもの頭を押しつぶしたり、娘を神殿売春に売り渡したりといったことを人がするのは、社会的な力によってその気になっているからである。社会的な力というものはそれほど強力なのだから、性をめぐる嫉妬を馬鹿げたことにしてしまい、それを別の形に変えたり無力化したりすることなど容易いことなのだ。ただそれを、「異常」なことだとするだけで良いのだから。

これまで私たちが見てきたように、性をめぐるオスの嫉妬についての進化論の説明は、父親であることへの確信を求めるから嫉妬をするのであり、その根底には遺伝子の計算戦略がある、という考え方に基づいていた。しかし、それが遺伝子の問題であるならば、自分の妻がその実の兄弟とセックスをしていても、相手がまったくよそ者である場合よりは、はるかに心配の度が少なくて済むわけだ。何しろ彼の遺伝子の半分は妻といっしょなのだから。読者の紳士の皆さんはいかがだろうか？　自分の奥さんが兄弟と一緒にベッドに入っているところを見つけてしまったら、それがまったく見知らぬ男だった場合に比べて冷静に怒らないでいられるだろうか？　淑女の皆さんは、夫の情事の相手が自分の姉妹だった方が良いだろうか？　まさかそうではないだろう。[*6]

## 2…男は〝身体〟の浮気を、女は〝心〟の浮気を許せない？

私たちは「混合配偶戦略」について論じたとき、すでにデイヴィッド・バスについて触れた。しかし、彼の著作のほとんどは、嫉妬についての研究である。バスは、食料や配偶機会の分配という概念を評価しない。そのどちらも、欠乏という観点から考えるのである。「もしも、ある集団の全員を養うだけの食料がなければ、誰かが生き残り、その他は死に絶える」と彼は書く。同じように、「二人の女性が一人の同じ男性を自分のものにしようと求めるときには、〔……〕一方がその男性を惹き付けることに成功すれば、それはもう一方の敗北を意味する」。進化というものはゼロサム・ゲームだ。勝者が勝つには必ず敗者が負ける必要がある。という考え方に、ほとんどまったく疑いを抱いていない。*7

人間のセクシュアリティの本性をめぐる論争は、政治経済に関する相対立する哲学の代理戦争の様相を呈することがきわめて多い。通説《スタンダード・ナラティヴ》の信奉者は、旧約聖書のカインの勝利にアベルの敗北を見て取る。彼らは言うだろう。「人生とはそういうものなんだよ、坊や。それが人間の本性だ。利己主義が世界を動

---

＊5　次の書籍に掲載されていた絵を、グレースケールでスキャンして複製したもの。Eaton, D., Urbanek, S., *Paul Kane's Great Nor-West*, University of British Columbia Press; Vancouver, 1995.

＊6　実際は正反対であることを、マリアンヌ・フィッシャーたちは発見した。不倫の相手が親族である場合の方が、心痛は大きいのだという。Fisher, et al. (2009) を参照のこと。

＊7　Buss (2000), p. 33.

かしているんだよ。お前も自分の力で何とかしなくちゃいけない。この世は食うか食われるかだ。これまでも、ずっとそうだったんだよ」。

人間の配偶行動に関するこの手の自由市場的な見方の中心にあるのは、セックスにおける一夫一妻が本来的に人間の本性に備わっているものだという前提である。一夫一妻（つまりオスの個体が、メスの生殖能力の「所有権」を持つということ）がなければ、私が勝てばお前は負けという力学は成り立たなくなる。通説には明らかに不備な点がたくさんある。たとえば、われわれ人類の性的能力がずば抜けていること。あらゆる文化に不倫が遍在していること。われわれ人類に最も近い霊長類ボノボとチンパンジーのどちらにおいても、乱婚がはびこっていること。大きな社会集団を形成して生活する霊長類に、単婚を採る種が一つもないこと。第3章で概観したように、バスとその共著者は、こうした不備を回避するためにプレッツェルのようにねじ曲がった論理と裁判で言う特別訴答［相手方の陳述を直接否定する代わりに新事実を主張する］を持ち出してくるのである。すなわち、ホモ・サピエンスは、「混合配偶戦略」という自らを滅ぼしかねない自己矛盾を抱えているというのだ。

バスたちは、これまで複数の文化を股に掛けた調査を幾度となく実施している。男性と女性とでは嫉妬の感じ方が互いに異なっていて、それぞれジェンダーに固有の、一貫した感じ方をするということを確証するのがその狙いである。この研究者たちは、二つの重要な仮説が確証されたと主張する。それは、通説《スタンダード・ナラティヴ》の基底をなしている前提で、一つには、男性は普遍的に父親であることを確認したがる（そこから、彼の配偶者の性的な貞操が彼の最重要な懸念となる）ということ、もう一つには、女性は普遍的に男性の資源を獲得することに関心を向ける（だから女性は、男性が他の女性に対して感情の上で親近感を持つことの方に、より深い脅威を覚える。自分を棄ててその女性のもとへ行こうと考えかねないからである）ということである。性をめぐる嫉妬がこのようにジェンダーに固有な顕われ方をするのであれば、それは通説《スタンダード・ナラティヴ》の確かな証拠となりそうである。

以下のような調査が、その研究で行なわれる調査方法の典型的な例である。一一二二人を対象に、自分のパートナーが、誰か他の人に関心を持つようになったところを想像してくださいと言う。そして、こう尋ねる。「あなたが、より強い怒りや失望を感じるのはどちらですか？ (a) パートナーとその相手との間に、感情の面で（性的な面ではなく）深い結びつきができているところを想像したとき。(b) パートナーがその相手との間で、性的な（感情的な、ではなく）関係を楽しんでいるところを想像したとき」。このような調査が合衆国中の、また、ヨーロッパ中の大学のキャンパスで実施される。そしてバスたちは、つねにほぼ同一の結果を得ているのである。それによると、男女間でおおよそ三五％の違いがあり、仮説が立証されたと見なされる。バスは書いている。「女性はつねに、パートナーが感情面で裏切ることの方に、より激しい怒りを表明する。たとえ性行為をともなっていなくても、である。一方、男性は、パートナーの性的不貞に女性よりも強い怒りを示す。たとえ感情面で深入りしているわけでなくても、だ[*8]」。

しかしこの調査は、一見したところさまざまな文化を幅広く調べているように見えるが、方法論の上では深さを欠いているのである。バスらが陥っているのは、セクシュアリティの調査にとってつねに弱点となりがちな問題で、被験者集団を代表の観点からよりも、集めやすさの観点で選んでしまうということである。彼らの調査の参加者は、ほぼ全員が大学生である。学部学生が、調査対象としては低い枝になっている果実のようなものだという ことは、すぐに理解できる。たとえば、調査票を提出すれば単位の一部を認めるなどと言えば、大学院生が彼らを参加させ、その気にさせるのはたやすい。しかしだからと言って、

*8　Buss (2000), p. 58.

学部学生が人間のセクシュアリティの代表者として適格であるということにはならない。逆に、適格にはほど遠いというのが事実だ。いくらリベラルということになっている西洋文化でも、まだ社会的・性的発達が始まったばかりの段階である大学生ぐらいの年齢で、一夜限りの関係と長期にわたる配偶者のどちらがより好ましいか、とか、生涯に経験するセックスのパートナーの人数は何人が理想か、などという質問に答えるための検討材料となるような経験は、仮にしていたとしてもほんのわずかしかないであろう。ところが、バスの調査では、こういったことが質問されているのである。

ただし、学部学生に歪んだ焦点を当てているのは、バスだけに限ったことではない。セクシュアリティに関する調査の大半は、一八歳から二二歳の間の、アメリカの大学生の反応に基づいているのである。五五歳の男性でも、ものすごく馬力があってまるで二〇歳の青年のようだという実例を知っている人はいるかもしれないが、二〇歳の女性がセクシュアリティの観点から見て三〇歳年上の女性と大いに共通点があると主張する人はあまりいないであろう。そして、女性のセクシュアリティが年齢と共に変化するということには、ほとんどの人が賛成してくれるだろう。

バスが実施しているような、多文化横断的な調査に大学生を用いることのもう一つ別の問題は、階級格差に関することである。発展途上国においては、大学生はたいてい上流階級の出身者である。アンゴラの金持ちの大学生は、ルアンダのスラムに暮らす同年齢の若者より、ポルトガルの学部学生との間により多くの共通点を持っているだろう。私たち自身のアフリカにおけるフィールド調査の結果から見えてきたのは、性をめぐる信条や行動が、属する社会階級とそれが持つ下位文化によって大きく異なるということだった。この点は、世界のどの場所でも変わりはない。[*9]

年齢と階級の影響で歪められていること以上に問題なのは、調査対象者がすべて、私有財産、政治的ヒエラルキー、グローバル化したテレビ放送などといったものを特徴とする〝ポスト農耕社会〟に暮らしているという重大な事実を、バスたちがなおざりにしていることだ。少なくとも狩猟採集者を二、三人は入れておかなければ、「人類にとって普遍的なもの」など、どうやって同定できるというのだろうか。狩猟採集者は、近代的な生活の影響によって思考や行動を作り替えられていないから、われわれ人類がこれまで経験してきた時間の圧倒的大部分を代弁してくれるはずだ。私たちがこれまで証明してきたように、狩猟採集者の社会が互いにまったく無関係なのに重要な点でよく似ていること、その一方でポスト農耕社会の規範とは劇的にかけ離れていることを示す研究はいくらでもある。スウェーデン人と上流階級のナイジェリア人は、自分たちが互いに似ていないと思うかもしれないが、狩猟採集者の見方からすれば、両者は多くの点で似ているように見えるだろう。

確かに、アマゾン川上流の狩猟採集者めがけて、アンケート用紙とＨＢの鉛筆をパラシュートで空中投下するのは容易なことではないのは認める。しかしながら、彼らを調査対象に加えることが困難だったり不可能だったりするからと言って、この種の研究の完全性にとって、そのことが持っている決定的な重要性は減りはしないのである。幅広いかもしれないが底の浅いこの研究の論理は、世界中の河川しか調査せずに、「魚類に普遍的な真実」を発見したと主張するのに似ている。だが湖の魚、池に棲む魚、そして海の魚はどこへいったのだろう。

心理学者のクリスティーヌ・ハリスは、バスの結論は、どこかで聞いたことのある話を確認する程度のものでしかない可能性が高いと指摘する。それはたとえば、「男は情緒的な刺激より、性的な刺激の方に強く反応するし、また強く関心を持ち、また、さらに想像しやすいのもそちらの刺激である[*10]」というよう

＊9　Jethá and Falcato (1991).
＊10　Harris (2000), p. 1084.

なことだったり、言い換えるなら、男が女よりセックスに興奮するのは、男の方がセックスをよりはっきりと想像できるからにすぎないというようなことである。

　ハリスは、バスの質問を投げかけられたときに、人がどんな反応をするか測定してみて、「女性集団の生理学的な反応は、感情面での裏切りに対しても、性的な裏切りに対しても、ほとんど変わりがない」ことがわかったという。それでも女性たちは、感情面での裏切りの方が自分にとってより強く心を乱すだろうと、ほとんど満場一致で予想するのだそうだ。つまり、この発見が示唆しているのは、その女性たちがパートナーの裏切りに対して実際に感じていることと、感じるべきだと考えていることとの間には、興味深い断絶があるということだ（この点についてはあとで詳しく見る）。

　心理学者のデイヴィッド・A・デステノウとピーター・サラヴィの二人は、バスの研究にさらに根本的な欠陥を見出している。彼らの指摘によれば、仮想の不貞についての質問に答える際に、調査対象者の信条の体系が影響を及ぼしているという。「感情面での裏切りは、性的な裏切りも伴うはずだという信条を持っているのは、男女ともにかなりの割合に上る」と彼らは書いている。したがって、「〔バスの調査の中心に位置する〕性的な裏切りと感情面での裏切りの二者択一は、誤った二分法なのである」[11]。

　デイヴィッド・A・リシュナーらは、また別の弱点に注意を向けている。調査対象者が、性的な裏切りの方が傷つくか、感情面での裏切りの方が傷つくか、という二つの選択肢しか与えられていないことが問題だというのだ。リシュナーは次のように問う。もしも被験者が、どちらの状況に対しても同じくらい苦痛だと感じるならどうするのだろうか。それで実際にこの三つ目の選択肢を加えてアンケートを取ってみると、回答者の大半は、どちらの裏切りも同じように頭に来ると答えたのだ。こうしてバスの結論には、またさらに疑いが投げかけられたというわけである[12]。

　バスを始めとする進化心理学者たちは、ある程度の嫉妬心は、人間の本性の一部であると主張する。それは一理あるかもしれない。しかし、彼らが自分たちの発見を、いつでも、どこでも、誰にでも適用してそれを普遍化しようとするのは、やりすぎというものである。人間の本性というものは、非常に反射しやすいものでできているのだ。つまりは鏡である。もちろん広く認められているように、遺伝子によってそこに付けられた傷やひび割れは修正のしようがない。しかし、それでも一枚の鏡なのだ。ほとんどの人間にとって、だいたいのところ、これが現実だと自らに語られてきたものが現実なのである。実質的には他のあらゆることがそうであるが、嫉妬心もまた、社会によって変化させられている。だから、社会の同意がありさえすれば、嫉妬がほんの少しいらいらさせられる小っぽけな事柄になるのも、大いにあり得ることなのである。*

＊11　嫉妬に関するバスの研究を概観するにはBuss (2000) を参照のこと。バスのこの著作に反論する研究および批評としては、Ryan and Jethá (2005), Harris and Christenfeld (1996), DeSteno and Salovey (1996) を参照のこと。
＊12　Lishner, David A., "Are Sexual and Emotional Infidelity Equally Upsetting to Men and Women?: Making Sense of Forced-Choice Responses" (www.epjournal.net/filestore/ep0667675.pdf).
＊……大いにあり得ることなのである　このように文化によって生じる歪みを超えて物を見るための信頼すべき方法が唯一と言わないまでもいくつかあるとすれば、そのうちの一つを本当の科学は教えてくれる。決定的に重要なのは、調査に当たって自分自身の文化的バイアスをすべて捨て去ることを恐れてはならないということである。

## 3…嫉妬のない文化はあるのか？

　ボリビアのシリオネ族は、自分のパートナーに恋人がいるだけであれば嫉妬を覚えることはないが、パートナーが恋人にあまりにも多くの時間とエネルギーを使っていたら嫉妬しがちだという。人類学者のアラン・ホウムバーグによれば、「シリオネ族には〝ロマンティック・ラブ〟という概念は無縁である。セックスは、空腹と同じように満足させるべき欲求のことである」。シリオネ族は、好きなものを言うときには、食べ物であろうが宝石であろうがセックスのパートナーであろうが、何にでも「セキュビ（私は好む）」という同じ表現を使う。また、「もちろんエロティックな歓びの理想とする形はあるのだが、条件次第でシリオネはそれを簡単に断念し、喜んで『溺れる者の藁』の原則を受け入れる」*13。

　人類学者のウィリアム・クロッカーは、カネラ族の夫たちに嫉妬心はないと確信している。「カネラ族の夫たちが気にしないと言うのが、本当かどうかはわからない。しかしとにかく彼らはこぞって、コミュニティの全員が参加する祭で、二〇人以上の男を相手に儀礼としてのセックスをするしきたりを守るよう、自分の妻を励ますのである」。妻が二〇人以上の男を相手にセックスすることに本当は嫉妬しているのだとすれば、それを隠して平然といられるような者とは、ポーカーのテーブルで会いたくないものだ。

　ブラジルの高温多湿のジャングルからヒマラヤの麓の湖畔まで、これまで見てきた文化はどれも、嫉妬や性をめぐる独占欲を最小限にする洗練されたメカニズムを備えていた。だが、その反対もよく見かける。独占したいという衝動を積極的に後押しする文化が、現に複数存在する。

## 4…現代のラブソングに見る〝男の嫉妬〟

パーシー・スレッジが一九六六年に初めてレコーディングした曲「男が女を愛する時」は、西洋文化の痛いところを見事に衝いて、ビルボードのホット100とR&Bチャート両方の第一位を獲得した。それから二五年後にマイケル・ボルトンが改めてレコーディングしたときも、この曲は各チャートの首位まですんなり駆け上がった。『ローリング・ストーン』誌の選ぶ「オールタイム・グレーティスト・ソング500」では、第五四位の座を占めている。愛とセックスは西洋のメディアでは一番の題材だし、この「男が女を愛する時」という曲が、世界中でロマンティックな気分に浸っている人に聞かせるべきメッセージの見本と思われたのである。

女を愛する男に聞かせなければならないこととは、何だったか。男が女を愛するときの症状は、どのようなものか。著作権の制約があるため、ここに歌詞を掲載することはできないが、ほとんどの読者は覚えているだろう。だがとにかく、おさらいとしてまとめておくとすれば、「男が女を愛する時《フェンナ・マン・ラヴズ・ア・ウーマン》」……

● 彼はそれに取り憑かれてしまって、他のことが考えられなくなり、
● 彼女と付き合うためなら何でも、世界ですら喜んで差し出す気になり、

---

＊13 Holmberg (1969), p. 161.

- 彼女の欠点が何も目に入らなくなって、そのことで忠告しようとする一番の親友でさえ絶交しようとし、
- 彼女の気を引くためなら全財産を支払おうとし、
- そして何と言っても、彼女が命じるなら雨のなか外で寝ることも厭わない。

この曲は、むしろこういう題だった方が良かったのではないか。すなわち「男が病気かと思われるくらい取り憑かれてしまって、自尊心や尊厳をすべてかなぐり捨てて完全に馬鹿な真似をしようとするとき（しかも結局は、その女性にふられるとき。なぜなら、他人から雨のなかで寝ていろと言われて、その言葉どおりにするような男を、誰がボーイフレンドにしようなんて思うだろう）」という題だ。

「見つめていたい」という曲もまた、『ローリング・ストーン』誌の選ぶ「オールタイム・グレーテイスト・ソング５００」の第八四位という栄光の座を占めている。この曲は、ＵＫチャートの第一位に一ヶ月間、全米チャート第一位に二ヶ月の間とどまって、一九八三年の年間チャートでも上位を獲得、グラミー賞最優秀楽曲賞を受賞、ポリスとしても最優秀ポップ・パフォーマンス賞を受賞した。今日までにこの曲が世界中のラジオで放送された回数は、一〇〇〇万回を上回る。ここでも読者がこの曲の歌詞をご存知であるという前提で話を進めたい。とはいえ、皆さんはあの歌詞をきちんと聴いたことがあるだろうか。しばしば史上最高のラブソングに名を連ねているのを見るが、あの「見つめていたい」という歌は、本当は愛のことなど少しも歌っていないのだ。

この歌の歌詞は、女に振られた男の視点から描かれていて、その女が「自分のもの」でないことを思い知らされた挙げ句に、その女の歩く一歩一歩を追いかけ、そのしぐさの一つ一つを見つめ、誰と一緒に夜を過ごすか確かめてやると決心する、という内容だ。

これがラブソングだろうか。ビルボードに「常軌を逸したストーカーソング」チャートがあったらナンバー1は間違いない。「おまえの息の一つ一つ《エヴリィ・ブレス・ユー・テイク》、おまえのしぐさの一つ一つ《エヴリィ・ムーヴ・ユー・メイク》」という歌詞が潜在意識から浮かび上がってきたので、真夜中に起き出してこの曲を作ったというスティング自身が、あとになってこの曲が「いかに陰険か」気付いたという。あのときは、ジョージ・オーウェルの『1984』、すなわち監視管理社会を描いた小説のことを考えていたのかもしれないと、彼はインタビューで答えている。少なくとも、考えていたのが「愛」でないことは間違いない。

## 5…嫉妬は自然の感情なのか？

嫉妬が自然な感情なのかどうかは、場合による。不安の感覚はどれもそうだと思うが、恐怖が自然な感情であるのは間違いない。そして嫉妬は、恐怖の一つの現われである。しかし、他人の性生活が、誰かに恐怖を呼び起すかどうかは、その人の属する社会でセックスがどう定義されているかによるし、また、人間関係やその人個人の人格にもよる。

最初に生まれた子は、妹や弟ができるとしばしば嫉妬を感じる。賢い親は最初の子に対して、あなたは何があってもずっと特別な存在なのであって、下に赤ちゃんが生まれてもそのことは何も変わらない、子どもたちみんなが愛されているんだということを教え諭す。だが、セックスの関わる愛は限られた資源の奪い合いだと思われているのに、どうして母の愛はゼロサムでないと簡単に信じられるのだろうか。これに関して生物学者のリチャード・ドーキンスは、エレガントな問いの立て方をしてみせる。「人は一度に一人しか愛することができないというのは、それほど確かなことだろうか。親は、それを何とかこなしていないか（自分の子ども全員を平等に愛さない、少なくとも愛する振りをしない親は非難を受ける）。書籍や、食べ物や、ワインだったら複数を愛することができる（シャトー・マルゴーへの愛が、上質のラインワインへの愛を妨げるわけではない。気まぐれに白ワインに手を出してみたからと言って、赤に対して後ろめたく思うこともない）。作曲家、詩人、休日の海岸、友人などについても同じだ。ならばなぜ、エロスの関わる愛についてだけは、誰もがきちんと考えてみもせずに、即座に例外だと言うのだろう[*14]」。

本当になぜなのか。もしも西洋社会において、女性とその子どものほとんどが陥っている男性への経済的な依存状態が存在せず、したがって、その女性とのセックスを商品のようにきっちり管理する必要もなくなれば、嫉妬の感じ方も変わり、それが蔓延している現在の状況も変わるのだとしたらどうだろうか。これまで論じてきたような社会の多くでそうだったように、また、われわれ人類に最も近縁の霊長類がそうだったように、ほとんどの男女にとって経済的安全保障も罪責感も考えずに性的な交友関係を持つことが、たやすくできるとしたらどうだろうか。男との関係を断つことによって、自分と自分の子どもが立場の弱い窮乏状況に追い込まれると心配する必要がなかったとしたらどうだろうか。人並み以上の男性であれば、愛する人を見つけることができないのではないかと心配する必要がなかったとしたらどうだろうか。いや、真の愛とは、すっかりその相手の虜になり、またその相手を独占することだと教えられて育たなかったらどうだろうか。モソ族のように愛する相手の尊厳と自律性を畏敬の念をもって尊重するならどうだろうか。要するに、われわれの祖先がそうだったように、われわれもセックスと愛と経済的安全保障を同時に手に入れられるとしたら、どうだろうか。

嫉妬から恐怖心を取り去ったら、いったい何が残るのだろうか。

## 6…「自分の子ではない」という不安と恐怖

どうすれば人間がもっと幸せになれるか。ぼくにとっては、癌の治療法が見つかったり、火星に降り立ったり、人種偏見がなくなったり、エリー湖がきれいになったりってことじゃない。原始社会にもう一度暮らせるような方法が見つかったら、だ。それがぼくのユートピアだ。

（カート・ヴォネガット）

E・O・ウィルソンによれば、「人類の遺伝子が辿ってきた歴史について、われわれが推測し得る限りでは、セックスをめぐる道徳はもっとリベラルであって良いはずだ。性行為は何よりもまず、絆を深めるための手段であって、繁殖手段と見なすのは二の次であって良い」[*15]。これ以上うまい言い方はないだろう。本当の父親であると確信することが大した問題にならないような、互いに関係を持たない複数の社会において、人間のセクシュアリティがもともと絆を深める方法として発達したのだとしたら、人間の性の進化をめぐる通説《スタンダード・ナラティヴ》は通用しなくなる。女性は、セックスを一人の男性に許すことによって、その男性か

＊14　オンライン版の『ワシントンポスト』の企画ページ「信仰について」に投稿された二〇〇七年一一月二九日付けの記事（http://newsweek.washingtonpost.com/onfaith/panelists/richard_dawkins/2007/11/banishing_the_greeneyed_monste.html）。

＊15　Wilson (1978), p. 142.

ら子育てや食料や保護やその他のさまざまな助けをずっと得てきたのだと決めつける説は、物事の順序を取り違えていることになる。女性が、そんな取引きをする必要を感じていない社会が存在する以上、その説は崩壊する。そうなると、われわれがどのようにして現在あるような状態になったかということに対する、もっともらしい説明だったはずの通説は、むしろ、現代の道徳というバイアスを科学のように見せかけて、遠く離れた先史時代のスクリーンに投影しているにすぎないものであることが露呈する。つまり、現在を合理化するために、過去をごまかしているというわけだ。

第Ⅲ部

# われわれの祖先の日常生活

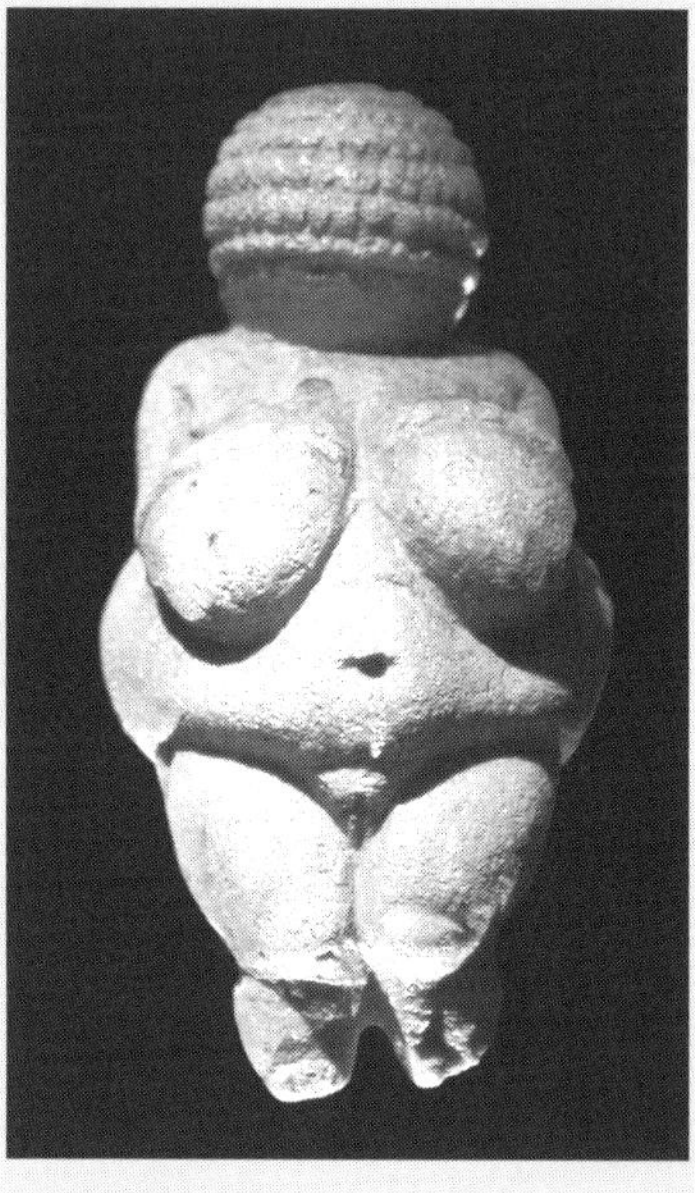

## ▩ちょっと回り道をして、われわれの祖先の日常生活を考える

私たちの議論の中心的な主題の一つが、人間の性行動は、遺伝的傾向と社会的背景の双方を反映しているということである。もしもそうだとすれば、人間の性行動を理解するためには、その遺伝的傾向が進化する舞台となってきた社会の、日常的な世界がいかなるものであったかを知ることが不可欠ということになる。私たちが述べてきたような共同的かつ協同的な社会体制は、ホッブズが思い描いたような「万人の万人に対する闘争」を特徴とするような世界のなかでは、長く存続できるはずがないと思われる。しかし先史時代の人間は、「孤独で、貧しく、意地が悪く、残忍で、短命」というホッブズの簡潔な断言に要約されるような生活を送っていたのだという誤った考え方は、いまだに、ほとんど普遍的と言っていいぐらい受け容れられているのだ。

これまで私たちは、先史時代の人間生活が高度に社会的で、絶対に孤独などではなかったということを明らかにしてきた。そこでこれからの第11～14章で、ホッブズの断言の別の要素について少し考えてみたい。その後で私たちは、直接的にセックスに関わる事柄を議論するつもりだ。何よりもセックスに興味をお持ちの読者には、少しばかり我慢して、私たちにおつきあいいただきたい。一見したところ回り道に見えるものが、実はわれわれの祖先の日常生活を明るみに出す近道であるかもしれないし、それを明るみに出すことができれば、その後に続く話題についても、また読者ご自身のことについても、よりよく理解していただけると思うからである。

# 第11章 人類にとって「豊かさ」とは？

## 1…マルサス、ダーウィン、ウォーレス、ホッブズの誤解

皆さん、つまり重要なのは、強欲であることが――他に良い言葉がないのでこの言葉を使いますが――、善だということです。強欲は正しいのです。強欲はうまくいく。強欲は物事をわかりやすくしてくれるし、前進させてくれる。進化の精神の本質をがっちり把んで離さないのです。強欲は、あらゆる形で〔……〕人類を一段と上昇させてきたのです。

（映画『ウォール街』〔オリヴァー・ストーン監督、一九八七年公開〕の登場人物ゴードン・ゲッコーの台詞）

この世で最も間違ったことは何か。この問いには一言で答えられる。強欲だ。〔……〕強欲こそは、最も嘆かわしい悪なのだ。

（ロレンティ・マジェサ『アフリカの宗教――豊かな生活の道徳的伝統』）

## ■『人口論』と「自然淘汰」

「陰鬱な学問」である経済学は、出発点からしてすでに陰鬱だった。

一八三八年、晩秋のある日の午後、イギリスのどんよりと曇った空に見たことのないほど眩しい電光が閃き、チャールズ・ダーウィンの頭はまさにひっくり返った。リチャード・ドーキンスが「かつて人類が思いついたなかで、最も強力な考え」と呼んだものに打ちのめされたのである。ダーウィンは、その衝撃に茫然となった。自然淘汰を支えることになる思想に、ダーウィンはまさにこの瞬間に出会ったのである。彼が読んでいたのは、トマス・マルサスの『人口論』だった。*1

時代を超える耐久性が、思想の価値を測る物差しとして機能するならば、トマス・マルサスは、マイケル・S・ハートによる「人類史に最も影響のあった人物」ランクの第八〇位という順位に十分に価する。マルサスから二〇〇年を経た今なお、世界で初めて経済学教授となったこの人物の口から出たあの単純な主張を知らない経済学部の学生を見つけるのは、至難の業であろう。思い出していただきたい。マルサスが主張したのは、人口増加は等比級数的（二、四、八、一六、三二……）であるのに対して、農民が新しい畑を開墾して生産力を高め、食料供給を増やそうとしても、その増加は等差級数的である（一、二、三、四、五……）。この明瞭な議論から導きだされるのが、マルサスの次のような情け容赦のない結論である。慢性的な過剰人口、絶望、飢餓の蔓延が、人間という存在には付き物である。これをどうにかしようとしても、なす術はない。貧者に手を差し延べるのは、ロンドンのハトに餌をやるようなものだ。彼らは繁殖して、自らをまた餓死の瀬戸際に追いやるだけだ。それで要点は？　マルサスは断言する。「下層階級にはびこっている貧窮は、絶対に改善できない」。

マルサスは、過去一五〇年間（一六五〇～一八〇〇年）の北アメリカにおける（ヨーロッパ人の）人口増加の記録から、植民地人口が四半世紀ごとに倍増していることを導きだし、それに基づいて人類一般の人口増加率を見積もっているのだが、彼はそのやり方に問題は見出さなかったのである。

不吉なマルサスのこの計算方法を、自然界に当てはめてみたときのことを、ダーウィンは自伝のなかで回想している。「私は思い当たった。マルサスの言うとおりだとすれば、有利な変異は保存されるであろうし、不利な変異は消滅することになるだろう。その結果として起きるのは、新しい種の形成ということだ。こうして私はついに、自分の研究の基礎となる理論を手に入れたのである」[*2]。サイエンス・ライターのマット・リドレーの考えによれば、ダーウィンがマルサスから受け取ったのは、「過剰繁殖は、必ず疫病や飢餓、暴力に終わる」という荒涼たる教訓であり、そこから彼は、自然淘汰の秘密は、生存への闘争に隠されていると確信するに到ったという。

マルサスの非常に暗澹たる憂鬱から着想を得たダーウィンの閃きは、このようなものだった[*3]。

＊1　ダーウィンが読んでいたのはおそらく一八二八年発行の『人口論』第六版であると思われる。

＊2　Barlow (1958), p. 120.

＊3　ダーウィンがマルサスの思想に通じていたことは偶然ではない。ダーウィンの長兄エラズマスと友人関係にあった初期のフェミニストで経済哲学者であり、声高な奴隷制廃止論者であったハリエット・マーティノー［一八〇二～七六］は、エラズマスと知りあう前にマルサスと親しくしていたのである。ダーウィンは兄のエラズマスからこのマーティノーを紹介された。もしもダーウィンが彼女の「醜さにびっくり」することがなければ、二人の友情は結婚にまで発展していたかもしれないと考えているのは、マット・リドレーだけではない。もし実現していたら、それは西洋思想にいつまでも消えない影響力をもたらす結婚となっていたことであろう（Ridley, Matt, "The Natural Order of Things," in *The Spectator*, January 7, 2009 を参照のこと）。

ダーウィンとは別に、独自に自然淘汰の基礎となるメカニズムを見つけ出したアルフレッド・ラッセル・ウォーレスも、同じような閃きを体験している。それは、マレーシアの河畔の小屋のなかで、マラリアによる熱の発作の合間に、同じ、マルサスの『人口論』を読んでいるときのことだった。アイルランドの劇作家ジョージ・バーナード・ショーは自然淘汰の底にはマルサス流の憂鬱があると嗅ぎ取って、こう嘆いている。「その重要性の全体像がわかりはじめると、自分が自分の内部にある砂山に埋もれていくような気持ちになる」。ショーは、自然淘汰理論の「ぞっとするような運命論」を悲しみ、それは「美や知性、力や目的、名誉や憧れといったものをすべてつまらないものに縮小してしまう」*4と不平を漏らす。

しかしダーウィンとウォーレスは、マルサスの不吉な計算を活用してみせた手並みは鮮やかであったが、実はどちらも問題があったのである。二人とも計算が合わなかったのだ。

## 先史時代に『人口論』は適用できるか？

狩猟民はその生存方法の点で肉食動物に似ている。〔……〕狩猟民の部族《トライブ》は、肉食動物のように地上にまばらに分散している。彼らは肉食動物と同じように、ライバル全員と互いに離れて暮らし、出会えば逃げ、絶え間ない競争を繰り広げている。ある部族《トライブ》の人口を増やす行為は、増えたメンバーを養うには広大な縄張りが必要となるから、必然的に隣の部族《トライブ》の存続を脅かす行為となる。〔……〕勝者の生命は敗者の死の上に成り立っているのだ。

（マルサス『人口論』）

マルサスの人口増加の見積もりが正解に多少なりとも近いものであったなら、彼が（ということはつまりダーウィンが）人間社会は長い間「必然的に一つところに閉じ込められてきた」のであり、したがって互いに「絶え間ない敵対関係に」あったと仮定するのも無理はなかった。ダーウィンは『人間の進化と性淘汰』のなかで、再びマルサスの計算に触れてこう書いている。「文明化した人間は、条件に恵まれれば、たとえば合衆国でのように、二五年で人口が倍増する。〔……〕この増加率から考えると、現在の合衆国の人口（三〇〇〇万）は、六五七年以内に、一平方ヤード〔約〇・八四平方メートル〕に四人という非常に高い人口密度で地球全体を覆うことになる」[*5]。

もしも二五年で倍増するというマルサスの計算が、先史時代の人口についても正解であったとしたら、彼の仮説はまったく理に適ったものであっただろう。しかし彼は正しくなかった。そして彼らも正しくなかったのである。今では、農耕が出現する以前のわれわれ人類の祖先全体の人口が倍増するのにかかった年数は二五年ではなく、二五万年だったことがわかっているのである。マルサスは（そして彼に追随するダー

---

＊4　Shaw (1987), p. 53.

＊5　Darwin (1871/2007), p. 79. マルサスもダーウィンも、R・H・マッカーサーとE・O・ウィルソンが唱えた（MacArthur and Wilson, 1967）*r*－*K*選択説を知っていたら役に立っていたことであろう。この仮説は、簡単に言えば以下のような主張である。多くの昆虫や齧歯目は、繁殖を速くして空の生態学的地位（ニッチ）を埋めようとする。大人になるまでたくさんの子どもが生存することよりも、早く環境を満たすことが期待される。これを*r*選択と言う。*K*選択の種は、子どもが少なく、そのすべてに手厚く投資する。一般的にこのタイプの種は人口と食料供給の平衡点にすでに達していて、マルサス的平衡状態にあると言える。ここから以下の疑問が生じる。ホモ・サピエンスは明らかに*K*選択の種であるが、どの時点でわれわれの生態学的地位は飽和状態になったのか。あるいは人口の拡大に従って、現在もなお生態学的地位が拡大されている最中にあるのか。もしもそうであるなら、自然選択説を人類進化に当てはめて考えたとき、その基底にあるはずのメカニズムが働いてこなかったことになりはしないか。

ウィンも）、「万」を抜かしてしまったのである。[*6]

マルサスは、自らの周囲で見ていた人びとの苦しい状態を、人類と動物の生にとって避けることのできない永遠の条件の反映だと仮定したのである。彼は、一八〇〇年前後のロンドンの街路を埋めつくしていた絶望が、先史時代の環境とはほど遠いということを理解しなかった。その一五〇年前にトマス・ホッブズが、やはり同じような間違いを犯している。自分の個人的経験を先史時代の人間生活に無理やりに当てはめ、誤った姿を魔法のように出現させてみせたのである。

## ▒ホッブズの「人間の本性」の背景

トマス・ホッブズは、生まれつき恐怖に取り憑かれていた。彼の母親は、スペインの無敵艦隊がイギリスを攻撃しに来ると聞いたとたんに産気づき、早期分娩した。何年も経ってからホッブズは書いている。「私の母は双子を産んだ。一人は私で、もう一人は恐怖だ」。先史時代の人類の生活は「孤独で、貧しく、意地が悪く、残忍で、短命」だと断言している名高い『リヴァイアサン』は、亡命先のパリで書かれた。イギリス市民革命期にホッブズの王政支持に敵対する者から逃れなければならなかったのである。彼が重い病で半年の間、生死の境をさまよい、あやうく死にかけたとき、この本もまた、あやうく打ち棄てられるところであった。フランスでこの本が出版されると、今度は亡命者仲間がホッブズの生命を脅かす

＊6　たとえば、以下のような計算になる。「われわれ人類の祖先が狩猟採集者として暮らしていたおよそ二〇〇万年の間に、人口は一万（原人）から四〇〇万（新人）へと増加した。われわれが考えるように、当時の人口増加パターンは十分に安定的だったとすれば、平均して二五万年で人口が倍増していることになる」Robin Hanson, “Economics of the Singularity” (http://www.spectrum.ieee.org/jun08/6274).

**地球人口の推定値**＊7

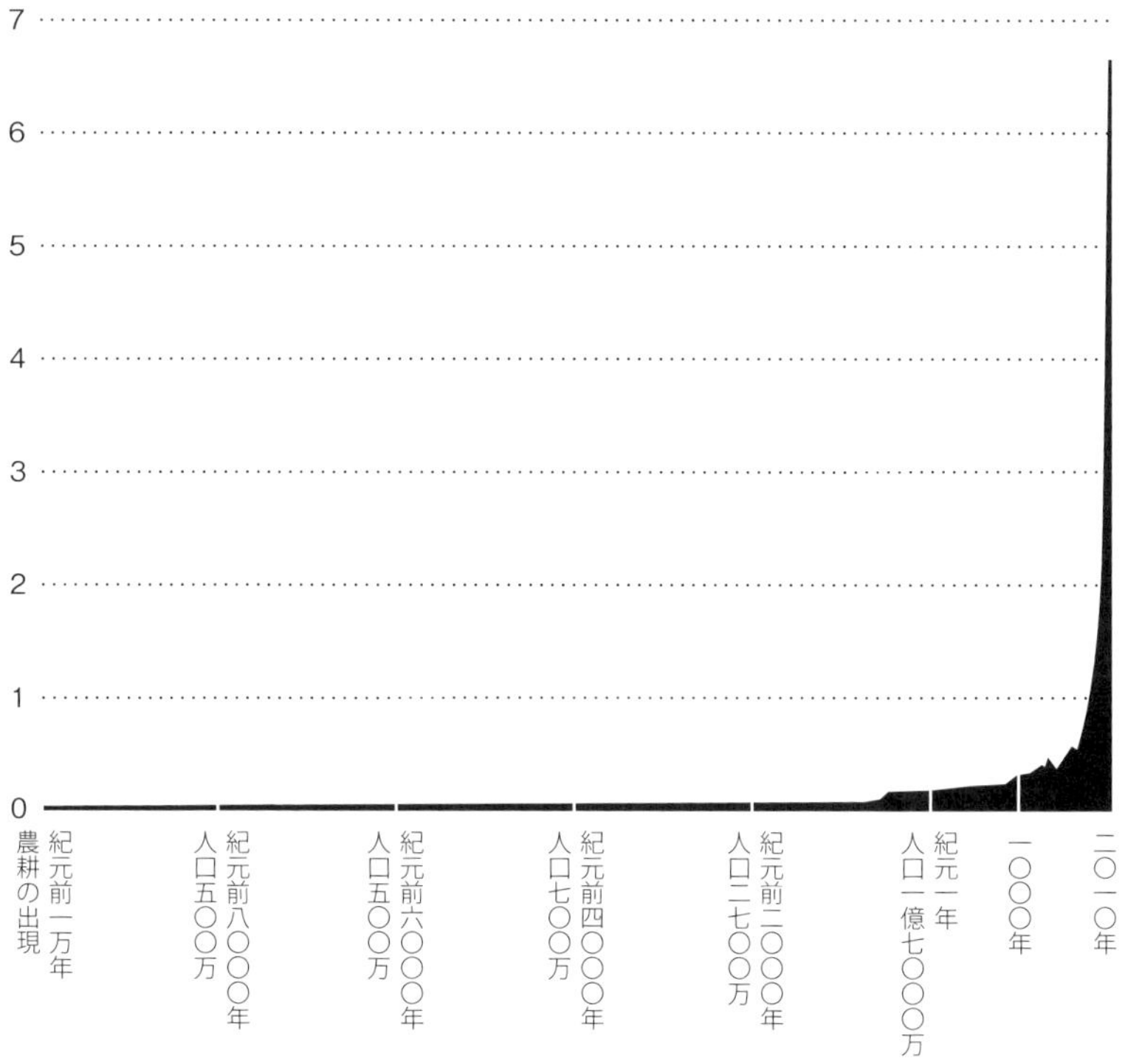


ようになった。この本に表われた反カトリシズムが、彼らの怒りを買ったのである。ホッブズは再びイギリスに逃げ帰った。そして一八年前に敵対して逃げ出した相手に慈悲を乞うた。イギリスに住むことは許されたが、著書の刊行は禁じられた。教会が彼の本を禁じたのである。オックスフォード大学は禁じただけでなく焼却処分にもした。文化史家のマーク・リラは、ホッブズの生きていた世界についてこう書いている。「黙示録的な妄想に惑わされたキリスト教徒同士が、互いに狩り立て殺し合っていた。その激情は、かつてイスラム教徒や、ユダヤ教徒や、異教徒に向けられたものと同じものだった」[*8]。

ホッブズは、彼の時代のこの狂

気を「正常」と捉え、それを本当はほとんど何も知らない先史時代に投影したのである。ホッブズが「人間の本性」と呼ぶのは、一七世紀ヨーロッパの投影である。そこでの生活は、ほとんどの人にとって、控えめに言っても厳しいものだった。先史時代の人類の生活に関するホッブズの暗い夢想は、数世紀もの間、根強く生き残ってきたが、ティファナの野良イヌの観察に基づく壮大なシベリアオオカミ論ほどの価値しかない。

公平に言うならば、マルサスとホッブズとダーウィンは、実物のデータが不足しているという条件に縛られていた。ダーウィンは非常に名誉なことに、これに気付いてなんとかしようと努力した。彼は成人してからの人生のすべてを費やして、標本を収集し、膨大なノートを取り、有益な情報を提供してくれそうな人に手紙を書いた。しかし、それでも十分ではなかった。必要な事実が明らかにされるのは、何十年も経ってからのことだった。

しかし現代の私たちは、それを持っている。科学者たちは古《いにしえ》の骨や歯を読み取ったり、更新世［地質時代区分の一つで、二〇〇万年前〜一万年前］の焚き火の灰の放射性炭素を測って年代を測定したり、われわれの祖先のミトコンドリアDNAが現代まで辿ってきた経路を追跡したりする術を学んだ。そうやって明らかになった情報によって、ホッブズとマルサスが魔法のように出現させてみせ、ダーウィンがそっくり鵜呑みにしてしまった先史時代の人類の姿は、徹底的に反駁されたのである。

## 2…先史時代の人類は、貧窮していたのか？

われわれは所有している物によって豊かなのではない。それなしでもやっていける物によって豊かなのである。
（イマヌエル・カント）

ジョージ・オーウェルの「過去を制する者が未来を制する」という言葉が本当なら、はるかな過去を制する者はどうなのだろう。

農耕にともなって人口増加が始まる以前は、世界のほとんどは人口という観点から言えば広大な空き地だった。それでもホッブズ、マルサス、ダーウィンが想像したような絶望的な人口過多のイメージが、進化論にいまだに根深く埋め込まれていて、呪文のように繰り返される一方で、事実が報われないままになっている。たとえば、哲学者のデイヴィッド・リヴィングストン・スミスが最近書いた「なぜ戦争か？」という題のエッセーには、マルサス流の風景がその誤った絶望感そのままに投影されている。「限られた資源をめぐる競争が、進化上の変異を促す原動力である。何の禁止もなく繁殖を謳歌している集団は、いずれはその数が、自ら依存している資源の許す範囲を凌駕してしまう。数が増えれば増えるほど、減る一方の資源をめぐって、個体はますます絶望的に競争を続ける以外、何もできなくなるのである。資

＊7　U.S. Census Bureau (http://www.census.gov/ipc/www/ worldhis.html) より。
＊8　Lilla (2007).

源を確保できた者たちは繁栄し、それに失敗した者たちは死んでいくのである」[*9]。

確かに事態がそのまま進んでいく限りにおいて、スミスの言うことは真実だ。しかし事態は、そこまではいかない。われわれの祖先はもともと放浪癖を持っていたこと、つまり数日間も同じ場所にとどまっていることが稀な遊動生活者だったことを、スミスは忘れているのだ。歩いて立ち去ること、これが最上の策である。単に歩き去ればそれで良いのだし、数えきれないほどの世代をそうやって過ごしてきたはずなのに、どうしてわざわざ資源の枯渇した人口過多の地域にしがみついて、「絶望的に」闘争するなどと想定するのだろう。それに先史時代の人間が、ウサギのように「何の禁止もなく」繁殖していたなどということはない。実際には、先史時代の全期間を通じて、世界人口の増加率は年に〇・〇〇一％を優に下回ると計算されているのだ[*10]。これではマルサスの想定した人口爆発などほとんど起きようがない。

人間の繁殖をめぐる基礎的な生物学によれば、狩猟採集という条件下では、急激な人口増加は不可能とは言わないまでも、ほとんどあり得ない。狩猟採集生活においては、家畜動物の乳が得られないのだから、一人の子どもにつき五、六ヶ月間は女性が授乳するのがふつうであり、したがって授乳期の女性はめったに妊娠しない。しかも、狩猟採集者は移動しなければならないのだから、どんなに周りの助力の手がたくさんあると想定しても、一人の母親が同時に二人以上の小さな子どもを連れて歩くのは非合理的である。最後に、体脂肪率の低さが原因で、狩猟採集者の女性の月経開始期は、農耕以後の女性に比べるとはるかに遅い。ほとんどの狩猟採集者は、十代の後半になるまで排卵が始まらない。その結果、生涯における生殖期は短くなる[*11]。

ホッブズ、マルサス、ダーウィンは、それぞれが人口飽和の絶望的な影響に取り囲まれていた（蔓延する伝染病、和平なき戦争、マキアヴェリ的権力闘争）。しかし先史時代の世界は、人間の住んでいるところがあったとしても、人口密度はきわめて低く、また砂漠に囲まれて孤立した土地やパプアニューギニアのような島とは違って、ほとんど全方位に開けた未開拓地だったのである。ほとんどの研究者が一致して信じているところによれば、われわれの祖先は五万年前にアフリカを出発したのだが、ヨーロッパに到達したのはそれから五〇〇〇～一万年後だという。[*12] そして北アメリカの土壌に初めて人類が足跡を残したのは、一万二〇〇〇年前になってからのことだったらしい。[*13] 農耕以前の数千年の間、ホモ・サピエンスの総人口はお

---

＊9　スミスのこのエッセーはオンラインで入手可能（http://realhumannature.com/?page_id=26）。

＊10　Hassan (1980).

＊11　先史時代の人口増加がどれほどゆっくりしたものであったか、またなぜそうであったか、という点についての別の見解として、Harris (1977) のとりわけ第2章を参照のこと。さらにまた別の見解として、Hart and Sussman (2005) も参照。この文献は、われわれの祖先が確かにホッブズ的恐怖に晒されながら暮らしていたと主張している。ただしそれは人間どうしの闘争によるのではなく、むしろ絶えず捕食の危険があったからだという。マルサスはアメリカ先住民の人口増加率が低かったことを知っていた。しかし彼は、それが食糧不足や「不活発な気質」、「体格が生れつき劣っている」ことから来るリビドーの欠如のせいだと考えた（Book I, Chapter IV, paragraph 3）。

＊12　新人に先立ってアフリカからアジア、ヨーロッパに拡散していったヒト科の他の種のほとんどは、新人がアフリカの地をさまよい出た時点で、すでに遠い昔に消え去っていた。その時点でなお頑張っていたネアンデルタール人と（おそらくは）ホモ・エレクトゥスは、もしも新人との間に種間競争があったなら大きく不利であったようだが、はっきりしたことはわからない。ネアンデルタール人がヨーロッパと中央アジアの一部に存在していたことから、狩猟地をめぐる競争があったかもしれないと主張する者はいるが、われわれの祖先とネアンデルタール人との間にもしも接触があったとして、それがどれほどの規模だったかということについてはいまだに解決を見ていない。ついでながら、ネアンデルタール人は肉食中心の動物であったようだが、ホモ・サピエンスは徹底した雑食動物であったし今もそうであるから、競合は部分的であっただろう（たとえばRichards and Trinkaus, 2009を参照のこと）。

そらく一〇〇万を超えることはなかったであろう。少なくとも現在のシカゴの人口［二七〇万足らず］ほどにはならなかったことは確かだ。しかも、最近得られたDNA鑑定の示唆するところによれば、数度にわたる天災を原因とする人口縮小のために、われわれ人類はつい七万年前に、人口が数百という数にまで減少したという。[*14]

われわれ人類は、たいへん若い種なのである。ホッブズやマルサス、ダーウィンが思い描いたような、にっちもさっちもいかない食料難という淘汰圧に晒された者は、われわれの祖先のなかにほとんどいない。人類の祖先の旅は、多くの場合、すでに同類によって飽和状態になっている世界に割り込んで、残飯をめぐって争うようなものではなかった。むしろ、われわれの祖先の大部分が辿ったのは、われわれによく似た者で、われわれより前からそこに生息している者が何もいないような生態系が、延々と列なっているような道筋である。まるで、最近エヴァーグレイズ国立公園に放されたビルマニシキヘビや、オーストラリアに際限なく拡散していったオオヒキガエル［サトウキビ畑の害虫駆除を目的に放された］、イエローストーン国立公園に放されたシンリンオオカミなどと同じように、われわれの祖先は総じて、空っぽの生態学的地位《ニッチ》に入り込んでいったのである。ホッブズは「人間にとっての人間は、あの悪名高いオオカミである」と書いたが、全個体に十分な食料が行きわたっていれば、オオカミがどれほど互いに協同し合い、どれほど互いに豊かなコミュニケーションを取り合うか、彼は知らなかったのである。新しい豊かな生態系に拡散していこうとする種の個体は、お互いどうしの間での死を賭けた闘争などに閉じ籠ったりはしない。生態学的地位《ニッチ》が飽和するまでは、食料をめぐるそのような種内競争は非生産的だし、またその必要もないのである。[*15]

私たちがすでに見てきたように、いくら広大な空っぽの世界に暮らしていようと、狩猟採集者の社会生活は孤独とはほど遠いものだった。しかしホッブズは、先史時代の生活は貧しかったとも主張している。マルサスも、貧困は永遠で避けがたいと信じていた。しかし狩猟採集者のほとんどは、自分が貧窮に陥っているとは思っていないし、協同的な血縁集団《バンド》に結束していたわれわれの祖先は、高度に知的でちょっとした争い事もきちんと統制することができたから、彼らにとって人生は大した闘争ではなかったことを示す証拠もいくらでもある。確かに時折りやってくる干魃や気候変動や火山の大爆発は、破壊的ではあった。

＊13　人類が初めてアメリカ大陸に足を踏み入れたのはいつのことか、という問題は未解決である。三万五〇〇〇年前に人類が移住してきたことを示唆する考古学的証拠が最近チリで発見されているが、西半球への人類の最初の到達がいつ、どのように起きたかという謎はさらに深まるばかりである（たとえばDillehay et al., 2008を参照のこと）。

＊14　たとえばAmos and Hoffman (2009)を参照のこと。古人類学者のジョン・ホークスは、まばらに生息していた人類全体に関わるような人口の縮小があったとは考えず、次のような説を提起している。「実際は、人類の多くの小集団が互いに激しく競争していた。そして長い目で見ると、そのうちの多くが存続できなかった。別の言葉で言えば、小さく効率的な人口規模が、かつて競争や戦争がなかった証拠だとは、とても言えないということである。逆に激しい競争があって地域的な消滅が多数起きていた結果ではないのだろうか」。ホークスのブログ（http://johnhawks.net/node/1894）を参照のこと。世界中の住みにくい地域に狩猟採集社会が存続していること、それと比較して地球上には住みやすい部分の方が広いこと、七万年前に現在のインドネシアに位置するトバ火山の大噴火が起きた後、数百組の配偶ペアしか存在しなくなったことを遺伝子の証拠が示していること（Ambrose, 1998）などを考慮すると、地球規模の災害ではなく、競争に由来する「地域的消滅が多数」起きたというホークスのシナリオは信じがたい。

＊15　農耕自体が、段階的な人口の上昇と破壊的な気候変動の複合的な影響によってもたらされた生態学的な飽和状態への対応と見ることもできる。たとえばイーストアングリア大学の研究者ニック・ブルックスは次のように主張する。「文明はその大部分が、破壊的な気候変動に対する無計画な適応の予期せぬ副産物である」。ブルックスらの主張は、農耕への移行は悪化する環境条件に対応するための「最後の手段」だったというものである。気候変動が農耕の発生を促した可能性についての包括的な議論はFagan (2004)を参照のこと。

しかし、われわれの祖先の大部分は、食料が豊富にあって、他には誰も住んでいない広い世界に暮らしていたのである。数十万世代の間、われわれ人類という雑食者に突きつけられた困難は、たくさんありすぎて、どれを食べたらよいか選択に迷うということだったのだ。植物は土を食べる。シカは植物を食べる。クーガーはシカを食べる。しかし人間は、ほとんど何でも食べることができる。クーガーも、シカも、植物も、そして、そう土だって食べることができるのだ。[*16]

## 3……現代の資産家が感じる「貧しさ」

貧困は〔……〕文明が発明したものである。（マーシャル・サーリンズ〔一九三〇～。アメリカの文化人類学者〕）

「シリコンヴァレーでは、百万長者が自分を金持ちだと思っていない」という見出しで始まる『ニューヨーク・タイムズ』の最近の記事には、次のように書かれている。「ほぼ、いかなる定義をもってしても、ハル・スティーガーが成功者であることは間違いない。しかし彼自身と、そしてここ、シリコンヴァレーの彼の隣人の定義によれば、必ずしもそうではないらしい」。その記事によれば、スティーガー氏と彼の妻は大ざっぱに言って三五〇万ドルの純資産を持っているけれども、平日は一二時間、さらに週末に一〇時間働くのが、今でもふつうなのだという。「数百万なんて、昔と違って大したことはないんですよ」とスティーガーは説明する。

出会いサイトの「Match.com」の創始者ゲイリー・クレメン（純資産は推定一〇〇〇万ドル）はこう語る。「ここの人間は、上ばかり見ているよ」。彼もまた、今でも週に六〇時間から八〇時間も働いている。なぜなら「ここでは、一〇〇〇万ドル持っているぐらいじゃ、ものの数に入らないんだよ」。また、別の経営者が的を射たことを言っている。「ここでは、上位一％の人びとが、一％の上位一〇分の一を目指して競い合っている。そして一％の上位一〇分の一の人びとが、一％の上位一〇〇分の一を目指して競い合っているんだよ*17」。

このような考え方はシリコンヴァレーに限ったことではない。二〇〇三年九月、イギリスのBBC放送が「富裕階級がニュープア」と題するリポートを放送している。ケンブリッジ大学の客員研究員クライヴ・ハミルトン博士が実施した「苦しむ金持ち」の調査によると、年に五万ポンド（当時のレートでおおよそ八万ドル）以上稼いでいる人の一〇人に四人は、「恵まれない」と感じているという。ハミルトンはこう結論する。「昨日の貧困者の現実的な心配が、今日の金持ちの想像上の心配となった」。合衆国で実施されたまた別の調査によると、純資産（家屋は除く）が一〇〇〇万ドルを超える者の四五％が、死ぬ前に金が底を突くのではないかと心配しているという。純資産が五〇〇〇万ドルを超える者の場合は、三分の一が同じ心配をしている*18。

「金持ち病《アフルエンザ》」は、人間という動物にとって永遠の悩みの種ではない。それは農耕とともに発生した富の不

*16 「土食」と呼ばれる習慣は、世界中のさまざまな社会集団で、とくに妊娠中や授乳中の女性にふつうに見られる。ついでながら、毒性のアルカロイドやタンニン酸を含む他のさまざまな食物の毒を吸収させるために、粘土を一緒に調理することがある。粘土はまた、鉄、銅、マグネシウム、カルシウムに富んでいる。これらは妊娠中の女性に不可欠なミネラルである。

*17 二〇〇七年八月五日付。

*18 http://moneyfeatures.blogs.money.cnn.com/2009/04/30/millionaires-arent-sleeping-well-either/?section=money_topstories

平等の産物である。しかし現代社会においても、われわれの祖先の古《いにしえ》の平等主義の反響を見出すことがある。

一九六〇年代初頭に、スチュアート・ウルフという名の内科医が、ペンシルヴェニア州北東部に位置するロゼトという名のイタリア系移民とその子孫の町で、心臓病が確認されたことが事実上ないと聞き、現地に赴いて詳しく調査してみることにした。それでわかったのは、五五歳以下で心臓病の徴候を示す者がほとんど一人もいないということであった。六五歳以上では、心臓疾患を抱える者の数がアメリカ人の平均に比べて約半数であった。ロゼトの町の全体的な死亡率は、国全体の平均より三分の一下回っていた。

調査結果から、運動や食事、汚染状況など地域ごとに変化する要素を注意深く排除した結果、ウルフと社会学者のジョン・ブルーンが出した結論は、ロゼトの住民をより健康に、より長生きにしていた最大の要因はコミュニティそのものの性質であるということだった。彼らの記述によると、ほとんどの世帯が三世代同居であり、年長の住民がたいへん尊重されている。また富をひけらかすことはコミュニティから軽蔑されるが、そこには「イタリアの田舎の人びとに古くから見られる邪眼《マロッキオ》にまつわる信仰から来る、虚飾に対する恐れ」が見て取れるという。ウルフによれば、子どもたちは「富や隣人より優れていることをひけらかしたりすると、罰が当たると教えられて育つ」。

ロゼトの平等主義的な社会の絆は、一九六〇年代半ばにはすでに崩壊しつつあり、一世代のうちに町の死亡率は上向きに転じるであろうと、ウルフとブルーンは予想した。そしてその二五年後、彼らは追跡調査を行なって次のように報告している。「最も衝撃的だった社会的変化は、長い間、維持されていた〝ひけらかしのタブー〟が、もはやほとんど受け容れられていない」ことと、「かつてロゼトにふつうに見られた分配の考え方が、競争に取って代わられていたことであった」。心臓疾患と脳卒中の割合が、どちらも一世代の間に倍増していた。*19

狩猟採集者の間では、財産は分配されるから、貧困は問題にならないことの方が多い。人類学者のマーシャル・サーリンズは、もはや古典となったその著書『石器時代の経済学』のなかで、次のように解説している。「世界で最も原始的な人びとは、ほとんど所有しているものがない。それでも彼らは貧しくはない。貧困は、物の少なさではないし、手段と目的の間の相対的関係だけでもない。貧困とは何よりも、人と人との相対的関係である。貧困は社会的な位置づけなのである。そうだとすれば、貧困は文明が発明したものに他ならない[*20]」。ソクラテスが二四〇〇年前に同じ事を指摘している。「最小限で満足する者が最も富める者である。なぜなら満足は、自然の与える富だからである」。

しかし文明の与えてくれる富は、物質的である。ジャーナリストのデイヴィッド・プロッツは『旧約聖書』を通読してその商業的な調子に驚いている。「聖書、とくに『創世記』で何よりも重視されている主題は不動産である。神は〔……〕土地の取引きばかりしている（その後また別の条件で、取引きし直す）。〔……〕聖書が虜になっているのは土地だけではない。金、銀、家畜といった動産も同様である[*21]」。

マルサスとダーウィンは、二人とも狩猟採集社会の特徴である平等主義に衝撃を受けている。マルサスはこう書いている。「アメリカ先住民のほとんどの部族《トライブ》では、〔……〕程度の甚だしい平等が広く行き届いているので、野蛮な生活の厳しさや、時折やってくる飢饉の圧力を、各コミュニティの全メンバーがほぼ平等に負担している[*22]」。ダーウィンの方は、自分の知っている資本に基づく文明と、自己破滅的と見た先

＊19　Wolf et al. (1989) および Bruhn and Wolf (1979) を参照のこと。Gladwell (2008) もロゼトについて論じている。
＊20　Sahlins (1972), p. 37.
＊21　http://www.newyorker.com/online/blogs/books/2009/04/the-exchange-david-plotz.html

住民の気前の良さの間には、本来的に相容れないところがあることに気付いていた。「遊動生活は、それが大平原の住人であろうと、熱帯の鬱蒼と生い茂る森林の住人であろうと、また海岸沿いに暮らす者であろうと、いずれにしても極めて不利になることに間違いはない〔……〕。全住人の間の完璧な平等は、長年にわたって彼らの文明化を妨げることであろう」[*23]。

## 4…「人類の最底辺」民族が抱く満足

マルサスは、世界中で最もひどく蹂躙され、哀れで絶望的に貧しい「野蛮人」の実例として、ヨーロッパ人旅行家から「人類の最底辺」に位置すると見なされた「ティエラデルフエゴの悲惨な住人たち」のことを挙げている。それからちょうど三〇年後、チャールズ・ダーウィンは、南米大陸の最南端にある島々ティエラデルフエゴで、まさにその先住民たちを観察していた。彼は、フエゴ島民についてマルサスに賛同して、日記にこう書いている。「たとえ世界中探しても、彼らより下層に位置する者は見つからないはずだ」。

偶然のめぐりあわせでダーウィンが乗船したビーグル号の船長を務めていたロバート・フィッツロイは、イギリス人の生活の繁栄とキリスト教徒にふさわしい教育を見せるために、以前の航海のときに三人の若いフエゴ島民を連れ帰った。三人が文明化されたすばらしい暮らしを直に体験したのち、彼らを再び故郷に連れ戻し、宣教師として故郷の先住民たちに「野蛮な」生き方の愚かさを示し、文明化された世界に参加するよう説かせようと計画した。

ジェミー、ヨーク、フエジァの三人のフエゴ島民が、今はダーウィン山と呼ばれている山の麓に近いウージャ湾に戻ってから、まだ一年しか経っていない頃、ビーグル号は彼の地を再訪した。すると、三人のために、かつてイギリス人の船員が建てた小屋は無人になっていて、菜園にも雑草がはびこっているのが目に入った。たまたま三人のうちジェミーが現われて、キリスト教徒に改宗したはずの彼ら三人は、故郷に帰った後、再び元の生活様式に逆戻りしたと説明した。ダーウィンは悲しみに打ちひしがれて、「このようにまったく嘆かわしい変化」はいまだかつて見たことがなく、「彼のことを見ているのは、つらかった」と日記に書いた。彼らはジェミーを船に連れて行って、船長との会食のために服を着せた。皆がほっと胸をなで下ろしたのは、彼がナイフとフォークの正しい使い方だけは、まだ覚えていたからであった。

フィッツロイ船長は、一緒にイギリスに戻ったらどうかと奨めたが、ジェミーはこう言って辞退した。「もう一度、イギリスに行きたいなんて気は、これっぽっちもありません」。なぜなら、ここには「果物もたくさんある」し、「魚もいっぱいいる」し、「小鳥もいっぱいいる」から「幸せだし満足している」と。

ユカタン半島を思い出していただきたい。極貧と見えたもの——「人類の最底辺」——が、目に見えない形の富を備えているかもしれない。「飢えている」と勘違いされたオーストラリアの先住民《アボリジニ》のことを思い出していただきたい。ヨーロッパ人は彼らが痩せたネズミを幸せそうに火で炙り、ジューシーなオオボクトウの幼虫をつまむところを仰天した眼差しで見つめ、飢えでいよいよ頭がおかしくなって、そんなことをしているのだと確信した。われわれが脱部族化《デトライバライゼーション》——視界を歪める文化の条件付けを脱ぎ去ること——を始めることができるなら、「富」と「貧困」は、少なくともその本来の場所に、それ自身の姿を見

＊22 Malthus (1798), Book I, Chapter IV, paragraph 38.
＊23 Darwin (1871/2007), p. 208.

せるかもしれない。[*24]

＊24　現代の経済学理論は、国家を持たない社会にどれほどそぐわないか、さらに詳しくは Henrich et al. (2005) および Ingold et al. (1988) に収められた以下の章を参照のこと。Richard Lee, "Reflections on Primitive Communism."

第12章

# 利己主義と利他主義——人類の進化と政治システムの変容

## 1…「利己的なミーム」

『利己的な遺伝子』の著者リチャード・ドーキンスは、「ミーム」という概念をつくり出した。これは情報の最小単位を表わしていて、有利な遺伝子が生殖を通じて複製されていくのと同じように、有利な情報が学習や模倣を通してコミュニティ中に複製され広がっていくとされる。先史時代の環境では、平等主義、資源分配、リスク分配といったミームが有利であったのに対して、農耕以後の世界の大半では、利己主義のミームが花盛りである。ただしそうは言っても、他ならぬ経済学の大家アダム・スミスは、共感や同情も、利己主義と同じぐらい人間にとって自然な感情であると主張している。[*1]

供給、需要、富の分配といった諸問題に取組むに当たって、食料不足に基づく経済学の考え方を採用することを言わば標準的方法であるかのように考える誤った前提が、過去何世紀もの間、人類学、哲学、経済学の思考を大いに惑わしてきた。経済学者のジョン・ガウディは、次のように解説する。「『合理的経済行動』は市場資本主義に固有のものであり、客観的普遍的な自然法則ではなく、根深い信条のようなものである。ホモ・エコノミクスという神話も、現代の資本主義を構成する原理を説明しているだけで、それ以上でも、それ以下でもない[*2]」。

## 2…「ホモ・エコノミクス」という幻想

俺たちは強欲《グリード》だという点には、賛成《アグリード》だ。
（エディ・ヴェダー「Society」［ショーン・ペン監督の映画『イントゥ・ザ・ワイルド』二〇〇七年公開で使われている曲］）

多くの経済学者は、経済学の中心を構成している「ホモ・エコノミクス」という原理が、一つの神話にすぎないことを忘れている（あるいは、けっして理解しようとしない）。それは人間の本性について、いくつかのことを仮定した場合の話であって、堅固な経済哲学の基礎となるような盤石の真理などでは、ぜんぜんないのである。ジョン・スチュアート・ミルは「人間についての恣意的な定義」だと認識しながら「最小の労働と自制とをもって、必需品も実用品も贅沢品も最大量を獲得できるように必ず行動する存在[*3]」を提案したというが、そのときミルは、自分の「恣意的な定義」がその後の数世紀間の経済学の枷になろうとは思いもよらなかったことであろう。ルソーの次の言葉を、もう一度思い出していただきたい。「もしも自分の生まれる場所を選ばなければならなかったとしたら、私はすべての個人が互いに知り合いであるような国家を選んだことでしょう。そのような国家ならば、悪徳が秘かに行なわれたり、美徳が目立たないでいるというようなことは、公衆の視線と判断の前では起こり得ないでしょう」。強欲は、人間の本性にもともと備わっているのだと主張しながら、その背景については触れないでいる者があまりにも多い。確かに、強欲は人間の本性の一部である。だが恥もそうだろう。気前の良さも（遺伝的につながりのある人に対してだけでなく、誰に対しても）そうだろう。経済学者が、利己主義にしか動機づけられていない「ホモ・エコノミクス」という幻想の上に自分たちのモデルを構築するとき、コミュニティのことがすっかり忘れられているのだ。しかし、コミュニティこそは、物事の意味や重要性を決めるにあたって、たいへん重要な網の目なのであり、われわれはその網の目のなかに互いを置いて見ているのだ。つまり、コミュニティは避けて通ることのできない背景なのであり、そこで起きてきたことこそが、何か真に人間的なものなのである。

ゲーム理論や経済学で最もよく引用される思考実験の一つが、「囚人のジレンマ」と呼ばれる、非常にエレガントでシンプルな相互依存のモデルである。学者のなかには、これを「社会心理学における大腸菌」と呼ぶ者までいる。具体的には以下のとおりである。二人の容疑者が逮捕されたと思ってほしい。警察は十分な証拠を手に入れていない。囚人は別々にされる。そしてそれぞれ別々に、警察から同じ提案を受ける。もしもお前が自白して、お前の共犯者が黙秘したら、お前は釈放、共犯者は一〇年の刑。もし

＊1　アダム・スミスは『道徳感情論』のなかで次のように書いている。「いかに利己的に見えようと、人間の本性のなかには、他者の運命に関心を持ち、他者の幸福から自分が得るものは、それを見る喜び以外には何もなかろうとも、それでも他者の幸福をかけがえのないものと見なすような原理が明らかに備わっている」（高哲男訳、講談社学術文庫、二〇一三）。
＊2　Gowdy (1998), p. xxiv.
＊3　Mill (1874).

も奴が白状してお前が黙秘を通したら、お前が一〇年で奴は釈放。お前ら二人が両方とも黙秘を貫いたら、どちらも六ヶ月の刑。もしもお前ら二人が両方とも自白したら、どちらも五年の刑だ、と。どちらの囚人も、自白か黙秘か、どちらかを選ばなければならない。また、どちらも互いの決定を知らされることはない。さて、二人の囚人は、どうするだろうか。

　このゲームの参加者の古典的な回答は、だいたい決まって、どちらの囚人も裏切るというものである。早く裏切った方が得だ◆、と考えるからだ。先にしゃべって、自由の身になる、というわけである。しかし、この理論的帰結を携えて世界中のどの刑務所でも良いので行ってみれば良いのである。そして「裏切者」が、どんな目に遭うか聞いてみれば良い。

　学者たちは、参加者にゲームを何度かやらせて経験を積ませ、そうやって時間をかけた場合に行動に変化が現われるかどうか、観察することにした。それでやっと理論が現実に追いついたのである。ロバート・アクセルロッドがその著『協同行動の進化［邦題『つきあい方の科学』］』で解説しているところによると、参加者はすぐに、共犯も同じようにすると想定して、黙秘を貫いた方が良いことを学ぶという。もしも共犯が裏切ったら、その人物には悪い評価が付いて、次回「しっぺい返し」されることで罰せられる。何度も繰り返していると、だんだん利他的な行動を取る参加者が増えていき、個人的な短期的利益しか追求しない参加者は、余計に深刻な状況に陥るのだそうだ。たぶん、シャワー室で背後からナイフを……。

　この思考実験の古典的解釈は、もう一つ別の一撃を食らった。心理学者のグレゴリー・S・バーンズらが、このゲームの女性参加者たちのMRI画像を撮影したのである。予想では、裏切られたとき、つまり自分が黙秘したのに共犯が自白したときに、被験者は最も強い反応を示すだろうと思われた。しかし結果は異なった。バーンズは『ニューヨーク・タイムズ』紙のナタリー・アンジェにこう語っている。「その結果に、私たちは本当に驚きました」。脳は、協同行動に対する反応が最も強かったのである。「協同関係が成立したときに、一番明るく光ったんです。しかも光ったのは、脳のなかでも、デザートや、可愛い顔の写真や、お金や、コカインや、その他、合法非合法取り混ぜてさまざまな喜びに対して反応することが、すでにわかっている部位の辺りだったのです[*4]」。

脳の画像を分析したバーンズらは、被験者の女性たちが協同関係になったときには、脳のなかの二つの部位が活性化することを発見した。その二つとは、腹側線条体と眼窩前頭皮質で、どちらもドーパミンに反応する部位であり、またどちらも衝動の抑制、強迫行動、報酬系の働きに関係している。発見に驚きながらも、バーンズにとっては安堵する結果だったようだ。「その調査結果は、ある意味で、私たちの脳が、互いに協同行動を取るよう結線されているということを表わしていますから、ほっとしました」。

## 3…人類の進化と「コモンズ」の限界

一流科学誌『サイエンス』に、一九六八年に初めて掲載されたギャレット・ハーディン〔一九一五〜二〇〇三、アメリカの生態学者〕

---

◆早く裏切った方が得だ　利己主義を前提にすると、二人とも裏切ることになるのは、本当は先に裏切ることの利益からではない（相手の反応を待たずに釈放されるわけではない）。相手が黙秘の場合、自分も黙秘なら六ヶ月、自白なら釈放で自白が得。相手が自白の場合、自分が黙秘なら一〇年、自白なら五年で自白が得。いずれにせよ自白が得だから、自白を選ぶという推論による。

＊4　Angier, Natalie, "Why We're So Nice: We're Wired to Cooperate," *New York Times*, July 23, 2002 (http://www.nytimes.com/2002/07/23/science/why-we-re-so-nice-we-re-wired-to-cooperate.html). バーンズらの調査については、Rilling et al. (2002) を参照。

の「共有地の悲劇」と題する論文は、科学誌掲載論文としては最も数多く転載されたものの一つとなった。最近の世銀報告書では、この論文は「社会科学者が天然資源問題の重要性をきちんと評価しているものとしては、最も有力なパラダイムである」としている。人類学者のG・N・アピルによれば、この論文は「学者や専門家に、聖なる教えとして信奉されてきた」[*5]。

一八〇〇年代までずっと、イギリスの田舎の多くが共有地だと見なされていた。財産としては国王が所有していたが、誰でも利用することができた。合衆国で言えば西部の開放牧場がそれと同じで、有刺鉄線を張りめぐらせるようになる前の話である。ハーディンは、イギリスの共有地をモデルにして、資源が共同で所有されると、どういうことが起こるか示そうとした。彼の論理は以下のようなものである。「ある牧草地が、誰にでも開放されたとしたら、〔……〕すべての牧畜業者が、できる限りたくさんのウシをそこに連れて来ようとする」。たとえ牧草地に荒廃をもたらすとしても、牧畜業者の個人的考えに基づけば、利己主義は正しい経済的判断ということになる。「理に適った唯一の道は、ウシをさらに増やすことだと、理性的な牧畜業者」なら結論するだろうと、ハーディンは書いている。それが唯一合理的な選択である理由は、過放牧による土地の荒廃という費用は全員で賄うのに対して、ウシを増やすことによる利益は自分だけのものになるからである。どの牧畜業者も同じ結論に達するであろうから、その共有地が過放牧になることは避けがたい。ハーディンの結論はこうだ。「共有地における自由放任は、全員に破滅をもたらす」。

人口増加を農業の生産能力と関連づけたマルサスの考えと同じように、ハーディンの議論が広く普及したのは、(1) 議論の余地なく正しく見えるA＋B＝C式の単純さを備えているから、(2) 既成権力にとっては、一見無慈悲な決断に見えるものを正当化することが役に立つから、である。たとえばマルサスの論文は、イギリスの政財界の指導者からしばしば引き合いに出されてきた。数百万というアイルランド人が飢え死にした（そしてさらに数百万人がアメリカに逃げた）一八四〇年代の飢饉のようなことも含めて、イギリスにどんなに貧困が蔓延していようとも、何もしないで済ますための言い訳としてである。共同所有の愚を明らかにしたハーディンの論文は、政府の行政サービスを民営化し、先住民の土地を簒奪することを主張する者の隠れ蓑になってきた。

ハーディンのエレガントな議論が、マルサスのそれと共通しているところがもう一つある。現実に直面すると崩壊する、という点である。

カナダの作家イーアン・アンガスが解説するように、「ハーディンは、現実の共有地で、実際起きていることを単に知らなかっただけだろう。実際には、関係するコミュニティが自主管理しているのである」。ハーディンは次のような事実を見逃してしまった。田舎の小規模なコミュニティでは、人口密度がかなり低いので、牧畜業者は全員互いに顔見知りであるから（歴史上のイギリスの共有地が実際そうであったし、またわれわれの祖先の狩猟採集社会もそうであった）、システムの裏をかこうとする者が出てきても、すぐに発覚して罰せられるという事実である。ノーベル経済学賞を受賞したエリノア・オストロムは、小規模のコミュニティによる共有地管理を研究して、次のように結論づけている。「ずるいことをしたり、正当な資源の分配分以上に資源を利用したりすることに備えて、どんなコミュニティでも何らかの監視システムを備えている」[*6]。

ローカルな資源管理に異を唱える経済学者その他がどれほど訴えようと、集団内の成員が互いに依存関係にあるような小規模集団が管理している資源は、「共有地の悲劇」などということで現実には脅かされ

＊5　オンラインで入手可能なイーアン・アンガスによるハーディン論文の素晴らしい分析より（http://links.org.au/node/595）。

＊6　たとえば Ostrom (2009) を参照のこと。

たりしないのである。いや、共有地のことは忘れよう。われわれは開放状態にある海や空や川や森林の悲劇に向きあう必要がある。世界中で漁業が破綻しつつある。皆のものである（ということは、つまり誰の所有物でもない）海や川から、漁業資源を獲り漁っていく国際漁業船団を制止するための権威や権力や動機を持っている者が、誰もいないからである。ロシアで不法に採掘された石炭を、中国で燃やすときに煙突から吐き出される煙に含まれる毒が、韓国人の肺に蓄積している。ベネズエラで産出された石油を、アメリカで自動車が燃やすことによって、グリーンランドの氷河が溶けている。

連鎖的なつながりを持っているこうした悲劇が起こるのは、ローカルな、個人的な恥が欠如しているからである。マルサス流の経済学説や囚人のジレンマ、共有地の悲劇といったモデルを、農耕以前の社会に当てはめて偽の確信に浸るためには、そうした小規模コミュニティで営まれている生活の輪郭を、微少な細部までつぶさに観察することを放棄する必要がある。ルソーの言葉で言えば、そうしたコミュニティでは、誰も「公衆の視線と判断」を逃れることはできないのである。悲劇は、他人の動きを把握するわれわれ人類の能力の限界を超えた規模にまで集団が膨れあがったとき、避けがたいものとなる。この限界については、最近「ダンバー数」の名でよく知られるようになった。霊長類のコミュニティでは、数的規模の問題が決定的に重要である。

社会性のある霊長類の毛づくろい行動の重要性に気付いた、イギリスの人類学者ロビン・ダンバーは、すべての集団の規模を、脳の新皮質の発達度に関連づけて記録していった。それによって、この二つには比例関係があることがわかり、ここから人間の限界、すなわち、いつ誰が何を誰にしたか把握しきれなくなるのは、一五〇人という集団の規模であると予測したのである。ダンバーの言葉によれば、「新皮質の処理能力の限界によって、安定した個体間関係を維持できる個体数が決められている」[*7]のである。他の人類学者も、ある集団の規模が大きくなっていったとき、二つの小集団に分かれようとするのが、やはりこの一五〇という数であることを観察している。ダンバーがその論文を公にした一九九二年よりも前に、マーヴィン・ハリスが次のような指摘をしている。「一血縁集団《バンド》につき五〇人、一村につき一五〇人であれば、皆が皆を互いによく知っているので、相補的なやり取りの絆によって集団に結束することができる。人はもらえることを期待してあげるし、もらえばあげることを期待される」[*8]。マルコム・グラッドウェルのベストセラー『ティッピング・ポイント』[邦題は『急に売れ始めるにはワケがある』]を始めとして、有機的に機能する集団規模の上限が一五〇人であるという考え方は、最近広く流布されるようになった。

誰もが自分の名前を知っているような小規模の親密な血縁集団《バンド》で進化してきた人類は、匿名性によって与えられる怪しげな自由を扱うのがあまり上手でない。コミュニティの規模が、全員が全員に対して少なくとも一度は見かけたことがあるという上限を超えたとき、われわれの行動は変化し、選択が変わり、何ができて何が受け容れられるかについての判断も、より抽象的なものとなる。

共産主義の根底に横たわる、人間の本性に関する悲劇的な誤解についても、同じ議論が可能である。人が匿名で運営するような大規模な社会では、共同所有はうまくいかない。人類学者のジョン・ボドリーは、次のように書いている。「人間の社会集団、文化集団の規模が問題であるのは、規模が大きくなればなるほど、社会は必然的に、より集中的な社会的権力を持つようになるからである。大きな社会は小さな社会に比べて、より民主的でなくなり、リスクや報酬の分配が不平等になるだろう」[*9]。確かに、社会が大きくなればなるほど、羞恥心が機能しなくなる。ベルリンの壁が崩壊したとき、大喜びの資本主義者は、共産

＊7　Dunbar (1992 and 1993).
＊8　Harris (1989), pp. 344–345.
＊9　Bodley (2002), p. 54.

主義の本質的な欠陥は、人間の本性を理解し損ねたことにあると断言した。イエスでもあり、ノーでもある。マルクスの致命的な間違いは、背景の重要性に気付かなかったことだ。人間の本性は、親密で相互依存的な社会という背景のなかでしか機能しないのである。匿名性のなかに解き放たれてしまうと、われわれは別の生き物になる。まさに「人間的な獣」と言う他はない。

## 4…絶えざる「進歩」という夢

あの男は野蛮人だ。それで自分の部族《トライブ》と島の習慣が自然法則だと思っている。
（ジョージ・バーナード・ショー『シーザーとクレオパトラ』第二幕〔楠山正雄訳、ゆまに書房〕）

われわれは、本当に最善の時代、最善の場所に生まれたのだろうか。あるいは単に、われわれの時代と言っても無限のなかから無作為に選ばれた一瞬にすぎず、他の無数の瞬間と変わりなく、どの瞬間もそれぞれの喜びと悲しみがあるのだろうか。まるでその点について、他の選択肢があるかのように、そんな疑問を抱くなんて、それ自体が馬鹿げたことだと思われるかもしれない。だが、選択肢はあるのである。われわれは、誰もが自分の経験が標準的だと思うし、自分のコミュニティこそが人間そのものだと思っているし、自分たちは選ばれた存在で、神はわれらの味方だし、われわれのチームこそ勝利に価すると——もしかしたら潜在的に——信じる心理学的傾向を持っている。現在には、長所を一番よく引き立ててくれる光を当てて眺め、過去は、血のように赤い苦しみと恐怖の色調に染め上げる。そんな心の疼きを、何世紀にもわたってずっと鎮めてくれているのがホッブズだ。

よくある間違いなのだが、進化とは進歩の過程のことであり、進化する生物は、何か最終的な完璧な状態に向かって進歩しているんだと思い込みがちである。しかしどんな生物も、またわれわれも、そうではない。社会にせよ、生物にせよ、進化とは、変化する環境に何世代もかけて適応することにすぎない。こうした適応は、直ちに利益をもたらすかもしれない。しかしそれは、本当の意味での「進歩」ではない。なぜなら外的な条件は変化を止めないからである。

今ここの方が、あのときあそこより明らかに良いという想定の底には、この間違いが横たわっている。三世紀半を経てなお、科学者たちはホッブズを引用する。そしてこう言うのだ。われわれは国家が誕生した後に生きていて、野蛮な過去を覆いつくしている苦しみを免れた。われわれは何と運が良いのだろう、と。われわれは運が良い、と考えることは心からの慰めとなる。だが私たちは、禁じられた質問をしたいのだ。われわれはどれぐらい運が良いのだろう?

## 5…現代人より健康だった先史時代の人類

先史時代の人間は、食料を蓄える習慣がなかった。しかし、だからと言って、慢性的な空腹状態に生きていたということにはならない。先史時代の人間の骨と歯を調べてみると、当時の人間の生活は、一時的な断食や飽食が目に付くものの、長期にわたる飢餓は珍しいのだ。では、飢餓の瀬戸際に立たされていたわけではないことが、どうしてわかるのか。

一週間ぐらいの短期間、栄養状態が悪いと、腕や脚の長骨の成長速度が落ちる現象が、子どもや青年に見られる。栄養状態が改善すると骨も再び成長し始める。新たに成長した部分と、成長が中断するより以前の部分とでは、骨の密度が異なる。そうやって自動的に骨に記録される境界線は、X線写真で判別できる。これを「ハリス線」と呼ぶ[*10]。

もっと長期にわたって栄養状態が悪い期間があると、発育不全は、歯に帯状の退色やエナメル質表面上の小さな穴となって現われる。その痕跡は、何世紀も経って化石化した遺体の場合であっても見ればわかるのである。考古学者の調査によれば、栄養不良によるこの発育不全の痕跡と、先に述べたハリス線とがより多く見られるのは、先史時代の狩猟採集者の遺体よりも、食料供給を農耕に頼って生活していた村人の遺体の方なのだそうだ。移動能力に長けた狩猟採集者が長期にわたる飢餓に耐えるなどということがありそうにないのは、そのような場合には、単純にもっと条件の良い場所に移動すれば済む話だからである。

イリノイ河下流に位置するディクソン・マウンズで発掘された、おおよそ八〇〇体の先住民の遺骨が分析されたことがある。その結果、西暦一二〇〇年前後に、狩猟採集生活からトウモロコシ耕作に転換したことによって、健康状態に大きな変化があったことがはっきりとわかった。考古学者のジョージ・アーミーラゴスらの報告によると、農耕生活者の遺体には、それに先立つ狩猟採集生活者の遺体に比べると、慢性的栄養不良が五〇％多く、伝染病が（骨の病変からわかる限りで）三倍多かったという。さらに、幼児の死亡率が高まり、成人の骨の成長が遅れ、多孔性骨化過剰が四倍に増えている証拠が見つかった。ここからわかるのは、集団の半数以上が鉄欠乏性貧血の状態にあったことだという[*11]。

狩猟採集者が、冷凍庫に食料の蓄えがあるわけでもないのに、食べ物に関して妙に鷹揚であることが、これまで何度となく指摘されてきた。フランス人のイエズス会宣教師ポール・ル・ジュンヌは、今日のカナダのケベック州に暮らすモンタニェ・インディアンのもとに約半年滞在したときのことを書き残しているが、それを見ると先住民の気前の良さにいらいらしている様子である。「私の滞在先の主人は、ビーバーを二匹、三匹、四匹も捕まえることができたら、昼だろうと夜だろうとおかまいなしに、すぐに近隣の野蛮人を全員集めて宴を開く。また別の者が何かを捕まえれば、やはりその者たちも宴を開くから、一つの宴が終わったと思えば、また別の宴に参加し、時にはさらに三つ目、四つ目の宴というふうに続くこともある」。ル・ジュンヌが食べ物を少し蓄えておくことの利点を説こうとすると、「彼らは、私に笑ってこう言った。『明日は、明日獲れる物で、また宴を開くさ』と」[*12]。イスラエルの人類学者ヌリト・ビルド＝ダヴィドが次のように解説している。「西洋人の行動は足らないことを前提にしていると考えれば理解しやすいのに対して、狩猟採集者の行動は、豊富にあることを前提にしていると考えれば理解しやすい。さらには、西洋人の場合はまるで足らないかのような行動を取るはずであるから、それを理解するだけでなく行動を予言することもできるのに対し、狩猟採集者の場合はまるで成功が約束されているかのように行動するはずであり、やはり予言することが可能なのだ」[*13]（傍点引用者）。

農耕生活者は、米やジャガイモや小麦やトウモロコシを育てるためにせっせと働く一方、狩猟採集者の食事は、栄養豊富な植物から動物まで変化に富んでいるのが特徴だ。だが、狩猟採集というのは、どれぐらいうまくいくのだろう。それは食べ物を得る方法として、効率的なのだろうか。

人類学者のデイヴィッド・マドセンが、モルモンクリケット［キリギリスの仲間］（*Anabrus simplex*）を採集するため

＊10　Harris (1989), p. 147.
＊11　van der Merwe (1992), p. 372. また以下も参照のこと。Jared Diamond, "The Worst Mistake in the History of the Human Race" (http://discovermagazine.com/1987/may/02-the-worst-mistake-in-the-history-of-the-human-race).
＊12　Le Jeune (1897), pp. 281–283.
＊13　Gowdy (1998), p. 130.

のエネルギー効率を調査している。これは、今日のユタ州に暮らしていた先住民が食べていた昆虫である。マドセンたちは、この虫を、平均して一時間に一八ポンド［約八キログラム］集めることができた。これは狩猟採集者が、たった一時間の労働で、チリドッグなら八七個、ピザなら四九カット、ビッグマックなら四三個分に相当するカロリーを収集することができるという計算になるそうだ。しかも、心臓の血管を詰まらせる脂肪や添加物とも無縁なのだ。[*14] モルモンクリケットが料理として魅力的かどうかと嘲笑う前に、よくあるチリドッグ一個に含まれる恐るべき現実について少し考えた方が良い。また別の研究では、カラハリ砂漠に暮らすサン族（別名クン族）の人びとは、良い月で日に平均二一四〇カロリーと九三グラムのタンパク質を摂取していることがわかったそうだ。マーヴィン・ハリスは簡単にこう言っている「石器時代の人びとは、その直後に続いた時代の人びとの大部分より健康な生活を送っていた[*15]」。

直後に登場した人だけでなく、ずっと後に登場した人と比べても、たぶん健康だっただろう。ヨーロッパの城や博物館には戦士の鎧がいっぱいあるが、よほど小さな人を除けば、現代人には小さすぎて着けられないようなものばかりである。つまり中世のわれわれの祖先は、今日の水準からするとチビだったということになるが、考古学者のティモシー・テイラーは、初めて火を用いるようになったおよそ一四〇万年前の人類は、今日の人類の平均に比べて背が高かったと考えている。ギリシアやトルコで発掘された人骨によれば、その地に暮らしていた農耕以前の人びとは、男が平均五・九フィート［約一八〇センチ］、女が平均五・五フィート［約一六八センチ］だった。しかし農耕が採用されると平均身長はがた落ちする。現代のギリシア人、トルコ人の身長の平均は、古《いにしえ》の祖先にまだ達していない。

農耕への移行は、世界中で、多くの人びとの食事や健康状態全般の、著しい質的低下を伴っていた。ジャレド・ダイアモンドはこれを「人類史上最悪の間違い」と名付け、次のように書いている。「狩猟採集者は人類史上最も効率が良く、最も長続きするライフスタイルを実践していた。これに対してわれわれは、農耕によって陥れられた窮地をいまだに這いまわっていて、その窮状を何とかすることが可能かどうかも定かではない」。

## 6…旧石器時代の政治システム

### ▒狩猟採集者の生活スタイルと労働時間

先史時代の生活は、うとうと居眠りすることが多かった。サーリンズは「もともとは豊かだった社会」という挑発的なエッセーのなかで、狩猟採集者たちの「食料探しはいつもうまくいくので、毎日の半分は、何をして過ごせば良いのか自分たちにもよくわからないといった様子である」[*16]。厳しく荒涼とした世界に暮らしているオーストラリアの先住民《アボリジニ》ですら、十分な食べ物を見つけることに困難はない（それどころか、一日に三時間の昼寝付きである。もちろん夜はしっかり寝た上での話である）。ボツワナのカラハリ砂漠に暮らすサン族を研究したリチャード・リーは、彼らが食料を得るために費やす時間は、週にたったの一五時間だと指摘している。「一人の女性が三日間家族を養うのに十分な食料を集めるのに、一日しかかからない。残りの日は、彼女はキャンプで休んだり、刺繡をしたり、他のキャンプを訪ねたり、他のキャンプからの訪問者をもてなしたりして過ごす。日課になっている台所仕事は、料理を作ったり、木の実を割ったり、薪

---

＊14　Menzel and D'Aluisio, p. 178 への引用。
＊15　Harris (1977), p. x. また Eaton, Shostak, and Konner (1988) も参照のこと。
＊16　Gowdy (1998), p. 13.

を集めたり、水を汲んできたりといったことだが、これに一日三時間を費やしている。いつも同じように働き、いつも同じように休む。このリズムが一年を通じて維持される」[*17]。

読者は、一日、二日軽く働いたら、次の一日、二日はオフと聞いてどう思うだろうか。

狩猟採集社会では、食料は周りを取り巻いている環境で見つけるのだから、他の者も必需品を求めてそこにやって来ることを妨げる術はない。ハリスは次のように説明している。「資源が誰にでも開放されていること、生産に用いる道具が単純であること、移動の際に持ち運べないような財産がないこと、血縁集団《バンド》の構成が変化に柔軟であること」といった背景が、「平等主義をしっかりと支えているのである」[*18]。

他の人が食料を求めてやって来たり、住みついたりすることも、また去って行くことも妨げることができないとしたら、どうやって他人を統制すれば良いのだろうか。狩猟採集者のあまねく行きわたった政治的平等主義は、この単純な現実に根ざしているというわけだ。リーダーは高圧的な権力を備えているわけではなく、単に人が付いてくるというだけであり、要するに仲間からの尊敬を集めることができた人物であるにすぎない。そのような「リーダー」は、他人の服従を求めたりはしないし、できない。こうした考察は、何も目新しいものではない。アダム・スミスは一八九六年に死後出版された『法学講義』のなかに次のように書いていた。「狩猟民の邦には、本来の意味での統治はまったく存在しない。〔……彼らは〕互いに相手を上回る権威を有しないが、相互的に安全を維持し合うことで合意している」。

保守的な進化心理学者にとって、狩猟採集者が執拗に分配にこだわることこそが、最も解きがたい謎の一つであるとしても、少しも不思議ではない。

ドーキンスの著書『利己的な遺伝子』は偶像化され、また万人の万人に対する生存を賭けた闘争という現状擁護の概念がこれほど通俗化されている一方で、狩猟採集者はなぜ互いにあそこまで猛烈な気前の良さを見せるのか、という問題は謎のままである。これに説明を与えるという課題に取り憑かれた者が何十人もいる。そうした者たちが直面している本来的な矛盾を、サイエンス・ライターのマット・リドレーがその著『徳の起源』のなかで、次のように要約している。「われわれの心をつくっているのは、利己的な遺伝子である。それなのに人間は社会性を持ち、信頼されるように努力し、協力し合おうとする」[*19]。何千年もの間、人間の社会組織が分配への衝動を基礎として組み立てられてきたことを示すデータが山ほど目の前にあるのに、利己主義こそが人間進化の原動力であり、これまでもずっとそうであったと主張するのは、綱渡りをするようなものであろう。

もちろんこの葛藤は、人間の本性は「ずっと利己的」説の支持者が、議論の背景を限定したとたんに雲散霧消するであろう。言い換えるなら、たとえば（見知らぬ者に囲まれて暮らす現代の資本主義社会がそうであるように）ゼロサムを前提とする背景に限定するのであれば、個人がそれぞれ自分のことしか気にかけないのも理解できる。しかし別の背景の前では、人間の行動は気前の良さや公平性に向かう平等主義的本能によって特徴づけられるのである[*20]。

ドーキンスの追随者の多くは、彼の議論の繊細さを無視する傾向が強いが、彼自身はそれを大事にしてこんな書き方をする。「動物の本性の多くは、確かに利他的で、協同的で、しかも主観的な思いやりの感情まで伴っている。〔……〕個体の有機的組織レベルでの利他性は、それを支えている遺伝子の利己主義を最大限にする手段となり得る」[*21]。

---

＊17　Gowdy (1998), p. 23.
＊18　Harris (1980), p. 81.
＊19　Ridley (1996), p. 249.
＊20　共感と公平の本能についてさらに詳しく知りたい方は、de Waal (2009) を参照のこと。

ドーキンスが「利己的な遺伝子」という概念を生み出したことは誰もが知っているけれども、彼は集団の協同性を、個体が目標に向かって前進する（それによって各個体の遺伝子の利益が増大する）一つの手段であると見なしているのだ。それなのに、なぜ彼を賞賛する者たちの多くは、人間においても他の動物においても、近視眼的な利己主義と同じぐらいには、協同性が、どこから見ても自然で効果的であり得るという考えを受け入れようとしないのだろうか。

　人間以外の霊長類も「平和的な柔らかい権力《ソフト・パワー》」を備えている興味深い証拠を、欲情したボノボに負けないくらい見せてくれる。フランス・ドゥ・ヴァールとデニス・ジョハノヴィッツは、マカク［オナガザル科に属する旧世界ザルの総称。ニホンザルもここに含まれる］の二種のサルを、五ヶ月間一緒にしておいたらどうなるか、という実験を考え出した。一方のアカゲザル（*Macaca mulatta*）は、攻撃的で暴力的であり、もう一方のベニガオザル（*Macaca arctoides*）は、もっと冷静に物事に対処することで知られている。たとえば、ベニガオザルの方は喧嘩しても、そのあと互いの尻をつかみ合うことで関係を修復するが、アカゲザルでは、和解が見られることは滅多にない。ところが二種を一緒にしておくと、ベニガオザルの方のより平和的で、より融和的な行動の方が、アカゲザルのより攻撃的な態度よりも優勢になったのである。そしてアカゲザルの緊張は、次第に解けていった。ドゥ・ヴァールは次のように述べている。「両方の種の若いサルは一緒に遊び、毛づくろいし合い、互いに混ざり合って大きな群れとなって眠った。すると、きわめて重要なことに、アカゲザルが集団内のより寛容な仲間の水準に合わせて、和解の能力を発達させたのである」。実験が終わって、二種が再び元の別々の状態に戻されても、そのアカゲザルたちは以前より三倍の頻度で、喧嘩のあと和解し敵対者の毛づくろいをしたという。*22

　これはたまたまだろうか。神経科学者で霊長類学者のロバート・サポルスキーは、学生だった一九七八年以来、すでに何十年もケニアで、ヒヒの一つの群れを観察してきた。一九八〇年代半ばに、この群れの大人のオスのかなりの割合が、突然結核で死ぬという出来事があった。旅行者向けのホテルの外にあったごみ捨て場から、菌に汚染された食べ物を拾って食べたのである。だが、その貴重な（菌に汚染されてはいたけれども）残飯を食べたのは、群れのなかで最も喧嘩っ早い者だけだった。彼らは、自分たちより大人しいオス、メス、子どもを全部追い払って独占したのである。そして罰が当たったのだ。頑固者はすべて死んで、おっとりタイプが生き残って群れの支配者となった。しかしそれは、攻撃を受ければ手も足も出ない、海賊にとってはもってこいのお宝のようなものだった。何しろ、メスと、未熟な若者と、簡単に脅しに屈服するオスだけで一丸となっているのだから、近隣からタフガイがやってきて思うまま強姦され強奪されるのを待つばかりかと思われた。

ヒヒのオスは若いうちに群れを離れるから、あの悲しい大事件から一〇年も経つと、その当時の群れにいた、ヒヒにしては例外的に大人しいオスたちはいなくなった。しかし、サポルスキーの報告によると、「その群れの独特の文化が、新たに群れに加わったオスにも採用されていたのである」。二〇〇四年、結核によってもたらされた「悲劇」から二〇年経った後でも、その群れでは通常よりも高い頻度でオス同士が毛づくろいし、オスとメスが仲良くしていた。またその群れの順位制は珍しく緩やかで、ふつうはかなりストレスのかかる下位のオスたちの不安が、通常よりも低い水準にあることを示す生理学的な証拠も見られたと、サポルスキーが報告している。さらに最近、二〇〇七年の夏に再び訪れたときにも、その群れの独特の文化は手つかずのままのようであったと、サポルスキーは私たちに語った。[*23]

霊長類学者のクリストファー・ベームは、その著『森の順位』のなかで次のように主張している。平等

＊21　Dawkins (1998), p. 212.
＊22　de Waal and Johanowicz (1993).

主義は、順位制という政治システムを採っている集団においても、すぐれて合理的である。「黙っていれば支配される個体は、賢いことに、大規模に団結して政治連合を形成する。そうやって強きが弱きを支配させないようにするという明白な目的があるのだ」。ベームによれば狩猟採集者は、命令に従うことを拒否するという点では、率直なネコのようであるという。「移動性の狩猟採集者は、普遍的に、そしてたいていはしつこいぐらい、他人の権威から自由であることにこだわる[*24]」。

先史時代は、誇大妄想症の人にとっては、がっかりな時代だったに違いない。そこでは、「他人を支配することに情熱を抱いた人間は、社会的な落ちこぼれで何の影響力も持たない存在だったであろう[*25]」と、心理学者のエーリッヒ・フロムが書いている。

## ▒「ホモ・ノン・エコノミクス」の社会

人口密度がきわめて小さかったことから来る複合的な効果、雑食の度合いが大きくても対応できる消化系、われわれ人類に独特の高度に発達した社会的知性、制度化した食料分配、行きずりの関係を認める乱婚的セクシュアリティがもたらした集団全体による子育て、集団防衛などのおかげで、人類の先史時代が、実は比較的平和かつ繁栄した時代であったとしたらどうであろうか。「黄金時代」でないとしても、少なくともその次の「白銀時代」ではないだろうか（「青銅器時代」という言い方はすでにあるので）。楽園を夢見て

---

＊23　Sapolsky and Share (2004). Natalie Angier, "No Time for Bullies: Baboons Retool Their Culture," *New York Times*, April 13, 2004 も参照のこと。
＊24　Boehm (1999), p. 3, 68.
＊25　Fromm (1973), p. 60.

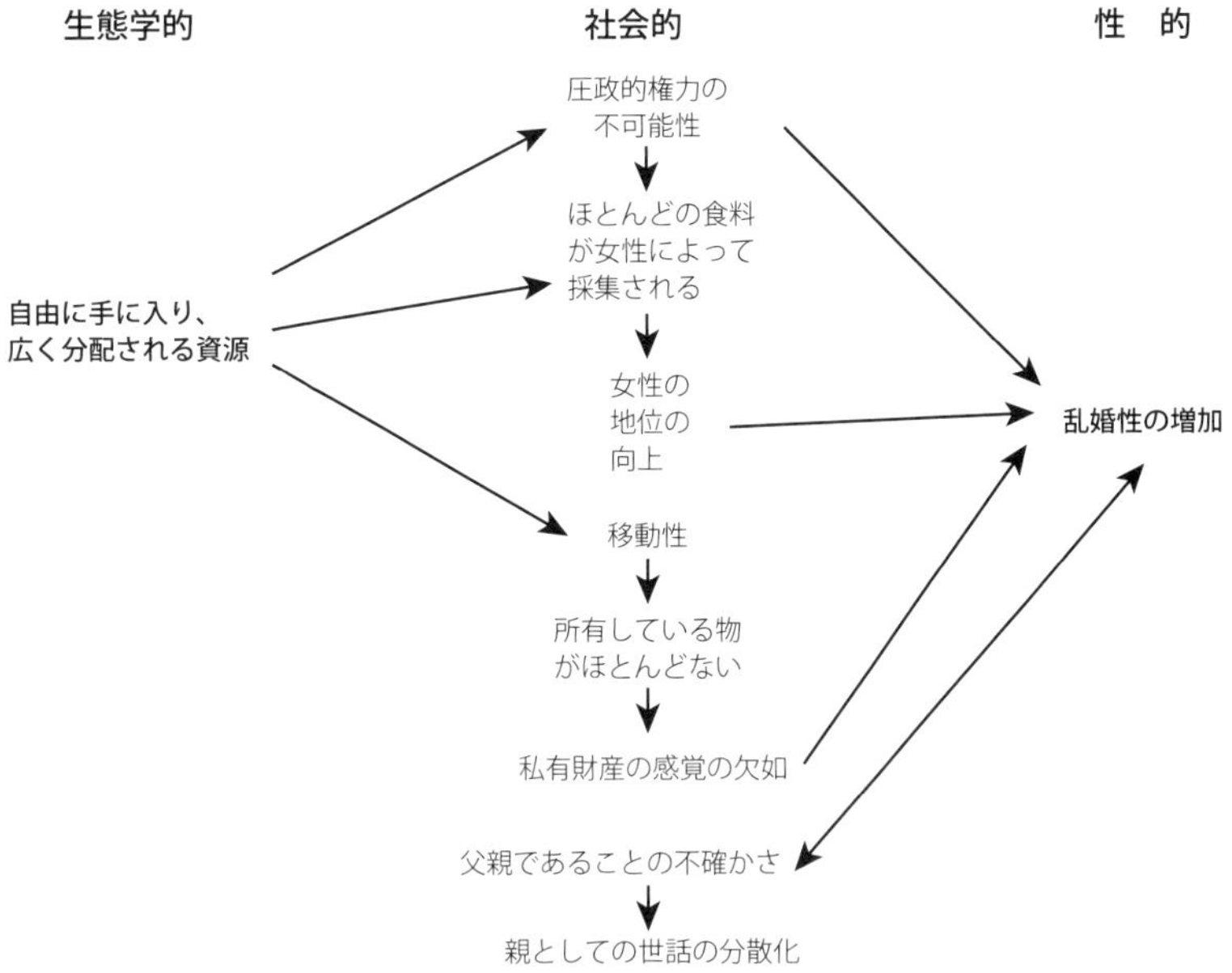


いるわけではなく、現実としてわれわれの祖先が、ほとんどどこの人間も、ほとんどいつでも、皆が満足できるほど豊かな世界に暮らしていたという可能性を、あえて考えることができるだろうか。今日では、「無料のランチはない」ことを誰でも知っている。しかし、あらゆるランチが無料だった世界に進化してきたのがわれわれ人類という種だったとしたら、どうして今、ランチは無料ではないのだろうか。時間的にも物質的にも豊かさで始まったわれわれ人類の旅が、一万年前に、貧困、食料難、無慈悲な競争へと舵を切っただけだとわかったら、先史時代に対するわれわれの評価は（結果としてわれわれ自身に対する評価は）どう変化するだろうか。

受け容れがたいと思う人もいるかもしれないが、人骨の証拠がはっきり示しているように、われわれの祖先は、農耕の出現までは、広範な慢性的食料難を経験したことはなかった。慢性的食料難を前提にする経済は、農耕の出現にともなって現われた社会制度の産物である。ジョン・ガウディは、このことが示す最大の皮肉を言い当てている。「狩猟採集者は、ふんだんにある余暇を、食べたり飲んだり遊んだり人づきあいしたりして過ごしていた。要するに、豊かさという言葉からわれわれが連想することを、まさに実践していたのである」。

先史時代に対する黙示録的な見方を支える確たる証拠は何もないにもかかわらず、これに対する反論に耳を傾ける者はほとんどいない。西洋の経済理論に内在している人間の本性に対する理解は間違っている。人間は利己主義によってしか動かないという考え方は、ガウディの言葉を借りれば「二〇万年前にホモ・サピエンスが出現して以来の数万という文化集団から見て、きわめて微視的なマイノリティ集団の見方である」。かつて生きてきた人類のあらゆる世代の圧倒的マジョリティにとって、自分の周りに飢えた者がいるのに食料を隠匿するなどということは、およそ思いもよらないことであった。ガウディは書いている。「狩猟採集者は、ホモ・ノン・エコノミクスである」[*26]。

思い出していただきたい。ティエラデルフエゴの「悲惨な」先住民たちは、「人類の最底辺にある」と決めつけられても、ひとたびビーグル号が帆を上げて視界から消え去ったら、さっさと鍬を放り投げて、西洋人の作った菜園から逃げ出したのだ。彼らは「文明化された」人びとが、どのように生きているか直接知った。それでも、彼らは「もう一度イギリスに行きたいなんて気は、これっぽっちも」持たなかったのである。なぜだろうか。そこには「果物もたくさんある」し、「魚もいっぱいいる」し、「小鳥もいっぱいいる」から、彼らは「幸せだし満足して」いたのである。

＊26　Gowdy (1998), p. xvii.

＊第12章補遺1　平等主義的な社会組織は、規模の小さな社会集団にとってはより機能的であり、集団が満場一致の原則を維持できないほど大きくなりすぎたとき、階層的権力構造が出現するという私たちの主張を支持する論文として、Paul L. Hooper, Hillard S. Kaplan and James L. Boone, "A theory of leadership in human cooperative groups," *Journal of Theoretical Biology*, 265 (4), 21, August 2010, pp. 633–646.

＊第12章補遺2　チンパンジーのオスと、ボノボのオスとでは、ストレスに対する反応がどのように異なっているかをホルモンの観点から研究した論文に関する記事として、Richard Alleyne, "What kind of man are you: chimpanzee or bonobo?" *The Telegraph*, 28 June 2010 (http://www.telegraph.co.uk/science/science-news/7858951/What-kind-of-man-are-you-chimpanzee-or-bonobo.html). チンパンジーは戦いに備え、ボノボは気を鎮めるという。この二種の霊長類と人間の本性の関連について交されている終わりなき論争から見てきわめて興味深い。

# 第13章 残忍なる殺戮は、人類の本性か？

進化論者はこのように言う。生命の曙に遡ってみると、ある獣が、名前も性質もよくわからないのだが、とにかくその獣が、狂暴な種を蒔いたという。そしてその種に由来する衝動が、その獣の子孫の血のなかで、永遠に疼《うず》くのだと……。

（ウィリアム・ジェニングス・ブライアン[*1]）

新ホッブズ主義の原理主義者たちは、貧困が永遠の条件として人間に備わっているのだと主張するのとまったく同じように、戦争が人間の本性の根本にあると言い張っている。たとえば、ニコラス・ウェイドは、次のように主張する「国家が誕生する以前の社会では、残忍な闘いが絶えず起こっていた。その目的はたいてい敵を根絶することにあった[*2]」。この見方によれば、組織的な衝突に陥りやすいわれわれ人類の性向は、狩猟採集者を経由して、はるか昔の霊長類の祖先に遡るような、生物学的な過去に根ざしていることになる。人類はこれまでずっと、愛を交わすのではなく、戦いを交わそうとばかりしてきたとされているのだ。

だがこの絶え間ない戦争が、いったい何をめぐって戦った戦争なのか、はっきり知っている者は誰もいない。ウェイドは、狩猟採集者の生活が「絶え間ない戦争」によって苦しめられていたと確信しているが、「古《いにしえ》の人類は、小規模の平等主義的な社会で、財産も持たず、リーダーも階級の違いもなく暮らしていた」と認めている。だとすると、こういうことであろうか。平等主義的で、非階層的で、移動生活を送る、財産を持たない集団が、絶えず戦争状態にあった……。狩猟採集者は、ほぼ何も所有していなかったのだから失う物もほとんどなく（自分の生命を除いて）、地球上に広く散らばって暮らしていた。そんな狩猟採集社会は、枯渇しそうな資源や蓄積した資源をめぐって闘争を続ける、歴史上の時代からすればもっと最近の人口密度の大きな定住社会とは、似ても似つかないのである。[*3] そんな彼らが、どうして絶えず戦争状態にあったと言えるのか。

---

＊1　スコープス裁判での最終弁論〔ウィリアム・ジェニングズ・ブライアン（一八六〇〜一九二五）は、アメリカの政治家。婦人参政権と累進課税の導入を推進したリベラリストで、民主党大統領候補に三度選ばれた。ところが、ダーウィン進化論は、敵を排除し自分だけが生き残ろうとする非道徳的でキリスト教に反する悪魔の理論と見なして、公立学校教育で教えることを禁止する法律の制定運動を推進。これを定めたテネシー州法に違反した教師ジョン・スコープスが逮捕されると、検察側代表として「スコープス裁判」に参加した〕。

＊2　Wade (2006), p. 151.

＊3　最近のミトコンドリアDNA研究が示すところによれば、六万年前にアフリカを旅立つ以前においても人類は、最大で一〇万年間は、アフリカ東部と南部に別々に暮らしていた。この二つの流れが再び合流するのはおおよそ四万年前のことで、そのとき初めて人類は汎アフリカ集団と言えるものになったという。Behar et al. (2008) を参照のこと。全文をオンラインで入手可能（http://www.cell.com/AJHG/fulltext/S0002-9297%2808%2900255-3#）。

ホッブズ的な通説《スタンダード・ナラティヴ》のこの側面について、包括的に議論するには紙幅が足らないが、ここではこの問題に関する著名な三人の論者を選び、その議論とデータを詳しく見てみたい。三人とは、進化心理学者のスティーヴン・ピンカー、霊長類学者として尊敬を集めているジェーン・グドール、存命の人類学者としては世界で最もよく名の知られたナポレオン・シャグノンである。[*4]

## *1*…五〇〇万年前から受け継がれてきたチンパンジーと人類の凶暴性？

ただいま売り出し中の専門家が、聴衆のお歴々の前に立っている姿を想像していただきたい。彼の主張は、アジア人は好戦的な連中だということである。証拠として彼は、アルゼンチン、ポーランド、アイルランド、ナイジェリア、カナダ、イタリア、ロシアの八ヶ国の統計を示す。「ちょっと待ってください」と、あなたは言うかもしれない。「先生、そこに挙がっている国はアジアではありませんが……、たぶんロシア以外は」。その先生は笑われて、舞台を去るだろう、いや去るべきだ。

世界中に名が知られベストセラーも出しているハーヴァードの教授スティーヴン・ピンカーが、二〇〇七年に、カリフォルニア州ロングビーチのＴＥＤカンファレンスで講演したときも、同じような欠陥のある論理に基づいたものだった。[*5]ピンカーのプレゼンテーションは、二つのことを同時にわれわれに提供してくれる。一つは、戦争の起源に関する新ホッブズ主義的見解を簡潔にまとめた言葉。もう一つは、先史時代に関するこの血塗られた見解を流布するときによく用いられる怪しげな修辞戦略《レトリカル・タクティクス》で、これは見ていて非常に勉強になる。この二〇分の講演は、ＴＥＤカンファレンスのウェブサイトで無料で閲覧可能である。[*6]是非それを（少なくとも先史時代を扱っている最初の五分だけでも）ご覧いただいた上で、続きをお読みいただいただきたい。

ピンカーは、狩猟採集者のことを論じるのに、持ち時間の一〇％も使っていない（思い出していただきたいのだが、それは人類が地上で過ごした時間の九五％以上を占める社会体制なのだ）。それなのに、それだけで十分に事態を紛糾させることに成功している。

講演が始まって三分半後、ピンカーは、ローレンス・キーリーの著書『文明以前の戦争――平和な野蛮という神話』（Keeley, 1996）に基づく一つのグラフを示した。このグラフは「いくつかの狩猟採集社会における、男性の戦争による死者数の割合」を表わしている。そして彼は、狩猟採集者の男性が、現代に生

＊4　先史時代の戦争に関するホッブズの想定に対する批判を、さらに知りたい読者は、手始めに Fry (2009) および Ferguson (2000) をご覧になるとよいだろう。
◆TEDカンファレンス　TEDはテクノロジー、エンタテインメント、デザインの略。年に一回、講演者数十人、聴衆数千人という大規模な講演会を催す会員組織。講演の映像をインターネット上で無料配信していて、その多くにはボランティアが翻訳した、日本語も含む各国語の字幕も用意されている。NHKが英語教育番組「スーパープレゼンテーション」として一部を放送している。
＊5　TEDカンファレンスでのピンカーの講演は、Pinker (2002) の、とくに第三章の最後の数ページで展開した議論に基づいている。
＊6　ピンカーの講演映像へのリンクは以下のとおり（http://www.ted.com/talks/steven_pinker_on_the_myth_of_violence）［このURLの末尾 violence の後に /transcript?lang=ja を加えれば日本語翻訳が閲覧できる。また映像をダウンロードする際に日本語字幕付を選択することも可能］。TEDのサイトには他にも興味深い講演の映像がたくさんある。たとえばボノボに関する講演に関心があるなら、Sue Savage-Rumbaugh の名前で検索してみてほしい。ピンカーのこの講演に基づくコメントもオンライン上で読むことができる（www.edge.org/3rd_culture/pinker07/pinker07_index.html）。

ピンカーのグラフ——戦争で死ぬ男性の割合（%）

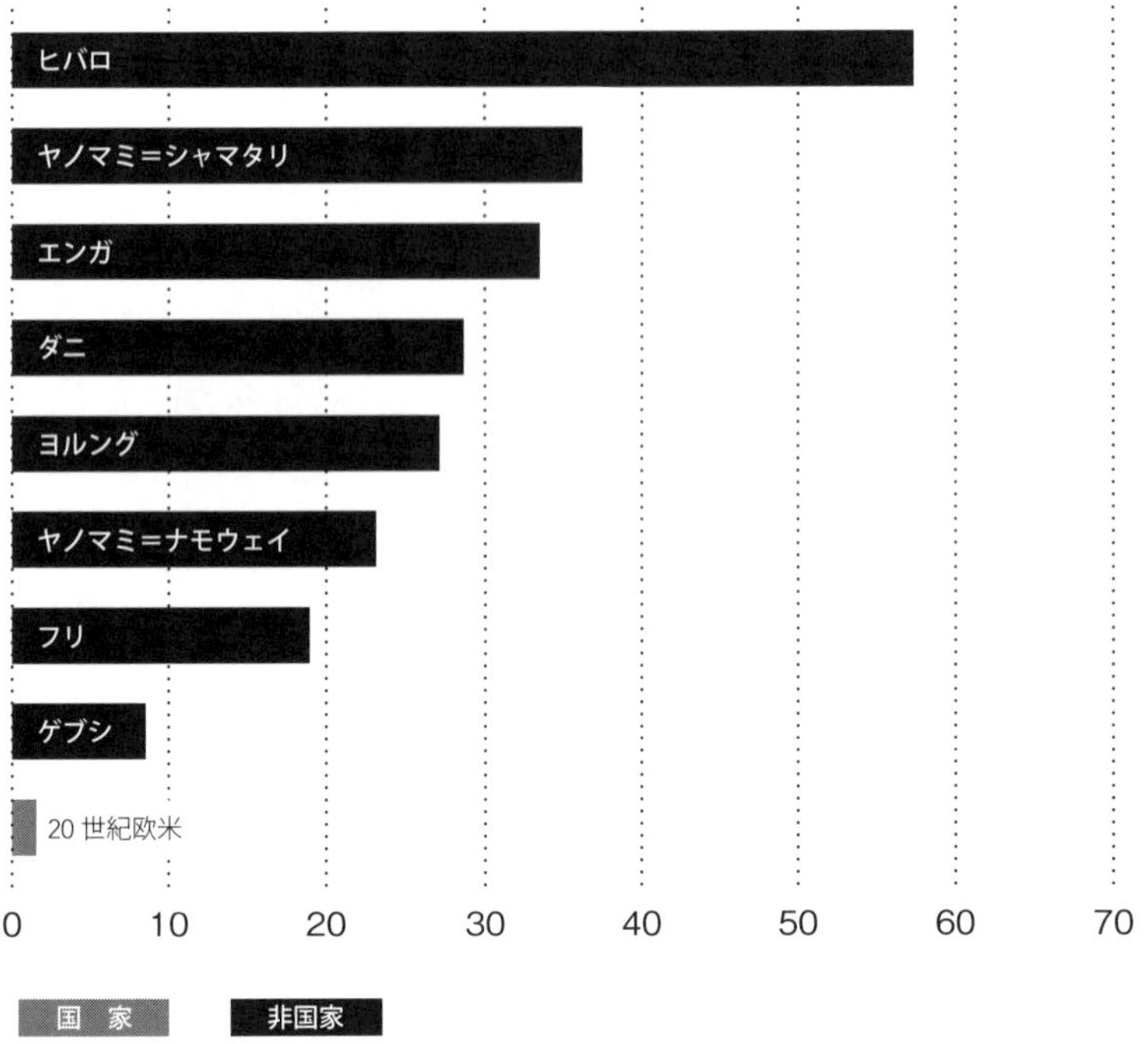


きている男性に比べて、戦争で死ぬ確率がはるかに高かったと説明する。

でも、ちょっと待ってほしい。グラフをよくご覧いただきたい。このグラフは、先史時代の男性戦死者を示すために「狩猟採集」文化集団の例を七つ挙げている。ヒバロ、ヤノマミの二つの下位集団、エンガ、ダニ、ヨルング、フリ、ゲブシの七つである。ヒバロとヤノマミの二つの下位集団はアマゾン川流域、ヨルングはオーストラリア北部海岸地域、そしてあとの四つはすべて人口密度が高くて紛争に苦しめられているパプアニューギニア高地である。

この七つの部族《トライブ》は、われわれの祖先の狩猟採集者の代表と見て良いのだろうか。いや、似てさえいないのである。*7

ピンカーが挙げている七つの社会集団のうち、ただ一つヨルング族だけが、

＊7　ピンカーのグラフは、キーリーの著書（Keeley, 1996）に収録されているグラフの一部しか使っていないこと、キーリー自身はこのグラフに挙げている社会を「原始社会」「国家以前の社会」「先史時代の社会」と呼んでいること（八九〜九〇頁）に注目していただきたい。しかもキーリーは、自身で名付けた「定住性の狩猟採集者」を本当の「移動性の狩猟採集者」から区別してこう書いているのである。「人口密度の低い移動性の狩猟採集者は、所有物が少なく持ち運びが可能で、広大な縄張りを持ち、決まった資源や特定の場所に構築された設備がほとんどないため、襲撃されても衝突を避けて逃げるという選択肢がある。そうやって逃走することで失うものと言えば、せいぜい落ち着きぐらいである」（三一頁）。すでに明らかにしたように、先史時代の人類のほとんどは、こうした移動性の（即時報酬システムの）狩猟採集者だった。それは定義からして、コミュニティの定住や食料の耕作、動物の家畜化などが発生する前の時代である。キーリーの混乱（ということは、ピンカーの混乱でもある）の大きな原因は、菜園や家畜や定住村落を伴う初期農耕者を「定住性の狩猟採集者」と呼んでしまったことである。確かに彼らも、ときどき狩猟をするし、採集もする。しかし、その活動だけが彼らの食料供給源ではない。彼らの生活は即時報酬システムの狩猟採集者とは似ても似つかないのだ。彼らの菜園や定住村落などは、縄張り防衛を不可欠にした。彼らにとって、衝突を避けて逃げ出すことは大いに問題があるのだ。われわれの祖先の即時報酬システムの狩猟採集者とは違って、単に攻撃を避けて逃げるだけでも、彼らには失うものがたくさんあるのである。

キーリーはこの決定的な違いを認めてこう書いている。「農耕者と定住性の狩猟採集者は、力に対して力で対抗するか、損害を受けた後で二度と略奪する気が起きないように復讐すること以外に、ほとんど選択肢はない」（三二頁）。

この点は繰り返し言っておきたい。もしも、多大な労働を投下して住むところを作り、畑を耕して家畜を飼い、簡単には持ち運べないほどたくさんの物を所有して、特定の村落に定住して暮らしているなら、狩猟採集者ではない。先史時代の人間には、今挙げたような物が何一つなかった。要するにそれが、「先史時代」の定義である。ピンカーはこの本質を捉まえ損なったか、あるいは単に無視しているかのどちらかである。

即時報酬システムの狩猟採集社会のあり方に近い（ロシアが、その国民と歴史のほとんどを無視するなら、ある種のアジアであるように）。ただしヨルング族は、ピンカーの引用しているデータが採集された一九七五年の時点で、すでに数十年間を宣教師と一緒に、銃とアルミ製のボートを持って暮らしていた。つまり正確には、先史時代と同じ条件ではない。

ピンカーが引用している残りの社会集団のどれ一つとっても、われわれの祖先がそうであったような即時報酬システムの狩猟採集社会ではない。彼らは、村の菜園でヤムイモやバナナやサトウキビを栽培し、家畜化したブタやリャマやニワトリを飼っている。[8] ピンカーが挙げている社会が、われわれの祖先の移動性で即時報酬システムの狩猟採集者を、これっぽっちも代表していないという事実以外にも、まださらなる問題がピンカーのデータにはある。ヤノマミ族の間に、本当はどれぐらいのレベルで戦争が起こるかという点については、人類学者がこれまでも活発に論争を繰り広げてきた。この点についてはすぐ後で論じる。またヨルング族は、オーストラリアの先住民《アボリジニ》文化の典型ですらない。典型的なオーストラリア先住民《アボリジニ》は、集団間の紛争がほとんど、あるいは、まったくないが、ヨルング族は例外として好戦的なのである。[9] さらにまた、ピンカーはゲブシ族についても正しく理解していない。彼は、グラフに人類学者のブルース・クナウフトの名前を引用しているが、クナウフトはゲブシ族の死亡率の高さと戦争とは何の関係もないと言っているのである。それどころか、ゲブシ族の間では戦争は「稀」だとクナウフトは報告している。「縄張りや資源のことで争いが生じることはきわめて稀だし、生じたとしてもすぐに和解する」[10]。

以上のような欠陥があるにもかかわらず、ピンカーは聴衆の前に立ち、まじめくさった顔をして、このグラフが先史時代の狩猟採集者の死亡率の典型を知るのに相応しいと主張するのである。これはまったく文字どおり信じられない。[11]

しかし、先史時代の人間に関するホッブズ的な暗い見方を唱道するに当たって、このような手品を使うのはピンカー一人ではない。それどころか、怪しげなデータをわざわざ選んで用いるのは、たいへん困ったことに、人間の好戦性に関する文献ではふつうのことなのである。

リチャード・ランガムとデイル・ピーターソンの二人は、その共著書『男の凶暴性はどこからきたか』のなかで、戦争が本質的に異常であること、「動物の通常の原則からすれば、どきっとするような例外」であることを認めている。それなのに集団間の暴力が、人間においてもチンパンジーにおいても報告され

＊8　ピンカーのリストに挙げられている集団ごとの詳細は以下のとおり。

●ヒバロ：ヤムイモ、ラッカセイ、キャッサバ、トウモロコシ、サツマイモ、ホドイモ、カボチャ、プランテン、タバコ、ワタ、サトウキビ、タロイモ、ヤムイモの栽培。伝統的にリャマとモルモット、また後から導入したものとしてイヌ、ニワトリ、ブタの飼育。

●ヤノマミ：採集と「焼き畑式」初期農耕を併用。プランテン、キャッサバ、バナナの栽培。

●エンガ：サツマイモ、タロイモ、バナナ、サトウキビ、タコノキ、マメ類、各種葉菜類、ジャガイモ、トウモロコシ、ラッカセイの栽培。食肉用としてだけでなく、祝祭の儀式用としても重要なブタの飼育。

●ダニ：九〇％がサツマイモを常食する。同時にバナナとキャッサバの栽培。物々交換の貨幣として、また重要な出来事があったときの祝祭用として、ブタの飼育は重要である。ブタ泥棒が衝突の主要な原因。

●ヨルング：宣教師が到来し次第に市場商品が導入されるようになる一九三〇年代四〇年代までは、主には漁撈、貝漁、狩猟、採集を基本とする経済。狩猟採集をいまだに重視している集団があるが、発動機付きの乗り物、船外エンジン付きのアルミ製ボート、銃、その他の後から取り入れられた道具が伝統的な技術に取って代わった。

●フリ：サツマイモが主食。パプアニューギニアのどの集団でもそうだが、ブタの飼育は食肉用としても、ステータスとしても重要。

＊9　この点は、Fry (2009) に依拠している。

＊10　Knauft (1987 and 2009).

ているという理由で、戦争へ向かう性向が古《いにしえ》の人間の特徴だったのであり、それは最後の共通祖先にまで遡ると主張するのである。われわれは「五〇〇万年という気も遠くなるほどの昔から連綿と受け継いできた、互いに殺しあうという習慣の生き残り」であると彼らは警告する。

しかし、ボノボはどこへ行ったのだろう。二五〇ページに及ぶ彼らのこの著書のうち、ボノボのことが書かれているのはたったの一一ページだけだ。しかも、ボノボとわれわれとの最後の共通祖先よりも、チンパンジーとわれわれとの最後の共通祖先の方が重要だとして、ボノボは簡単に片付けられている。しかし霊長類学者の多くは、まったく正反対の主張をしているのだ。[*12] だがそれでも、少なくとも彼らはボノボに言及しては、い、る。

『最も危険な動物――人間の本性と戦争の起源』の著者デイヴィッド・リヴィングストン・スミスが、二〇〇七年に、戦争がわれわれの霊長類としての過去に根ざしていることを、進化論に基づいて探究したエッセーを公けにした。スミスは、チンパンジー同士が相手を血だらけになるほど叩きのめし、生きたまま食べるという背筋の凍るような実例を報告しながら、チンパンジーのことを「人間以外で、われわれに最も近縁の種」だと何度も言っている。読者は、彼のエッセーを読んだだけでは、人間以外で同じようにわれわれに近縁の種がもう一つあることを、けっしてわからないだろう。ボノボのことである。わざとだとすれば奇妙な話だが、ボノボに言及していないのである。[*13]

チンパンジーの暴力の持つ凶暴性について、マッチョに主張してばかりいないで、同じくらい人間と関

---

＊11　事態をさらに悪くしているのは、ピンカーがこれらの偽「狩猟採集者」の死亡率のすぐ下に、二〇世紀欧米の男性戦死者の割合が、それと比較して小さいことを示す小さな棒を並べている点である。これは、さまざまな点で誤解を招く。なかでもおそらく最も重要なのは、二〇世紀は国家間の「全面戦争」が生まれた時代だ

ということだ。そこでは心理的に優位に立つために、(男性戦闘員だけでなく)市民が標的とされた(ドレスデン、ヒロシマ、ナガサキなど)。したがって、男性の死亡率だけを勘定するのは意味がない。

さらにピンカーが、二〇世紀の戦争の最も悪質で凶暴な実例で亡くなった数千万人という死者を勘定に入れていないのは、なぜなのか。「われわれの最も平和な時代」という彼の議論には、南京大虐殺のことも、第二次世界大戦のなかでも太平洋で起きたすべてのこと(日本に原子爆弾が二つ投下されたことも含む)も、クメール・ルージュとポル・ポトによるカンボジアのキリング・フィールドのことも、何十年も続いたヴェトナムでの戦争(対日、対仏、対米)のことも、中国での革命と内戦のことも、印パの分裂とその後の戦争のことも、朝鮮戦争のことも、何一つ言及されないのである。数百万人にも上るその死者のうち、ピンカーが調査した二〇世紀の(男性)戦死者数に含まれている人は一人もいない。

ピンカーは、アフリカの果てしなく続く紛争、子ども兵士、無差別大量殺戮も勘定に入れていない。ルワンダは入っていない。ツチもフツもない。また南米で二〇世紀に起きたさまざまな戦争も省略されているし、何万人もの市民を拷問したり強制的失踪させたことで悪名高い独裁体制が残らず無視されている。エルサルバドルは？　ニカラグアは？　一〇万人以上の村人が亡くなったグアテマラは？　ない。ぜんぜん出てこないのだ。

＊12　たとえば Zihlman et al. (1978 and 1984) を参照のこと。

＊13　David Livingstone Smith, “Why War?;” (http://realhumannature.com/?page_id=26).

私たちはスミスに連絡を取り、ボノボを省略した理由を尋ねた。彼は最初、ランガムとピーターソンが、われわれとの共通祖先としては、ボノボよりもチンパンジーの方が典型的であるとしていることを挙げた。私たちが、ボノボの方がより典型的であるとする霊長類学者がおおぜいいること、この点についてはランガム自身も見直しをしていること、そしていずれにせよ、ボノボに言及せずにチンパンジーのことを「人間以外でわれわれに最も近縁の種」と呼ぶのは事実上間違っていることを指摘すると、スミスは最終的に態度を軟化させ、チンパンジーの「血塗られた消耗戦」について書かれた身の毛もよだつ描写に、二つの短いボノボへの言及を加えた。しかしながら、オンライン上で発表されたこのエッセーは、すでに印刷された書籍からの抜粋で、しぶしぶながら認めたこの加筆が、書籍の方に反映されることはありそうにない。

連が深くて非好戦的なボノボに、せめて一言ぐらい言及する価値がないだろうか。どうして、陰について声高に叫ぶ者は、陽についてただの一言も囁かないのか。暗いばかりで光がなければ、聴衆が興奮はするかもしれないが、蒙を啓かれることはないであろう。しかし困ったことに、この「あ、しまった。ボノボのことを言うのを忘れた」という作戦は、戦争の古《いにしえ》の起源に関する文献ではありふれているのである。

ボノボの存在を消す策謀は、戦争に関する議論だけに目に付くわけではない。人間男性のどんな種類の暴力であっても、それを古《いにしえ》の血統に由来すると主張する者がいたら、ボノボを探してみてほしい。たとえば、強姦の起源について語る以下の文章は、『男はなぜ暴力をふるうのか』という本から引用したものだが、ここにボノボがいるかどうかご覧いただきたい。「人間の男が強姦を発明したのではない。むしろ類人猿としてのわれわれの祖先から、強姦という行動を受け継いだ可能性が高い。今も、強姦はオスの標準的な繁殖戦略であり、きっと何百万年の間、ずっとそうだっただろう。人間のオスも、チンパンジーのオスも、オランウータンのオスも、皆、決まってメスを強姦する。野生のゴリラは交尾のために、暴力的にメスを誘拐する。飼育下のゴリラもメスを強姦する」*14（傍点引用者）。

感じていること考えていることを言葉で伝達できない人間以外の種における「強姦」を、どう定義するか。それ自体が難しい問題であるが、それはおいておくとしても、とにかく強姦も子殺しも戦争も殺人も、ボノボの間では、数十年間の観察では、少なくとも一度も目撃されたことがないのである。野生状態でもないし、動物園でもない。一度もだ。

これが脚注の一つにも価しないのだろうか。

## 2…本当にチンパンジーは残忍か？

ボノボのことを考えると疑念が湧いてくるが、それはおいておくとして、チンパンジーの「戦争」の性質については真面目に問い直しておくべき問題がある。一九七〇年代、リチャード・ランガムは、タンザニアのゴンベにあるジェーン・グドール研究センターで、食料供給とチンパンジーの行動の関係を研究する大学院生だった。一九九一年、ランガムとピーターソンの『男の凶暴性はどこからきたか』が出版される五年前、マーガレット・パワーが細心に調査した結果を『平等主義——人間とチンパンジー』にまとめて出版した。この本は、グドールのチンパンジー研究のいくつかの点について、重要な疑問を投げかけるものだった（ただし、グドールの科学的な一貫性や意図に対しては、賞賛以外には何も表明されていないことを言っておかねばならない）。しかしパワーの名前も、彼女が提起した疑問も、どちらもランガムらの本には見当らない。

パワーは、グドールがゴンベでの最初の数年間（一九六一〜六五年）に集めていたデータが示すチンパンジーの社会的相互作用は、その数年後に同僚との共著で出版し、世界中から喝采を浴びたチンパンジーの戦争に関する報告と異なるものであることに気がついた。ゴンベでのこの最初の四年間の観察がグドールに残した印象は、チンパンジーが「人間よりはるかに平和的」であるというものだったのだ。グドールは集団間の「戦争」の証拠を何も見なかったし、あるとすれば単なる個体間の暴力の偶発的な発生だけだっ

＊14　Ghiglieri (1999), pp. 104-105.

た。

グドールが初期に抱いていた霊長類全般の平和的な印象は、それから四〇年を経た二〇〇二年にロバート・サスマンとポール・ガーバーが出版した研究とも合致する。彼らは、霊長類の社会的行動に関する科学文献を広範囲にわたって見直したのである。彼らは、さまざまな種類の霊長類が、目覚めている時間はどうやって過ごしているか調査している研究を、八〇本以上点検し直して、以下のことを発見した。「昼行性のキツネザル——最も原始的な霊長類——から類人猿まで、ほとんどあらゆる種類の霊長類が、何であれ社会的行動を活発に展開するのは、通常、一日の五％に満たない」。また「喧嘩をしたり競い合ったりするのは、通常一日のうち一％に満たないが、一％をはるかに下回ることは稀である」こともわかった。一方、一緒に遊んだり毛づくろいしたりなどの協同的・親和的行動は、すべての霊長類の種において、争いに比べて一〇倍から二〇倍も一般的であることが発見されたのである。[*15]

しかし、「人間よりはるかに平和的」というグドールが受けた印象は変化することになる。正確に言えばそれは、彼女と学生が、チンパンジーに毎日何百本ものバナナを与えて、キャンプの周囲を常にブラブラしているように誘い出し、容易に観察できるようにしてからのことであった。この二つが同時に起こったのは、偶然ではないとパワーは主張している。

野生のチンパンジーは、食料を求めて、個々に、または小集団に分かれて拡散している。食料はジャングルの到るところに散在しているので、競争はふつう起こらない。しかし、フランス・ドゥ・ヴァールの説明によれば、「ひとたび人間が餌付けを始めると、それがジャングルのなかであっても、たちまち平和が乱されてしまう」[*16]のである。

鉄筋コンクリート製の箱のなかに、美味しそうな匂いのする果物が山と積まれているが、箱が開けられるのは、餌やりの決められた時間だけという状況が、チンパンジーの行動を劇的に変質させた。グドールの助手は、その箱を何度も何度も修復した。欲求不満に陥った類人猿は、箱をこじ開けたり叩き壊したりする方法を際限なく見つけ出すからである。熟した果物が目の前にあるのに、すぐには食べることができないというのは、チンパンジーにとって初めての経験だった。それは彼らを混乱させ、怒らせる経験だったのである。想像してみていただきたい。クリスマスの朝、部屋いっぱいのやんちゃな三歳児（腕力は成人男性の四倍強い）の目の前のツリーの下に、プレゼントを山積みにしておいて、いいと言うまでは開けてはならない、それがいつになるかはわからないけどね、と言いわたすところを。

この時期のことを、数年後に回想してグドールが書いている。「絶えず餌をやることが、チンパンジーの行動に明らかに影響を及ぼすことがわかった。彼らは昔に比べて、ずっと大きな集団で動きまわるようになった。キャンプの近くで眠り、朝早く騒がしい大きな群れをつくってやって来た。何よりも良くなかったのは、大人のオスがしだいに攻撃的になってきたことである。〔……〕前よりも、ずっと闘争が多くなっただけではなく、多くのチンパンジーが、毎日何時間もキャンプのまわりをうろつくようになった」[*17]（傍点引用者）。

チンパンジーに対するグドールの餌付けについて、マーガレット・パワーが投げかけた疑問は、ランガムだけでなく、ほとんどの霊長類学者から相手にされなかった。[*18] たとえばマイケル・ギグリエリは、チンパンジーの研究のためにウガンダのキバレの森へ赴いたが、その目的はもっぱら、グドールの研究チームが目撃した集団間紛争は、バナナの箱のせいで本来の性質が歪められたことによるとする考え方を検証

＊15　この点に関するSussman and Garberの再調査が、Chapman and Sussman (2004) に収められている。
＊16　De Waal (1998), p. 10.
＊17　Goodall (1971). Power (1991), pp. 28–29にも引用されている。

するためだった。「私の使命は、〔……〕チンパンジーがこのように好戦的な殺し屋であるのは正常なのか、あるいは研究者が観察のためにチンパンジーを餌付けしたことの産物であるのかを、見極めることであった」[*19]とギグリエリは書いている。ところがどうしたわけか、パワーの八年後にギグリエリが出版した本の索引にすら、マーガレット・パワーの名前は出てこないのである。

パワーが提起した問題を十分に検討し、餌付けされていないチンパンジーの一部に（全部ではなく）、他のフィールドでその後観察された集団間紛争の報告を吟味するための紙幅はない。[*20]ピンカーとシャグノン（このあとで扱う）の動機について私たちは疑念を抱いているが、ジェーン・グドールの意図と科学的一貫性について何ら含むところがないのは、マーガレット・パワーと同じである。しかしグドールへの敬意は当然だとしても、パワーが提起しているのは、戦争の起源を霊長類に求める可能性をめぐる論争に真剣な関心を抱いている者なら、誰にとっても一考に価する問題である。

## 3…人類の進化と戦争の起源

マーガレット・パワーの提起した問題は、核心を衝くものだった。争わなければならないものは何もないのに、なぜ戦わなければならないのか、ということである。学者がチンパンジーを餌付けし始めるまでは、ジャングル中に食べ物があることはわかっていた。だからチンパンジーは、毎日食べ物を求めて散らばっていったのである。チンパンジーは果物が実っている木を見つけると、しばしば大声で仲間を呼ぶ。互いの助け合いが、すべての個体の役に立つのだ。森によって養われている状況は、ゼロサムではない。しかし毎日、同じ場所で、簡単に手に入る食べ物は限られた量しかないということを一たび学んでしまうと、チンパンジーはだんだんと、攻撃的で「騒がしい群れ」をつくってやって来るようになり、「まわりをうろつく」ようになった。そしてすぐに、グドールとその生徒たちは、今では有名になったチンパ

---

＊18　ドゥ・ヴァールは、パワーの主張の要点には同意しながらも、奇妙なことにそれについて彼女の研究にはほどんど言及しない。仮に言及したとしても、簡単に片付けておしまいにしているのだ。一九九六年に出版された『利己的なサル、他人を思いやるサル』（de Waal, 1996）の巻末注で、彼は次のように書いている。「パワー（Power, 1991）は、基本的には文献を読み込むことによって、ある種のフィールド（たとえばゴンベのバナナキャンプ）での餌付けがチンパンジーの暴力を助長し、平等主義を殺いだのであり、そうやって集団内の関係の「トーン」も、集団間の関係の「トーン」も、どちらも変えてしまったと主張している。データの真剣な再検討と、高貴な野蛮人という一九六〇年代的な類人猿のイメージへのノスタルジアを混ぜ合わせたようなパワーの分析が提起する問題は、現在も続けられている餌付けされていない野生のチンパンジーの研究によって、おそらく解決されるであろう」。
　パワーの分析をこのようにはねつけるのは不当であるし、ドゥ・ヴァールらしからぬ容赦のなさだと思われ、私たちはびっくりした。彼女が「六〇年代へのノスタルジア」を感じているか否かは別として（私たちは彼女の本にそのような感情を見出せなかったが）、ドゥ・ヴァールはその分析が調査に価する問題を提起しているとは認めているわけである。世界をリードするチンパンジーの行動の権威であり、その学識が批判的分析に対する深い尊敬の念を感じさせる学者であるドゥ・ヴァール自身が、大いに関心を持っているはずの、チンパンジーの社会的相互作用というテーマに関して、パワーの提起する問題はその膨大なデータの読み直しを迫っているのである。

＊19　Ghiglieri (1999), p. 173.

＊20　野生状態のチンパンジーに関するこれらの報告を再検討し、パワーの主張に反論しているものとして、Wilson and Wrangham (2003) を参照のこと。オンラインで入手可能である（http://anthro.annualreviews.org）。

ンジー集団間の「戦争」を目撃することになるのである。

もしかしたら、史上初めて、チンパンジーは争って手に入れるべき物を見出したのかもしれない。一ヶ所に集中して存在し、当てにすることができ、だが量的に限られた食料資源である。突然、彼らはゼロサムの世界に投げ込まれたのだ。

同じこの論理を人間社会に当てはめてみると、即時報酬システムの狩猟採集者が自らの生命を賭けてまで、戦争をしようとするだろうか、という疑問に駆られるのである。正確には、何をめぐっての戦争なのだ？　食料？　食料なら、周りの環境に散在している。たとえば、合衆国やカナダの北西部の太平洋沿岸地域には周期的に鮭が遡上してくるように、自然条件によって食料が集中的に存在するような地域に暮らす先住民社会は、即時報酬型の狩猟採集者にはならない傾向がある。そのような地点で見出されるのは、クワキウトル族（これについては、あとで詳しく見る）のように複雑で階層的な社会の方が多いだろう。所有物をめぐる戦争なのか？　狩猟採集者は物質的価値を備えた所有物など、ほとんど持たない。土地？　われわれの祖先は、人類という種として存在していた期間の大半を、人間などほとんど誰も住んでいない惑星の上で進化してきたのである。女性？　それはあり得る。しかしそれが成り立つためには、狩猟採集者にとって人口の増大が重要な意味を持っていたということ、また女性が戦って勝ち取るべきものであり、牧畜業者にとっての家畜類のように取引きされる商品であったということを前提にしなければならない。しかし狩猟採集者は、人口を増大させるよりも、安定的に維持することの方を重視しそうである。すでに見たように、集団は一定の数にまで増えると、とにかく小集団に分かれようとする傾向がある。それに狩猟採集集団のような社会の内部に養うべき人口をより多く抱えることには、本来的に有利な点は何もない。さらにはまた、われわれの祖先は男も女も、狩猟採集者やチンパンジーやボノボの社会システムに典型的な、分裂も融合も自由自在な血縁《バンド》集団間を自由に行き来していたであろうことも、すでに見たとおりである。

社会体制（狩猟採集社会、初期農耕社会、農耕社会、産業社会）と人口密度、戦争の可能性の間には互いに因果関係があることは、社会学者のパトリック・ノーランによる研究からも明らかである。それによれば、「狩猟採集社会および単純な初期農耕社会よりも、進んだ初期農耕社会と農耕社会の方が、戦争状態に陥りがちである」という。狩猟採集社会および農耕社会に分析を限定してみると、平均以上に人口密度が高まることが、戦争を予期する指標となることをノーランは発見した。[*21]

人類の戦争は「五〇〇万年という気も遠くなるほどの昔から連綿と受け継いできた習慣」だという主張にとって、ノーランのこの発見は問題である。なぜなら、われわれの祖先の人口密度は、農耕以後の人口爆発までは低かったからである。人口爆発が始まったのは、ほんの数千年前のことにすぎない。ミトコンドリアＤＮＡの変化を辿る最近の研究によれば、もともと低い水準にあった先史時代の地球全体の人口は、あわや絶滅しかけるところまで急降下したことが何回かあるという（原因は、おそらく火山の爆発や小惑星の衝突、突然の潮流の変化などが引き金となって発生した気候学上の大災害）。すでに言及したように、ホモ・サピエンスの全世界人口は、七万四〇〇〇年前というごく最近、トバ火山の大噴火により世界の気象に深刻な混乱が引き起こされたことが原因で、たったの数千人にまで落ち込んだ可能性がある。しかし、たとえ北半球のほとんどが氷に覆われたときでさえ、われわれの遠い祖先にとって、世界が混雑していたことは一度たりともなかったのである。[*22]

人口が引き金となって戦争が起こるのは、歴史上もっと最近の時代の話である。生態学者のピーター・

---

＊21　Nolan (2003).
＊22　Behar et al. (2008). またこの問題を再検討した素晴らしい著作として Fagan (2004) も参照のこと。

ターチンと人類学者のアンドレイ・コロターエフが、イギリス、中国、ローマの歴史から収集したデータをつぶさに検討して、人口密度の増加と戦争との間に深い統計学的相関関係があることを発見した。その調査によると、歴史上、戦争から平和、平和から戦争という変動があった時期を見ると、人口増加によって説明できるのはそのうち九〇%にも上るという。[*23]

農耕が始まったばかりの時期、収穫した穀物の蓄えとおとなしい家畜の群れが、ジャングルのバナナの箱と同じ役割を果たした。今や、戦って勝ち取るべきものが登場した。「もっと多く」ということだ。もっと多くの耕作地。その土地を耕す人口を増やすため、その土地を守備する軍隊を養うため、収穫を手伝わせるための、もっと多くの女性。栽培したり収穫したり戦ったりという苛酷な労働をさせるための、もっと多くの奴隷。ある土地で作物が実らなければ、死にもの狂いの農民は、隣の土地を襲撃する。すると今度は、報復が待っている。さらにまた、という具合に延々と続く。[*24]

自由（戦争からの）というのは、失うべきものが何もない――そして獲得すべきものも何もない――ことの、また別の謂である。

しかし新ホッブズ主義者は、どちらかと言えば単純なはずのこの分析と、それを支持するデータを無視し、非常にしばしば自身の見解を擁護するために、ピンカーのように必死になってレトリックを駆使し、戦争が人間の原動力の中心であるはずだと主張する。

たとえばロバート・エドガートンは、その著『病んだ社会――原始の調和という神話に挑む』の第四章に次のように書く。「社会の階層構造は、官僚制や祭司職だけでなく農耕もなかった小規模な社会にも発達していた」。まあいいだろう。ところが彼は、「小規模な社会」における苛酷な支配という主張を支持するものとして、一五ページにもわたる記述を活き活きと連ねていくのだ。順番は以下のとおりである（何も省いていない）。

- ヴァンクーヴァー島のクワキウトル族：奴隷所有、定住、財産の蓄積、ポトラッチ儀礼、複雑で階層的な社会。
- アステカ帝国：総計数百万人に達する。入念な宗教体制。祭司職。首都の周囲には、奴隷によって耕作されている広大な土地。ヨーロッパ人と初めて接触したとき、当時のヨーロッパのいかなる首都よりも巨大で、下水施設と街路には照明が備えられていた。
- ズールー帝国：やはり総計数百万人に達する。奴隷。集約的農耕。家畜の飼育。大陸全域に広がる交易網。
- 今日のガーナにあったアサンテ帝国：エドガートンによれば「西アフリカで最も強力な軍隊を持つ点で抜きん出ていた[*25]」。

以上の帝国のうちのどれでもよいが、官僚制や祭司職だけでなく農耕もなかった小規模な社会と、どんな関係があるかという点について、エドガートンは語っていない。それどころか、章の終わりまでただの

*23 Turchin (2003 and 2006).
*24 風に揺れるタカの羽根飾りの付いた戦闘帽を被るラコタ・スーの長の映像が目に浮かぶという読者には、白人と初めて接触するよりも前の時代、疫病が蔓延していくつもの部族（トライブ）を襲い、馬の到来によって文化が完膚無きまでに破壊され、以前は平和的な関係にあった集団同士で戦争になったことを是非心に留めていただきたい（Brown, 1970/2001 を参照のこと）。
*25 Edgerton (1992), pp. 90–104.

一つも狩猟採集社会について言及していないのである。これではまるで、ネコは躾けるのが難しいと言っておきながら、その証拠としてシェパードやビーグルやグレーハウンドやゴールデンレトリバーを挙げるようなものである。

人類学者のダグ・フライは、その著『戦争を超えて』のなかで、「普遍的戦争」という新ホッブズ主義的な見方に反論している。「『ずっと戦争があった』という信念は、考古学的な事実とは合致しない」。人類学者のレスリー・スポンセルもこれに同意し、次のように書く。「戦争状態の考古学的な証拠がないということは、先史時代の人類のほとんどにおいて、戦争が稀だったか、あるいはまったくなかったということを示唆している」。人類学者のブライアン・ファーガソンは、先史時代の人骨の総括的な見直しをした上で、次のように結論づけている。今日のスーダンの発掘現場の一つだけを例外として、「今日までに調査された一万年か、それ以上古い数百体の人骨のうち、個人間の暴力を示す明らかな痕跡があったのは、たったの十数体だけである」。「戦争状態が初期先史時代に蔓延していたのだとすれば、考古学的に記録されている膨大な発掘品は、戦争状態を示す証拠で溢れていなければならない。しかし、それを示す証拠はそこにはないのである[*26]」。

チンパンジーの暴力と、間違って狩猟採集者というラベルを貼られた初期農耕社会を指さし、これらは戦争に向かう性向が古《いにしえ》から続いている証拠だと学者が主張するとき、私たちの意地の悪い嘘発見器が鳴り響く。だが、もっと困ったことに、そうした主張をする学者たちは、餌付けによる悪影響でチンパンジーの生態が歪められてしまうということをしばしば黙ったままでいる。すなわち腹を空かせた兵士や侵入者から逃れて籠城するため、生息環境がどんどん小さくなっていき、生活空間も、食料も、遺伝的な活力も縮小されてしまうという悪影響である。さらに同じように困るのが、人口の動態と農耕の誕生が、人間の紛争の可能性に決定的影響を与えることについても、学者が黙っている点である。

## 4…ヤノマミ族の好戦性をめぐる論争

サマー・オブ・ラブ◆の興奮が収まりつつあった頃、また、チンパンジーの戦争に関するジェーン・グドールの最初のいくつかの報告が一般の注目を集めるようになっていた頃、ナポレオン・シャグノンは、突然、存命中の人類学者としては世界で最も有名な存在になった。彼が『ヤノマミ——獰猛な民族』を出版した一九六八年という年は、戦争というものは古《いにしえ》からあり、人間の本性の一部をなす、と主張する人類学的冒険譚を引っさげて颯爽と登場するのに、ちょうど良い年だった。

その年は、プラハの春で幕を開け、ヴェトナムでのテト攻勢が後に続いた。マーティン・ルーサー・キング・ジュニアはメンフィスで悪い方の夢を叶えてしまい、ロバート・ケネディはロサンゼルスで撃たれ、民主党大会が開かれたシカゴでは道々に血と混乱が溢れた。リチャード・ニクソンがホワイトハウスにこっそり入り込み、チャールズ・マンソンがカリフォルニアのマリブの海岸を見下ろす丘の上の隠れ家で、迷える信者と一緒に悪だくみをしているころ［翌一九六九年、マンソンの指示で信者が女優のシャロン・テートらを殺害する］、ビートルズは「ホワイト・アルバム」と呼ばれるレコード・アルバムの最後の仕上げをしていた。この年の終わりにアメリカ人の三人の宇

＊26 Ferguson (2003).

◆サマー・オブ・ラブ　一九六七年の夏、サンフランシスコのヘイト・アシュベリー界隈に数万人の若者が集まったのを始め、全米各都市、さらにはカナダやヨーロッパで、若者が都市に集結した現象。彼らは、カウンターカルチャーを体現する、いわゆる「ヒッピー」であった。

宙飛行士が、青い惑星が永遠の沈黙のなかに漂っているところを人類史上初めてその目で見つめ、平和への祈りを捧げた。[*27]

こうした事態を考慮すれば、ヤノマミ族は「生まれつき暴力的」で「慢性的な戦争状態」にあるというシャグノンの言葉が、人びとの琴線に触れたのも、もしかすると無理からぬことである。人びとは、人間の凶暴性を理解したいと心から願っていたのだ。だから、シャグノンが「同時代に生きているわれわれの祖先」と評して、ヤノマミ族の日常的な残虐行為を描写してみせたところ、それを鵜呑みにしてしまったのである。シャグノンの『ヤノマミ』は人類学の本としては空前のベストセラーで、今では第五版を数える。大学生相手だけでも数百万部も売れているのだ。またシャグノンの著書と映像作品は、人類学教育においても数世代にわたって顕著な影響を及ぼしている。われわれ人類は本来的に獰猛であることが証明されたとする彼の主張を、皆そのまま受け容れてきたのである。

しかしシャグノンの研究は、慎重に取り扱う必要がある。怪しげなテクニックがふんだんに使われているからである。たとえばファーガソンは、シャグノンが統計のなかで、通常の殺人と戦争を一緒にしていると指摘している。これは、ピンカーがゲブシ族についてやっていたことと同じである。しかし、もっと重要なのは、研究対象の人びとの間に紛争の種を蒔くような影響をもたらした点について、シャグノンが説明責任を果たしていないことである。『エルドラドの闇』のパトリック・ティアニーによれば、「シャグノンとヤノマミ族の名を世に知らしめた彼らの戦争について言えば、『ヤノマミ』のなかでシャグノンがうれしそうに書いている戦争は、少なくとも一九六四年一一月一四日に始まったのである。すなわち、この人類学者がショットガンをたずさえ、船外機付きのボートに乗って、プレゼントにするための鉄製品を満載したカヌーを伴って、彼らのもとにやって来たその日のことだ」。[*28] ティアニーは、シャグノン自身の博士論文を引用している。そこには、シャグノンが訪れる前は、一三年にわたって、ナモウェイ族（ヤノマミ族の大き目の下位集団の一つ）の間で戦争で殺された人は、一人もいなかったと書かれている。しかし、シャグノンが彼らのもとで過ごした一三ヶ月の間に、ナモウェイ族とパタノワテリ族（また別の下位集団）が争って合計一〇人のヤノマミ族が死んでいるという。

シャグノンの教え子の大学院生として、最初にヤノマミ族の人びとと生活を共にした人類学者で、一二年間にわたって滞在し続けたケネス・グッドは、シャグノンのことを次のように述べている。「彼は、ヒットエンドラン戦法〔攻撃してはすぐに引き上げる戦法〕を採る人類学者と言える。腕いっぱいにマチェーテ〔中南米で使われている鉈の一種〕を抱えて現われて、それと交換に調査に必要な協力を獲得する。しかし残念なことに、彼はどこへ行っても紛争と分裂の種となっていた」*29。

シャグノンがヤノマミ族に紛争の種を蒔いたというのは、空威張りでマッチョな彼自身の自意識も部

*27 一九六八年のクリスマスの日、三人の宇宙飛行士のうちの一人で船長のフランク・ボーマンは世界中の聴衆に向かって次のように祈りを捧げた。「神よ、人間がいくら過ちを犯しても、この世にあなたの愛があることが見えるよう、私たちに見る目をお与えください。人間がいかに愚かで弱くても、あなたのことを信頼することができるよう、私たちに信じる力をお与えください。分別をもって祈りを続けられるよう、私たちに知識をお与えください。遍き平和の日々の到来のために、私たち一人一人に何をすることができるかお示しください。アーメン」。

*28 Tierney (2000), p. 18. ティアニーのこの著書は、いかなるチンパンジーのコミュニティでも平和に見えるほどの争いを引き起こした。論争の多くは、シャグノンとその同僚のジェイムズ・ニールが、生命にかかわるような伝染病をヤノマミ族にもたらした、というティアニーの非難に関するものである。私たちは詳しく検討してはいないので、この非難については何も付け加えるべきことはない。私たちの批判はシャグノンの方法論と、彼がヤノマミ族の戦争を検討する際に用いている学識とに限定される。

分的には原因になっていたろうが、問題の主要な原因は、むしろ彼の研究の目標にあったのかもしれない。彼は、ヤノマミ族の家系について情報を収集しようとしたのだ。ところが彼らは、人の名前を口に出して話すことは敬意を欠くことだと考えるので、シャグノンの計画は、少なくとも際どいものだったとは言えるだろう。ヤノマミ族の文化では、死者の名を口にすることは、最も強いタブーの一つを冒すことになるのだ。ヤノマミ族とともに二五年暮らしていたファン・フィンケルが、次のように言っている。「死者を名指しで呼ぶことは、ヤノマミ族にとって重大な侮辱だ。それだけで分裂、喧嘩、戦争の原因となる」[*30]。人類学者のマーシャル・サーリンズは、シャグノンの研究を次のように評している。「タブーによって、先祖を知ることもできなければ、その家系を辿ることもできず、先祖の名前を言うこともできない人たち、ついでに言えば自分自身の名前を耳にすることも耐えがたいと思う人たちの間に入って」、その先祖の家系を解明しようとする「人類学者の不条理な計画」[*31]だと。

シャグノンは、彼を迎え入れてくれた人びとのタブーを、一つの村と別の村とを対抗させることによって、乗り越えようとした。彼自身の言い分を聞いてみよう。

上手に情報提供者を選ぶことによって、地元のいさかいや敵意を利用できるようにするのだ。〔……〕家系を調査しようとしている村と異なる村へ行くのだが、そのとき情報を知りたいと思う人びとと緊張関係にある村を選べばよい。そしてベースキャンプに戻ったら、その村の情報提供者に新たに仕入れた情報をぶつけて、正確であるかどうかを確認するのである。その村と仲が良くない集団から仕入れた新たな名前を言ってみて、彼らが怒れば間違いないということになる。〔……〕時折り私は、別の村で聞いてきたわけでもないのに、情報提供者の死んだ兄弟姉妹の名前を言い当てて、かんかんに怒らせることもあった[*32]。

まとめよう。

一　われらが人類学者のヒーローは、ヤノマミ族の土地に大威張りで入り込んでいく。マチェーテや斧やショットガンを携えていき、それを限られた集団だけにプレゼントする。それによって集団間に力関係の不均衡を生じさせ、紛争の種を蒔くわけだ。

二　すでに存在しているコミュニティ間の緊張関係を嗅ぎ取ったら、互いに相手の尊敬すべき先祖や愛

---

＊29　シャグノンがヤノマミ族の人びとのもとに滞在した時間を合計すると、約五年になる。グッドの滞在期間と比較していただきたい。ヤノマミ族に関心を持たれた読者には、まず Good (1991) を読まれると良いと思う。この本は、現地に滞在してともに暮らした（最後には結婚もした）著者の個人的な体験に根ざしたわかりやすい報告である。Tierney (2000) は、シャグノンに対する申し立ての概要を伝えるものだが、ティアニーのその批判は、私たちがここに挙げているよりもはるかに広範囲にわたる。Ferguson (1995) は、シャグノンによる統計とそこから引き出された結論を、深いところまで分析している。戦争の起源に関するファーガソンの見解についてさらに知りたい方は、"Tribal, 'Ethnic,' and Global Wars" (2006) と "Ten Points on War" (2008) の二つの論文がオンラインで入手可能である（http://www.ncas.rutgers.edu/r-brian-ferguson）。後者は、生物学、考古学とヤノマミ論争との関係を幅広く論じている。Borofsky (2005) は、ヤノマミ論争とそれが起きた背景までを、バランスよく報告している。もちろん、シャグノン自身の作品も入手可能である。

＊30　Tierney (2000), p. 32 への引用。

＊31　『ワシントンポスト』紙に掲載された、マーシャル・サーリンズによる Tierney (2000) の書評参照。Marshall Sahlins, "Jungle Fever," *Washington Post*, Sunday, December 10, 2000, p. X01.

＊32　Chagnon (1968), p. 12.

する死者に対して失礼な態度を取らせるように煽り、緊張をさらに悪化させる。

三　シャグノンは自分が焚き付けた無礼な行為を、相手方に注進する。そうやって怒りを呼ぶことで、自身が収集した家系の情報の確からしさを確認する。これによって状況はさらに炎上する。

四　このようにヤノマミ族の人びとに傷を負わせ、さらにその傷に塩を擦り込んだ上で、最後にシャグノンが堂々とやってのけたのは、悪辣で暴力的な「野蛮人」のなかに入り込んで、勇敢にも研究を成し遂げたという物語で、アメリカ人一般をたらしこむことだった。

ヤノマミ族の間で、人類学者《アンスロポロジスト》に由来する「アンスロ」という言葉が使われるようになった。意味は、「尊大な人非人で、頭がかなりいかれていて、ひどく異常な行動を取る人[*33]」だ。一九九五年以降、シャグノンがヤノマミ族の土地に再び入ることは、公式に禁じられた。

人類学者のレスリー・スポンセルが、一九七〇年代半ばにヤノマミ族のもとで暮らしたときには、彼は戦争を一度も見なかった。ただ、身体でぶつかる喧嘩が一度と、大声で言い争う夫婦げんかを数回見ただけだ。スポンセルは次のように書いている。「驚いたことに、私が滞在していた村と近隣の三つの村は、シャグノンが書いていたような『獰猛な民族』とは、似ても似つかない人たちだった」。スポンセルは、自分の仕事がどういうものか説明する手段としてシャグノンの本を一冊持っていったのだが、そこに収録されている戦闘中のヤノマミ戦士の写真に「夢中になる者も何人かはいたが、それを子どもたちに見せるな、と言われた。そこに写っているのは自分たちの望ましい姿ではないからだという。このヤノマミ族は、獰猛さにいかなる積極的な価値も見て取らなかった[*34]」と彼は結論づけている。

一〇年以上彼らのもとで暮らしたグッドの場合は、一回だけ戦争の勃発を見ている。しかし彼は、ヤノマミ族の暴力性を強調するのは仕向けられ歪められた結果だと結論づけて、最終的にはシャグノンと袂を分かっている。のちにグッドはこう書いた。シャグノンの本は、「この問題について、健全なバランス感覚をすべて吹き飛ばしてしまった。彼がしたことは、ニューヨーカーは強盗と殺人者だと言ったのに等しい」。

## 5…肉食をするボノボは残忍か？

ある種のジャーナリスト（と進化心理学者）にとって一番の好物は「ヒッピーの偽善」を暴くことのようだ。ロイター配信の最近の見出しにこうあった。「ヒッピー類人猿は、愛し合うだけでなく、戦争もすることが研究により判明した[*35]」。記事本文にはこう書かれている。「霊長類の世界では、愛の動物であり、戦いの動物ではないという評判があるのに、ボノボは、実際はサル狩りをしてその肉を食べるという」。また別の記事は「『反戦屋』と評判のボノボ、他の霊長類を狩りもすれば食べもする」とある。三本目は「セックスぐるいのボノボにとって、殺しも祭り」という見出しの下に、次のような嘲笑的な記事が始まっている。「ヒッピーには、オルタモント［ここで行なわれたローリング・ストーンズのコンサートで、観客の一人をヘルズ・エンジェルズが殺害した］があったように、ボノボには、サロンガ国立公園がある。ここで科学者は、平和を愛すると思われていた霊長類が、サルの児童を狩って食べるところを目撃した」。「セックスぐるい」？「平和を愛すると思われていた」？「サルの児童を食べ

＊33　Tierney (2000), p. 14.
＊34　Sponsel (1998), p. 104.
＊35　二〇〇八年一〇月二三日。

た」……？　サルに「児童」がいるのか？

チンパンジーもボノボも、どちらも戦争をするなら、要するにわれわれは「五〇〇万年という気も遠くなるほどの昔から連綿と受け継いできた、互いに殺しあうという習慣の生き残り」なのであろうか。しかしよく見てみると、いささか気が遠くなっているのは、ジャーナリストの方だということがわかる。まず、研究者たちが問題のボノボの集団を五年以上観察して、サルを狩ろうとするところを見たのは一〇回である。そのうち、狩りのグループ（オス・メス混成）が成功してサルの肉を分け合ったのは三回である。

科学ジャーナリストのために、少しだけ事実確認をしておこう。

- 研究者たちは、ボノボが定期的に狩りをして肉を食べることを長い間知っていたし、報告もしていた。ダイカーという名で知られているジャングルに生息するアンテロープの一種を、狩りの対象にするのが一般的だが、リスや昆虫や甲虫も対象とする。
- 人類、チンパンジー、ボノボにそれぞれ列なっている進化の系統は、約三〇〇〇万年前に分かれた。言い換えれば、チンパンジーとボノボは、サルにも近縁であるということだ。
- 幼いサルは「児童」ではない。
- サルの肉は、高級中華料理店のメニューにも載っているし、世界中の多くの場所で、ジャングルでのバーベキューのメニューになっている。
- 世界中で何万匹というサルが（若いのも年老いたのも）、実験室で実験台として犠牲になっている。

そうであるなら、人類もまたサルと「戦争状態」にあるのだろうか。

新聞の見出しに「戦争！」とあっても、その新聞は少しも売れない。「共食いヒッピーが、戦争オージー！」とあれば、もっと売れる。しかしある動物の種が別の種を狩り、食べたからと言って、それが「戦争」であることはめったにない。ただのランチだ。訓練を受けていない目には、ボノボとサルは似ていると映るかもしれないが、だからと言ってそれは何の関係もない。オオカミやコヨーテの群れが野良イヌを襲ったら、それは「戦争」なのか。ワシが、空の彼方でハトを捕まえるところを見ることがあるが、あれは「戦争」か。

われわれ人類という種が、自然状態で平和的か好戦的か、気前が良いか独占的か、自由恋愛か嫉妬深いかと問うのは、$H_2O$が自然状態で固体なのか、液体なのか、気体なのかと問うのと似ている。そのような問いにきちんと答えようと思うなら、場合によると答えるしかない。ほとんど誰も住んでいない惑星上で、食べ物と住処が広く手に入るなら、衝突を避けることは簡単だし、その方が魅力的な選択肢であろう。われわれの祖先の過ごしてきた環境の典型的な条件下では、互いに戦争をすることから得るものより、失うものの方が、はるかに大きかったであろう。物理的な証拠も状況証拠も、先史時代の人類の祖先が、戦争をするより、愛し合うことの方がはるかに多かったことを示している。

＊第13章補遺　John Horgan, "Quitting the hominid fight club: The evidence is flimsy for innate chimpanzee – let alone human – warfare," *Scientific American* (http://blogs.scientificamerican.com/cross-check/2010/06/29/quitting-the-hominid-fight-club-the-evidence-is-flimsy-for-innate-chimpanzee-let-alone-human-warfare/).

# 第14章　人類の寿命の変化

## *1*…人類の平均身長は九〇センチだった――統計の嘘

われらが年をふる日は、七十歳にすぎず
あるいは健やかにして、八十歳にいたらん
されどその誇るところは、ただ勤労と哀しみとのみ
その去りゆくことすみやかにして、われらもまた飛び去れり

（『旧約聖書』、『詩篇』第九〇章一〇節 ［『舊新約聖書 文語訳』日本聖書協会、一九八二］）

奇妙だが「本当」とされることがある。先史時代の人類の身長の期待値［平均して、どのくらいの身長が見込めるかを、統計的に算出した数値］は、三フィート［約九〇センチ］だった。つまり四フィートあったら「でかい」と思われていたというのだ。この事実を知ったら、読者の皆さんが抱いていた先史時代のイメージは変わるだろうか。小さな洞穴に

暮らすミニチュア人間が、ウサギ穴に入り込んでウサギを追いかけ、キツネを前に震え上がり、ワシに空高く連れ去られる様を思い描くだろうか。われわれのチビの祖先にとって、マンモス狩りがどれほど困難な挑戦だったか、改めて考え直す機会になっただろうか。あるいは、現代に生まれて良かったと思われただろうか。食べ物も衛生状態も良くなって、人間の身長の期待値も二倍になった、良かったと。

だが、あまり驚かないでいただきたい。先史時代の人類の「身長期待値」が三フィートだったというのは、技術的には真実である。しかし誤解を与える真実なのだ。これを声高に喧伝するのは、結婚や貧困や戦争の普遍性を自信たっぷりに宣言するのとまったく同じことで、混乱の種となり、誤解をもたらすデータなのだ。

先史時代に生きていた人類のうち、最大限に成長した者の身長の平均を測ってみると（人骨遺跡をガイドに雇うことにする）、約六フィートすなわち七二インチ［約一八三センチ］となる。次に、先史時代の幼児の人骨のサイズを測ってみると、約二〇インチ［約五一センチ］といったところだ。さて、これまで発見された考古学的発掘調査現場で、墓所とされているところから発掘された人骨の成人と幼児の比率から推測してみると、当時は一〇人のうち三人が成人に達するが、残り七人は子どものうちに死んでいる。ここから先史時代の人類の平均身長を求めると、以下のようになる。

$$(3 \times 72) + (7 \times 20) \div 10 = 35.6$$

三五・六インチ、すなわち約三フィート。幼児死亡率の高さから、この数字になってしまうのである。[*1]

＊1　ここに挙げた数値は考え方を示すためのもので実際とは異なることにご注意いただきたい。私たちは話を簡単にするために男女の身長差や幼児人骨のサイズの地域差など多くの要素を考慮していない。したがってこれらの数値自体には意味はない。

理屈に合わない？　そうだ。誤解を招く？　その通り。統計的には正しい？　ある意味ではそうだろう。だが、先史時代の人類の身長期待値に関するこの「真実」が、理屈に合わないし誤解を招くと言うのなら、先史時代の人類の寿命の期待値すなわち平均余命についてほとんどの人が信じこまされている「真実」もまた、同じくらい理屈に合わないし誤解を招くと言うべきなのだ。

その一つ目の事例。NBCの夜のニュース[*2]でインタビューを受けた、カリフォルニア州立大学サンフランシスコ校の生物物理学者ジェフ・ロッツは、合衆国で慢性的な背中の痛みに悩まされている人が、どれほど多いかという話題について語った。その夜、数百万人が見守るなか、彼はこう言ったのである。「二、三〇〇〇年前は、私たちの寿命は四五歳を超えることがなかったのです。だから人類は、現在の寿命ほども長い間、直立姿勢で巨大な重力の重みを支えることができるようには、進化してこなかったのです」（傍点引用者）。

その二つ目の事例。考古学者一人、人類学者一人、世界的に評価の高い科学雑誌の編集者一人がチームを組んで、先史時代の女性に関する非常に充実した本を出版した（タイトルは『不可視の性』）。彼らは、四万五〇〇〇年前のヨーロッパに暮らしていた女性の典型的な人生を、「ウルスラ」という呼び名まで付けて、さまざまな角度から想像してみせたのである。「生活は厳しかった。冬には飢えで、またさまざまな種類の事故や病気で、多くの人が、とりわけ若者と老人が死んでいった。〔……〕ウルスラ〔一五歳で第一子として娘を出産〕は、初孫の顔を見ることができたほど長生きして、三七という高齢で死んだ[*3]」（傍点引用者）。

その三つ目の事例。『ニューヨーク・タイムズ』のある記事[*4]で、マックス・プランク人口調査研究所の生存・寿命研究室室長ジェームズ・ヴォーペルが、次のように解説している。「寿命に限界はないのです」。博士は一八四〇年から今日までの平均余命の増加傾向を示す数値を示してみせ、この数値がとくに急激に増加している国々について、次のように語った。「一直線に増えています。本当に一直線に。下降傾向はもちろん、延び率の低下を示す数値も一つもありません」。ここから彼はこう結論する。「平均余命が、一〇年に二、三歳ずつ延びない理由は何もないのです」。

ところが「理由」は存在するのである。赤ん坊が全員成人することができるようになる時点までは、平均余命は延び続けるのだ。だが、そこまで行ったら、それ以上の延びは見込めないのである。

## 2…意外に長い先史時代の寿命と子殺しの現実

先ほど挙げた余命に関する数字は、私たちが勝手に作った「身長の期待値」と同じで、想像の産物である。どちらも幼児死亡率の高さによって歪められた、間違った計算に基づいている。この要素を取り除くために、先史時代の人類のうち、子ども時代を無事に生き延びた者だけを考えるなら、典型的な寿命は六六から九一歳で、身体全般の健康状態も、手足を動かせるかどうかということについても、今日の西洋社会にふつうに見られるレベルよりも、高水準にあったと考えられるのだ。

これはつまり、「平均」ということをめぐるゲームのようなものだ。先史時代の人口構成のなかで、幼児や小児の多くが死亡していたことは事実である。それは、墓所と思われる発掘現場から出てくる人骨のなかに、子どもの人骨が大きな割合を占めていることからわかる。しかし、それらの子どもの人骨は、

---

＊2　二〇〇八年一〇月六日。
＊3　Adovasio et al. (2007), p. 129.
＊4　Gina Kolata, "Could We Live Forever?," November 11, 2003.

「高齢者」については何も教えてはくれない。「出生時余命」という指標が一般によく使われるが、これは「典型的寿命」を測る物差しとしては、まったく正確ではない。「二〇世紀初頭の出生時余命は四五歳であったが、これがおおよそ七五歳まで飛躍的に延びたのは、抗生物質が出現したこと、感染症の予防や予後の状況を改善するさまざまな公衆衛生的手段が取られるようになったことによる[*5]」という文章があったら、この劇的な余命の延長は、成人の寿命が延びたことよりも、幼児の生存率が高まったことを反映しているのだということに、よくよくご注意いただきたい。

私たち著者のうちの一人、カシルダ・ジェタが生まれ育ったモザンビークでは、現在の男性の出生時余命は悲劇的な数値でおおよそ四二歳である。しかしカシルダの父親は、九三歳まで生きて亡くなった。彼は、人生の道のりの最後まで自転車に乗っていた。彼は確かに高齢と言われるまで生きたが、四〇歳というのは高齢とは言えない。いくらモザンビークでも。

おそらく先史時代の幼児は、病気や環境の厳しさから多くが死んだであろう。それは、他の霊長類や人間の狩猟採集社会、また現代のモザンビークも同様である。しかし、先史時代の幼児死亡率の高さの原因は、飢餓や病気によるものと考えられていたのだが、今では多くの人類学者は、その原因の大部分がたぶん子殺しに由来するものであるらしい、ということで合意しているのである。その主張によれば、狩猟採集社会では、幼児の数を制限してそれが集団の重荷にならないよう、また急激に人口が増えすぎることで食料供給が圧迫されないようにするのだという。

直視するには恐ろしい現実だが、子殺しは、今日においてさえ珍しいことではない。人類学者のナンシー・スケーパー＝ヒューズは、現代のブラジル北東部における幼児の死者について調査し、その二〇％が満一歳になるまでに亡くなっていることを明らかにした。その研究によると、赤ん坊が昏睡状態で動かない場合は、その子の死を「慈悲」と見なす母親もいた。母親は、スケーパー＝ヒューズに次のように言ったという。その子たちは「死にたかったのよ。生きる意志がもともと十分じゃなかったのか、そうじゃなければ意志が強く育たなかったのよ」。スケーパー＝ヒューズの発見によると、そうした子どもたちは、もっと元気な兄弟姉妹に比べて与えられる食べ物も、医者にみせることもより少なかったという。[*6]

オーストラリアの先住民《アボリジニ》研究の世界的な第一人者ジョゼフ・バードセルは、生まれてくる子の半分は、意図的に殺されていると見積っている。現代の産業化以前の社会を扱ったさまざまな調査結果からわかることだが、その半数から四分の三の社会で、何らかの形で直接的な子殺しが実践されている。

それを知って自惚れたり、憐れみを感じたり、優越感を持ったりするといけないので、ヨーロッパの孤児院のことを少し思い出しておこう。フランスでは孤児院が、「何らかの形」の一つだった。それによってほぼ確実な死をもたらされた赤ん坊の数は、一七八四年の四万人から一八二二年までに一四万人にまで跳ねあがったのである。一八三〇年までフランスには、孤児院に取りつけられた赤ちゃんポストが二七〇あった。これは、望まない子どもを、完全に匿名で預けることができるように特別に工夫した設備である。そうした子どもの八〇～九〇％が、預けられて一年以内に亡くなったものと見積られている。

われわれの祖先はひとたび食料のために土地を耕すようになると、あとは車に乗せられて、運ばれていくようなものだった。ただし最初は、それほど速い車ではなかった。土地が大きくなれば供給される食料も増える。食料供給が増えるということは、生まれて養われる子どもも増えるということである。子どもが増えれば、農場での働き手の数も、兵士の数も増える。この人口増加は、さらなる土地への需要を生むが、それは征服や戦争によらずには、勝ち取り、維持することができない。別の言い方で言えば、農耕へ

---

＊5　*Scientific American*, March 6, p. 57.
＊6　Harris (1989), pp. 211–212.

の転換は、自分の子どもを飢えで失うよりは、知らない人の土地を奪う（そして必要があればその人たちを殺す）方がましだという、一見もっともらしい信念によって加速されたのだ。

現代に目を向けるなら、インド南部の一部地域では、届出のあった女児の死者数の一五％は子殺しの犠牲者だと、ＢＢＣ放送が報告している。中国では女児の子殺しが目立っている。これまでも数世紀にわたってその傾向はあり、数百万人以上が死んでいる。一九世紀の終わり頃に中国に住んでいた宣教師の報告によれば、よくある中国のコミュニティで一八三人の男の子と一七五人の女の子が生まれたら、男の子のうち一二六人（六九％）は一〇歳まで生き延びるが、女の子は五三人（三〇％）しかそこまで生き延びることができない。[*7] さらに中国では、男児を好む文化のせいで、もともとすでに女児が生き延びる見込みが小さい状況であったのに加えて、一人っ子政策が加わることによって、状況は悪化の一途を辿っているのだ。[*8]

人口学者の統計に潜む文化的な罠として、生命は誕生とともに始まると想定する前提がある。しかしこの考え方は、けっして普遍的なものではない。子殺しを実践している社会では、新生児は人間として完全なものとは見なされていない。洗礼から名付けに到るまで、新生児に対する数々の儀式は、その子が生きていくことを認められるか否か決定されて、初めて執り行なわれるのである。この考え方から見れば、生きていくことを認められなかった子は、完全な人間としてこの世に生きていたことにはならないのである。[*9]

## 3…農耕への移行で低下した健康と寿命

二人の穴居人がしゃべっている。一人が言う。「何かが良くないんだよ。だって空気はきれいでしょ、水も澄んでるでしょ、運動もいっぱいしてるし、食べ物は全部オーガニックで、放し飼いのものばっかりなんだよ。それなのに三〇歳以上生きられるのが一人もいないんだから」。

（『ニューヨーカー』誌の漫画より）

子殺しに由来する統計上の歪みだけが、先史時代の寿命に関する混乱の源であるわけではない。数千年間も土のなかにあった人骨から、死んだ歳がいくつだったか探り出すのが簡単ではないことは、容易に想像していただけると思われる。さまざまな技術的理由から、考古学者は死亡年齢をしばしば実際より若く見積りがちである。たとえば、カリフォルニアに宣教師がつくった墓地から発掘された人骨の死亡年齢を、考古学者たちが推定したことがあった。しかし、その研究が終わった後に、実際の死亡年齢が書かれた記録が見つかったのである。考古学者たちは、四五歳以上になるまで生きた者を約五％としか推定していなかった。ところが記録によると、その墓地に埋葬されていた人たちのなかで死亡時に四五歳を超えていた者は、七倍も多かった（三七％）ことがわかったのである。[*10] 数百年前の人骨でさえそれだけ外れているの

---

＊7　http://www.gendercide.org/case_infanticide.html

＊8　ここに挙げた数字には、女の胎児の選択的堕胎は含まれていない。この習慣はインドや中国に蔓延している。たとえばＡＦＰが配信した報告によれば、選択的堕胎によって、中国では女性に比べて男性の数が三二〇〇万人多くなっている、また二〇〇五年の一年間だけを見ても、中国で生まれた子どもは、男児が女児より一一〇万人も多いという。

＊9　哲学者のピーター・シンガーは、人間以外の生命と人間の生命を比べて、その価値をどう計算するかという問題について、示唆に富む著書やエッセーを数多く物している。たとえばSinger (1990) を参照のこと。

＊10　Blurton Jones et al. (2002) への引用。

だから、数万年前の遺跡だったらどれほど不正確かわかるであろう。

考古学者が死亡年齢の推定に用いる技術のうち、最も信頼に足るのが歯の生え具合である。臼歯が顎の骨からどれぐらい成長しているかを見ることによって、青年が何歳で死んだかが、だいたいわかるのだ。しかし「親知らず」は三〇代の初めから半ばの間に「成長」を止めてしまうから、この最大値に達している人骨の死亡年齢を記録するときは、「三五＋」とする。これは死亡年齢が三五歳だという意味ではなくて、その人物は三五歳かまたはそれ以上生きたという意味である。すなわち三五歳から百歳までの間のどこかということで、実際に何歳で死んだかはさっぱりわからないわけである。

このような記録法では、大衆的なメディアに正確に伝わるはずもなく、古《いにしえ》のわれわれの祖先は三五歳以上生きるのは稀だった、という印象だけを残すことになるのである。大きな間違いだ。人間の寿命を、ふつう七〇から九〇以上のどこかとする根拠は、非常にさまざまなものがある（『旧約聖書』も含む）。

ある研究では脳の重さと体重との比率を測定し、さまざまな霊長類の種ごとの標準値から寿命を割り出したところ、ホモ・サピエンスは六六歳から七八歳という年齢になった。[*11] これは、現代の狩猟採集者の観察結果とも矛盾しない数字である。サン族、ハッツァ族、アチェ族（アフリカまたは南米の狩猟採集社会）の、四五歳まで生きた女性の余命は、それぞれさらに二〇、二一・三、二二・一年である。[*12] サン族では、六〇歳にまで達した人のほとんどの余命が、さらにあと一〇年以上である。しかもこれは、活動ができて社会にも貢献できる状態での一〇年である。人類学者のリチャード・リーは、自身がボツワナで出会ったサン族の一〇人に一人は、当時六〇歳以上であったと報告している。[*13]

先のいくつかの章で見たように、人類の健康全般（寿命も含む）は、農耕によって深刻な打撃を受けた。標準的な人間の食べ物は、きわめて多様で栄養的にも豊かなものから、ほんの数種の穀物に、せいぜい時折り肉と乳製品で補う程度のものになってしまったのだ。たとえばアチェ族の常食を見ると、七八種の哺乳動物、二一種の爬虫類・両生類、一五〇種以上の鳥類、一四種以上の魚類、それらに劣らず幅広い種類の植物が含まれている。[*14]

農耕化したことで食事の栄養価が下がっただけでなく、人類にとって最も致命的な病気が猛威を揮うようになったのである。条件は揃っていた。密集した集団の中心に汚物が堆積し、家畜がすぐそばにいて（つまり、その糞やウイルスや寄生動物も、そばにいるということになる）、免疫を持つ集団から持たない集団への感染性病原菌の移動が、交易路の拡大によって容易になったことなどである。[*15]

ジェームズ・ラリックらが、当時まだ比較的孤立して暮らしていたエクアドルの先住民ワオラニの調査をしたときは、高血圧、心臓病、癌の徴候は一つも見られなかった。貧血やありふれた風邪すら見られなかった。寄生生物も発見されなかった。過去に、小児麻痺、肺炎、天然痘、水疱瘡、発疹チフス、腸チフス、梅毒、結核、マラリア、血清肝炎に罹った徴候も見出されなかった。[*16]

---

＊11　Blurton Jones et al. (2002).
＊12　Blurton Jones et al. (2002).
＊13　この問題について、読者に強くお奨めしたいのが、以下の素晴らしい論文である。これはオンラインでも入手可能。Kaplan et al., 2000 (www.unm.edu/~hebs/pubs_kaplan.html).
＊14　Kaplan et al. (2000), p. 171.
＊15　農耕が、いかに現代世界にまで徹底して災いをもたらしているかという点に関心のある読者には、以下をお薦めする。Michael Pollan, *In Defense of Food: An Eater's Manifesto* (2009)［マイケル・ポーラン『ヘルシーな加工食品はかなりヤバい――本当に安全なのは「自然のままの食品」だ』高井由紀子訳、青志社、二〇〇九］。
＊16　Larrick et al. (1979).

これは、さほど驚くべきことでもない。なぜならこれらのほとんどが、家畜動物に起源を持ち、高い人口密度によって感染が容易になる病気だからである。われわれ人類に取り憑いたこれらの致命的な伝染病や寄生生物は、農耕への移行以前には拡大することができなかったわけである。

### 家畜動物由来の致命的な病気[17]

| 〈人間の病気〉 | 〈起源の動物〉 |
| --- | --- |
| 麻疹《はしか》 | 畜類（牛疫） |
| 結核 | 畜類 |
| 天然痘 | 畜類（牛痘） |
| インフルエンザ | ブタ、アヒル |
| 百日咳 | ブタ、イヌ |
| 熱帯熱マラリア | 鳥 |

農耕の発達と並行して起きた世界人口の劇的な増加は、健康の増大を意味するわけではなく、繁殖力が増大したということである。生殖人口は増えたが、それぞれの生活の質は下がっていったのである。寿命の嘘（狩猟採集者の「寿命は短い。出生時余命は二〇～四〇歳の間である」）を繰り返し語っているエドガートンですら、農耕者よりも狩猟採集者の方が健康的であることを認めざるを得ない。「世界中の農耕者は、これまでずっと狩猟採集者より健康的であったことはない」。ヨーロッパの都市住民が「狩猟採集者の寿命に追いついたのは、一九世紀半ばから二〇世紀になってやっとのことであった[18]」。

これはヨーロッパの話だ。アフリカに暮らす人びと、アジアのほとんど、ラテンアメリカのほとんどの住人が、自分の祖先にとっての標準的な寿命にいまだに達していない。それは慢性的な世界の貧困、地球温暖化、エイズなどのためで、予測可能な範囲内の将来にそれが追いつく見込みはないのである。

病原菌が突然変異によって、ひとたび家畜動物から人間集団に感染するようになると、コミュニティからコミュニティへと伝播していくのは、あっと言う間だった。病気の媒介者にとって、地球規模の交易が始まったことは、もってこいだった。腺ペストはシルクロードを通じてヨーロッパに達し、天然痘と麻疹《はしか》は船に積まれて新世界に向かった。梅毒は、逆に新世界から大西洋を渡ってヨーロッパに戻る船に乗った。おそらくコロンブスが最初にヨーロッパに戻ったときに、すでに乗船していただろう。今日の西洋世界は、毎年のように極東からやってくる鳥インフルエンザに震え上がっている。エボラ・ウイルス、ＳＡＲＳ、人食いバクテリア、Ｈ１Ｎ１（豚インフルエンザ）、その他の数えあげればきりがないほどの病原菌のせいで、われわれは皆、手を洗わなくちゃという強迫観念に取り憑かれている。

おそらくは、先史時代にも時折り伝染病の流行があったであろう。しかし、性的には乱婚状態であったとは言え、伝染病が蔓延したとは考えにくい。広範囲に拡散して暮らしていて、集団間の接触が頻繁にはなかった狩猟採集集団に、病原菌が定着することはほとんど不可能であっただろう。病気が一時的もしくは全面的に蔓延して、壊滅的影響をもたらすために必要な環境は、農耕革命までは存在しなかったのである。現代の医学と公衆衛生のおかげで、農耕以前の人びとを悩ませていた伝染病から、われわれは救われたのだという主張（よく耳にする話だ）は、現代のシートベルトとエアバッグのお蔭で、先史時代の祖先にとって致命的だった自動車事故からわれわれは守られているのだ、と主張するようなものである。

＊17　出典は Diamond (1997).

＊18　Edgerton (1992), p. 111.

## 4…人類の発展とストレス

われわれは、ぶらぶらするためにこの世に生まれてきたのだ。それを違うとは、誰からも言われたくない。
（カート・ヴォネガット・ジュニア）

伝染性ウイルスがあなたを殺さなくても、ストレスに満ちたライフスタイルと脂肪過多の食事があなたを殺すだろう。ストレスを感じると放出されるホルモンであるコルチゾルは、最強の免疫抑制作用で知られている。言い換えるなら、ストレスほど病気に対する抵抗力を弱めるものは他にないということだ。

寝不足のように大して重要でないように見えることでも、免疫にとっては劇的な影響を及ぼすことがある。シェルドン・コーエンらは、一五三人の健康な男女を対象に実験を行なった。被験者を隔離して、ふつうの風邪の原因となるライノウイルスに曝したのだが、その前の二週間、どのような睡眠を取ったかを調査したのである。その結果、眠りが少なかった者は風邪を引きやすいことがわかった。睡眠時間が一晩当たり七時間に達していない者は、達している者に比べて三倍も病気に罹りやすかった。[19]

長生きしたければ、よく眠り、食べる量を減らす。今日までのところ、哺乳動物の寿命を延長する効果を持つ方法として実証されているのは、摂取カロリーの大幅な削減しかない。病理学者のロイ・ウォルフォードが、食べたがる量の半分の餌しかマウスに与えなかったところ、通常よりも約二倍長生きした。これは人間で一六〇歳に当たる。しかも、マウスは長生きしただけでなく、通常より元気で賢い状態を保ったのである（どうやって判断したか、たぶんおわかりと思うが、迷路を走らせたのである）。昆虫、イヌ、サル、人間で追試を行なったところ、生涯にわたってお腹を空かせておくことの恩恵が、すべてにおいて確認された。『アメリカ循環器学紀要』に掲載された四四六人を対象にした調査によると、時折り断食をする人は、心臓病のリスクが四〇％も少ないという。そして、カロリー制限は「癌や糖尿病、そして神経系由来の病気も含めてほとんどの病気を未然に防ぐ」[*20]と報告されている。

これらの研究から導かれるのは、怠け者にやさしい結論である。われわれの祖先がその日暮らしをしていた環境においては、時折りエアロビック運動をする以外に完全に怠惰な生活を送っていれば、かなりの食事制限を余儀なくされるはずだが、その方が適応性があったし、健康的でさえあっただろう。言い換えれば、空腹で腹痛が起こらない程度に低脂肪の食べ物を狩猟採集し、残りの時間を、たとえば焚き火のそばで物語をしたり、ハンモックに包まれてうたた寝をしたり、子どもと遊んだりといったストレスのかかりにくい活動に費やしていれば、それが人間の寿命にとって最適条件のライフスタイルということになる。[*21]

このことは、われわれを再びあの永遠の疑問へと連れ戻す。「文明化された」世界に加わって、農耕を採用してはどうかと提案された狩猟採集者が発した、あの疑問だ。この世には、これほどたくさんモンゴンゴの実が生っているのに、どうしてわざわざそれを植えなきゃならないのか。どうして菜園の雑草を抜

＊19　Cohen et al. (2009).
＊20　Horne et al. (2008).
＊21　ハンモックの話題が出たところで、私たちはこの機会に断固としてハンモックは石刃や石斧にも先立つ人類最初のテクノロジーであるという仮説を提唱したい。この仮説を支持する物的な証拠は何もない。ハンモックは朽ちやすい繊維でできているのだから、発掘されたりしないのである（誰が石のハンモックなど欲しがるものか）。チンパンジーやボノボも、樹の枝を編み合わせて原始的なハンモックを作り、寝床にするのである。

くのに頭を悩ませなければならないのか。ここには「果物もたくさんある」し、「魚もいっぱいいる」し、「小鳥もいっぱいいる」というのに。

一九〇二年の『ニューヨーク・タイムズ』に、「怠惰の原因菌、発見さる」という見出しの記事が掲載された。農業省の動物学者のスタイルズとかいう人物が、「南部諸州」において「貧乏白人《クラッカー》と呼ばれる退化」の原因となっている病原菌を発見したというのだ。しかし、われわれの怠惰は説明の必要などない。むしろ説明が必要なのは、いきり立った産業の方である。

巣のダムを建設中に事故死するビーバーが、どれぐらいいるだろう。飛んでいる鳥が、突然、眩暈に襲われて空から落ちてくることがあるだろうか。溺死する魚は何匹いるか。そのような出来事は、どれもめったに起きないはずだと賭けても良い。しかし、多くの人が正常な人間生活の一部だと見なしている慢性的なストレスによって人類にふりかかる犠牲の数はおびただしいのである。

日本にはこれを言い表わす言葉がある。「カローシ」だ。過労による死という意味である。日本の警察の記録によれば、苛酷な労働条件が原因で、二〇〇八年に自殺した日本人労働者の数は二二〇〇人に上るという。労働組合の連携組織である「連合」によれば、この数の五倍の人たちがストレスを原因とする脳卒中や心臓発作で亡くなっているという。こうした事態を言い表わす手ごろな言葉が英語にあろうとなかろうと、慢性的ストレスの持つ壊滅的な影響は日本人に限った話ではない。心臓病、循環障害、消化不良、不眠、鬱、性機能障害、肥満などのどれを取っても、その背後に潜んでいるのは慢性的ストレスである。

もしもわれわれが、本当にホッブズの言うような絶えざる恐怖と不安の試練のなかで進化してきたのだとすれば、もしもわれわれの祖先の生活が、本当に「孤独で、貧しく、意地が悪く、残忍で、短命」であったのだとすれば、どうしてわれわれは、いまだにストレスにこうも弱いのであろうか。[*22]

## 5…先史時代は、ユートピアでも、終わりなき悪夢でもない

　他のことでは理性的な人たちなのに、戦争のルーツを遠い原始的な過去に求めたり、自己充足的な狩猟採集者を貧しいと見なしたり、農耕以前の時代の人類は三〇、四〇歳で高齢だったという間違った福音を広めたりすることに、焼け付くような必要性を感じている人がおおぜいいる。だが、われわれの過去に対するこの見方は、明らかに間違っている。いったいどうしてなのか。

　先史時代の生活が絶え間ない闘争であり、早死にに終わっていたのだとすれば、またわれわれが利己主義以外のものにはほとんど動かされることがない種であるとすれば、戦争が生物学的にわれわれに埋め込まれた昔からの性向であるのだとしたら、スティーヴン・ピンカーがするように、いつでも物事は良い方に向かっているのだと主張することで、ピンカーの楽天的すぎる言い方を真似れば「われわれは、たぶん人類が地上に現われて以来、最も平和な時代を生きているのだ」と主張することで、大いに慰めを得ることができるだろう。その主張は、確かに良い知らせには違いない。何よりも聴衆の多くが聞きたいと思っていることでもある。われわれは皆、事態が良い方に向かっていると信じたいし、われわれ人類という種

＊22　Sapolsky (1998) 参照。われわれがいかにストレスから影響を受けるか概観する文献として素晴らしい。人類とボノボがストレスに関しても似ているかどうかという問題については、興味深いことに、第二次世界大戦中、近くに空襲があって爆弾が爆発したとき、動物園のボノボがストレスから皆死んでしまったという。これに対して、チンパンジーは一頭も死ななかった（de Waal and Lanting, 1998）。

が学習し、成長し、繁栄しつつあると思いたい。今ここに生きていることに確かな価値を見出したいと思わない者が、誰かいるだろうか。

しかし「愛国心とは、自分が生まれたからという理由で、他のどの国よりも自分の国が優れていると思い込むことである」（ジョージ・バーナード・ショー）のと同じように、われわれは人類という種の歴史上「最も平和な時代」を生きているという考え方は、情緒的に慰めになるほどには、知的には根拠があるわけではない。ジャーナリストのルイス・ミナンドは、科学は「物事が今あるあり方を脅かさないような形で、物事が今あるあり方を説明してやること」によって、いかに保守的な、本質的に政治的な機能を果たしているか指摘している。彼は、修辞疑問文を使って次のように問う。「なぜ不幸だと感じ、反社会的な行動に駆りたてられなければならないのか。地上で最も自由で、最も繁栄している国に生きているというのに。それはシステムのせいじゃないのだ[*23]」。何が問題だというのか、すべてがうまく行っているというのに。人生は素晴らしく、しかもますます良くなっているのに。戦争は減り、寿命は延びている。新しくて改善された人類……、というわけだ。

〝新しくて改善された素敵な人類〟というマディソン・アヴェニューに売っていそうな人類の見方は、完全にフィクションであるホッブズ流の血塗られた過去から考案されたものである。そしてそれは、「冷静な物の見方」として大衆に売りさばかれる。その想定を支える土台は何かと尋ねる者は、女性ロック・シンガーのジャニス・ジョプリンの死やベルボトムのジーンズの終焉をいまだに嘆いている、六〇・七〇年代の妄念に取り憑かれたロマンティストだと片付けられる恐れがある。だが、その「現実主義的」な主張は、実は誤解されたデータ、誤った解釈、人を惑わせる計算からできているのである。関連する科学を落ち着いて見直してみるなら、次のことはきわめて明瞭である。すなわち、農耕が発生する数万年前は、邪魔の入らないユートピア的な楽園の時代とは違うかもしれないが、その大部分がわれわれの祖先のほとんどにとって、すこぶる健康で、個人間でも集団間でも平和で、慢性的ストレスなど非常に少なく、逆に全般的な満足のレベルが高いことを特徴とする時代だったのだ。

こうした主張をすると、私たちは「DUM《ダム》」すなわち「思い違いのユートピア運動」の馬鹿《ダム》な同志の会員だということを、カミングアウトしたことになるだろうか。先史時代は終わりなき悪夢ではないと断言するのは、ルソー的な妄言であろうか。あるいは人間の本性は、必ずしも平和や気前の良さや協同に向かうわけではないのと同じように、暴力や利己主義や搾取にも向かわないとか、われわれの古《いにしえ》の祖先はおそらく、今日のわれわれには想像できないような共同的な所有形態を採用していたのだとか、人類のセクシュアリティは社会的な絆を強化する装置として、また紛争を回避し緩和するための快楽に満ちた方法として進化したのだといった断言も、ルソー的妄言だろうか。古《いにしえ》の人類は、最初の数年さえ生き延びれば、あとは今日のわれわれのなかでも最も金持ちで最も幸運な者がハイテクの心臓のバイパス手術や糖尿病の注射、チタン製の股関節を付けてやっと生き延びるのと同じくらい長生きしたのだと指摘するのは、馬鹿げたロマン主義であろうか。

答はノーだ。よく考えてみればわかるように、新ホッブズ主義の見解の方が、私たちの見解よりはるかに楽天的である。われわれ人類は、破壊への嗜好と少なくとも同じくらい、愛や気前の良さに対する素質を生れつき持っている。綿密に計画して他者を侵略するのと同じぐらい、平和的協同への素質を持つ。嫉妬や息もつけないほどの情熱をともなう独占欲と同じくらい、開放的でくつろいだセクシュアリティへの素質を持っている。これが私たちの結論だ。こう結論づけるなら、こうした二つのあり方が選択肢として

＊23　*The New Yorker*, June 26, 2006, p. 76.

広がっていたのに、おおよそ数万年前、われわれ人類の祖先の幾人かが、それまでずっと歩んでいた道を踏みはずし、苦役と病気と紛争に満ちた「園」に迷い込み、以来、そこから抜け出せないでいるということになる。そうした考えは、人類全般の歩んでいる道に対する薔薇色の見方とはけっして言えない。そうであれば、素朴でロマンティックなのは、いったいどちらなのだということになる。

第Ⅳ部

# 性器とオルガスムの進化論

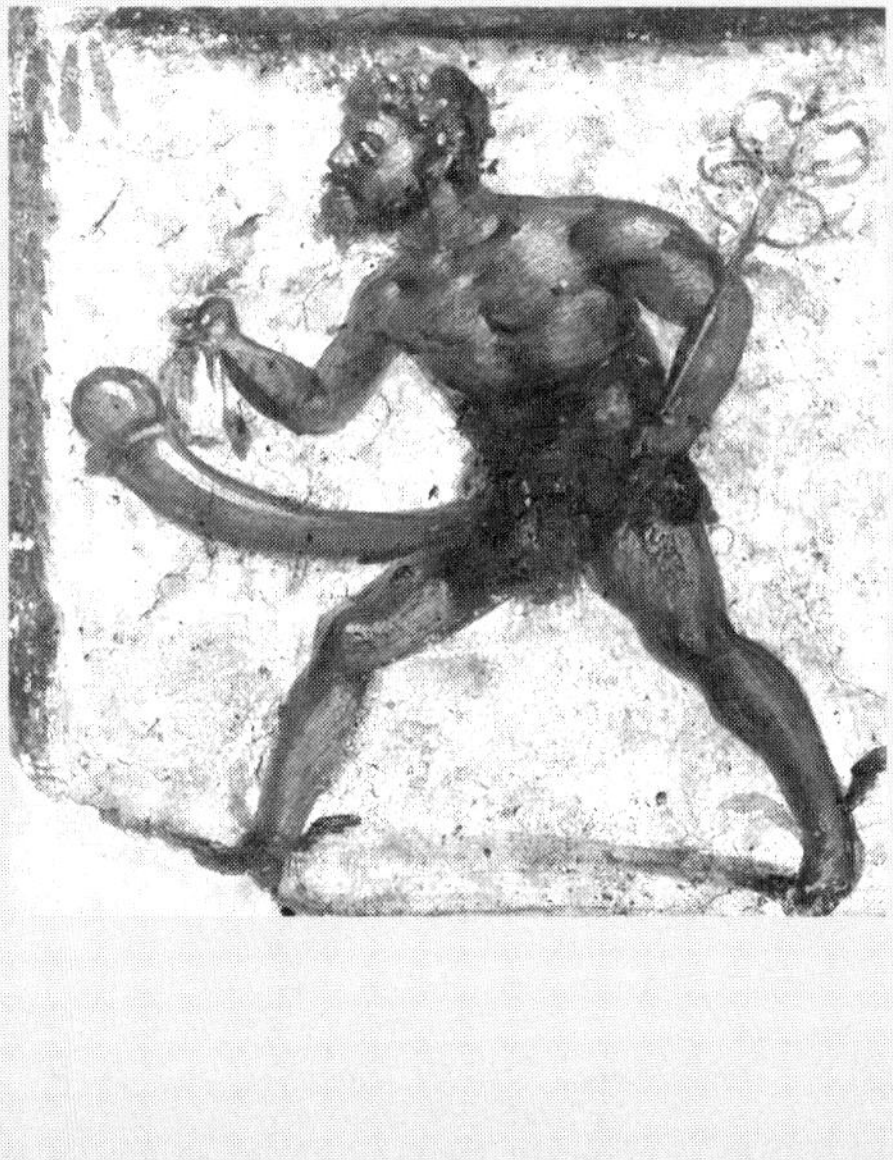

## ■人類の身体的特徴から、性行動を推し量ることはできるか？

愛の神秘は、魂のなかに育つが、
肉体は、その教本なのである。

（ジョン・ダン（一五七二〜一六三一）「恍惚」［イギリスの詩人、のちに国教会の司祭となる（『ジョン・ダン全詩集』湯浅信之訳、名古屋大学出版会）。］）

〝誰も《エヴリボディ》〟が語るべき物語を持っている。〝あらゆる身体《エヴリ・ボディ》〟もまたしかりだ。人間の身体が語る物語は「XX指定」である。

先史時代に関する説がすべてそうであるように、私たちの説も二種類の証拠に基づいている。状況証拠と物的証拠だ。これまでは長々と状況証拠について語ってきた。ではもっと物質的な、手に触れることのできる証拠についてはどうだろうか。あくまで自分の発見したものしか、依り拠としない考古学者にとってはもちろん、私たちにとっても不幸なことに、いったん埋もれてしまったものは、なかなか出てこない。そして仮に出てきたとしても、古《いにしえ》の社会的行動を、骨や火打石や土器のかけらに見て取るのは至難の業だ。そうした断片は、かつて存在した物のうち、ほんの一部を表わしているにすぎない。

それほど昔ではないが、ある講演会のときに、朝食の席で私たちの研究の主題が話題になったことがある。テーブルを挟んで目の前に座っていた一人の教授が、私たちが先史時代の人類の性行動について研究しているということを耳にして、嘲笑うように聞いてきた（修辞疑問文で）。「それで何をするんですか？目を閉じて夢でも見るんですか？」。口一杯にスコーンを頬張りながら他人を嘲笑《スコッフ》うのは良くないとしても、彼の言ったことは的を射ていた。社会的行動は物的な証拠を遺さないということになっていて、どれほど理論化しても、結局はほとんど「夢見る」以上のものではないに違いないと思われているのだ。

古生物学者のスティーヴン・ジェイ・グールドは、進化心理学の考え方を早くから嘲笑っていた一人で、こんな風に言っていた。「二〇〇万年も前のアフリカで、狩猟採集者の小さな血縁《バンド》集団が何をしていたか、細かいところまでどうやって知ることができるというのだろう」[*1]。スミソニアン博物館の「人類の起源」室の室長をしているリチャード・ポッツも、これに同意して注意を促している。「初期の人類の行動はどういうものであったのか、〔……〕その多くは再現することが難しい。それを示す物的証拠が手に入らないからだ。配偶行動や言語といったものが、その良い例である。〔……それらは〕化石記録に何の痕跡も遺さない」。しかし、彼はこう付け加える。まるで小声で呟くように。「社会的生活の問題であれば〔……〕古《いにしえ》の環境、解剖学のある種の側面、物的証拠を遺すような行動などを研究することによって、わかることがあるかもしれない[*2]」。

「解剖学のある種の側面」、「物的証拠を遺すような行動」……。古《いにしえ》の社会的生活についても、もっと言えば性行動についても、その概略を示すような情報を現代の人類の解剖学から拾い集めることができるというのだろうか。

答は実は、イエスである。

---

＊1　この引用は片やグールド、片やスティーヴン・ピンカーとダニエル・デネットの二人組、という布陣で交わされた論戦から引用した。ローブロー満載のハイブラウな議論をお好みの向きにはお薦めである。"Evolution: The Pleasures of Pluralism," *The New York Review of Books* 44(11): 47–52.

＊2　Potts (1992), p. 327.

# 第15章　小さな体格と大きな男性器

## 1…性行動が、オス／メスの体格差を決定する

あらゆる生物の身体は、その生物の祖先が、どんな環境で進化してきたかを詳しく物語ってくれる。毛皮や脂肪、羽毛などは、古《いにしえ》の環境がどんな気温だったのか教えてくれる。歯や消化系は、原始の食べ物に関する情報を内に秘めている。目や脚は、祖先がどんなふうに動きまわっていたかを示してくれる。オスとメスのサイズの相対的な差、生殖器の詳細な特徴は、生殖について多くのことを語ってくれる。それどころか、オスの性に特有の飾り（クジャクの尾やライオンのたてがみ）や性器そのものが、近縁種と区別するときの最も良い方法だったりするのである。進化心理学者のジェフリー・F・ミラーはさらに話を進める。「ペニスの形態の詳細は、進化の上での刷新の焦点だったように思われる[*1]」。

母なる自然もペニスに取り憑かれていたという、きわめてフロイト的で心乱す考え方はさておくとしても、人類という種が何千年もの間、いかなる性行動をしてきたかについて、われわれの身体が豊かな情報

を包み持っていることは確かである。何千年も昔の人骨遺跡にも手がかりになる暗号が隠されているし、今生きているわれわれの身体にも、手がかりは脈打っているのだ。あっちにもこっちにも手がかりはある。目を瞑って夢を見るよりは、目を開けて性的な身体の象形文字《ヒエログリフ》の読み解き方を学ぶことにしよう。

まず手始めに、身体の大きさの性的二型性から取りかかろう。この言葉は、専門用語の臭いがして取っつきにくいが、ある種において、成体のオスとメスとでは身体の大きさに平均してどのような違いがあるか、ということを指しているにすぎない。たとえば類人猿では、ゴリラやオランウータンのオスは、メスよりも平均二倍は大きい。一方チンパンジー、ボノボ、人間では、メスより一〇～二〇％大きく重いだけである。テナガザルでは、雌雄の大きさが等しい。

哺乳類一般、あるいはとくに霊長類で、身体の大きさの性的二型性は、生殖をめぐるオス間競争と相関関係がある。[*2] 数少ない繁殖機会をめぐってオス間競争が繰り広げられ、その勝者がすべてを獲得する配偶システムにおいては、より大きく、より強いオスが勝利を収め、すべてを獲得する傾向がある。たとえば、最も大きく最も魅力的なゴリラは、大きく、魅力的なゴリラになる遺伝子を次世代へと受け渡す。そうやってオスのゴリラはどんどん大きく、どんどん魅力的になっていく。そして、サイズをどんどん大きくしていくことが最終的に別の要素に取って代わられ、大きさが制限されるようになるまでそれは続く。

一方、メスをめぐってそれほど闘争する必要がない種においては、オスがより大きくより強い身体を進化させる生物学的必要性も小さくなるので、一般論としてはそのように進化はしない。性的な面で一夫一

---

＊1　Miller (2000), p. 169.

＊2　ただし、常にそうであるわけではない。生殖をめぐるオス間競争の激しさとは別に、他の要素が身体の大きさの性的二型性に影響を与える場合がある。これについては、たとえば Lawler (2009) を参照。

妻を採るテナガザルが、実質上、雌雄同じ大きさであるのはこのためである。

身体の大きさに関するわれわれ人類の性的二型性は、控えめである。つまり過去数百万年の間、メスをめぐるオス同士の戦いが、それほど激しくなかったということに違いない。先に述べたように、人類の男性の身体は、女性より平均一〇〜二〇％大きく重いが、この比率は少なくとも数百万年の間、変化がないようである。[*3]

オーウェン・ラヴジョイは、性的二型性のこの比率こそ、人類の一夫一妻が大昔に起源を持つことの証拠である、とずっと主張してきた。一九八一年に『サイエンス』誌に発表した論文で、次のように論じている。われわれの祖先における脳の加速的な発達と、彼らの道具の使用は、どちらも「ヒト科においてすでに確立していた特質」に由来し、その特質は「親子関係と社会的関係の強化、一夫一妻の男女《ペア》の絆形成、特殊化した性的生殖行動、二足歩行」などから成っていると。そこからラヴジョイが主張するのは、「核家族と人間の性行動の究極の起源は、更新世の曙〔一八〇万年前〕よりも、さらにずっと前に遡るかもしれない」ということである。しかもそれどころか、ラヴジョイはこれ見よがしに「人間に独特な性的生殖行動こそが、人間の起源に不可欠のものであるかもしれない」と結論づけるのだ。彼は二〇〇九年に、再び『サイエンス』誌において、男女《ペア》の絆こそ人類に独特な巨大な新皮質に先立って人間を定義する特質であるという自分のこの見解は、四四〇万年前に遡るアルディピテクス・ラミドゥスの断片的な骨や歯の遺物からも支持されると主張している。[*4]

マット・リドレーは、多くの理論家と同様に、一夫一妻の起源は古《いにしえ》に遡るというこの説に賛成し、次のように書いている。「長きにわたる男女《ペア》の絆が、類人猿／人間の性行動の多くを、繁殖に制限する『足枷』の役割を果たしたのである」。

一夫一妻が四〇〇万年もの「足枷」であるとは、ずいぶんと気の長い話だ。この「足枷」はすでに、もっと快適なものになっていなければいけない頃ではないのか。

## 2…人類男性はハレムを作っていた？

ダーウィンの時代には、身体の大きさの性的二型性について、今日発見されている人骨資料はまだ手に入っていない。それで彼は、初期人類はハレムを基礎とするシステムを採っていたのではないかと推測した。しかし現代のわれわれは、ダーウィンの推測が正しければ、現代の男性が平均して女性の二倍の大きさになっていたはずだということを知っている。また、次節で論じるつもりであるが、人類の過去がゴリラのような生活であったなら、そのもう一つ別の確かな徴候として、生殖器がもっと小さいというバツの悪い話になっていたはずなのである。

しかし、証拠が乏しいにもかかわらず、それでも人類は生まれつき一夫多妻で、ハレムをつくるのが自

＊3　アウストラロピテクス（三〇〇〜四〇〇万年前）においては、オスがメスより五〇％大きかったと考えられている。人類のもう一つの祖先とされるアルディピテクス・ラミドゥス（ラミドゥス猿人、アウストラロピテクスよりも一〇〇万年以上前）は、最近発表された論文によると、現代のわれわれの一五〜二〇％というレベルに近い。しかし、大きな話題となったアルディピテクス・ラミドゥスの身体の復元については、さまざまな個体から収集された部位に基づいているため、注意が必要である。四四〇万年前のこの祖先の身体の大きさに関する性的二型性の議論は、せいぜい専門家の知見による推測に基づいているにすぎない（White et al., 2009）。

＊4　Lovejoy (2009).

然なのだと主張し続ける者がいる。たとえば、アラン・S・ミラーと金沢聡の二人は、次のように主張する。「男性の方が女性よりも背が高いから、人類はその歴史上ほとんどの期間、一夫多妻だったことがわかる」。そしてさらに、次のように結論するのだ。「人類の男性は、女性に比べて一〇％背が高く、二〇％体重が重い。このことが示唆するのは、人類がその歴史を通じて、ずっとゆるやかな一夫多妻を採ってきたということである」*5。

彼らの分析は、男性が、複数の妻とその子どもを養うに十分なだけの政治的権力と富とを蓄積するのに必要な文化的条件が、農耕以前にはまったく存在しなかったという事実を無視している。それから、男性が女性よりも少しだけ背が高く体重が重いことは、オス間競争が緩和されたことは意味しても、必ずしも「ゆるやかな一夫多妻」を意味するわけではない。それに何よりも、われわれの近縁の乱婚的なチンパンジーとボノボは、雌雄間の体格の差がわれわれとまったく同じ範囲に収まっているのに、恥知らずにも呼び集められるだけたくさんのパートナーと数えきれないほどの性的な逢瀬を楽しんでいるのだ。体格の一〇～二〇％の性的二型性がチンパンジーやボノボに見られるからと言って、それが「ゆるやかな一夫多妻」の証拠だとは誰も主張しない。同じ身体的な証拠が、チンパンジーとボノボにおいては乱婚に、人類においてはゆるやかな一夫多妻または一夫一妻と相関関係があるという主張は、標準《スタンダード》モデルがいかに怪しいかということを示すばかりである。

われわれ人類という種の先史時代にハレムがありそうにないことには、さまざまな理由がある。ムーレイ・イスマーイール［モロッコのアラウィー朝第二代スルターン（在位一六七二～一七二七）］やチンギス・ハーン、ブリガム・ヤング［一八〇一～七七。アメリカの政治家・宗教家。モルモン教のモーゼと言われ、五五人の妻がいた］、ウィルト・チェンバレン［一九三六～九九。身長二一六センチのアメリカのプロ・バスケットボール選手］といった人びとは、性欲の強さで名高いが、われわれの身体はハレムを形成する体格とは大きく異なる。ハレムとは、男性にふつうに見られる性的な面での変化への欲求と、農耕発生以後の少数の男性への権力の集中、それに農耕社会に典型的な女性の自律性の低さとが組み合わさった結果として生じるものである。ハレムは、急速な人口増加、領土の拡大、富の蓄積を指向する、軍国主義的で厳格な階層構造をなす農耕牧畜的文化の特徴である。即時報酬型の狩猟採集社会で、捕虜によるハレムが形成された例は、報告された例《ためし》がない。

## 3…人類の男女体格差は何を意味するか？

われわれ人類という種の体格が、控えめな性的二型性に移行したことは、数百万年前に、繁殖機会をめぐる闘争に代わるものを、オスが見出したことを強く示唆している。では、何が取って代わったかは、そのことからは直接にはわからない。多くの理論家が、この移行を一夫多妻から一夫一妻への移行だと解釈しているのだが、そう結論するためには、われわれの祖先の選択肢に、複数の男性／複数の女性という配偶システムがなかったことにしなければならない。確かに、一人の男性／一人の女性という配偶システムにおいては、繁殖可能な女性の集団が少数の男性だけに支配されているわけではなく、さほど望まれない男性にも女性を手に入れる機会が増えるから、オス間競争は緩和する。しかし、男性も女性も同時並行的に複数の性的関係を持つのがふつうな配偶システムも、一夫一妻より効果的とは言えなくても、少なくとも同じぐらい効果的にオス間競争を緩和するのである。そして、われわれに近縁の二つの種において、複

＊5　Alan S. Miller and Satoshi Kanazawa, "Ten Politically Incorrect Truths About Human Nature," *Psychology Today*, July 01, 2007 (http://www.psychologytoday.com/articles/200706/ten-politically-incorrect-truths-about-human-nature).

数オス複数メスという配偶システムが実践されていることを考えれば、その方がはるかにありそうなシナリオなのである。

なぜ科学者たちは、われわれに最も近縁な二種の霊長類が、われわれとまったく同じ体格の性的二型性の比率を示している意味を考慮することを、あれほど渋るのであろうか。その二種がどちらも一夫一妻からほど遠いからなのだろうか。彼らにとって、体格の性的二型性の変化の解釈として「受け容れられる」ものは、以下の二つしかないようなのだ。

一　それこそが、われわれの核家族／性的一夫一妻配偶システムの起源を示すものである。
——それなら、なぜわれわれは、テナガザルのように、男女でまったく同じ体格ではないのだろうか。

二　それが示しているのは、われわれ人類がもともとは一夫多妻であったけれども、衝動を抑制することを学習し、ある程度それに成功しているということだ。
——それなら、なぜわれわれは、ゴリラのように、男性が女性の二倍の体格ではないのだろうか。

この両方の解釈に共通しているのが、女性の性欲は弱いという前提であることに注意していただきたい。どちらのシナリオにおいても、女性の「名誉」は無傷のままである。二つ目の解釈では、生まれつき貞節であるか否かという点について疑義が呈されているのは、男性の方だけである。

極めて近縁の三つの種が、体格の性的二型性について同じような比率を示しているのだとすれば、こじつけの結論が目の前にあって、たとえその結論が感情的には安心できるものであっても、それに急いで手を伸ばす前に少なくとも考慮してみなければならないのは、その三つの種の身体が同じ適応の反映であるという可能性なのではないだろうか。

さて、いよいよ禁断の下半身に、取りかかる時が来たようだ。

## 4…子宮内での精子と精子の仁義なき戦い

ある種のサルにおいて、尻の先とその周辺部分が鮮やかな色になることほど、私にとって興味深く、また困惑させられるものは他にない。（チャールズ・ダーウィン[*6]）

過去数百万年の間（農耕発生まで）、人類の男性はデートをめぐって、それほど大きな戦いをせずにきた。だが、だからと言って、人類の進化においてオス間競争が決定的に重要な役割を担ってきた、というダーウィンの主張が間違っていたことにはならない。セックスをめぐって、あからさまな戦いをほとんど経験しないボノボにすら、ダーウィン的な淘汰が起こる。ただし、ダーウィン自身が考えもしなかった、あるいは、少なくとも公然とは論じようとしなかったレベルでである。すなわち、ボノボのオスは誰が幸運を射止めるか競争するよりもむしろ、全員が幸運を射止めることにして、あとは精子に戦わせることにしたのである。一九三〇年代にグッピーの研究をしていたオットー・ウィンジが、これを言い表わす「精子競争」という言葉をつくり出した。その後、ジェフリー・パーカーがフンバエを研究して、この概念を進展させた。

---

＊6　Darwin (1871/2007) への補注「サルの性淘汰」。初出は *Nature*, November 2, 1876, p. 18 (http://sacred-texts.com/aor/darwin/descent/dom25.htm).

考え方は簡単である。排卵中のメスの性管に、一個体以上のオスの精子が存在したなら、卵子に授精するために精子同士が競争するということである。精子競争が起こる種のメスは、さまざまな策略を用いて自身が繁殖可能であることを宣伝し、より多くの競争者を参加させようとするのがふつうである。メスの挑発は、セクシーな声や匂いから、口紅と同じであらゆる色合いの赤をとりそろえた性器の膨張まで、非常に幅広い。*7

その過程は、宝くじに似ている。くじを最もたくさん持っているオスが、勝利を収める可能性も一番大きくなる（チンパンジーとボノボの精子生産能力が非常に大きいのは、ここに由来する）。それはまた、障害物競走にも似ている。メスの身体は、卵に辿り着くためにくぐり抜けなければならない輪や、泳いで渡らなければならない堀などさまざまなタイプの障害を用意して、それに価しない精子を篩い落とす（こうした障害のいくつかについては、この後の章で見ていく）。研究者のなかには、この競争をラグビーに似ていると主張する者もいる。敵のブロックを担当する者、ゴールへ攻め込むのを担当する者など、精子が「チーム」を形成するのだそうだ。*8 精子競争にはさまざまな形態があるのだ。

ダーウィンは「困惑させられた」かもしれないが、精子競争は勝者が卵子に授精する権利を獲得するわけだから、彼の性淘汰の理論の中心をなすオス間競争をその目的としている。ただし、戦いは細胞レベルで、精子同士で起きていて、メスの性管を戦いの場としているのである。複数の配偶相手のいる社会集団で暮らしているオスの類人猿（たとえばチンパンジー、ボノボ、人類）は、一回の排卵周期で通常一頭のオスとしか番《つが》わない霊長類（たとえばゴリラ、テナガザル、オランウータン）よりも、大きな睾丸を陰嚢に入れて身体の外側にぶら下げ、メスに遅れて成熟し、より多くの精子を含む精液を、より大量に生産する。

もしもダーウィンが、女性のセクシュアリティに関してヴィクトリア朝的な考え方に毒されている度合いがもう少し小さければ、この精子競争という過程に気付いていたかもしれない。サラ・ハーディが熱心に主張するところによれば、「ダーウィンが、メスの性器が膨張することにあれほど困惑しているのは、メスは最良のオスに出会うために、自分自身を温存しておくものだと思い込んでいたからである」。「控えめな女性」というダーウィンのお得意の言葉を、ハーディは少しも受け容れられないという。「『控えめ』という言い方は、他の多くの動物には当てはまるかもしれない。そしてこの言い方は、きっと何百年経っても誰も反対できないドグマとして残り続けるのだろう。しかしそれでも、月経周期の中間期にあるサルや類人猿のメスには、ダーウィンの時代にも当てはまらなかったし、現代でも当てはまらないのだ[*9]」。

ダーウィン自身が、人類の女性のセクシュアリティを記述するにあたって、少しばかり控えめだった可能性もある。かわいそうなダーウィンは、自分の理論が愛する敬虔な妻も含めて多くの人たちを侮辱しただけでなく、すでに神をも侮辱していたことを知っていた。彼は、精子競争という概念を理解しただろう。しかし、たとえ精子競争のようなものが人類の進化に一定の役割を果たしたのではないかと考えたとしても、ヴィクトリア朝の天使のような女性たちを、その高みから引きずり下ろすような真似は思いもよらなかったであろう。ダーウィン理論が、女性の進化を、肉を得るため、オスの富を得るため、あるいはその

＊7　第19章で論じるように生殖器模倣説は、女性の胸が垂れ下がるように発達したのは、その谷間が尻の割れ目（これを表わす科学的な言葉はないのか？）を模倣して、われわれ霊長類の祖先を誘惑しようとしたのではないかという仮説を立てる。この論理を辿っていくと、創意を凝らした名前の付いている口紅の鮮やかな赤色は、かわいそうなダーウィンをあれほど困惑させた「尻の先」の色を再現するのに役立っているという主張も成り立つ。

＊8　精子チーム理論については Baker and Bellis (1995) や Baker (1996) を参照のこと。

＊9　Hrdy (1996) は、ダーウィン個人が抱いていた性的コンプレックスのうちのいくつかが、いまだに進化理論に反映されたままになっているという点について、素晴らしく博識でまた愛嬌のある議論を展開している。

他の物を得るための売春になぞらえただけで、すでに十分に悪かった。その上、人類の祖先の女性が、エロティックな快楽によって動機づけられた、恥知らずの娼婦だったなどと主張したら、それはもうたいへんなことになっていただろう。

自分がいかに知らないか、知ることができないかということに非常に自覚的だったのが、ダーウィンの特徴であるけれども、それでも彼は次のことに気付いていた。「この部位は、一方の性〔メス〕の方がもう一方の性よりも鮮やかな色をしているので、この色は性的な魅力として獲得されたものであると私は結論づけた。そう結論づけることで、私が嘲りの対象となることは十分にわかっていた[*10]」。

おそらくダーウィンは、霊長類のメスのなかには、鮮やかな色をした性器の膨張をオスのリビドーを掻き立てるために用いている者がいることを、たとえ、それが必ずしも自分の性淘汰の理論には合致しなくとも、理解はしていたはずである。しかもダーウィンが人類における精子競争に思いをめぐらせる理由となったかもしれない証拠があるのだ。ダーウィンの古い友人ジョゼフ・フッカーが、植物採集のために滞在していたブータンで、一妻多夫の人びとと出会ったことを書いた手紙を彼に送っているのだが、そこには「一人の女性が、一〇人の夫を持つことが法的に認められている」と書かれているのである。

## 5…体格と睾丸の大きさは反比例する——豆粒のゴリラと鶏卵サイズのボノボ

身体の大きさの性的二型性が控えめであることだけが、われわれ人類という種の乱婚性を示す解剖学的特徴ではない。身体全体の大きさに対する睾丸の大きさの割合は、どんな種においても精子競争の程度を読み取る指標となり得る。ジャレド・ダイアモンドは、睾丸のサイズの理論は「身体に関する現代の人類学が勝ち取った成果の一つ」だと評している。[*11] 偉大な着想のほとんどがそうであるように、睾丸サイズの理論も考え方としては単純で、以下のとおりである。より頻繁に交尾する種は、より大きな睾丸を必要とする。排卵中のメスが、複数のオスと交尾するのがふつうである種は、やはり大きな睾丸を必要とする。ある種が大きな睾丸を備えているのであれば、そのオスは周りにいる複数のメスに対して、頻繁に射精しているはずである。メスが特定のオスに対してしか交尾を許さない種の場合、オスの睾丸は身体全体の大きさと比べた相対値がより小さい。不貞なメスと大きな睾丸のオスという相関関係は、人間や他の霊長類だけでなく、多くの哺乳類、鳥類、蝶、爬虫類、魚類にも当てはまる。

勝者がすべてを獲得する式の配偶戦略を採るゴリラにおいては、オスはあらゆる戦利品を一手に獲得するために競い合う。それで、一頭の成人したオスのシルバーバックは約四〇〇ポンド〔約一八〇キロ〕の重さになるが、そのペニスは目一杯でも一インチあまり〔約三センチ〕の長さ、睾丸はキドニービーンズ〔日本で売られている大正金時豆に似た豆〕の大きさしかない。そして睾丸は、ちょっと見ても見当らない。身体のなかに安全にしまい込まれているのである。一〇〇ポンド〔約四五キロ〕の体重のボノボは、ゴリラの三倍の長さのペニスと、ニワトリの卵の大きさの睾丸を持っている。それもLLサイズの卵である。ボノボは、すべてのオスが交尾という「賄賂」にありつけるので、競争はオスの個体間ではなく、精子レベルで行なわれる。ほとんどすべてのボノボが、メスとのセックスに困らないと言っても、やはり生物学的な繁殖の現実を考える限り、一頭のボノボの赤ん坊には、生物学的な父親は一頭しかいない。

---

＊10　Darwin (1871/2007) への補注「サルの性淘汰」。初出は *Nature*, November 2, 1876, p. 18 (http://sacred-texts.com/aor/darwin/descent/dom25.htm).

＊11　Diamond (1991), p. 62.

つまり試合は、依然として同じことをめぐって競われているのだ。すなわち自身の遺伝子を、未来に受け渡すことである。異なっているのは競技の場である。ゴリラのようなハレムに基づく一夫多妻においては、性交に先立ってオスの個体間の戦いが繰り広げられる。精子競争においては、精子自体がそのなかで戦うので、オスがその外で戦う必要はないのである。その代わりオスは、互いに傍にいても緊張関係にないから、集団も大きくなり、協同が強化され、社会の力関係が原因で分裂することも避けられる。このことから、複数のオスが同じ社会集団に暮らしている種で、一夫一妻のものはいない理由がわかる。うまく機能しないのである。

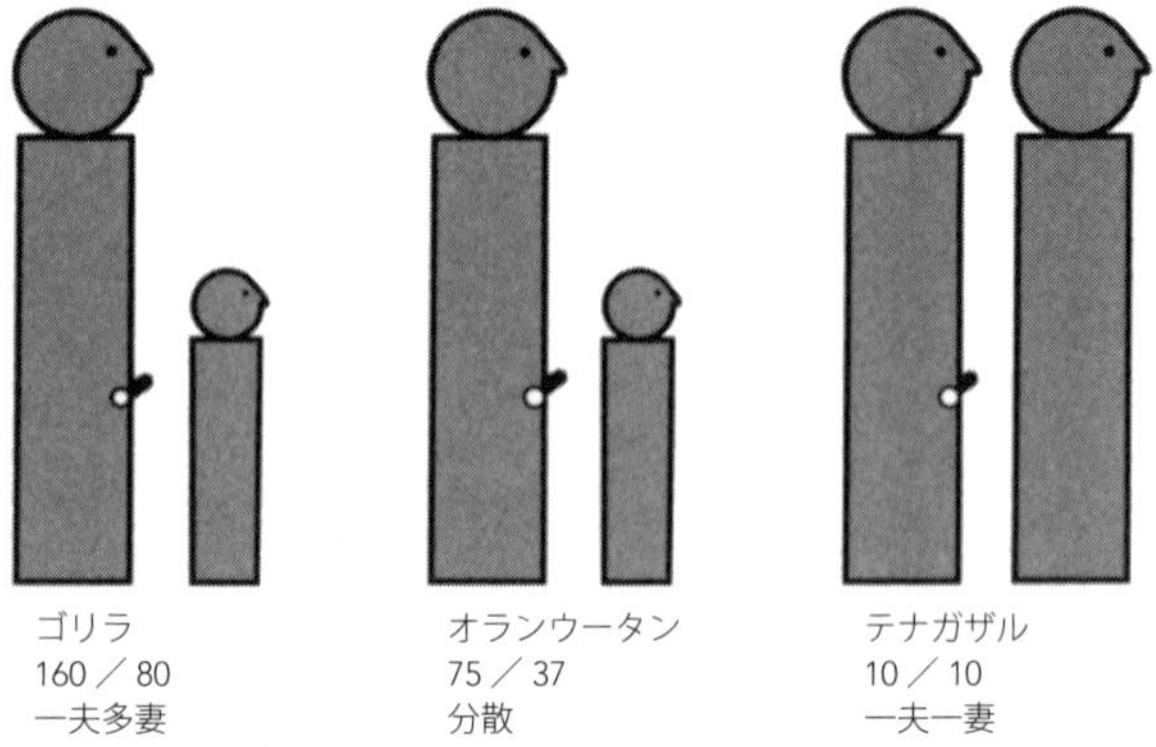


自然淘汰の目標はいつでも決まっていて、関連する生体器官とシステムの適応である。数世代にわたってオスのゴリラは、繁殖のための闘争に必要な筋肉を進化させ、授精に競争がないから生殖器は最低限の大きさしか必要なく、縮んで垂れ下がる。それとは逆に、チンパンジーやボノボ、それに人類のオスは、戦いのための大きすぎる筋肉はさほど必要としないが、睾丸はより力強く、またとくに人間の場合には、より興味深いペニスを備えている。

読者からは、「俺の睾丸は、ニワトリの卵ほど大きくないぞ」という声が聞こえてきそうである。確かにそれほどは大きくない。しかしキドニービーンズほどで腹腔のなかにしまい込まれているというわけでもないことを考慮すべきである。身体

## 類人猿の解剖学的特徴を複数の側面から比較する

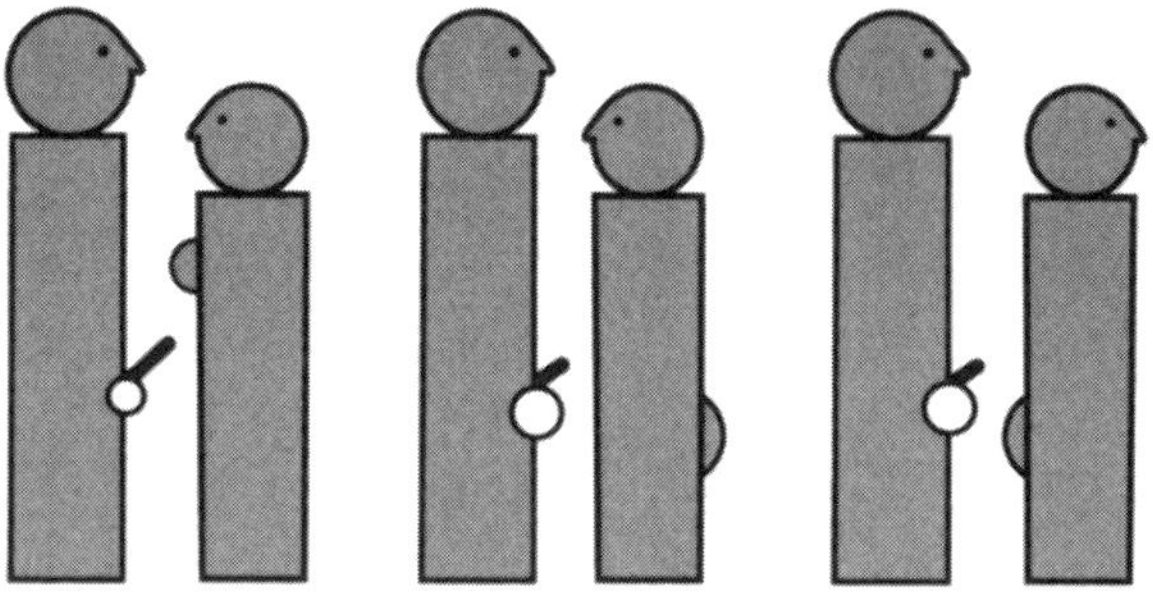

| 種 | 人間 | ボノボ | チンパンジー |
|---|---|---|---|
| 体重（オス／メスkg） | 86／74 | 35／32 | 40／35 |
| 配偶システム | 乱婚 | 乱婚 | 乱婚 |

【この図に示されている情報】
・身体の大きさに関する性的二型性（平均体重）
・典型的な性交体位：対面挿入／後背挿入（顔の向きで表わされている）
・身体全体の大きさに対する睾丸の大きさの割合
・睾丸を収める陰嚢が、身体の内部にしまい込まれている／身体の外部にある
・ペニスの長さの比較（勃起時）
・垂れ下がるほど膨らむ乳房の有無
排卵中のメスの生殖器の膨張

全体の大きさに対する睾丸の大きさの比率を測る物差しがあったら、人類は、ちょうどゴリラとボノボの中間に位置する。われわれ人類という種が数百万年の間、性的な一夫一妻を保ってきたと主張する者は、われわれの睾丸はチンパンジーやボノボのそれより小さいではないかと指摘する。通説《スタンダード・ナラティヴ》に異議を唱える者（たとえば私たちのように）は、人間の睾丸の身体全体に対する比率は、一夫多妻のゴリラや一夫一妻のテナガザルよりはるかに大きいことに注目する。

　では、人間の陰嚢は「それほど小さくない」と言うべきか、「それほど大きくない」と言うべきか、どっちなのだろう。

# 第16章　男性器サイズの進化論

## 1……人類の睾丸サイズは、大きいのか小さいのか？

小さいのか？

中くらいなのか？

チンパンジーもボノボも、われわれ人間よりはるかに乱婚的だ。このことは、われわれの睾丸に反映されている。われらが類人猿の親戚たちがココナッツだとすれば、それに比べてわれわれの睾丸はピーナッツ程度しかない。

（フランス・ドゥ・ヴァール[*1]）

女性が一妻多夫で番《つが》い行動をしてきたという性淘汰の歴史を証明する、確かな証拠が人類の男性のなかにある。たぶん最もはっきりしているのは、睾丸の大きさである。人間男性の睾丸は、身体全体の大きさから比較して、ゴリラのそれよりかなり大きい。

（マーゴ・ウィルソン＆マーティン・デイリー*2［ともに進化心理学者］）

霊長類の睾丸を大きさの順に並べてみたら、人類は大きな方に位置することは間違いない。ゴリラよりもチンパンジーに近い（……）これが意味するのは、われわれ人類は、身体だけでなく精子でも、互いに競い合う習慣を長い間、維持してきたということである。

（デイヴィッド・バラシュ＆ジュディス・リプトン*3）

## 大きいのか？

おわかりのように、人類の男性の股間の膨らみについては、根本的な意見の相違がある。ここで私たちは何のことを語っているのか。ピーナッツなのか、クルミなのか。ピンポンの球なのか、ボーリングの球なのか。現代の人間男性の睾丸はチンパンジーやボノボよりは小さいが、一夫多妻のゴリラや一夫一妻のテナガザルを恥ずかしがらせるぐらいには大きい。玉一つにつき半オンス［約一四グラム］の重さである（読者がもしも宝石商なら、約八〇カラットと言った方がわかりやすいか）。このきわめて重要な論争のどちらの見解に立つとしても、単に人間の睾丸は、何かと比較して大きいとか小さいと言えば、それだけで証拠を示したと言い張れる。

しかし睾丸を測るのは、靴のサイズを測るのと同じにはいかない。もしも、われわれが乱婚的集団のな

*1 de Waal (2005a), p. 113.
*2 Barkow et al. (1992), p. 299 への引用。
*3 Barash and Lipton (2001), p. 141.

かで進化してきたのだとすれば、現代人の睾丸はチンパンジーと同じぐらいの大きさになっていたはずだとの主張は、その前提として、人間の睾丸の大きさは何万年間も変わっていないと想定している。しかしこれは、決定的に間違っているのだ。スティーヴン・ジェイ・グールドは次のように書いた。「人類は、四、五万年の間、生物学的な変化を経験していない」。しかし彼が、当時依拠していたデータは、彼の亡くなった二〇〇二年以後、ずっと塗り替えられてきているのである。それでもグールドのこの想定は、いまだに広く共有されている。この想定の根幹には、さらに、進化というものはきわめてゆっくりとしか起こらない、数千世代を経なければ大きな変化は生じないという、これまた長年にわたって信じられてきた信念が横たわっている。

この信念どおりの場合もある。しかし、そうでない場合もあるのだ。グレゴリー・コクランとヘンリー・ハーペンディングは、その共著書『一万年の進化爆発――文明が進化を加速した』のなかで、人体は非常に素早く進化して変われることを示している。「人類は、記録されている歴史上ずっと、心も身体も大きく変わってきた」と書き、農耕の発生以来、加速した変化の例として、マラリアへの抵抗力や青い眼の色、乳糖耐性を挙げている。

彼らがその本で取り上げていないが、将来版を重ねるときに改訂して入れることを検討しても良いのではないかと思われる例が、睾丸のサイズである。睾丸は、ほとんど瞬きをしている間に大きさを変えることができる。たとえば、キツネザル（小さな夜行性の霊長類）のいくつかの種では、季節ごとに睾丸の大きさが変わる。繁殖期には大きくなり、オフシーズンには元の大きさに縮むのである。ちょうど、ゆっくりと空気が抜けていくビーチボールのようなものである。[*4]

## 2…精子戦争に勝ち抜くための急激な進化

人間、チンパンジー、ボノボにおける睾丸組織は、DNAによって制御されている（興味深いことにゴリラはそうなっていない）。これは、環境の変化に特別に素早く対応できることを意味している。遺伝学者のジェラルド・ワイコフ、フルンギ・ワン、チャンギ・ウは『ネイチャー』に掲載された論文のなかで、次のように報告している。「オスの生殖遺伝子は素早く進化する。〔……〕これは、人間とチンパンジーの系統できわめて顕著である」。彼らはさらに論を進めて、生殖遺伝子のこの素早い対応は、もしかすると配偶システムに結びついているのかもしれないと指摘している。「アフリカの類人猿たちを社会的・性的行動の観点から比較してみると興味深い。現代のチンパンジーとボノボは、明らかに乱婚的で、複数回精液を注入される機会がふんだんにあるのに対して、ゴリラのメスは、排卵期間中に複数回精液を注入される可能性はより少ないように思われる」[*5]。

---

＊4　Pochron and Wright (2002).

＊5　Wyckoff et al. (2000). 霊長類の睾丸に関するまた別の遺伝学的研究が、人類の祖先の配偶行動が、一度に一頭しか相手にしないゴリラよりも、チンパンジー的乱婚状態により近かった印象を強めてくれる。たとえば、Kingan et al. (2003) を参照のこと。この文献は、次のように結論づけている。「ホモ属の祖先における、精子競争の予想される強度は異論の余地があると思われたが〔……〕人類における SgI（シーボーギウムヨウ素）のヌクレオチドの変異パターンを調べてみると、ゴリラよりもチンパンジーのパターンにより近いことがわかったのである」。

これがどういうことか、しばらく考えてみよう。人間とチンパンジーとボノボは――ゴリラは違う――、「精子や精液の生産にかかわる遺伝子の進化が加速した」ことがわかった。そして、これは「複数回精液を注入されること」に結びついていた。人間とチンパンジーとボノボの睾丸の変化に結びついた遺伝子は、メスがふつう一頭のオスとしか交尾しないゴリラにおける同じ遺伝子よりも、淘汰圧への反応の度合いがはるかに大きい。

睾丸は、そのすべてが柔らかな組織からできているので、化石となって痕跡を遺すことはない。だから通説《スタンダード・ナラティヴ》の信奉者は、人間の睾丸の大きさは何千年もの間、不変であったと仮定するのだが、今やこの仮定が間違いである可能性が明らかになった。

ワイコフ、ワン、ウらは、生物学者のロジャー・ショートによる一九七九年に遡る次のような予想を確証したのである。「睾丸のサイズは、もしかすると淘汰圧に極めて素早く対応することがあり得るかもしれない。そして最も強い淘汰圧の形態の一つが、乱婚的配偶システムなのであろう[*6]」。これにジェフリー・ミラーも同意している。「精子の性質や精子を運搬する仕組みが種によって遺伝的に異なるのは、強力な淘汰圧がかかったからだろう」。最後に、進化生物学者のリン・マーグリスとドリオン・セーガンの推論を挙げておこう。人間の「生殖器のチューンナップ」は、「精子の性能の大幅な向上によって」さらに拍車がかかった。これは「ある種の競争」が存在しなければ価値のないほどのものだ。別の言い方をすれば、人間の生殖器は「性能が良すぎる[*7]」。

「生殖器のチューンナップ」、「精子の性能向上」。これぞ私たちが今語っていることだ。

精子の性能がどれほどのものであるかは、人間の射精で、最初の噴射と最後の噴射の違いを見れば明らかである。人間の射精はふつう、三〜九回に分けて噴射される。この「分割射精」を分析するために、上手に工夫して噴射ごとに採取してみると、最初の噴射には、さまざまな種類の化学的な攻撃から防衛するための化学物質が含まれていることがわかった。どんな化学的攻撃か。女性の性管に存在する白血球と抗原については今はおくとして（これについては後ほど詳しく見る）、他の男性の射精した精液のうち、最後の噴射に含まれる化学物質から、自身の精子を防衛するのである。最後の噴射には殺精成分が含まれていて、後から来る者の進出を妨げようとするのである。別の言い方をするなら、他の男性の精子との直接的な競争の前哨戦として、精液のなかの化学物質が、最初の方の噴射では防衛に、最後の方の噴射では攻撃に役立っているというわけである。[*8]

## 3…あなたの知らない所で、あなたの精子は戦っている

精子競争の重要性は、過去数十年間にわたって、まるで新たな発見であるかのように、学会やアカデミックな雑誌上で論争が繰り返されてきた。しかし、紀元前数世紀にはすでに、アリストテレスとその先輩たちが次のように指摘していた。雌イヌが、一回の発情期に二匹の雄イヌと交尾したら、二匹のうちのどちらか、または両方を父親とする子犬を孕む、と。さらにはまた、ギリシア神話のヘラクレスとイピクレスの物語を考えていただきたい。アンフィトリュオンとアルクメネの結婚の前夜、アンフィトリュオンに化けたゼウスが、翌日に花嫁になるアルクメネと寝る。翌晩、アンフィトリュオンはアルクメネとの結

＊6　Short (1979).
＊7　Margulis and Sagan (1991), p. 51.
＊8　Lindholmer (1973).

婚を完遂する［つまりセックスをする］。やがてアルクメネは、双子を産む。イピクレス（アンフィトリュオンを父親とする）とヘラクレス（ゼウスを父親とする）である。明らかに古代ギリシアの人びとは、精子競争に気づいていた節《ふし》がある。

もっと最近では、複数の研究者が明らかにしたところによると、人類の男性の精子生産量は、パートナーと会わない日が数日続いたときに、有意に増加するという。その期間中、射精するか否かは関係がないらしい。この発見は、精子競争が人間進化に一定の役割を果たしたという考え方と合致するし、また、もしかすると一夫一妻への適応を反映しているかもしれない。その場合はこんなシナリオだ。オーランド［ディズニーワールドがある］で開かれるという会議に出席すると言って出張した妻が、ふしだらなことを企んでいるのかどうか、夫には、はっきりとはわからないが、その間、彼の身体のなかでは、猛烈な勢いで精子が生産される。そして妻が帰宅したときに、たとえ彼が最も恐れていたこと（または、もしかすると最も興奮する空想）が現実のものだったとしても、妻の卵子に自分の精子を授精する機会を増やすための準備が整えられているというわけだ。しばらく離れ離れになった後とか、浮気を疑われているときには、パートナーの男性がベッドのなかで、いつもより元気だ――報告によれば、より深く、激しく突かれるとか――という報告が、[*9]これまで複数の女性から上がってきていることも、同じこのメカニズムに沿って考えることができる（パートナーが浮気をしているかもしれないと考えることによって、現実に男性の発情スイッチが入る可能性については、これまで議論が進められたことはなかったようである。ただし、ポルノに関する次節の議論を参照のこと）。

精子競争の持つスキャンダラスな意味合いは、女性のセクシュアリティは神聖不可侵だとする、長い間信じられてきた見方に、平手打ちを喰わせることになる。この見方は、ダーウィンが一般の意識に植え付けたあの見方、配偶者に価することを証明することができた、たった一人の男性を慎重に選びだし、その相手以外には身を任せないという「控えめな女性」像である。「性的に貪欲な女性は、他にはいないとは言えないにしても、少なくともまず何よりも、フェミニズムのイデオロギーのなかに、男になりたいと思う気持ちに、男に対する恐怖のなかに見出されるのである」と、怖じ気づいたドナルド・サイモンズは言い放っている。[*10] もしかしたら、サイモンズの言うとおりかもしれない。しかし、マーヴィン・ハリスは別の見解だ。「主流の集団は、何でもそうだが、男性も女性について、現状維持に役立つような従属的性質のイメージを促進しようとするものだ。何千年間も、男性は女性をあり得べきあり方で見たことはなく、ただ自分たちがこうあってほしいと願うあり方でしか見たことがない」[*11]。

いろいろと論争はあるけれども、精子競争が人類の生殖過程で起きていることには、異論の余地がない。[*12] それはつねに起きている。人類の男性の一回の射精のなかには、五〇〇〇万から五億という数の志願者が、唯一の仕事、すなわち第一授精者を目指してひしめきあっている。問題は、その志願者たちが、自分たち

---

＊9　これについてさらに詳しく知りたい方は、トッド・シャケルフォードの研究、とりわけ Shackelford et al. (2007) を参照のこと。彼は気前よく自身の発表したもののほとんどをインターネットからダウンロードできるようにしてくれている（http://www.toddkshackelford.com/publications/index.html）。

＊10　Symons (1979), p. 92. ドナルド・サイモンズのこの本は、その結論の半分はたぶん同意できないし、またその学説はすでに時代遅れではあるものの、そのウィットと芸術性だけでも読む価値がある。

＊11　Harris (1989), p. 261.

＊12　精子競争は、熱心な論争の場となっている。紙幅の制限から（実は読者が興味をそれほど強くは持たない可能性もあると考えて）、私たちはこの話題にこれ以上深入りしない。とくに、「ブロッカー」や「カミカゼ」、「卵子ゲッター」など、精子のそれぞれが特化した役割をもって全体が一つのチームになるという、物議をかもした Baker and Bellis (1995) の主張については、一般向けに書かれた Baker (1996) と、第三者によるバランスの取れた議論である Birkhead (2000) の、とくに二一一～二一九頁を参照のこと。

**大型類人猿における精子競争**＊13

| 類人猿 | 人類 | チンパンジー<br>ボノボ＊ | オランウータン | ゴリラ |
|---|---|---|---|---|
| 身体の大きさの性的二型性（%） | 15-20 | 15-20 | 100 | 100 |
| 睾丸の大きさ（無水状態の合計，g） | 35-50 | 118-160 | 35 | 29 |
| 射精ごとの精液量（mℓ） | 4.25<br>(2～6.5) | 1.1 | 1.1 | 0.3 |
| 精子密度<br>（mℓ当たりの精子数，単位 $10^6$） | 113（1940年）<br>66（1990年） | 548 | 61 | 171 |
| 全精子数<br>（射精１回当たり精子数，単位 $10^6$） | 480（1940年）<br>280（1990年） | 603 | 67 | 51 |
| 精嚢 | 中 | 大 | 大 | 小 |
| ペニスの太さ（外周，mm） | 24.5 | 12 | データなし | データなし |
| ペニスの長さ＊＊（cm） | 13-18 | 7.5 | 4 | 3 |
| ペニスの長さ（体格との比較） | 0.163 | 0.195 | 0.053 | 0.018 |
| 体格（雄，kg） | 77 | 46 | 45-100 | 136-204 |
| １出産当たりの交尾数（概数） | ＞1000 | ＞1000 | ＜20 | ＜20 |
| 平均交尾時間（秒） | 474 | 7／15 | 900 | 60 |

＊　この表においては，この２種に大きな違いはない
＊＊　亀頭および雁首（かりくび）は類人猿のなかでは人類だけに見られる

同士で競い合えば良いのか、それとも、他の男性から送りこまれたさらに数億の仕事に飢えた志願者たちとも競い合わねばならないのか、ということだ。

人間の精子ほど、純粋に競争心旺盛な存在は、他にはとても思いつかない。想像してみてほしい。顕微鏡サイズの鮭がぎっしりとひしめきあって、数億分の一という繁殖の地位を目指して群れをなして懸命に流れを遡っていくさまを。ちょっと見込みがなさ過ぎると、思われるかもしれない。だが、そんな貧弱なチャンスを目指して、そこまでひしめきあわなければならない精子は、他の生物にはないのである。たとえば昆虫の種のいくつかでは、卵子を目指すレースにエントリーする精子が一〇〇以下だったりする。また、すべての精子がその生物の身体よりもサイズが小さいというわけではない。ミバエのいくつかの種では、まっすぐに伸ばすと六センチにもなる精子を持っている者がいる。これは、ハエ自身の体長の数倍も大きいのだ。これに対してホモ・サピエンスの場合は、

極端に小さい方である。そして、ほんのささいな刺激で、このちっぽけな精子が、一度に数億という単位で失われてしまうのである。

## 4…なぜ男は「寝取られ」に興奮するのか？

ここに一つ頭を悩ませる問題がある。どうして異性愛者の男性の多くは、一人の女性と複数の男性がセックスをするというポルノグラフィーに、興奮するのであろうか。よく考えると、どうも腑に落ちない話だ。アイスクリームよりも、コーンの方がたくさんあっても仕方がないはずだからだ。しかも奇妙なところは、男女の人数比だけではない。そういうポルノで重視されているのは、男優の精液だというのだ。

ポルノ製作者がとっくに知っていることを、研究者が確認している。すなわち、はっきり精子競争をしているところが描かれている映像だと、男性は興奮する傾向があるのだ（精子競争という言葉でそれを考えている人は、ポルノ業界にはほとんどいないだろうと想像できるが）。インターネットや商業的なポルノのなかで、一人の女性と複数の男性が描かれている動画や写真は、一人の男性と複数の女性が描かれているものよりも、圧倒的に多い。[*14]「アダルトビデオ・ユニバース」というウェブサイトで、どんなものが手に入るかチラッと見てみたところ、男多数／女一人のジャンルは、九〇〇〇本以上のタイトルが並んでいたのに対して、その逆の、女多数／男一人は、三七タイトルしかなかった。計算してみてほしい。一九〇万年も一夫一妻の足

＊13　データは主にDixson (1998) より。
＊14　たとえばPound (2002) を参照。

枷をはめられてきた種の男性が、どうして今さら、一人か二人の女性に男性集団が射精するシーンで興奮しなければならないのか。

懐疑論者は、単なる商業的な利害とか、一過性の流行を反映しているだけだと言うかもしれない。確かにそうかもしれない。しかし、次のような実験結果をどう考えたら良いだろう。精子競争を示唆するような映像や画像（たとえば男二人に女一人の性行為）を見て射精する場合の方が、単に女三人が露骨な格好をしているものを見て射精するよりも、精液に含まれる精子の割合がはるかに大きくなるのだ。[*15] アルフレッド・キンゼイからダン・サヴィジまで、さまざまな専門家が報告しているところによると、「寝取られる」という設定が、既婚男性の性的な空想でつねに上位に挙げられるという。

私たちの知る限りでは、女性の方には、この逆の嗜好、すなわち安っぽい刺青を入れて最悪の髪型をした中年の太りすぎの複数の女たちが、一人のいかした男とセックスをしているようなポルノに対する嗜好があるとは思えない。どうしてなのか。

複数の男性が登場する場面に対する男性の嗜好は、人類が誕生した更新世の遠い反響であり、「更新世ポルノ」とも言えるかもしれない。これまでに論じてきたさまざまな社会で、女性がおおぜいの男と次々とセックスすることで、男性の働き手や狩人を鼓舞していたのを憶えていらっしゃるだろう。毎週日曜日に、手に持った丸いポンポンを振り振り、短いパンツ姿でセクシーな若い脚を高く上げたり開いたりして応援するチアガールたちも、同じ力学を暗示している。現代生活のなかに見られる、こうした珍妙な風景に対する説明は他にも思いつくかもしれないが、そうした風景が、精子競争に特徴づけられる先史時代に一直線に連なっていることだけは、確かなことなのである。[*16]

＊15 Kilgallon and Simmons (2005).

＊16 読者のなかには、現代のポルノに見られるこうした集団のシーンは、エロティシズムというよりも女性を支配し貶めるための表現だと主張する方もあるかもしれない。それが正しいかどうかは別として（そこを議論するのはこの大事な問題をすり替えることになろう）、なお問うべきは、他にも人を侮辱する視覚的な方法はいくらでもあるのに、なぜそのような表現をしなければならないのか、ということだ。「ブッカケ」は、日本人が姦通した女性を罰する方法（西洋で姦通者に付けた緋文字に比べると幾分か清廉さに欠ける方法）に起源があると考える権威もいる。これについては、たとえば以下を参照のこと。Jeff Hudson and Nicholas Doong, "Bake a Cake? Exposing the Sexual Practice of Bukkake," poster presented at the 17th World Congress of Sexology, (http://abstracts.co.allenpress.com/ pweb/sexo2005/document/50214). もしも読者がブッカケが何であるか知らない、あるいはそういったものに不快感を覚えるということであれば、そのことに言及した私たちをお許し頂きたい。

# 第17章　人類のペニスの形状の進化論

## 1…人類の自慢

この部位の気ままと不服従について、ここに記しておいても良いであろう。この部位は、あまりにも都合の悪いとき、望まないときに限って前に突き出で、最も必要とするときに限って、われわれを失望させる。尊大にも権威をめぐってわれらが意志と競い合い、いかにわれらが手と心とで鼓吹しようとも、断固としてまた誇り高くそれをことごとく拒絶する。

〔ミシェル・ド・モンテーニュ、〔おそらくは彼自身の〕ペニスについて書かれた言葉〕

くすくす笑う声に、気を取られないでいただきたい。人類のオスは、自分の生殖器のことを深刻に受けとめてしまうのだ。古代ローマの金持ちの子弟は、ブッラと呼ばれるロケットを首からさげた。そのなかには勃起したペニスの小さなレプリカが入っていた。このロケット内小型ロケットはファスキヌムと呼ばれ、それが上流階級の子弟のステータスを表わしていた。デイヴィッド・フリードマンは、おもしろくて学識豊かな『ペニスの歴史』でこう書いている。「古代ローマ帝国の没落から一五〇〇年を経た今日では、勃起したペニスと同じように魔力の強いものや好奇心をそそる不思議なものを『魅力的《ファシネイティング》』と表現する」。

もう一度、歴史を少し遡ろう。旧約聖書の『創世記』や『出エジプト記』のなかで、ヤコブの子どもたちは彼の「腿《もも》から出でたる者」［『創世記』四六章二六節、『出エジプト記』一章五節］となっている。この「腿《もも》」というのは、男の両腿《もも》の間にぶら下がっている物を婉曲に言っているのだというのが、ほとんどの歴史家の間で合意されている。フリードマンは「ヤコブの子孫の間で聖なる誓いを立てるときは、男性の性器に手を触れることをその印としていたこと［たとえば『創世記』四七章二九節］は明らかなようだ」と書いている。睾丸《テスティス》に触れながら誓うという行為は、「宣誓証言する《テスティファイ》」という言葉に生き続けている。

### ■類人猿で最も太く長いペニス

珍妙な歴史はおいておくとして、人類の睾丸が控えめな大きさであること、精子の密度が低いこと（チンパンジーやボノボに比べて）は、精子競争が人類の進化において重要な役割を果たした、という考えの誤りを立証しているとする者がいる。確かに一mℓ当たり六〇〇〇万から二億三五〇〇万と報告されている人類の精子密度は、チンパンジーの五億四八〇〇万という感嘆すべき数値と比べると顔色を失う。しかし、あらゆる精子競争が、同じように行なわれてきたわけではない。

たとえば生物のなかには、精液によって「交尾栓」と呼ばれるものを形成する種がある。これは、メスの生殖器のなかに残って、後続の精子の侵入をブロックする役割を果たすものだ。このようなタイプの精子競争をする種（ヘビ、齧歯目、ある種の昆虫、カンガルーなど）では、先端が鉤状または渦巻き状になっているペニスを器用に用いて、メスの生殖器から前のオスが残していった交尾栓を掻き出すのがふつうである。人類においては、頻繁に交尾する男性は長時間凝固する精液を生産しているというデータを報告している研究チームは一組あるが、交尾栓をその武器庫から見つけ出した研究者はいない。

人類のペニスは渦巻き状にはなっていないけれども、その特徴的なデザインは興味を引かないわけではない。霊長類のセクシュアリティの専門家であるアラン・ディクソンはこう書いている。「成体の番《ペア》いとその子どもという家族集団で暮らしている霊長類〔たとえばテナガザル〕においては、オスのペニスは通常小さく、相対的に特別なところがこれといってない」。あなたがどう思っているかはわからないが、人類のペニスは、少なくとも「小さく」もなければ「特別なところがこれといってない」わけでもない。繁殖生物学者のロジャー・ショートはこう書いている。「勃起した人間のペニスの大きさは、他の大型類人猿と比べると非常に対照的であり、進化のどんな特別な力がここに働いたのか、といぶかしく思われる」。ジェフリー・ミラーはこのように言う。「人類の成体のオスのペニスは、現生霊長類のなかで最も長く、最も太く、最もしなやかだ[*1]」。

ホモ・サピエンスは、大型ペニスを持った、大型類人猿というわけだ。

---

＊1　フランス・ドゥ・ヴァールは、ボノボが、少なくとも身体の大きさに比べたときに人間より長いペニスを持っているのではないかと考えている。しかし他の霊長類学者のほとんどは、彼のこの見解に反対している。いずれにしても、人間のペニスが他のどの類人猿よりも、太いことは疑いの余地がない。それは、絶対的な太さとしても、身体の大きさに比較した相対的な太さとしても、である。また人間においては、極度の精子競争をしていることがはっきりと見て取れる種以外のどの霊長類よりも、はるかにペニスが長い。

アフリカ類人猿のペニスの長さ（cm）

人類
ボノボ
チンパンジー
ゴリラ
0
5
10
15

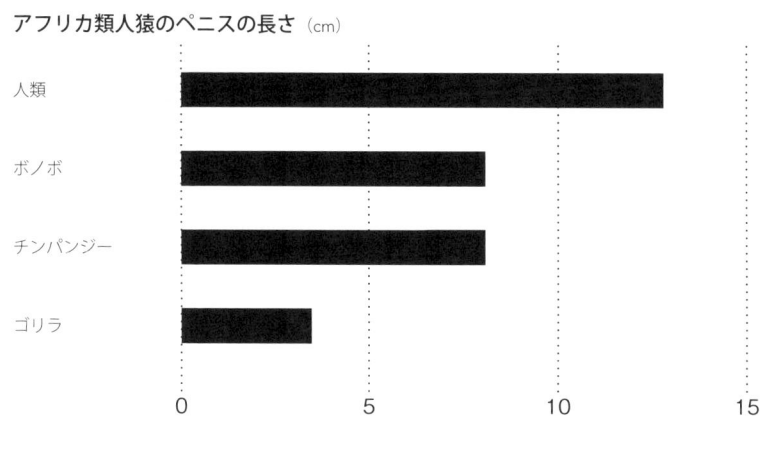

■なぜ、あの形状になったのか？

他には見られない、顋《えら》が張っていて、雁首《かりくび》のくびれた人類のペニスの形状は、これまた人間の交尾に特徴的なピストン運動の繰り返し——一回のロマンティックな喜劇に、五〇〇回から一〇〇〇回——と組み合わされることによって、女性の性管に真空状態をつくりだす。この真空状態によって、先立って注入された精子が卵から吸い出され、今まさに注入しようとしている自分の精子の活躍を援助する。だが、この真空状態は、自分の精子まで吸い出してしまわないのか。答はノーである。なぜなら、射精に当たってペニスの頭部は縮み、軸の膨張（硬直）も幾分か失われ、自分自身の精子を吸い戻しかねない吸引力を無化するからである。[*2] 何と賢いのだろうか。

勇猛果敢な研究者たちが、「精子置換」という名で知られることのプロセスを再現してみせている。正規の大学の実験室で、コーンスターチ製の人工精液（多くのポルノビデオで、射精を大げさに見せるために用いられているのと同じレシピである）とゴム製の膣、人工ペニスを用いた実験が行なわれたのである。ゴードン・G・ギャラップ教授の研究チームは、彼らの実験ペニスが、九〇％以上の確率で、たった一ピストンによってコーンスターチ精液を取り除くことができたと報告している。「人類のオスは、父親になる

アフリカ類人猿の平均交尾時間（秒）

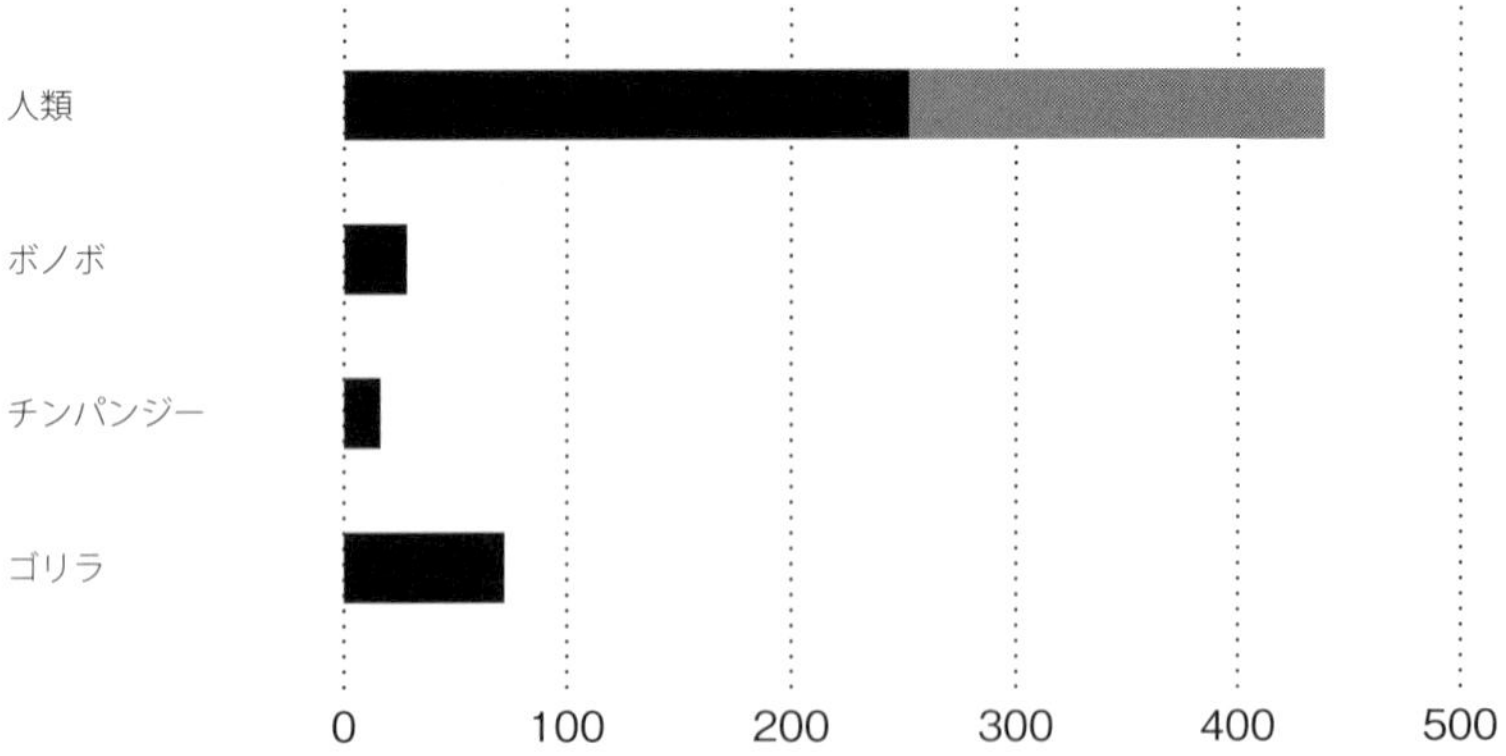


ための競争の結果として、ペニスが独特の形態に進化し、他のオスが先立って膣内に残した精子を取り除く機能を備えたことを理論的に実証した」。BBCニュース・オンラインにおけるギャラップ教授の弁である。

## ■持続時間

人類のペニスは霊長類のなかで、絶対的にも相対的にも、最も長く、最も太いということは、繰り返しておく価値があるであろう。そして、いろいろ悪評は立てられているかもしれないが、その行為の時間は、ボノボ（一五秒）やチンパンジー（七秒）やゴリラ（六〇秒）よりはるかに長く、平均して四分から七分を記録するのである。

一方、チンパンジーのペニスは細くて円錐形だが、人間のペニスのように顋《えら》は張っていない。チンパンジーとボノボの交尾では、共通してピストン運動が持続しない。したがって、われわれの最も近縁の類人猿は、睾丸の部門ではわれわれに勝るかもしれないが、ペニスのサイズ、持続時間、ペニスのクールなデザイン形状の部門では、人類に負ける。しかも、一回の人間の射精の平均精液量は、チンパンジーのおよそ四倍で、そこに含まれる精子細胞の総数はチンパンジーのそれに近い。

## 2…体外の陰嚢の費用対効果

ではここで、前章の末尾に掲げた問いに戻ろう。すなわち、人間の陰嚢は「それほど小さくない」と言うべきか、あるいは「それほど大きくない」と言うべきか、という問いだ。外部にぶら下がった陰嚢そのものは、人類進化に精子競争が一定の役割を果たしたことを物語っている。ゴリラやテナガザルを始め、精子競争のない哺乳動物は、一般的にそれを備えていない。*3

陰嚢は、ガレージに置いてあるビール専用の予備の冷蔵庫のようなものだ。もしも読者のなかにも、そんなふうにビールを冷やしている人がいるなら、その人はたぶん、いつでもパーティが開けるようにと考えているのであろう。つまり、準備をしておきたいというわけだ。陰嚢の機能も、それとまったく同じである。身体の内部に睾丸をしまい込んだときよりも、いくらか涼しくそれを保てるので、なかの精子も冷やされて長生きできる。したがって蓄えておくことも可能となり、いつでも必要なときに使える、というわけである。

股間のこの〝ビール用冷蔵庫〟を蹴られたことがある人なら、このやり方は高くつく場合もあるんじゃ

---

＊2　Sherfey (1972), p. 67.

＊3　テナガザルの一種であるクロテナガザル（*Hylobates concolor*）は、外部に垂れ下がる陰嚢を持っている。興味深いことにテナガザルのなかでもこの種は、例外的に一夫一妻を採らないのである。Jiang et al. (1999) を参照。

ないか、と言うかもしれない。確かに、睾丸を身体のなかに安全にしまい込んでおくのに比べて、外に出して風に吹かれるままにしておけば、傷つきやすさは増し、攻撃や事故を誘発しかねないという点は、どれほど強調してもし足りないぐらいである。とくに今まさに、股間に衝撃を受けて息を詰まらせて苦悶している状態に陥っているのであれば、なおさらそう言いたくなるだろう。進化における費用対効果の論理は揺るぎないことを考えると、この適応にも、きっと何か理由があってのことに違いないのである。[*4] それではなぜ、仕事がないときに道具を持ち歩かなければならないのだろう。

## 3…減少する人類の精子

近年においては、人類の精子生産と睾丸の体積の劇的な減少が起きているという、説得力のある証拠が存在する。平均精子数が減少していること、さらに精子の活力も減退していることを示す気がかりな結果が、いくつも研究者から報告されているのである。ある研究者は、デンマーク男性の平均精子数が、一九四〇年の一億一三〇〇万から、一九九〇年には六六〇〇万にまで落ち込んでいると指摘している。[*5] この急落の原因として可能性がある項目をリストアップすると、それは長大なものとなる。たとえば、大豆に含まれるエストロゲン様の成分や妊娠している牛の乳から始まって、殺虫剤や肥料、家畜に投与する成長ホルモン、プラスチック製品に使われる化学物質まで多岐にわたる。最近の研究では、広く処方されている抗鬱剤のパロキセチン（商品名パキシル、セロクサートなど）が、精子細胞のDNAにダメージを与える可能性が示唆されている。[*6] ロチェスター大学による人間生殖学研究の成果として、母親が妊娠期間中に週に七回以上牛肉を食べた男性は、そうでない人に比べて、低妊孕《にんよう》［不妊症まではいかないが、正常より授受精能力が低い状態］（精液一ミリリットル当たり精子数が二〇〇〇万以下）になる割合が、三倍多いことがわかった。それほど牛肉を食べない母親から生まれた男性では、低妊孕の割合が五・七％であるのに対して、牛肉好きの息子における低妊孕の割合は一七・七％だったのだ。

人類は、一夫一妻または一夫多妻の霊長類が必要とするより、はるかに多くの精子生産能力を持つ組織を備えているように見える。精巣の組織一グラム当たりの精子生産数を、人間以外の八種の哺乳動物と比べてみたところ、人類は、他の動物の三分の一から八分の一しか生産していないことがわかった。*7 人間の精子と精子生産に関するまた別の生理学的研究から、人類の能力には、まだ使われていない余剰があることを指摘する研究者もいる。*8

## ▒射精とオルガスムは健康のもと

射精の頻度の低さとさまざまな健康問題との間には、相関関係があることがわかっている。これも、今日の男性が、自身の生殖装置の潜在的な能力を一〇〇％は活用しきれていないことを示す、さらなる証拠である。たとえば、オーストラリアのある研究チームによれば、二〇歳から五〇歳の間、一週間に五回以上射精している男性は、その後、前立腺癌になる可能性が三分の一小さくなるという。*9 精子には、果糖、カリウム、亜鉛といった有用な成分の他に、ごく微量の発癌性物質もしばしば見出されることから、研究

＊4　この点について、Gallup (2009) は上手にまとめている。
＊5　Dindyal (2004).
＊6　http://news.bbc.co.uk/go/pr/fr/-/2/hi/health/7633400.stm2008/09/24
＊7　Harvey and May (1989), p. 508.

者たちは、頻繁にダクトを排水することで、発癌率が下がったのではないかという仮説を立てている。
また別の、シドニー大学の研究チームは、二〇〇七年終わりに、人類の男性の精子細胞のＤＮＡのダメージは、毎日射精することで劇的に減少し、それによって男性の繁殖力は増加すると報告している。これは従来信じられてきた知識とは、正反対の事実である。精子にダメージを受けている四二人の男性に、一週間、毎日射精するように指導し、一方、別の集団には三日間の禁欲を指示したところ、〝射精集団〟のほぼすべての男性における染色体異常が、〝禁欲集団〟よりも少なかった。[*10]
頻繁なオルガスムは、心臓の健康にも良い。ブリストル大学とベルファスト王立大学が共同で行なった研究によると、一週間に三回以上オルガスムを経験している男性は、冠状動脈性心臓病で死ぬ割合が五〇％少ない。[*11]

## 一夫一妻とセックスレスによる退化か？

〝使用する〟、さもなくば〝棄てる〟、というのが、自然淘汰の基本的な教義の一つである。容赦ない効率化が信条であるから、遂行されない仕事のための組織を進化が備えておくことは稀である。精液や精子生産の今日のレベルが、われわれの祖先にとってもふつうであったなら、われわれ人類が生産能力の余剰を、これほど進化させてくることはなかったはずである。今日の人間は、使用しているよりも、はるかに大きな潜在能力を持っている。だが、現代人の睾丸が、もしも本当にかつての自分たちの残照でしかないのだとしたら、いったい何が起きたのか。

不妊症は子孫を残さない以上、進化理論においては、不妊症が遺伝することはあり得ないのは自明の理である。しかし「低妊孕症」は、ある種の条件下で遺伝し得るのである。すでに議論したように、人類、チンパンジー、ボノボにおいて、精子生産組織にかかわっている染色体は、淘汰圧にすぐさま反応する。そのスピードは、ゲノムの他の部分に比べてはるかに速いだけでなく、たとえばゴリラのこれに対応している染色体と比べても、はるかに速いのである。

私たちが今想像している繁殖環境は、頻繁に性交が行なわれるのが特徴で、チンパンジーやボノボのメスがそうであるように、メスが一回の排卵周期の間に、複数のオスと交尾するのがふつうであるというものである。そうであれば、繁殖力の劣る男性の精子細胞は、他の男性の精子細胞によって打ち負かされてしまうだろうから、子どもの父親にはなりにくい。つまり、そのような環境においては、強力な精子生産

---

＊8 ロバート・マーティン（Robert Martin）は、『人類進化百科事典 *Encyclopedia of Human Evolution*』のなかで次のように書いている。「体格から見た生殖能力の最大値と比較すると、他の霊長類と比べても人類の用いている生殖能力の価は非常に低レベルである。このことは人類進化において、繁殖の可能性が小さい方が有利なように淘汰が働いたことを示している。人類進化のいかなるモデルも、この点を考慮に入れるべきである」。生殖能力の最大値に対する実際の使用能力の低さは、人類に典型的な非常に高レベルの性的活動とあいまって、われわれ人類という種においてはセックスが長い間、非生殖的な機能を担ってきたことを示すもう一つの証拠である。
同様にDixson (1998) は、一夫一妻または一夫多妻の霊長類（ただしゲラダヒヒは除く）の精嚢は退化しているか、あるいは小さいという特徴を記述している。人間の精嚢は中位の大きさであるという。ディクソンはこう指摘する。「交尾の頻度が比較的少なく、大量の精液も凝固物形成の必要もない環境では、精嚢の大きさが小さい方が有利なように自然淘汰が働いたと考えるのが合理的である」。そしてさらに論を進めて、「主に一夫一妻を採る〔霊長類では〕精嚢が非常に小さいことに対する説明になるかもしれない」と提起している。
＊9 BBC News online, July 16, 2003.
＊10 BBC News online, October 15, 2007.
＊11 *Psychology Today*, March/April 2001.

力を持つ遺伝子が圧倒的に有利であり、男性の繁殖力を低減させるような突然変異は、遺伝子プールから取り除かれるであろう。これが、チンパンジーやボノボに、今でも見られる繁殖環境である。

しかし今ここで、文化的に一夫一妻を課された影響を考慮しなければならない。つい最近までそうであったように、それが女性だけに課された文化であったとしてもである。一夫一妻という配偶システムにおいては、一人の女性は、一人の男性としかセックスをしない。したがって、他の男性との間に精子競争は生じない。そうなるとセックスは、独裁制下の選挙のようなものだ。たった一人の候補者が、どれだけ得票率が低くても当選する。そうであれば、精子生産力の劣った男性も、いずれはうまくいく。そうして生まれてくる息子は（もしかすると娘も）繁殖力が弱くなっていく可能性が高くなる。つまり、このシナリオでは、繁殖力の低減につながる遺伝子が、遺伝子プールから取り除かれることはないのだ。それは拡散し、やがて男性全体の繁殖力は着実に低下し、人類の精子生産組織の萎縮が一般化するという結果になる。

われわれの祖先の環境では、人が視覚能力の問題を抱えていれば、その人の（そしてその遺伝子の）破滅を招いたであろうが、眼鏡が出現したおかげで、その人の生存と繁殖が可能になった。それと同じように、性的な一夫一妻のおかげで、繁殖力を低減させる突然変異も増殖することができ、その結果、かつての非一夫一妻下では存続し得なかった睾丸の萎縮化が起こったのである。最も新しい研究によると、世界中の男性の二〇人に一人が、精子の機能不全に陥っていると見られている。これがカップルの低妊孕の、まさに最もありふれた原因なのだという。そしてあらゆる指標が示しているのは、問題が悪化の一途を辿っているということだ。[*12] もはや誰も予備の冷蔵庫を維持できていない。そうなれば、それは壊れるだけだ。

先史時代の人類のセクシュアリティに関するわれわれのパラダイムが正しいとすれば、環境に存在する毒素や食品添加物以外では、性的一夫一妻こそが、現代の繁殖力の危機を招いている主な要因なのかもしれない。われわれ人類は、過去においては乱婚的であったにもかかわらず、今日のホモ・サピエンスの睾丸は、チンパンジーやボノボよりも小さい。また、われわれ人類は、実際に使用しているよりも、過剰な精子生産能力を潜在的には持っている。このことが示しているように、われわれ現代人の睾丸が、祖先よりも小さくなっているのはなぜか、という疑問に対して、広範囲に広がった一夫一妻が、それを説明する一助となるかもしれない。

性的一夫一妻そのものが、男の玉を縮み上がらせているのかもしれないということなのである。

## 4…人種によるサイズの違いは、何を意味するか？

人類の睾丸が小さいのは、「遠い遠い昔、おそらくは、われわれ人類の系統が始まった頃にまで遡る男女間のロマンスと絆」を物語る、という主張。逆に、もしもわれわれが本当に一夫一妻であるなら、いささか大きすぎる睾丸が示しているのは、何千年にも及ぶ「ゆるやかな一夫多妻」の結果である、という主張。この両者の間の論争を、もしかしたら私たちが終わらせることができるかもしれない。人類の睾丸は、霊長類の基準からすると中ぐらいの大きさで、最近これが縮まってきていることをはっきり示す証拠もあるものの、とりあえずまだ数億という精子が群がり溢れる射精をすることができる。人類のペニスは、精子競争に適応したことを、また人類の睾丸は、祖先の女性たちが一回の月経周期の間に複数の男性の恋人とつきあっていたことを、強く示唆している。しかしまた、現代人の睾丸は、一一月に木に残っているリ

＊12　Barratt et al. (2009).

ンゴの実のようなもので、乾いて縮んでいくその姿は、過ぎ去ったかつての日々を物語っている。

この仮説を立証するための方法として、さまざまな人種・文化集団間で、関連するペニスと睾丸のデータが互いに異なっていることを確かめなければならない。その違いは、理論的には最近の歴史上の精子競争の激しさが、それらの集団間で有意に、また恒常的に異なっていたことを意味するはずであり、勇気をもって見つめればきっとそれは見えてくるであろう[13]。

コンドームはぴったりとフィットさせることが重要であるから、ＷＨＯではわざわざガイドラインを定めて、世界の地域ごとに異なるサイズのコンドームを推奨している。アジア向きには四九ミリ幅、北アメリカおよびヨーロッパ向きには五二ミリ幅、アフリカ向きには五三ミリ幅というのが、それだ（長さについて言えば、あらゆるコンドームが、ほとんどすべての男性に必要とされる長さよりも、長くできている）。中国製のコンドームは、国内需要向けには四九ミリ幅である。インド医療研究評議会の研究によれば、コンドームが外れて失敗するケースのほとんどは、インド人とコンドーム製造の国際基準との間に不一致があることが原因であるという[14]。

『ネイチャー』誌に掲載されたある記事によると、日本人と中国人の男性の睾丸の平均的な大きさは、コーカソイド〔いわゆる白色人種〕の男性のそれと比較して、小さいそうだ。この研究の著者は、次のように結論づけている。「この数値は、体格の違いがほとんど関係しない[15]」。また別の研究者が、睾丸の合計平均重量の一般的傾向を確認している。それによると、アジア人は二四グラム、コーカソイドが二九～三三グラム、アフリカ人が五〇グラムだそうだ[16]。また、ある研究者たちによれば、「睾丸のサイズについては、人種間で顕著な違いが見られた。サンプルは年齢差を考慮に入れて比較したが、それでも、たとえばデンマーク人成人男性の睾丸は、同じ年齢の中国人男性の睾丸よりも、二倍の大きさを示した[17]」。この違いは、人種間の平均的な体格差から予想される数値をはるかに超えている。さまざまな数値から考えて、コーカソイドは中国人よりも一日当たり生産する精子数が二倍であると結論づけられる（一億八五〇〇万〜二億三五〇〇万に対して八四〇〇万）。

読者の皆さんはおわかりだろうが、文化や環境や行動が解剖学的事実に反映され得る、ここでは、生殖器に反映され得る、ということを提唱している私たちは、今かなり危ない橋を渡ろうとしている。しかし、まじめな生物学者、まじめな医者なら誰でも知っているが、人種間の解剖学的な違いは現に存在するのだ。この手の問題にいくら過敏であっても、もしも、たとえば病気の診断や治療に当たって人種という背景を考慮に入れないのであれば、それこそ非倫理的であろう。

＊13　私たちのこの仮説は、精子競争と分割父性の両方が実施されている、前に挙げたような社会における睾丸の大きさと精子生産のデータによって覆される可能性がある。このデータを得るために、私たちはアマゾン河流域で調査をした経験のある（もっと言えば、世界中のどこでも狩猟採集者の調査をしたことがある）人類学者で居場所のわかる者全員に連絡をとってみた。しかし、このようなデリケートなデータを集めることができる者は一人もいないようだった。もしも仮に、私たちの仮説から予想されるように、そうした社会の男性に非常に大きな睾丸と大量の精子生産のデータを見出すことができたとしても、なお決定的な確証とはならないであろう。なぜならそうした社会では、産業化した社会で睾丸の繁殖力減退の少なくとも原因の一つであると見なされている環境中の毒素が、比較的少ないであろうからである。

＊14　BBC News online, December 8, 2006.

＊15　Diamond (1986).

＊16　W. A. Schonfeld, "Primary and Secondary Sexual Characteristics. Study of Their Development in Males from Birth through Maturity, with Biometric Study of Penis and Testes," *American Journal of Diseases in Children* 65, 535–549, 1979（要約して引用した）。

＊17　Harvey and May (1989).

それでもやはり、文化的に認められた行動と生殖器の解剖学的事実とを関連づけることに気乗りがしない大きな理由は、女性が本当はどの程度、乱婚的だったかなどという、それ自体が感情的になりがちな話題について、信頼できる歴史的情報が入手しにくいことにある。しかも、性的一夫一妻と生殖器の解剖学的事実との間にある関係について、しっかりとした結論に達するためには、必ず食事や環境といった要素を考慮に入れておかなければならないだろう。たとえば、多くのアジア人は大量の大豆製品を含む食べ物を常食しているし、多くの西洋人は大量の牛肉を消費する。このどちらもが、睾丸の大きさと精子生産量が世代を経るごとに急激に減少している原因と見られているのだ。だから、この研究のいかにも論争を撒き散らしそうな性質と、排除しなければならない変数があまりに多くて複雑すぎることを考えると、これに熱心に取組もうという学者がほとんどいないことは、驚くには当たらないだろう。

## 5…精子競争と人類の進化

人間の性的活動が、繁殖に必要なレベルをはるかに超えていることの証拠は、世界中の至るところにある。セックスの社会的機能が現在見て取れるのは、主には核家族の維持ということばかりだが、社会が、人間の性的なエネルギーを社会自体の安定を図るために利用するあり方は、それはばかりではなく非常に多岐にわたるのである。

誕生する子ども一人につき数百〜数千回の交尾をするという点では、人類の交尾回数はチンパンジーやボノボを上回り、ゴリラやテナガザルをはるかに超えていると言える。一回の交尾の平均時間を考慮に入れるなら、人類が性行為に費やす時間の総計は、他のいかなる霊長類も簡単に上回る。しかもここには、空想したり、夢を見たり、自慰をしたりする時間は含まれていないのである。

人類進化に精子競争が一定の役割を果たした証拠は、それこそひしめきあっている。ある研究者の言葉を借りるなら、「人間の進化の過程で精子戦争がなければ、男性の性器は小さく、送り出す精子も少なくなったであろう。〔……〕性交中のピストン運動も、性夢も空想も、自慰もなく、生涯のうちに十数回だけしか性交をしたいと思わないだろう。〔……〕セックスと社会、芸術と文学、いやそれどころか人間の文化全体がまったく異なるものになっていただろう（もしも一夫一妻だったら）、あるいは男が女の二倍の体格になっていただろう（もしも一夫多妻だったら）」[*18]。私たちはこのリストに、男女が同じ体格になっていただろう（もしも一夫一妻だったら）、と付け加えることができる。

ガラパゴスの有名な小鳥であるダーウィンフィンチが、それぞれ異なる種子を割るために、異なる嘴《くちばし》の構造を発達させたのと同じように、近縁種は、精子競争のためにしばしば異なる性のメカニズムを進化させる。チンパンジーとボノボの性進化は、少量だが非常に高密度に精子が含まれる精液を、繰り返し射精する戦略に向かったのに対して、人間の進化の辿った戦略は、以下のような特徴を持っていた。

● 先に注入された別の個体の精子を吸い出すようにデザインされた形状を持つペニスと、そのための、長時間にわたって反復されるピストン運動。
● （チンパンジーやボノボに比べて）より頻度は少ないが、より多量の射精。
● 一夫一妻、または一夫多妻の配偶システムに必要な程度をはるかに超えた、睾丸の大きさとリビ

---

＊18　Baker (1996), p. 316.

ドーの強さ。

- 一夫一妻または一夫多妻を採る霊長類には見られないと思われる、DNAによって素早く環境に対応できるよう制御された睾丸組織の発達。
- 射精一回当たりの全精子数が、今日でさえチンパンジーやボノボのレベルに達する。
- 身体外部にぶらさがった傷つきやすい陰嚢に収められている、乱婚的配偶システムに関連する危うい睾丸の位置。

スペイン語で「エスペラル」という単語は、文脈によって「期待する」とも「希望する」とも取れる。ピーター・ボグスキは次のように書いている。「考古学は、現代の想像力が人間の行動として容認できる範囲に大いに束縛されている」[*19]。これは、進化理論も同じことだ。これほどはっきりと、人類の男性の身体と欲望にメッセージが書き込まれているにもかかわらず、それでもまだ性的一夫一妻こそが、われわれ人類という種の進化史上の過去を特徴づけると結論づける人が、たぶんたくさんいるだろう。それこそが、その人たちがそこに見出したいと「期待」し、「希望」するものだからである。

＊19　Boguckì (1999), p. 20.

## 第18章 いかに人類は、女性の性欲と戦ってきたか

### 1…男女のオルガスムに達する時間差が意味するもの

さて、男が「推理力」と呼んでいるものの実例を、ここで諸君にお見せしよう。男は間違えようもない事実に気付いている。たとえば、男はその生涯で一人の女でさえ満足させることができない日がいつかくることを知っている。ところが、女の方は自分のベッドに引きずり込めさえするなら、十人もの男性器を相手にし、それを萎《な》えさせ、かつ役に立たなくさせることができる日がいつかくることを知っているのだ。男はこういったきわめて示唆にとむ明快な事実を重ね合せて、そこから以下のような驚くべき結論を引き出すのである。

造物主は一人の男に対して一人の女と限ることにした。

（マーク・トウェイン『地球からの手紙』）

私たちは最近、バルセロナのランブラス通りをぶらぶら歩いている一人の若者が、「フ☆ックするために生まれた」と宣言しているTシャツを、これ見よがしに着ているのを見て、彼は他の宣言をしているTシャツは持っているのだろうかと考えた。つまり「呼吸☆るために生まれた」、「食☆るために生まれた」、「飲☆ために生まれた」、「糞☆るために生まれた」、そして気が滅入るけど避けがたい「死☆ために生まれた」。

だが、たぶん彼が言いたいのはもっと深いところだ。結局、本書の一番の主張は、ホモ・サピエンスにとってセックスは、長い間ずっと、決定的な機能をたくさん果たしてきた。繁殖は、そのなかの一番はっきり見て取れる一つの機能にすぎない、ということである。われわれ人類は、地球上の他のどんな種にも増して、セックスという偉業を計画し、実行し、思い出すことに時間とエネルギーを費やしてきたのだから、われわれは皆、彼と同じTシャツを着るべきだろう。

あるいは、女性だけでも着るべきだろう。ことセックスについては、男性は文句ばかり言っている短距離走者だが、マラソンに勝つのは必ず女性だ。女性の男性に対するセックスがらみの不満で、最もよく耳にする文句は何かと結婚カウンセラーに聞けば、男は入れることしか考えてない上に、早すぎるということだと、皆が教えてくれるだろう。一方、男性がセックスがらみで女性に文句を言うとすれば、一番多いのが、女はウォーミングアップするまで時間がかかりすぎるということだ。一度のオルガスムの後に、女はまだ一〇回も期待する。女はいったん作動するとずっと作動し続ける。男は行ったら終わり。男にとっては幕はすぐ閉じ、頭はもう別のことを考える。

男女の失望がこのように対称形をなしているのは、一夫一妻の配偶システムという文脈では、ほとんど喜劇的なまでに両立しない男と女の性的な反応を物語っている。不思議に思うはずだ。男と女が何百万年も性的一夫一妻のカップルとしていっしょに進化してきたのなら、この期に及んで、どうしてこうも両立しないのかと。まるで千年に次ぐ千年、ずっとわれわれはいっしょにディナーを食べようとテーブルに着くのに、一方は、あせって数分間のうちにすべてを平らげてしまうかと思えば、もう一方は、まだテーブルをセットしていて、やっとキャンドルに火を点けたところだというように。

そう、われわれはよくわかっている。これは「混合戦略」というのだ。安っぽい大量の精子に対して、少数の貴重な卵を一つの籠に入れる、というわけだ。しかしながら、われわれは乱婚集団のなかで進化してきた残滓なのだと考えると、男女の性的な反応は、相互調節が明らかに不可能であることも、はるかに理解しやすいものとなる。不安定なパラダイムを支えようとして、理論から理論を紡ぎ出そうとするのは止めよう。間違いを犯す一夫一妻、ゆるやかな一夫多妻、混合配偶戦略、連続的一夫一妻などと。それよりも単純に、そんな自己撞着的で一貫性のない言い訳が一切必要のない一つのシナリオに向きあうことはできないのか。

そのシナリオを認めることは恥ずかしい、あるいは自尊心が傷つくということがあるのかもしれない。しかし、『種の起源』の出版から一五〇年を経た今、もはやわれわれの祖先が、われわれに最も近縁の、高度に社会的で、とても頭の良い二種の親戚と同じような道のりを辿って、その性を進化させてきたのだと認めても良い頃なのではないか。人間の行動の起源に関する他の問題なら、われわれは何でもチンパンジーとボノボに解く鍵を求めるではないか。言語、道具の使用、政治的同盟、戦争、和解、利他性など。ところが、セックスのこととなると、われわれは上品ぶって彼らに背を向け、もっと遠縁の、非社会的でＩＱも低い、だけど一夫一妻のテナガザルの方に目を向けてしまう。

農耕革命が、いかに根本的な社会の再編成を促したか。われわれは今なお、その衝撃からいかに立ち直っていないか。これまでわれわれは指摘してきた。たぶん、われわれの性の先史時代が乱婚的であったことを無理やりにでも否定するのは、社会の不安定化への恐怖を正当化するためなのであろう。しかし、安定した社会秩序（それは核家族という単位に基づいていると、われわれは何度も念を押される）を執拗に求めることで、われわれ人類という種が、安定した村落に定住するより前の数十万年間の影響を消し去ることができるわけではない。

チンパンジーやボノボのメスが、言葉をしゃべることができたとしたら、毛深い女友だち同士、彼氏が早く行っちゃって、その後はもう花も持ってきてくれないと文句を言い合うだろうか。たぶん、そんなことはないだろう。なぜならすでに見てきたように、メスのチンパンジーやボノボがその気になっていたら、周りには物欲しそうなオスたちが何頭も集まってきて、注目を浴びていることだろうから。そして注目を集めれば集めるほど、そのメスはますますオスを惹き付けるだろう。なぜなら、これもすでに見たように、われわれの親類の霊長類のオスたちは、別の個体がセックスをしているところを見たり聞いたりすることで、発情スイッチが入るからである。

## 2…女性のオルガスムと医学

（多少なりとも、こうした問題に通じている者であれば）知らない男はいない。子宮の上昇、下降、転移、痙攣によって、いかなる悲痛な症状が引き起こされるか。子宮の超自然的疾患によって、いかなる精神の恐るべき逸脱が、いかなる逆上、憂鬱、激怒が誘発されるか、まるで魔法にでもかかったかのような……。

（ウィリアム・ハーヴィ『生物の発生に関する解剖学的研究』一六五三）

## ▒ヒステリー治療としての性器マッサージ

ヒステリーは、初めて正式に記述された病気のうちの一つである。ヒポクラテスが紀元前四世紀にそれを論じたのである。そして中世から、公式の医学的診断リストから取り除かれる一九五二年までの間に書かれた、女性の健康を扱ういかなる医学書にも、ヒステリーは登場することになる（ちなみに、ヒステリーが病気のリストからはずされたのは、同性愛がやっとのことで病気と見なされなくなったより、二一年早かった）。二〇世紀だからかなり最近までだが、ヒステリーは、合衆国とイギリスで最もよく診断される疾患の一つだった。この慢性的な症状を、何世紀にもわたって、医者がどのように治療してきたか不思議に思われないだろうか。

医者が、手で女性患者をオルガスムに導くことによって、治療してきたのである。歴史家のレイチェル・メインズによれば、女性患者は、ヒポクラテスの時代から一九二〇年代まで、繰り返し性器マッサージを受けてオルガスムに達していたという。

その仕事を看護師に任せた者もあったが、多くの医者は自らの手で患者の治療に当たっていた。しかしもちろん、いくらかの困難はあったようである。一六六〇年にナサニエル・ハイモアが、それを学習するのは簡単ではないと指摘して、こう書いている。「男の子たちの遊びで、片手でお腹をさすりながら、片手で頭を叩くのに似ていなくもない」。

男性医師が、この技術をマスターするために直面した課題が何であれ、努力するだけのことはあったろうと思われる。一八七三年に出版された『女性の健康と疾患』では、アメリカ女性の七五％がこの種の治療を必要としているとしている。そしてそれは、「単独の治療サービスとしては、最大の市場」を形成していると書かれている。「あらゆる民族において、性行為は、女性から男性に施されるサービスないし好意だと理解されている」とドナルド・サイモンズは書いたが、オルガスムを与えて苦痛を和らげるこの治療法は、数世紀にもわたって、男性医師が対価を取って女性患者に施す一種のサービスであった。

ここに挙げた知見の多くは、この「疾患」と数世紀にわたるその治療について書かれた、メインズの素晴らしい著作『ヴァイブレーターの文化史』を典拠としている[*1]。では、この「疾患」の症状は、どんなものだっただろう。別段、驚きはしないが、それは、性的欲求不満と慢性的な性的興奮の症状に一致している。すなわち「不安、不眠、いらいら、神経過敏、エロティックな妄想、腹部の重苦しい感じ、骨盤下部のむくみ、膣湿潤」である。

欲情した欲求不満の女性に対する「医学的」とされていたこの治療は、女性のリビドー——専門家によって、長い間存在しないとされてきたリビドー——から来る欲求を「病理」と見なす、古くからある〝十字軍〟の一つであり、これだけが過去の歴史に秘められた、異常行為ではない。

利益の上がるこの治療を施していた男たちは、ヒステリーとその治療についいては、論文を発表していても、そのなかで「オルガスム」について触れたものは何一つない。彼らが書いているのは、「外陰部マッサージ」によって「神経発作」に導くことにより、患者には一時的に症状の緩和がもたらされるということで、これを真剣に、冷静に論じている。いずれにせよ、理想的な患者には違いない。何しろ死ぬことはないし、また完治することもないのだから。必ずまたやってきて、改めて手当てをせがんでくるのだから。

## ■医療器具として発明されたヴァイブレーター

読者のなかには、そんな治療をしていたことにびっくりする人がいるかもしれない。「できるものなら私もやりたい。そんな仕事は」と。しかし多くの医師たちは、違うことを考えていたようだ。メインズによれば、「男性医師たちが骨盤マッサージ治療を施すのを、楽しんでいたという証拠は」見つからない。

「逆にエリートたちは、自分の指の代わりとして、他の道具をいろいろと試していた」という。

では、メインズが言う「他の道具」とは、一体何なのだろう。医師たちは、次に挙げるものを試したのだが、最後に何を使用するようになったのか。

一　ミシン
二　扇風機
三　湯沸かし器
四　トースター
五　？

この五つは、どれもがアメリカの消費者に通信販売された、最初の電気器具である。ウィスコンシン州ラシーンの「ハミルトン・ビーチ・カンパニー」が、「家庭用ヴァイブレーター」の最初の特許を取得したのが、一九〇二年のことであった。まさにここに、第五の家電製品が登場したわけである。そして、一九一七年までに、アメリカの家庭には、トースターよりも多くのヴァイブレーターが普及した。ただし、それが自己治療用の道具となる（ある広告では、思わせぶりに次のように宣伝している。「若い日のあらゆる喜びが

＊1　メインズの本は、アングラ世界でセンセーションを巻き起した。真面目な文化史として書かれたヴァイブレーターの歴史であり、彼女が語っている物語は驚くべきものではあるが説得力はある。また、この本に基づいた戯曲がブロードウェイで上演されている（Sarah Ruhl, "In the Next Room"）。その劇評がオンラインで読める（http://www.npr.org/templates/ story/story.php?storyId=120463597&ps=cprs）。

〔……〕あなたのなかで打ち震える」）に先立って、ヴァイブレーターはまず医師たちの診察室で、何十年もの間、使用されていたのである。医師は自らの手で「お腹をさすりながら、同時に頭を叩く」仕事に、疲れ果てていたのだ。

　工業化に対する驚嘆の念から、多くの医師たちが治療を機械化する道を模索した。そして、アメリカ人の発明の才によって、「上品で貞淑」で、性的なものを奪われていた女性の人生に、従来は否認されていたオルガスムを大量生産して供給する道が付けられたのである。つまり、初めてヴァイブレーターを発明したのは、企業家精神に溢れた医師たちだったのである。

　一九世紀終わりから二〇世紀初めにかけて、患者に必要な「神経発作」を引き起こすための医療道具が、あらゆるデザインでつくり出された。ディーゼルを動力にするものがあるかと思えば、蒸気を動力にするものもあった。まるで小さな機関車である。またあるものは、巨大な仕掛けで、天井の梁から鎖と滑車でぶら下げるようになっていた。これはまるで、自動車修理工場でよく見るエンジンである。あるいは、テーブルに開けられた穴から、張形《ディルド》が飛び出してきてピストン運動するもの。あるいは、患者の性器めがけて高圧の水を放出するようになっているものもあった。さながら火のついた女性のパッションの燃えさかる炎を鎮めるために呼ばれた消防隊のようなものである。ところが、この時代において、これらの良き医師たちは、自分たちのしていることが、医療というより性的行為であることを、公に認めることはなかったのである。

　だがその医師たちが、ラスベガスのチッペンデール劇場の男性ストリップショーさながらに、金を取って「神経発作」を引き起こしていたことを黙っていたことよりも、もっと啞然とさせられるのは、その同じ医師たちが、医学的権威として、女性の性的欲望は微弱で控え目だという信念を、何とか維持することに成功していたという事実である。

## ▩マスターベーションは死を招く

さらに医師たちは、社会的に容認すべき婚外オルガスムを女性に施すのは、医学だけに許されるという独占状態を確かなものにするために、女性が自分で自分をオルガスムに導くマスターベーションを、厳しく禁じていたのである。一八五〇年、『ニューオーリンズ内科外科ジャーナル』は、マスターベーションが民衆の敵ナンバー1だと宣言して、次のように警告している。「ペストも戦争も天然痘も、あるいは、それらが束になって襲ってきても、マスターベーションの習慣ほど、ひどい災厄を人間にもたらすものは他にない。あれは、文明化社会を破壊に導く原因である」。大人も子どもも、そろって警告を受けた。マスターベーションは罪深いだけでなく、きわめて危険だと。健康に深刻な害を及ぼすことは確実で、場合によっては目が見えなくなったり、子どもができなくなったり、狂気に取り憑かれると。それに加えて医学の権威は宣言する。「正常な」女性であれば、とにかく性欲はほとんどないのだ、と。

ドイツの神経学者リヒャルト・フォン・クラフト＝エビングは、一八八六年に刊行した『性的精神病質』でこう述べている。これは当時、誰もがすでに知っていると思っていたことだった。「精神的に正常に成長した、育ちの確かな女性であれば、性欲は小さい。そうでなければ、この世のすべてが売春宿となり、結婚も、家族もあり得ないことになる」[*2]。女性が、定期的にオルガスムという解放を味わうこと、それどころか、それを必要としていることを示唆したら、男にとってはショッキングであっただろうし、女にとっては自尊心を傷つけることであっただろう。そしてそれは、たぶん今でも変わらない。

＊2　Margolis (2004) への引用。

反マスターベーションの熱狂は、ユダヤ＝キリスト教文化に深く根ざしている。しかし、それが一七五八年に出版されたサミュエル・オーギュスト・ティソの『オナニーの引き起こす疾患について』によって医学的な根拠を与えられたのは、残念なことであった。ティソは、当時同じ一つの病気だと考えられていた梅毒と淋病のそれぞれの症状を区別して認識できていたようである。しかし、こうした症状が、乱婚、売春、そしてマスターベーションによる精子の喪失の徴候であるとしたのだ。[*3]

■クリトリス切除手術

それから一世紀が経った一八五八年、アイザック・ベイカー・ブラウンという名のイギリスの婦人科医（当時ロンドン医師会会長）が、女性の疾患のほとんどは神経系の過剰興奮に起因するのであり、とくにクリトリスにつながっている骨盤神経が、主たる原因であると提唱した。そして、女性のマスターベーションが引き起こす疾患を、八つの進行段階に分けて次のように記述した。

一　ヒステリー
二　脊髄の炎症
三　ヒステリー性癲癇
四　カタレプシー性痙攣
五　癲癇性痙攣
六　痴呆
七　躁状態
八　死

ベイカー・ブラウンは、快楽から始まって、痴呆を経て死に至る、この致命的転落を防ぐには、クリトリスの外科的切除が、最善の方法であると主張した。ベイカー・ブラウンは、かなりの名声を得、また数えきれないほどのクリトリス切除術を施した。しかしその後、彼の方法論は失墜し、彼自身もロンドン産科学会からの除名という不名誉な目に遭うことになる。彼はその後、精神を病み、クリトリス切除術はイギリスの医学界においては信用を失った。[*4]

ところが不幸なことに、ベイカー・ブラウンの著作は、すでに大西洋の向こうの医療に大きな影響を与えていた。何とクリトリス切除は、二〇世紀に入るまで、ヒステリーや色情症、女性のマスターベーションの治療法として、合衆国で実施され続けたのである。一九三六年という頃になっても、『ホルトの小児科学』という権威のある医学教科書が、少女のマスターベーション治療として、クリトリスの切除ないし焼灼を推奨しているのである。

二〇世紀半ばまでにこの「治療」は、合衆国では完全に廃れたが、その後、新たな論理をもって再登場している。今ではマスターベーションを止めさせるためではなく、美容整形術の一環として、大きいクリトリスの外科的切除が推奨されている。[*5]

＊3　Money (2000) 参照のこと。興味深いことに、古代中国の道教も、男性の健康とセクシュアリティの問題の中心に、精子の喪失があると認識していた。たとえば Reid (1989) を参照のこと。
＊4　ベイカー・ブラウンについては、Fleming (1960) および Moscucci (1996) を参照のこと。
＊5　Coventry (2000).

## ■コロンブスの新大陸発見と並ぶ、コロンボの新器官発見

外科手術の標的になる前は、クリトリスは、何世紀もの間、男性によって入念に描かれた解剖学スケッチから無視されていた。ヴェネツィアのマッテオ・レアルド・コロンボという名の、以前はミケランジェロとともに解剖学の勉強をしていた教授が、女性の脚の間にあるこの突起物に出くわしたのは、一五〇〇年代半ばになってからのことである。フェデリコ・アンダーシの歴史小説『解剖学者』〔平田渡訳、角川書店、二〇〇三〕によると、コロンボは、イネス・デ・トレモリノスという名の女性患者を診察しているときに、この発見を成し遂げたという。彼が、この小さなボタンを指で弄ると、イネスは身体を緊張させ、さらに触診を続けると、その部位が大きくなったように見えた、とコロンボは記録している。これは明らかに、もっと探究してみなければなるまいと思われた。コロンボは、他の女性を数十人観察し、その全員がそれまで「未発見だった」この同じ突起物を持ち、またその全員が優しく触診するコロンボの指に同じように反応することが発見された。

　アンダーシの伝えるところによると、コロンボは一五五八年三月、自身の所属する大学の学部長に、クリトリスの「発見」を誇らしげに報告したのだそうだ。[*6] ジョナサン・マーゴリスがその著『みんな、気持ちよかった！——人類一〇万年のセックス史』で推測しているように、学部長の反応は、たぶんコロンボが期待するようなものではなかっただろう。コロンボは「数日のうちに、異端、瀆神、魔術、悪魔崇拝の嫌疑で教室で逮捕され、裁判にかけられ投獄された。その草稿は没収され、彼の死後数世紀を経るまでその発見は言及することが許されなかった」[*7]。

# 3…裁かれた女性の性欲

## ▒「悪魔の乳首」によって処刑された女性たち

一世紀前に欲求不満の女性たちをヴァイブレーターを手にした医師のもとへと駆り立てた「病気」は、中世ヨーロッパであれば、女性たちをもっと悪い結果に導くことがしばしばであった。歴史家のレイ・タナヒルは、こう解説している。「魔女裁判の審問官の最初の偉大な手引き『魔女に与える鉄槌』(一四八六)が、現代の精神分析家のように女性から聞き出しているのが、ある種の女性のなかには、悪魔と性交をしたと喜んで信じる人がいるということだ。そうした女性たちの弁によれば、悪魔は大きく黒く非常に醜く、巨大なペニスを持ち、その精液は氷水のように冷たかったという[*8]」。しかし、こうした性夢だけが、性嫌悪的な権威の容赦のない注意を引いたわけではない。一六〇〇年代の魔女狩りで、クリトリスの異常に大きな女性が見つかった場合、そのクリトリスは「悪魔の乳首」であるとされ、死刑の根拠としては十分

---

＊6　クリトリスはしばしば、「人体のなかで唯一、快楽という機能だけを果たす器官」と言われるが、この評言には問題が二つある。第一に、女性のオルガスム(快楽)が、私たちが概説したような意味で(繁殖機会を増加させ、オスを興奮させる声をあげさせ、したがって精子競争を誘発する)機能を果たしているとしたら、快楽にははっきりとした目的があるということになる。第二に、男性の乳首はどうだろうか。必ずしもすべての男性がそこで快感を得るわけではないが、とにかくそれが他の機能的な目的を果たしていないことは確かである。

＊7　Margolis (2004), pp. 242–243.

だったのである。[*9]

中世ヨーロッパは「インクブス」、「スクブス」の大流行に、周期的に襲われていた。男性に取り憑くスクブス、女性に取り憑くインクブスは、どちらも夢やベッドのなか、生きた人間の身体に侵入すると考えられている悪魔である。中世最大のスコラ哲学者トマス・アクイナスを始め、こうした悪魔が夜やって来て、女性を妊娠させることがあると信じていた者は多い。初めはスクブス（女の霊で眠っている男から精子を取り出すためにセックスをする）としてやって来て精子を取ると、今度はインクブス（男の霊で、眠っている女性を強姦する）としてやって来て、疑いを知らない女性に、その精子を注ぎ込むというのである。そうやって夜のミツバチのように飛んでくる悪霊によって妊娠させられたとされた女性たちは、魔女であるとして相応の罰を受ける危険が高かった。その女性が妊娠の本当の原因を告白したとしても、そんな話は彼女が処刑されるとともに、都合良く消え去ったのである。

## ■『ボヴァリー夫人』裁判

『ボヴァリー夫人』は、今日では史上最高の小説の一つと数えられているが、一八五六年終わりに出版されたときには、不道徳だとして告発された。パリの検事を憤慨させたのは、ギュスターヴ・フローベールが描いた主人公のわがままな田舎女が、不倫の恋をすることで礼節のルールを侮ったことである。検事は、彼女がその報いを十分に受けていないと主張した。フローベールの弁護側は、その点についてこの作品は「きわめて道徳的」だと反論した。エンマ・ボヴァリーは最後に、悲惨、貧困、恥、失望のなかで自殺するからである。言い換えるなら、この作品に対する訴訟の争点は、エンマ・ボヴァリーの受けた報いが、十分な苦痛を味わわせるもの、十分に恐ろしいものであったかという点にあったのだ。エンマ・ボヴァリーが、そもそもそのような報いを受けなければならなかったのか、何よりもまず、性的な満足を追求する権利はなかったのかという点は、少しも問題になっていないのだ。

しかし、フローベールにせよ、また女嫌いの検事にせよ、中米のツォツィル・マヤの人びとの間で、不品行な女性の身に降りかかると言われている報いは、夢にも見ることはなかったであろう。サラ・ブラファー・ハーディーによれば、「ヒカルという名の、何十センチもの長さのペニスを持つ過剰な性欲の怪物」が不品行な女たちをさらって「自分の洞窟へ連れて行き、そこで強姦する」。不幸にしてヒカルによって妊娠した女性は、「腹が膨れあがり、毎晩毎晩、死ぬまでヒカルの子どもを産み落とさなければならない」。女の子は、小さいうちからそんな話を聞いて育つのだそうだ。[*10]

女性の性欲を、何か悪魔的なもの、危険なもの、あるいは病的なものとして、報いを受けさせる必要があると考えるのは、何も中世や辺境のマヤの村に限ったことではない。ＷＨＯの最近の推計によると、今でもおおよそ一億三七〇〇万の少女が、何らかの女性性器切除を受けているという。

---

＊8　考古学者のティモシー・テイラーによれば（Taylor, 1996）、皮肉なことに、この悪魔像は角のある神ケルヌンノスに由来すると考えられるという。これは、インドのタントラ実践をケルト文化に導入したもので、したがって、もともとは性的な実践を通じた霊的超越性の象徴である。

＊9　Coventry (2000).

＊10　Hrdy (1999b), p. 259.

## 4…女性の性欲に対する終わりなき戦い

火は、いくら薪を足しても満足しない。大海は、いくら川から水が注ぎ込んでも満足しない。死は、世界中のすべての生き物が死んでも満足しない。正しい目を持った女は、いくら男が多くても満足しない。

（『カーマ・スートラ』）

麻薬に対する戦争、テロに対する戦争、癌に対する戦争……。それらより前から、女性の性欲に対する戦争があった。それは他の戦争より長く荒れくるい、今日までにその犠牲者の数は、数十億を数えようとしている。他の戦争と同じように、この戦争もけっして勝つことのできない戦争である。なぜなら宣戦布告している相手は、自然の力なのだから。月の満ち欠けに戦いを挑んでいるも同然なのだ。

悲痛な努力をもって、何世紀にもわたって主張されていることがある。しかも、反証が山ほどあるというのにだ。それは、人類の女性は、リビドーの執拗な要請などとは無縁だ、という主張である。南北戦争時代の南部の医学の権威が、プランテーションのオーナーに向かって、何度も繰り返し鎖から逃れようとする奴隷は、自由や尊厳に価する人間ではなく、「家出狂《ドラペトマニア》」患者だと断定し、これはれっきとした医学上の病気であり、その最善の治療法はたっぷりと鞭打ちすることだと、断言していたのを思い出していただきたい。また、ガリレオ・ガリレイが、権力と教義によって硬化してしまった精神にとっては我慢できないものだったかもしれないが、彼にとっては明白だった真実を棄てさせられたのは、「善意から」なされた異端審問だったことを、誰も忘れることはできないだろう。[*11] これらと同じように、今、現にそうであるあり方と、多くの農耕以後の父権制社会が主張する、あるべきあり方の間にある現在進行形の戦いのなかで、「控えめな女性」という信徒信条をあえて放棄することにした女性たちは、いまだに唾を吐きかけられ、侮辱され、離婚され、子どもから引き離され、追放され、魔女として焼かれ、ヒステリーだと診断され、首まで砂漠の砂のなかに埋められ、石打の刑によって殺されている。彼女ら、そして彼女らの子どもたち――「ビッチの息子と娘たち」――は、無知と恥と恐れという、倒錯的で矛盾だらけの神々に、いまだに犠牲として捧げられている。

　精神科医のメアリー・ジェーン・シャーフェイは、次のように書いている。「原動力の強さが、それを鎮圧するために必要な力の大きさを決める[*12]」（その反駁できない単純さにおいて、まぎれもなくニュートン的な所見であると言える）。もしもこれが正しいなら、女性のリビドーを鎮圧する力を生み出すためには、いったい何からそれをつくり出せば良いというのだろう。

---

＊11　一六三三年、ローマカトリック教会の異端審問所は、ガリレオ・ガリレイを拷問で脅し、「地球は宇宙の中心にあって動かない」と公に言明することを強いた。それから約三五〇年のちの一九九二年、教皇ヨハネ・パウロ二世は、ガリレイが初めから正しかったと認めた。しかし教皇は同時に、異端審問は「善意から」なされたのだと述べたのである。

＊12　Sherfey (1972), p. 113.

# 第19章　女性のオルガスムの進化の謎

## 1…なぜ女性だけが、エクスタシーで叫ぶのか？

私たちが人前で講演するとき、必ず聴衆に投げかける質問がある。今までに異性愛者のカップルがセックスをしている声を聞いたことがありますか？（ない人はいないと思うが）。あるなら、どちらの声が大きかったですか？　いつでも、どこでも、男からも、女からも、ストレートからも、ゲイからも、またアメリカ人からも、フランス人からも、日本人からも、ブラジル人からも、答えはいつも同じである。聞くまでもない。そう、「おとなしく」て「慎み深く」て「控えめ」だとされる方の性が、隣人の存在も忘れ、高音量のうなり声やうめき声を上げ、天にましますに呼びかけるのだ。

だが、なぜだろうか。人間のセクシュアリティに関する通説《スタンダード・ナラティヴ》の枠組みのなかで考えるなら、女性が交尾時に発する音声は大きな謎の一つである。スティーヴン・ピンカーが、こんなふうに主張していたことを思い出していただきたい。「あらゆる社会において、セックスは少なくともいくらか『卑しい』ものとされている。だから秘密裏に遂行される」[1]。そんな種のメスが、どうして衆目の注意を喚起するような真似をするのだろうか。なぜマンハッタンのロワー・イーストサイドから、アマゾン河の上流《アッパー》地域に至るどこでも、自分の感じている性的快楽を大きな声で表現するのは、男性よりはるかに女性に多いのか。

それからもう一つ。オルガスムに達しているときの女性の声を、異性愛者の男性がなかなか無視できないのはなぜなのか。[2]女性ははどんなに遠いところからでも、赤ん坊の泣き声を聞き分けるとか言われているが、では、紳士諸君はどうだろう。アパートの建物全体の耳障りな雑音のなかからでも、女性が我を忘れている声ほど簡単に聞き分けられ、そしてまた、無視しがたいものは他にはないのではないだろうか。

『恋人たちの予感』［原題はWhen Harry Met Sally］という映画で、女優のメグ・ライアンがレストランのなかでオルガスムの声を実演する場面を、皆さんはご存知だろう。もしもまだ見たことがないという読者がいたら、すぐに見てみてほしい（この場面は、インターネットですぐに見つかる）。現代の映画のなかで最も有名な場面の一つだと思われるが、これがもしも男性の方の声だったら、少しも面白くないだろうし、名場面とはならなかっただろう。つまりその場面は、こんなふうになってしまう。男優のビリー・クリスタルが、レストランのテーブルに腰を掛けている。彼の息づかいが荒くなり始める。目を少し見開くかもしれない。何度かうんうんとうなり声を立てる。サンドウィッチに二、三口かじりつく。眠りに落ちる。おしまいというわけだ。

---

＊1　Pinker (2002), p. 253.

＊2　女性やゲイの男性を排除したいわけではないが、その方面の科学的研究データが不足しているのだ。だが幾人かから興味深い話を逸話的に聞いている。それによると、隣人（ゲイ・カップルもレズビアン・カップルも含む）がセックスをするところを漏れ聞いた場合、より大きな声を上げているのは、二人のうちふだんからよりフェミニンだなと思っていた方なのだそうだ。

レストランの客は、誰一人気付かないかもしれない。男のオルガスムが、消音器で音を殺したシンバル一打ちだとするなら、女のオルガスムは、全開のオペラだ。金切り声をあげ、叫び声をあげ、高らかに歌い、さらにはテーブルをバンバン叩けば、この世で最もやかましいニューヨークのレストランも、静かになること請け合いなのだ。[*3]

女性のエクスタシーの叫びは、現代だけの現象というわけではない。古代インドの性愛指南書『カーマ・スートラ』は、性愛技法の観点から、交尾時に発する音声について古くからの教えを伝えている。それによれば、女性はエクスタシーの表現を、飛ぶものの種類から選ぶと良いという。「想像力にしたがって、次のどの叫び声を真似てうなり声を上げるか決めなさい。ハト、カッコウ、アオバト、オウム、ミツバチ、ナイチンゲール、ガチョウ、アヒル、ウズラから」。

しかし、下品な性愛技法ということを除けば、一夫一妻の種のメスが（そして「ゆるやかな一夫多妻」の種のメスもたぶん）交尾中に叫び声を上げて自分に注意を惹き付けなければならない理由はない。一方、現代の人間のセクシュアリティが、過去数千世代にわたって繰り返されてきた交尾の上に成り立っているのであれば、叫び声が何を意味しているか、かなりはっきりしている。

## ▒霊長類の交尾コール

激情のほとばしりを、やかましい音声で表現する霊長類のメスは、人類の女性だけではないことがだんだんわかってきている。イギリスの霊長類学者スチュアート・センプルの発見によれば、「非常に幅広い種で、メスが交尾の直前・最中・直後に音声を発する。これらの音声は、とくに霊長類ではふつうで、メスの鳴き声が同じ集団のオスを刺激している証拠が、だんだんと集まってきている」。[*4] まさにそのとおり。つまり性的な逢瀬を楽しんでいる女性の声が、異性愛者の男性を惹き付ける理由がここにある。女性の

「交尾コール」は、潜在的に「みんな、こっちにいらっしゃいよ」という誘いなのであり、そうやって精子競争に駆り立てているのである。

センプルは、七種の異なるヒヒのメスから五五〇以上の交尾コールを記録し、その音響構造を分析した。それによると、音声は複雑で、メスの繁殖態勢にかかわる情報（メスの排卵が近づくと音声はより複雑になる）と、音声を発生させる「源泉」のオスの地位に関する情報（高い地位にあるオスとの交尾中は、コールがより長く、またはっきりした単音がより多くなる）が含まれるという。つまり、少なくともヒヒにおいては、メスのコールを聞いたオスは、そのメスの妊娠する可能性や、そのメスが今相手にしているオスの地位について、情報を得ることができるということである。

メレディス・スモールも、霊長類のメスの交尾コールが簡単に聞き分けられることに同意している。「未経験者でさえ、人間以外のメスの霊長類のオルガスムあるいは性的快楽は聞けばわかる。メスは、交尾以外ではけっして耳にしないような音声を発する」*5。シシオザルのメスは、排卵中でなくてもオスの注意を引くために交尾コールを用いるという。スモールの報告によれば、この霊長類のメスの交尾コールは、自身の集団の外部にいるオスに対して、直接、誘いかけていることが最も多いという。そうやって交尾相

＊3　監督のロブ・ライナーが、このシーンの脚本を母親にみせたところ、こう提案された。シーンの最後で、カメラが一人の初老の女性を映す。するとその女性は「あの女性と同じものをちょうだい」と注文するのはどうかと。いい台詞だと思ったライナーは、そのシーンを入れたいから、映画に出てその女性の役をやってくれないかと母親に頼んだ。母親は、息子のその頼みを引き受けたのだそうだ。

＊4　Semple (2001).

＊5　Small (1993), p. 142.

手に、新しい血を呼び込んでいるのだそうだ。[*6]

交尾時にメスが発する音声は、乱婚的配偶システムに密接に結びついているが、単婚的配偶システムでは関連性が低い。アラン・ディクソンは、乱婚の霊長類の種のメスは、単婚や一夫多妻の種のメスよりも、複雑な交尾コールを発すると言っている。[*7] 複雑さは別としても、ガウリ・プラダンらによれば、何種かの霊長類で交尾コールを調査したところ、「メスの乱婚度によって、交尾に付帯するコールの使用傾向が予想できる」という。つまり調査結果は、乱婚度が大きくなるほど、交尾コールの頻度もより高くなることを示していた。[*8]

## ■人類が乱婚の証拠か？

ウィリアム・J・ハミルトンとパトリシア・C・アロウッドの二人は、三組の人類のカップルも含む、さまざまな種の霊長類の交尾時の音声を分析してみた。[*9] それによると、「メスの音声は、オルガスムが近づくにつれて強くなっていった。またオルガスムの最中には、オスのオルガスム時のコールにはない、素早く規則的なリズムを伴っていた（また一音ずつの長さと間隔にも特徴があった）」。しかし、次のように言うときには、いささか残念そうではある。「〔人類の〕どちらの性も、〔……〕ヒヒの交尾時の音声のような複雑な音声構造を備えていなかった」。だがそれは、むしろ良かったのではないか。何しろ彼らの論文によると、ヒヒのメスの交尾コールは、三〇〇メートル離れた人間の耳にもはっきりと聞こえるらしいのだ。

交尾時に発するメスの音声は単に少しばかり興奮して気まぐれに発する言葉にすぎないと結論する前に、霊長類が無我夢中状態にあることを捕食者が聞きつける可能性があるということを考えてみていただきたい。チンパンジーやボノボは、手の届かない枝の上に逃げ込めるかもしれないが、ヒヒは（そして地上生活者だったわれらが祖先も）、ヒョウやその他の捕食者に囲まれて暮らしていたようなもので、それが今なら特別ダブルセットで提供され、しかも交尾中なのできわめて注意が散漫で攻撃に弱い状態にあるとなれば、彼らに狙われないはずがなかった。

ハミルトンとアロウッドの二人はこう言っている。「個人としても集団としても、捕食者に存在を告げることになるのに、ヒヒは交尾コールを用いる習慣がある。つまり交尾コールには、それ以上に適応的な価値があるということになる」。その価値とは何だろうか。二人はいくつかの仮説を提示している。その一つが、交尾コールが、オスの射精反射を活性化しているのではないかという考え方である。この分析は、人類の多くの売春婦がおそらく同意するのではないだろうか。たぶんこの仮説は一理ある。[*10] しかし、一理はあるが、霊長類のオスの射精反射の活性化に、他から手助けが必要だということは確認されていない。仮に何か手助けが必要だとしても、人間のオスの場合は、射精反射の活性化はあまりにも簡単だ。少なくとも、できるだけ早くそれを活性化することで得をするわけではない女性の目から見れば、ちょっと簡単すぎるということになる。人類においては、女性の交尾時の音声は、排卵中で性的受容期にある女性が、男性を惹き付けることに役立っている。そして、それによって精子競争が惹起され、競争参加者全員に、繁殖という点でも、社会的な意味でも利益をもたらしているという可能性が、最も高いと思われる。

---

＊6　Small (1993), p. 170.
＊7　Dixson (1998), pp. 128–129.
＊8　Pradhan et al. (2006).
＊9　以下の引用は、Hamilton and Arrowood (1978) より。
＊10　たとえばメスの音声は、オスがオルガスム反応のタイミングを見極める合図となっている可能性がある。それによって二頭が同時に、あるいはほぼ同時に、オルガスムに達する可能性は高まる。またあとで議論するように、同時にオルガスムに達することが、オスの繁殖に有利に作用することが立証されているのだ。

現に、他のあらゆる証拠がここに収束しているのだ。

世界中で、女性はみだらな振舞いを大音声で発しているにもかかわらず、「〝控えめな女性〟という信徒信条が根強く生き残っている」とナタリー・アンジェは書いている。「女性が〝控えめ〟だという表現には、さまざまな留保が付けられていて、女性の交尾戦略を言い表わすものとしては、不完全であることも認められているにもかかわらず、礼節のことが少しでも問題になると、この信徒信条が再び明言されるのだ」。

## 2…人類の女性の乳房は、なぜ膨らんだのか？

幸か不幸か、人類の女性の下半身の淫らなあの場所は、通常の大きさの五倍に膨らんで真っ赤になり、その女性の性的受容性を示す信号になってくれはしない。では、人類の女性の身体が、きわめて性的に進化してきたことを示す解剖学的な証拠はあるだろうか。もちろんである。男の体がどこから見てもそうであるように、女の身体も（そしてその前意識的行動も）、数千年間にわたる乱婚と精子競争を示す証拠に満ち溢れているのである。

筋肉繊維をほとんどまったく欠いていることからすれば、女性の胸が発揮する力は驚異的だ。豊かな曲線を持った女性たちは、誰かがそばにいてそれを注目する限り、この力を梃子《てこ》にして、どんなに洗練された、どんなに厳格な男であろうと、上手に操縦してきたのである。この上半身の膨らみによって、帝国は没落し、目標は変更され、雑誌やカレンダーが数百万部も売れ、スーパーボウルの観客が唖然とした［二〇〇四年に、ハーフタイムショーに出演したジャネット・ジャクソンの片方のオッパイが露出する騒動があった］。要するに、小さな脂肪の袋にすぎないにもかかわらず、この膨らみから発散する神秘的な力に、すべては反応するのである。

これまで知られているなかで最も古い人間像の一つが、二万五〇〇〇年前に作られたいわゆる「ヴィレンドルフのヴィーナス」である。この像は、ドリー・パートン［アメリカのカントリー歌手。巨乳で有名］ばりのオッパイを持っている。それから二五〇世紀を経た今日になっても、大げさに強調した胸の力が衰える兆しはほとんどない。アメリカ整形外科学会によれば、二〇〇七年に合衆国で実施された豊胸術は三四万七二五四件で、これはアメリカで最もありふれた外科手術となっている。異性愛者の男性の意識に、女性の胸のどこがそれほど超越的な影響力を持っているのだろうか。

まず第一に、純粋に機能的な解釈は省略しよう。女性の胸に収まっている乳腺は、子どもに給餌するために存在する。しかし、人類の胸に魔法のような曲線を授けている脂肪組織――膨らみ、揺れ、震えるあの組織――は、母乳の製造に一切関係がないのだ。生理学的コスト（背筋痛やバランスの悪さ、走りにくさ）は明らかであるから、赤ん坊にやる乳を宣伝したいという意図がもしないのだとしたら、どうして人類の女性は垂れ下がる胸というあの厄介な付属物を進化させ、大事に保ってきたのだろうか。

これを説明するのに幅広い説がある。一方には、胸が繁殖力を告知する信号機であるとか、妊娠と授乳の厳しさに耐えるための脂肪の蓄えであるという信念が存在する。[*11]もう一方には、「生殖器模倣説」がある。これは以下のような考え方だ。オスは、かつては臀部の脂肪の蓄えを目の前でじっと見つめることで興奮を覚えていたが、ヒト科が直立歩行をし始めたため、新たにオスの興奮を引き起こすものが必要となった。そのために、大きく膨らんだ胸が発達した。[*12]生殖器模倣説を支持する理論家は、チンパンジーや

＊11　たとえばSymons (1979)やWright (1994)を参照のこと。
＊12　Morris (1967), Diamond (1991), Fisher (1992)を参照のこと。

Photo: www.friendsofbonobos.org

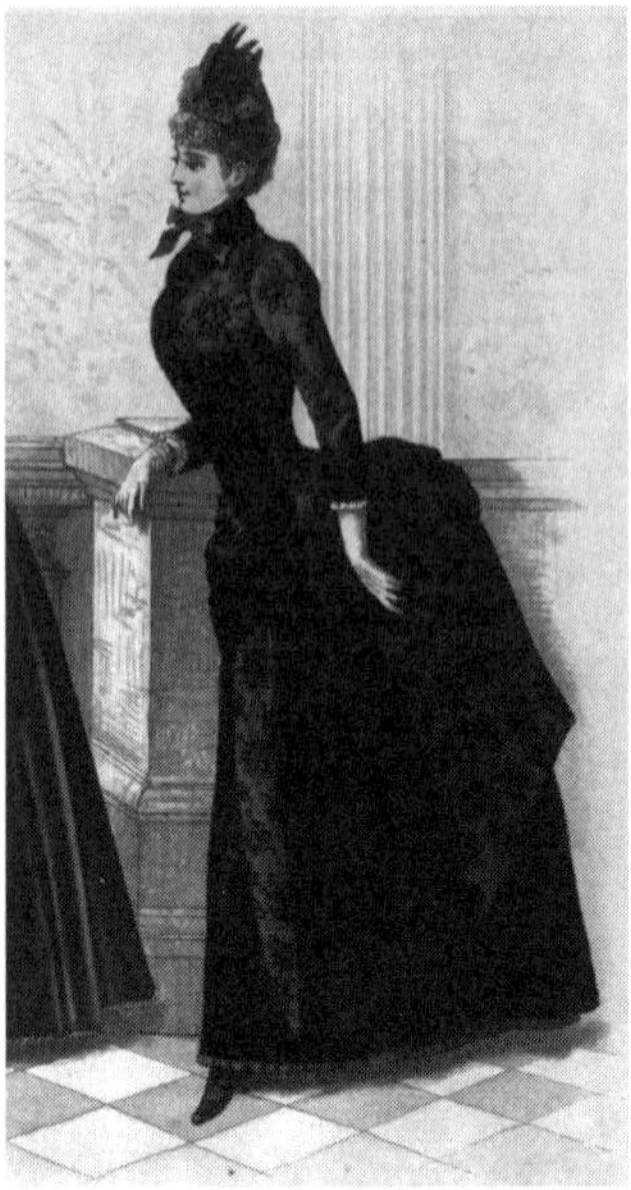

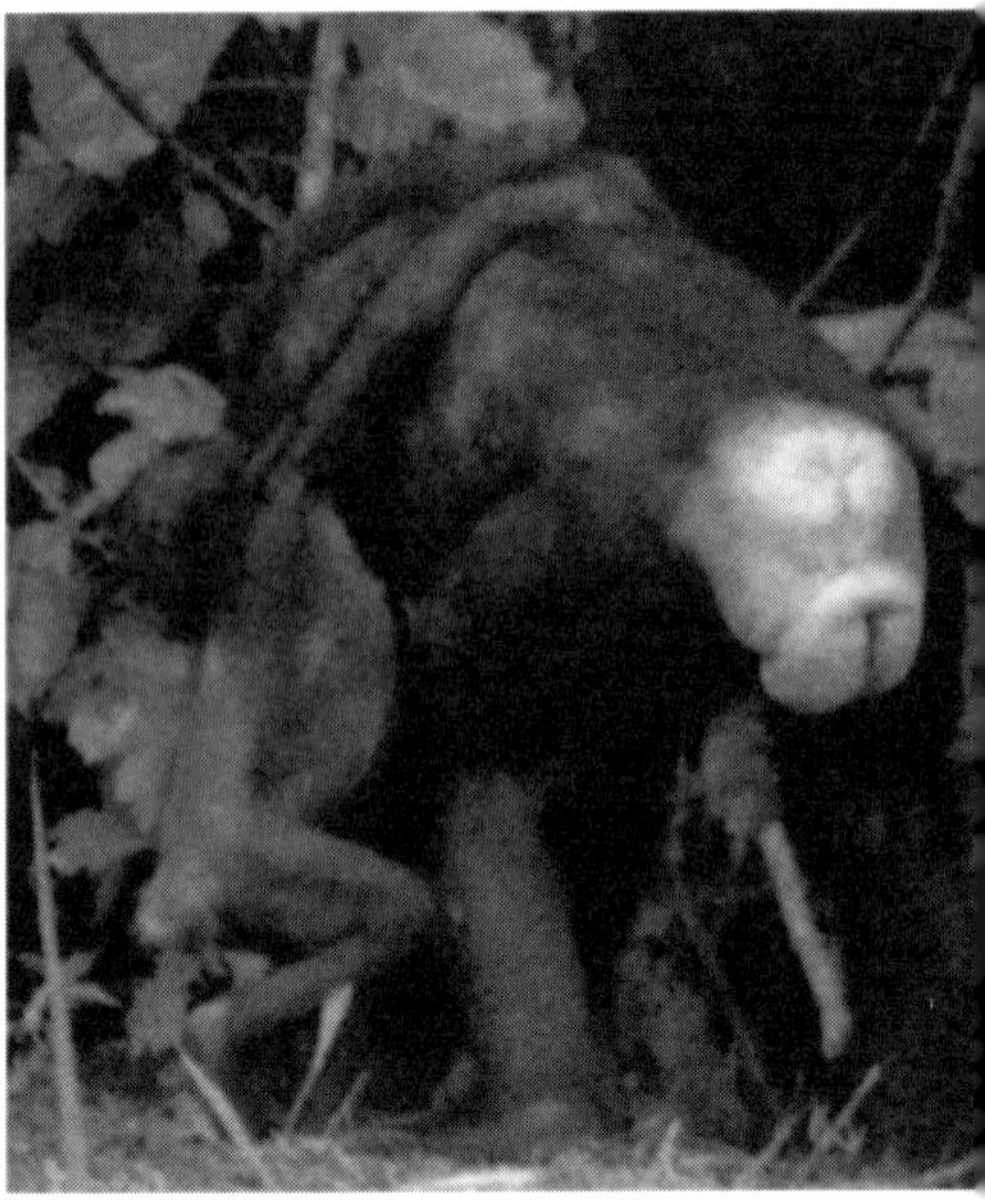

右：ボノボのメス
左／左頁右：ヴィクトリア時代のバスル

ボノボのような生殖器の膨張は、二足歩行をする霊長類にとって邪魔になったであろうと指摘する。そこで導かれる結論は、われわれの遠い祖先が直立歩行を始めたとき、メスの繁殖力を示す信号が、かつて裏側にあったのが正面に移されたのだろうということである。

そして数世紀にわたって、あるときはハイヒールによって、ヴィクトリア時代にはバスルによって、あるいは他のお尻拡張法によって、流行の命ずるままに膨らませたり、引っ込めたりが、繰り返されてきたのである。

近年、お尻の谷間が見えるようなローライズのジーンズが流行したのは、お尻とオッパイの女性解剖学上の視覚的相同性も手伝ってのことだ。ジャーナリストのジャネル・ブラウンは、こう書いている。「お尻の割れ目は、新しい谷間。スーパーモデルだろうと一般人だろうと、パンツの隙間に覗き見るよう誘っている。〔……〕淫らで少しばかり下品。でも胸と同じで、完璧な柔らかい曲線美を備えて

Photo: Sweet and Visious LLC

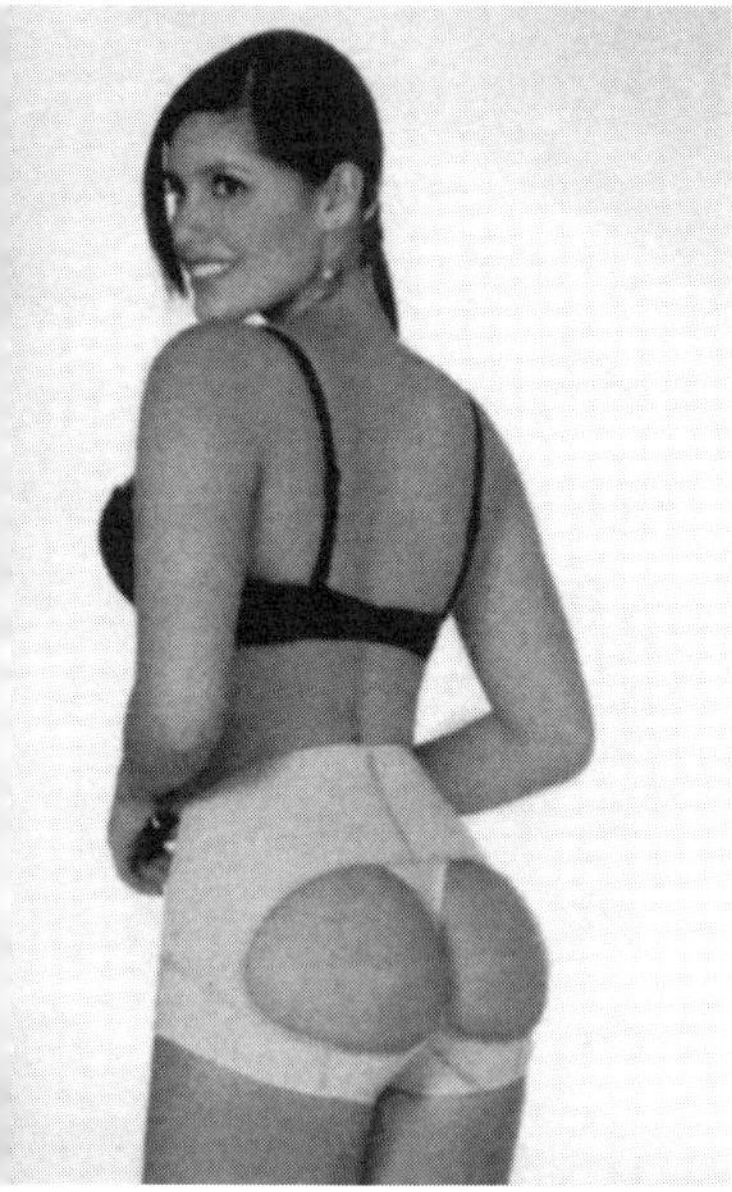

Photo: Strawbridge & Clothier's Quarterly

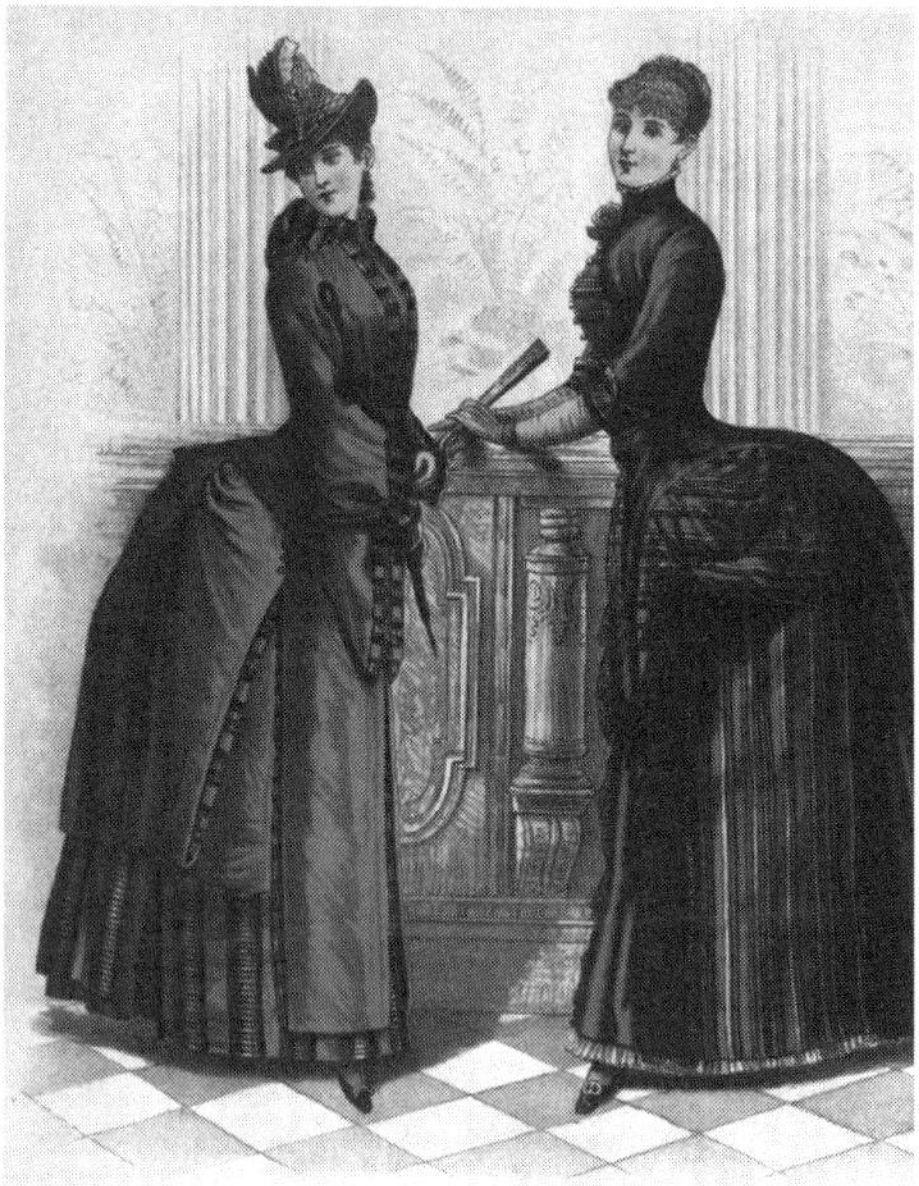

左：バット・ブラ。「大臀筋をマックスに！」がスローガン

いる」[*13]。もしもあなたの魅力がすでに衰え始めているなら、いつでもバブルズ・モディウェア製の「バット・ブラ」を穿けば良い。それで男が振り返ること請け合いだ。ヴィクトリア時代のバスルと同じように、バット・ブラは、チンパンジーやボノボの排卵期のお尻そっくりのものをつくり出す。月が欠けることに触れたついでに言っておくと、人工的に豊胸しない限り、人類の女性の繁殖力も年齢とともにいつかは衰え、胸もまたしぼんでいく。このことも、胸は繁殖力を告げる信号として進化してきたという主張を支える、さらなる証拠となる。

繁殖力を告げる信号機を胸に備えているのは、人類の女性だけではない。ゲラダヒヒは直立志向の霊長類の別の例だが、このメスの胸も性的な膨張が見られるのである。予想されるように、ゲラダヒヒの胸の膨張もメスの性的受容性にともなって現われ、また消える。人類の女性は、潜在的には常に性的受容性があるので、胸は性的に成熟して以降は、ずっと膨らんだままである。[*14]
しかし、排卵状態を視覚的に告げる生殖器の膨張が、どの霊長類のメスにも見られるわけではない。メレディス・スモールによれば、調査した七八種のうち「排卵期に、簡単に見て取れる形態的変化を呈した」のは五四種だけであった。そして、そのうち半数は、「わずかにピンク色になっただけ」であった。つまり繰り返しになるが、われわれの近縁の霊長類二種だけが、度を超して鮮やかな赤い生殖器の膨らみによって、一団から抜きん出てはっきりと、その軽やかなセクシュアリティを示して見せてくれているというわけだ。チンパンジーのメスは、繁殖力の満ち欠けに従って、赤信号の部位も現われたり消えたりする。しかし、スモールが確認しているように、ボノボの「生殖器の膨張はさほど変わらない。つまりボノボのメスは、人間とほとんど同じように、常に繁殖力の信号を灯しているということだ[*15]」。
人類の女性の「排卵は隠蔽されている」と主張する理論はたくさんあるのだが、本当は少しも隠されていない。見方さえ知っていれば見分けは付くのだ。マーティ・ヘイゼルトンたちは、こんな実験をした。同じ三〇人の女性の写真で、あるものは排卵期に、あるものは別の時期に撮影されたものを男性に示す。これによって、女性が「より魅力的に見せようとする」のがいつなのかよくわかったという。それが、まさに月経状態と一致していたというのだ。被験者の女性たちは、妊娠の可能性の高いときほど、人を惹きつけるような服装をする傾向があった。ヘイゼルトンは次のように書いている。「しかも、女性の写真撮影が排卵に近づけば近づくほど、その写真が男性から選ばれる頻度が増していくのだ[*16]」。
ほかの研究者の発見によれば、男性は排卵が近い女性の身体の臭いをより好み、また女性は妊娠の可能性が高まると、さまざまな手段を用いて性的に挑発的に振舞う傾向が強まるという（たとえば、宝石や香水をふだんよりたくさん着ける。外出が多くなる。行きずりのセックスに付いていきやすくなる。新しい恋人とコンドームを使わないでセックスをする頻度が高くなる。など）。

## 3…女性のオルガスムは、なぜ霊長類だけで発達したのか？

### 乱婚によって発達したメスのオルガスム

人類の女性の胸が、進化論好きの理論家を惹き付けてやまないのだとすれば、女性のオルガスムは、彼らをまごつかせてやまない。胸もそうだが、人間の性の進化に関する主流派の学説にとって、女性のオルガスムは大きな謎の一つなのだ。妊娠に必要なわけではない。それなら一体なぜ存在するのか。科学者は長いこと、動物のメスでオルガスムを経験するのは人間だけだと主張してきた。しかし、女性生物学者や女性霊長類学者がこの問題に取組むようになると、多くの霊長類のメスがオルガスムを経験することが明らかになった。

メスのオルガスムは人類だけのものだという主張を支えている動機は、たぶん通説《スタンダード・ナラティヴ》においてオルガスムが果たしている役割にある。それによれば、オルガスムは、人類女性において、核家族の中心にあ

＊13　http://dir.salon.com/story/mwt/style/2002/05/28/booty_call/

＊14　人間女性の胸はずっと膨らんだままのように考えられるが、だからと言って変わらないと言いたいわけではない。それらは女性のライフサイクルに沿って、また月経周期に沿って変化するのだ。典型的なのは妊娠したとき、月経のとき、オルガスムのとき（シャーフェイによれば、通常より二五％大きくなる）に膨らみ、また加齢とともに、授乳とともに大きさと密度が減っていく。

＊15　Small (1993), p. 128.

＊16　Haselton et al. (2007) (www.sciencedirect.com).

る長期にわたる男女《ペア》の絆を容易にし、維持するために進化してきた。[17]ひとたびその物語を信じこんだら、霊長類の他の種のメスもオルガスムを経験すると認めるのは、問題を生じさせることになる。しかも、オルガスムを経験する種のほとんどが、最も乱婚的な種だったりするので、問題はよけいに深刻になってくる。どうやら、これが真相であるらしい。

アラン・ディクソンは次のように書いている。女性のオルガスムに関する説明で、一夫一妻を維持しようとするものは「結局、こじつけに見える。霊長類の他の種、とくにマカクやチンパンジーのように複数オス複数メス〔乱婚〕配偶システムを採っている種のメスは、番い《ペア》の絆も安定した家族単位も形成しないのに、オルガスム的反応を示す」。一方、ディクソンの指摘によれば、「主に一夫一妻を採るテナガザルは、メスがオルガスムを味わっている明らかな徴候を示していないのだ」[18]。ディクソンは、霊長類を対象にしたそのセクシュアリティ研究で、人類を「ゆるやかな一夫多妻」と分類しているが、それについては次のように書いて疑義も呈している。「女性のオルガスムは、一人のパートナーだけではなく、もっとさまざまな男性と交尾したいという意志に対する恩恵であり、この意志がさらに増強されることになる。それによって精子競争が促されていると主張できるかもしれない」[19]。

ドナルド・サイモンズらは、こう主張していた。「オルガスムは、最低限、すべての哺乳動物のメスが持っている潜在的能力だと言うことができる」。サイモンズによれば、ある種の人間社会でこの「潜在的能力」を実現する助けになっているのが、「前戯と性交の技術であり、それによって女性がオルガスムに導かれるに十分な、絶え間のない刺激が与えられるのである」[20]。言い換えるならサイモンズは、人類の女性はメス馬より、もっとたくさんオルガスムを経験することができる。その理由は簡単で、人類の男性は種馬よりも良い恋人だからだ、と考えているのだ。

サイモンズは自身の説を支持する証拠として、キンゼイが行なったような性調査をいくつか引用している。キンゼイが示したところによれば、アンケート調査の対象となった女性（一九五〇年代のアメリカ人）のうち、性交一〇回のうち少なくとも九回はオルガスムに達する人が半分に満たなかったのに対して、別の社会（サイモンズが参照するのは、南太平洋のマンガイア島の社会）では、一度のセックスが非常に入念で長時間に及ぶプレイとなっているおかげで、ほぼすべての女性がオルガスムに達するのだそうだ。つまり、サイモンズが言いたいのはこういうことだ。「オルガスムというものは、男性にとっては常にひとりでに、必ず起こることである。しかし女性にとっては、そうだと考えてはならない」。サイモンズやスティーヴン・ジェイ・グールド、エリザベス・ロイド[*21]その他にとっては、女性のなかには、時にオルガスムを経験する

---

＊17　人間のセクシュアリティについて語る者の多くが、この説明に依拠する。なかでも最も広く知られているのが、デズモンド・モリスである。

＊18　Dixson (1998), pp. 133–134.

＊19　ディクソンはこのくだりで、マカクとチンパンジーをとくに参照している。しかし、このくだりが登場する節では、全体的にメスの霊長類における複数回のオルガスムの能力について語っているのだ。だから、このようなくだりを読むと、なぜディクソンは、データによって明らかに導かれる結論に向かわないのだろうかと不思議に思ってしまう。私たちは彼に電子メールを送って私たちの主張を概説し、それに対する意見と批判を仰いだ。彼がもしも電子メールを受け取っているのなら、返事しないと決めたということになる。

＊20　Symons (1979), p. 89.

＊21　ロイドは、元はスティーヴン・ジェイ・グールドの教え子であった。彼女は最近、女性のオルガスムは自然淘汰によりもたらされたものだ、とするさまざまな主張を再検討すること（さらに言えば軽蔑的に斥けること）に一冊費やした著書を刊行した（Elisabeth Lloyd, *The Case of the Female Orgasm: Bias in the Science of Evolution*）。私たちがある意味で彼女のこの本をお薦めしない理由として、この本の以下の書評を参照のこと。David Barash, "Let a Thousand Orgasms Bloom" (http://www.epjournal.net/filestore/ep0347354.pdf).

者がいる。その理由は、男性が、皆、いつでも、オルガスムを経験するから、ということになる。彼らにとっては、女性のオルガスムは、男性の乳首と同等のものなのだ。一方の性にとって決定的重要性を持つ特徴でありながら、もう一方の性にとっては、機能を失った単なる構造上の痕跡でしかないもの、ということである。

## ■子宮は、多人数の精子から適したものを選ぶ

精子が到達するために費やされるエネルギーのことを考えると、女性の性管が、必ずしも精子を歓迎する場所ではないということには驚かされる。ロビン・ベイカーとマーク・ベリスの二人の研究者が発見したところによると、精子の三五％は性交から三〇分以内に追い出され、残った精子も当選確実どころではないらしい。[*22] 女性の身体は、精子を抗原（自分とは異なる生体）と見なし、すぐさま反精子白血球によって攻撃するという。白血球は一〇〇対一の割合で精子の数を圧倒している。射精された人間の精子一四〇〇万のうち、卵管に到達できるのはたったの一匹である。[*23] 女性の身体機能による攻撃をかわした幸運な少数の精子には、次に他の男性の精子との競争が待っている（少なくとも人類のセクシュアリティに関する私たちのモデルに、少しでも妥当性があるとすれば）。

しかし女性の身体は、ほとんどの精子を攻撃する一方で、ある種の精子を助けもするのである。女性の生殖システムは、男性の精子細胞の持つ化学的な特徴に基づいて、絶妙な査定を下すことができるという驚くべき証拠がある。この査定のチェック項目は、精子の一般的な健康や品質ということを超えて、免疫機構に関わる微妙な親和性にまで及んでいる。すなわち女性の生殖システムが、さまざまな男性の精子のなかから、自身と遺伝子的な親和性を持っているものを選び出すのである。ということはつまり、ある精子の質が査定に合格するか否かは、あくまでその女性にとって親和性があるかないか、によるのであり、

絶対的なものではないということだ。アン・ピュージは次のように解説する。「したがってメスは、オスのサンプルを多数採集した方が有利だということになる。そしてまた、異なるメスが、同じ『高品質』のオスと交尾をしても、必ずしも同じ利益を得るわけではないということだ[*24]」。

これは決定的に重要な点である。すべての「高品質」の男性が、純粋に生物学的なレベルで、その女性にとって高い親和性を持っているとは限らないということになるからだ。というのも、その女性と男性の二セットのＤＮＡ同士が、受精に至るまでにいかに相互作用するかという点は非常に複雑なので、一見したところその男性が、配偶者として優れた価値を有しているように見えても（四角い顎、均整の取れた身体、良い仕事、固い握手、アメックス・プラチナカード）、実際には、遺伝子的にその女性との親和性が乏しいかもしれないのだ。そうだとすれば、女性は（ということは結局その子どもも）、「オスのサンプルを多数採集した方が有利だ」ということになるわけである。そしてあとは、自分の身体がどの精子を選んで授精させるかに任せれば良いということになる。別の言葉で言うなら、彼女の身体は、彼女の頭脳よりも情報通なのだ。

つまり生殖の観点から見ると、われわれの先史時代の祖先のオスが、どれほど「適応度」を持っていたかを決めるのは、外部的な世界ではないということになる。これについて伝統的な理論がこれまで語ってきたのは、男たちは配偶者を得るため競いあい、地位や物質的な富を得るために闘争してきたということだったのである。むしろ、子どもの父親を決める場は、女性の性管という内的世界なのだ。そこには父親

＊22　すでに指摘したように、ベイカーとベリスの発見の一部は物議を醸す内容である。私たちが彼らに言及するのは、一般に非常によく知られているからであって、私たちの主張にとって必要だからではない。
＊23　Barratt et al., 2009 (http://jbiol.com/content/8/7/63).
＊24　Pusey (2001).

の可能性のある者のなかから分子レベルで選択するメカニズムがあり、そのメカニズムはすべての女性に備わっているのである。今後、もしも次のような文章を読むことがあったら、このことをよく思い出していただきたい。「影響力、財産、名声への素質を備えているかどうかが、配偶者となるべき女性を手に入れるための地位を表わすもののすべてである」とか、「配偶競争は、妻が子どもを育てるために必要になる資源をめぐる競争である」[*25]といった文章だ。こうした文章は、現代に生きる者のほとんどに当てはまるかもしれない。しかし、われわれの身体が示唆する、われわれの祖先が直面していた状況は、これとはまったく異なるシナリオなのである。

## ▒人類のヴァギナとペニスは、乱交によって進化した

精子競争は、卵子をめがけての短距離走というより、いくつものハードルを越えなければならない障害物競走だと理解するのが一番良い。すでに述べた反精子白血球の他にも、解剖学的・生理学的障害物が、膣、子宮頸管、そして卵子そのものの表面にいくつも存在するのである。人間の子宮頸管の複雑さが示唆するのは、それが複数の男性の精子を濾過するように進化してきたのではないか、ということである。マカク（きわめて乱婚的なサル）と人類に関して、ディクソンはこう書いている。「マカク属のすべての種は、複数オス複数メス配偶システムを採ると考えられているが、この属では子宮頸管が特別複雑な構造をしている。〔……〕人類およびマカクのメスの証拠の示すところによれば、子宮頸管は、精子が子宮へと流れ込む際のフィルターのメカニズムとして機能すると同時に、その一時的な貯蔵庫としても働いている」[*26]。男性における精巧なペニス形状および外部に出ている睾丸と、女性の子宮頸管の精妙なフィルター機能の両方が、人類の祖先が乱婚的であったことを示しているのだ。

メスによる選り好み（意識的であるにせよ、そうでないにせよ）は、交尾前の求愛行動において行なわれるの

ではなく、性交の最中もしくは性交後に起こるという考え方は、通説《スタンダード・ナラティヴ》の内と外を引っ繰り返し、前と後を引っ繰り返してしまう。女性の生殖システムは、男性の精子を濾過して拒絶する機能を持っている一方で、彼女自身も気付いていないような基準に合致する一人の男性の精子を助けるという、非常に複雑なメカニズムを進化させた。そうだとすれば、ダーウィンの言う「控えめな女性」は、ついに本当の姿を露わにすることになる。つまり、男性の時代錯誤である上に、時間の前後も錯誤した妄想という姿だ。

　しかしダーウィンは、自分が他の人にさせた以上に、自分自身が交尾後の性淘汰のメカニズムについて思いをめぐらしていたかもしれない。一八七一年時点では、人間の性行動に関する議論やわれわれの生殖器の形態が持つ進化的な意味に関する議論は、どんなものであれ、控えめに言っても物議を醸したことであろう。ディクソンが次のように言っている。「『人間の起源と性淘汰』に、もしもペニスや睾丸の進化についての詳しい説明や、動物と人間で用いられるさまざまな交尾体位とパターンに関する記述が含まれていたら、何が起きていたか[*27]」想像してみていただきたい。

　ダーウィンが、ペニスやヴァギナの進化についての章を、すでに十分に不穏な彼の著作に含めない選択をしたからと言って、彼を非難することは誰にもできない。しかし、科学的事実を隠蔽するために、慎み

＊25　どちらの引用も、Potts and Short (1999) より。前者は本文（三八頁）、後者は Laura Betzig から引用している箇所（三九頁）である。

＊26　Dixson (1998), pp. 269–271. 交尾後の性淘汰の概念の発達を再検討した、素晴らしい論文として、Birkhead (2000) を参照のこと。子宮頸管がフィルターの機能を果たしていることのおびただしい証拠は Eberhard (1996) を参照。この本で著者は、精子に卵を授精させるか否かをめぐって、メスがいかに「交尾後コントロール」を実施しているか、数十件の例を挙げて紹介している。

＊27　Dixson (1998), p. 2.

深くしたり、文化的バイアスを掛けたりするには、一世紀半というのは長すぎる。メレディス・スモールに言わせれば、妊娠における女性の役割に関する説が、通説《スタンダード・ナラティヴ》全体の一つの縮図になっているという。彼女は、大衆的な妊娠への理解は「人類のセクシュアリティに関する時代遅れのたとえ話」だと見る。すなわちそこでは、男は「攻撃者、説得者、征服者」になっているという。しかし、人類の受精に関する最近の研究が示すところによれば、役割は正反対であるらしい。スモールによれば、卵子は「やる気のない精子のほうに伸びてきて、それを包みこむ」という。「女性の生物学的現実は、卵子と精子の相互作用のレベルでも、従順な立場を必ずしも指し示していない」と彼女は結論づけている。[*28]

精子を包みこむ卵子や、精子を濾過したり助けたりする子宮頸管、一人の男の精子を排除し、別の男の精子を助けるように働くかもしれない膣の収縮に加えて、女性のオルガスムは膣の酸性度の変化を促している。この変化は、オルガスムを引き起こした幸運な男の精子を助けるように思われる。子宮頸管の入口は非常に酸性度が強く、精子には厳しい環境である。精子はアルカリ性であることで、この環境でもしばらくは生き延びることができるのだが、それも長続きしない。精子細胞が膣内で生き続けられるのはたったの数時間だけであるから、精子が進んでいく膣内環境の酸性度が変化することは、女性のオルガスムとともにやって来たばかりの精子にとっては、有利なように働き得る。

利益はどちらにとってもある。最近の研究によれば、コンドームを使わない女性は、コンドームを使う女性やセックスに積極的でない女性に比べて、鬱に悩む割合が小さいという。心理学者のゴードン・ギャラップは、当初調査対象とした二九三人の女性について（このデータは、これから公表されるその後の調査の結果とも合致する。その対象者は七〇〇人の女性であった）、ある化学物質に対する「依存症」である可能性を発見した。その化学物質とは、精子に含まれるテストステロンやエストロゲン、プロスタグランジンといったホルモンで、女性はこれらから活力を得ているというのだ。こうした化学物質は、膣壁を通って女性の血流に浸透するらしい。[*29]

## ▒男性一人では満足できない女性のオルガスム

人類の進化において、複数との交尾がありふれたことだったのは真実である。比較的早い男性のオルガスム反応と、女性のいわゆる「遅い」反応（注意していただきたいのだが、女性の反応が「遅い」と言えるのは、男性が「時間通り」だった場合に限る）という、一見して不一致な点も、それなら理に適っている。男性の素早いオルガスムは、捕食者や他の男性に中断される機会を減らす（早い者が生き残る）。一方、女性と、これから産まれてくる子どもにとっては、卵子に授精する可能性の高い精子はどれか、意識しないところで働いている判断によって利益を得るだろう。

オルガスムの際に放出されるプロラクチンなどのホルモンは、男性と女性とで、まったく異なる反応を呼び起す。男性は、オルガスム直後から無反応の（あるいは回復のための）長い時間（と、おそらくはサンドウィッチとビール）を要求する。それによって男性は、他の男性とかちあうことがなくなる。一方、多くの女性は「点火役のオルガスム」だけでなく、その後も性的活動を続けたいと思い、実際続けることができる。

霊長類のさまざまな種において、メスがオルガスムを経験するのは、たいてい乱婚の種であるということは、繰り返しておく価値があるだろう。交尾行動は、類人猿だけの間を見てもきわめて変化に富んでいることを考えると、このことはきわめて意義深いのだ。一夫一妻を採るテナガザルの交尾が観察されるこ

*28 Srnall (1993), p. 122.
*29 Gallup et al. (2002).

とが稀で、ということは、つまり彼らの交尾は頻度が低くまた静かである一方、チンパンジーやボノボは、繰り返し、また開けっぴろげにワイルドに行なっている。メスはしばしば、手当たり次第に複数のオスと交尾する。それは繁殖に必要な数を、はるかに超えている。グドールは、ナイジェリアのゴンベで、一頭のメスが、たった一日のうちに五〇回も交尾したのを観察したと報告している。

シャーフェイは、『カーマ・スートラ』に倣って、堂々と人類の男性と人類の女性のオルガスム能力の不一致について書いている。「女性の性欲、女性の性交能力は、完全にどの男性より上回っている」、「どう見ても、人類の女性は性的に貪欲である」。それが正しいか正しくないかは別としても、人類の女性の生殖システムのデザインは、通説《スタンダード・ナラティヴ》が予想するようなものとは大違いであり、人類の女性のセクシュアリティの進化を根本から考え直すことを求めているということだけは、否定することができないのである。

---

＊第19章補遺　Nicholas A, Brody S, de Sutter P, and de Carufel F, A woman's history of vaginal orgasm is discernible from her walk. *J Sex Med* 2008; 5:2119–2124. この論文の結論は以下のとおり。明敏な観察者であれば、女性のオルガスムをその歩き方から推量することができるかもしれない。歩き方の観察は、その滑らかさ、エネルギー、官能性、自由さ、筋肉の弛緩と緊張の両方といった要素を対象とする。観察結果を歩き方に関する先行研究も考慮しつつ吟味し、性的な機能に対する筋肉系の及ぼす影響、膣オルガスム特有の性質、セックス・セラピーにとってそれが意味するところなどを論じる。

第Ｖ部

# 人類の
# セクシュアリティ進化の
# 未来は？

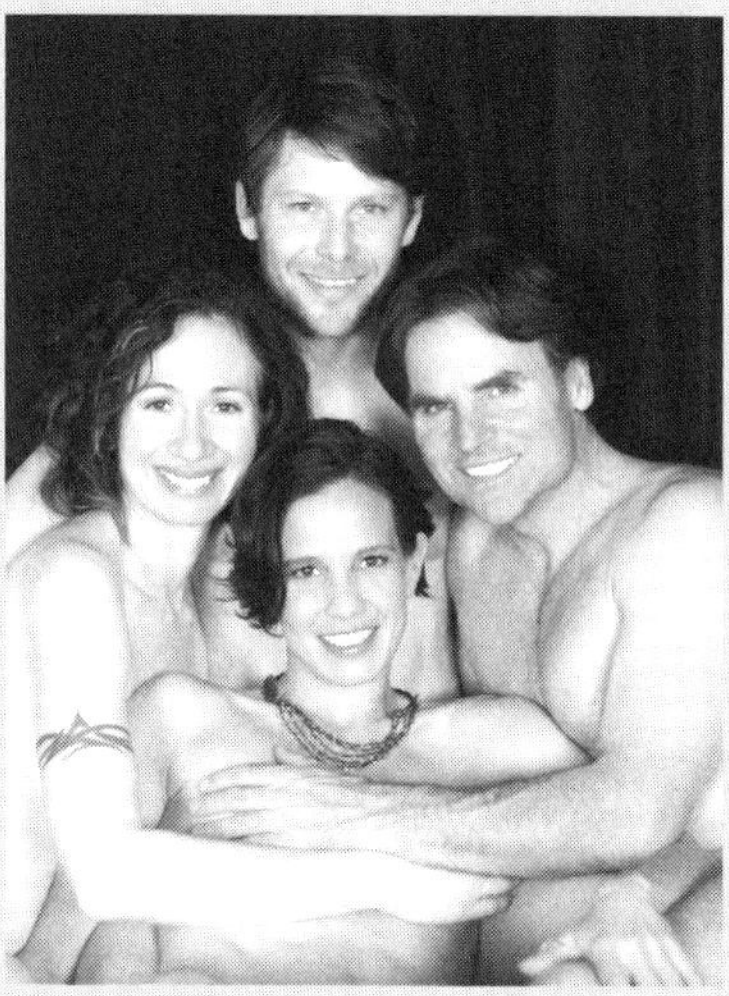

## ■男女のエロスが対立しない社会へ

男と女の基本的な違いを、さっさと受け容れてしまえば、いつまでもそれを議論せずに済むし、そうすれば早くセックスに取りかかることができる。

（スティーヴン・コルバート、美学博士）

男女は、エロスの面では衝突するように決められている。これまでもずっとそうだったし、これからもずっとそうだろう。人類のセクシュアリティの進化に関する通説《スタンダード・ナラティヴ》の隅々にまで行きわたっているのは、こんながっかりな主張だ。われわれのセクシュアリティの進化には、「両性間戦争」が、がっちりと組み込まれているのだと言われる。すなわち、男というものは、付帯条件の付いていない恋人を、たくさん欲しがるのに対して、女というものは、付帯条件ができるだけたくさん付いているパートナーを、少数求めるものなのだ、と。通説によれば、男が一つの関係に縛り付けられることに同意した場合には、その相手が他の男たちから言わば〝手付け金〟を受け取るような形で自分の遺伝子投資が脅かされることのないよう、彼は是が非でも配偶者に約束させようとすると、通説はわれわれに語る。

極端な話に聞こえるかもしれないが、大げさに言っているわけではない。生物学者のロバート・トリヴァースは、もはや古典となった一九七二年の「親の投資」に関する論文のなかで、次のように言っている。「二つの性を、あたかも別々の種であるように考えることが、実際にできる。お互いにとって相手の性は、自分の子どもの生存を最大にするための資源なのである」。別の言葉で言えば、男女は生殖ということになるとあまりにも相容れない課題をそれぞれが担っているので、互いに相手の利益を喰う捕食者の役を演じなければならない。ロバート・ライトは『モラル・アニマル』のなかでこんなふうに嘆いてみせる。「男女の間に横たわる基本的力学は相互搾取である。男女は互いを悲惨な目に遭わせるようにデザインされているのではないか、と思われてならない」[*1]。

信じてはいけない。われわれは、互いに相手を悲歎に暮れさせるようにデザインされてなどいない。そんな考え方は、われわれが進化させてきた性向と、現在われわれが生きている農耕以後の社会経済的世界との不一致を、進化のせいにしているのだ。人類は一夫一妻が自然だと断言するのは、単なる嘘であるだけではない。ほとんどの西洋社会が、われわれにそれを互いに言い合い続けるよう強要する、そんな嘘なのだ。

男と女が異なっていることを否定するつもりはない。しかし異なる種であるとか、異なる惑星からやって来たようだとか、あるいは互いに苛むようにデザインされているというほどには違いはない。それどころか、男と女の違いは、互いにパズルが嵌まり合うような性質を持っていて、それがむしろ互いの深い相互性を確証しているのだ。

エロスをめぐる男女の利害、考え方、能力が、いかに互いに補い合い、交差し合い、重なり合っているか、これから見ていこう。そして、いかに男女それぞれが、結合体を二つに割った、片方の断片であるかを見ていこう。

＊1 Wright (1994), p. 58.

# 第20章 女性は何を欲望するのか？

## 1……女性の性愛という「謎の暗黒大陸」

ぼくはじぶんに矛盾するか？
それでよい……ぼくはじぶんに矛盾する、
ぼくは大きい……ぼくは無数のものを含む。
（ウォルト・ホイットマン『草の葉』「ぼくは、ぼくを祝福する」［富山英俊訳、みすず書房］）

ジグムント・フロイトは、他のことにはすべて答えを見出したように見えるが、女性の神秘についてだけは、結局、虚しく終わったようだ。「三〇年も女性の魂の研究をしてきたが、まだ私には答えが見つからない。〔……〕答えの見つからないあの大きな問題。つまり女性は何を求めているのか、ということだ」。

ＢＢＣが「美術史上最も有名な画像」と呼んだのが、同性愛者の男性芸術家が創造した、謎めいた女性の習作であるのは偶然ではない。もう何世紀もの間、レオナルド・ダ・ヴィンチの『モナリザ』が何を考えているのかと、男たちは自問してきた。彼女は微笑んでいるのか。怒っているのか。失望しているのか。気分がすぐれないのか。吐き気を催しているのか。悲しいのか。はにかんでいるのか。発情スイッチが入っているのか。あるいはそのどれでもないのか。

たぶん、そのどれも近いのではないだろうか。彼女は自己矛盾してるのか。そうだ、それの何が悪い？『モナリザ』は大きい。あらゆる女性がそうであるように、いやもっと言えば、あらゆる女性的なものがそうであるように、彼女は月の満ち欠けのあらゆる段階を反映しているのだ。彼女は無数のものを内に含んでいる。

## 2…柔軟に変容する女性の性的指向

「女性の魂」を深く理解するために旅立った私たちの旅は、イギリスの片田舎の泥まみれの畑から始まった。一九九〇年代初頭、神経学者のキース・ケンドリックたちが、その年に生まれたヒツジとヤギを交換したのだ（つまりヒツジの赤ん坊を成体のヤギに育てさせ、ヤギの赤ん坊を成体のヒツジに育てさせた）。数年後、性的に成熟した子どもたちを元々の種の集団に戻し、交尾行動がどうなるかを観察した。メスたちは「そばにいる人を愛すればいい」［スティーヴン・スティルスの歌のタイトル。邦題「愛への賛歌」］式の戦略を採用し、どちらの種のオスとも交尾した。しかしオスたちは、自分の種の集団に戻されて三年経っても、まだ自分が育った種のメスとしか交尾しようとしなかった。*1

このような調査が教えてくれるのは、われわれ自身を含めて多くの種において、「性愛の可塑性（つまり変化し得るかどうかということ）」の度合いは、雌雄間で大きな違いがあるということだ。[*2] 人類の女性の性行動は、男性のそれよりはるかに可塑性があるのがふつうだ。そして性愛の可塑性が男性より大きい分、女性は典型的な男性が経験するよりも、変化に富んだセクシュアリティを経験することになる。と同時に、女性の性行動の方が、社会からの圧力にはるかに反応しやすくもある。女性の性愛の可塑性の大きさは、一人の女性が誰を求めるか、どれぐらい求めるか、その欲望をどう表現するかといったことが、変化するところにも現われ得る。若い男性は、自分のセクシュアリティは、まだこれから刻印されるのを待っている熱した封蠟［手紙などに封をするために熱で溶かして用いる蠟］のようなものだと信じる時期を通過する。彼にとって封蠟はすぐに冷えて固まり、刻印は生涯残される。しかし女性にとっては、生涯にわたって封蠟が柔らかいままで、いくらでも刻印をやり直せるように見えるのだ。

女性の性愛の可塑性の大きさは、性的なイメージや思考に対して女性がより全体的に反応するところにも現われ得る。二〇〇六年、心理学者のメレディス・シヴァースが、異性愛者《ストレート》も同性愛者も両方含む男女に、さまざまな性的な映像を見せるという実験をしてみた。映像は可能な限り多岐にわたる構成になるように選ばれた。たとえば、男／女の組み合わせ、男／男、女／女、あるいは男が一人でマスターベーションをしているところ、女が一人でマスターベーションをしているところ、筋肉隆々の男が裸で一人海岸を歩いているところ、鍛えた身体の女性が一人裸で運動しているところ、さらに極めつけはボノボが交尾している映像も含まれていた。[*3]

そのように多様なエロティシズムの猛攻撃と格闘するに当たって、被験者たちはキーパッドをあらかじめ渡され、映像を見てどれほど発情スイッチが入ったと感じたか、そこに打ち込むように言われていた。さらに、被験者の生殖器はプレスチモグラフにつないであった。プレスチモグラフとは、生殖器への血流量を測るためのものである。身体がセックスへの準備を整えたかどうかを測る指標としては、それが確実なのだ。言わば、エロスの分野における嘘発見器とお考えいただければ良い。

シヴァースは何を発見したか。ゲイにせよストレートにせよ、男性は予想通りだった。彼らの発情スイッチが入ったのは、読者の予想する通りだったのだ。ストレートの男性は、裸の女性が関係している映像すべてに反応し、男性しか映っていないものには冷ややか。ゲイの男性は、これを一八〇度引っ繰り返した、同じような一貫性を示した。またストレート、ゲイどちらの男性も、生殖器への血流が示していることと同じことを、キーパッドに打ち込んだ。つまり男性は、頭と亀頭で同じことを考えているわけだ。

一方、女性の被験者はどうだったかと言うと、まさしく絵に描いたように謎めいた結果だった。性的指向にかかわらず、そのほとんどが、見るものすべてにプレスチモグラフの針をピクピクと反応させたのである。男と男だろうが、女と女だろうが、海岸の男にも、事務の女にも、動物園のボノボにも、何を見ても生殖器への血流が増したのである。しかし男性と違って、女性の多くがキーパッドを通じて報告したのは、発情スイッチは入らなかったということだった。この研究について、『ニューヨーク・タイムズ』でダニエル・バーグナーが報告しているように、「女性においては、〔……〕心と生殖器は、ほとんど別の人間に属しているように見える」[*4]。レズビアンのカップルの映像と、ゲイの男性同士のカップルの映像を見

---

＊1　Kendrick et al. (1998).

＊2　Baumeister (2000).

＊3　Chivers et al. (2007).

＊4　ここに挙げている研究の多くがバーグナーの素晴らしい以下の記事に言及されている。Daniel Bergner, "What Do Women Want?: Discovering What Ignites Female Desire," *The New York Times*, January 22, 2009 (http://www.nytimes.com/2009/01/25/magazine/25desire-t.html).

たとき、ストレートの女性たちの膣への血流は、キーパッドで申告する以上だった。一方、古風で「ノーマル」な異性愛者のカップルの映像を見たときは、自分の身体が示す以上の興奮を、すぐさま申告したのである。ストレートか同性愛者かにかかわらず、女性たちは、ボノボ対ボノボのホットな行為にほとんど何も反応しなかったと報告した。ところがこの場合もやはり、彼女たちの身体が示すところによれば、まんざら嫌いでもなさそうなのだ。

## *3*…肉体の反応と意識の不一致

女性たちが肉体のレベルで経験したことと、意識して申告したこととの間にあるこの不一致*は、もっと詳しく言うなら、性愛の可塑性の度合いが肉体と意識とでは異なる、という説から予想されることではある。性愛に関して、女性が男性よりも大きな柔軟性を獲得した代償として、自分が感じていることを自分ではわかりづらい——そして、どんな文化的束縛を受けているかによっても異なることだが、場合によっては自分が感じていることを自分で受け容れがたい——ということが十分あり得るのである。このことは、セックスに興味を感じられないと報告したり、オルガスムに達するのが困難であると報告する女性が、どうしてあれほど多いか考えるときに、覚えておく価値のある事柄である。

読者がすでに混乱しすぎているというのでなければ、精神医学分野の研究者であるアンドレイ・アノーヒンとその同僚が発見したことについて、考えてみていただきたい。それによると、エロティックな画像が女性の脳のなかに引き起こす反応は、エロスを含まない単に面白い画像や、単に恐ろしい画像の場合と比べると、有意なほど素早く強いというのだ。彼らは、一二六四人の女性を対象に、歯をむき出しているイヌから、激しく興奮した半裸の男女まで、広範囲にわたる画像を無作為の順番で見せていった。すると、エロティックな画像に対しては、女性の脳が二〇％も早く反応したのである。男性がそのように反応したのは予想できていたのだが、視覚的でもリビドーが強いとも考えられていない女性がそうした結果を示したことに、研究者は驚いたのだ。[*5]

女性の脳の性愛に関する部分は、そのように驚きで満ちている。オランダの研究者が、一三人の女性と一一人の男性を対象に、オルガスムの発作の真っ最中にある脳をPET（陽電子放射断層撮影法）でスキャンするという調査をした。男性のオルガスムは短かすぎて読み取りに信頼がおけるのかどうか難しいところはあったものの、二次体性感覚皮質（生殖器の感覚に結びついている）の活性の高まりが観察できた。これは予想していたことであった。しかし女性の脳はその研究者たちを困惑させたようである。女性の脳は、オルガスムに際して待機状態に入ったように見えたのである。女性の脳のなかでわずかながら活性化したのは、一次体性感覚皮質であった。これは感覚の存在が入力される部位であるが、さほど大きな興奮を示さなかったのである。研究者の一人はこう言っている。「女性においては初発の感覚があるというだけで、それが大量だということが見て取れるマーカーは存在しなかった。男性にとっては触覚が非常に重要であるが、女性にとってそれはさほど重要ではない[*6]」。

---

*この不一致　この不一致は第10章で私たちが論じた嫉妬に関する研究にも関連する。

＊5　Anokhin et al. (2006).

＊6　Georgiadis et al. (2006) またはその書評である以下を参照のこと。Mark Henderson, "Women Fall into a 'Trance' During Orgasm," *Times Online*, June 20, 2005 (http://www.timesonline.co.uk/tol/life_and_style/health/article535521.ece).

## 4…ピル服用によって変化する女性の好み

女性は誰でも、自分の性愛感覚に月経周期が大きく影響していることを知っている。スペインの研究者が確証したところによれば、排卵期の女性は、いつもよりも人を好きになったり求めたりする感覚が大きくなる経験をしている。また他の研究者の報告によれば、女性は排卵期になると、そうでない時期には彫りがさほど深くない男性の顔を好む人でも、古典的に男らしいとされる顔により魅力を感じるようになるという。[*7]

経口避妊薬《ピル》は、月経周期に影響を与えるので、それが同時に女性の好みに影響を与えたとしても驚きはしない。スコットランドの研究者トニー・リトルは、自分の夫として向いている人物かどうか査定するときに、女性がピルを服用していると、男性に対する評価が変化することを明らかにした。リトルは、その発見がもたらす社会的影響は小さくないかもしれないと考える。「ある女性が、ピル服用期間中にパートナーを選ぶとする。その後、子どもが欲しいと思ってピルを止める。すると、好みを決定していたホルモンの状態が変化するので、自分は間違った種類の男と結婚してしまったと思うかもしれないのだ」。[*8]

リトルの懸念は筋違いではない。一九九五年、スイスの生物学者クラウス・ヴェデキントが、現在では「汗臭いTシャツ実験」として知られている実験結果を公表した。彼は女性たちに、男性が香水を付けたり石鹸で洗ったりシャワーを浴びたりしないで、数日間、着続けたTシャツの匂いを嗅いで選んでもらった。その後の調査と合わせてヴェデキントが発見したのは、ほとんどの女性が、自分とは異なるMHC（主要組織適合遺伝子複合体）を持った男性の匂いに惹かれるということだった。[*9] この選好は、遺伝的に理に適っている。なぜなら、MHCはさまざまな病原体に対する耐性の領域を示しているからで、異なる免疫領域を持った両親から生まれた子どもは、より広範囲に及ぶ、より健康な免疫反応の恩恵を受ける可能性が高いのだ。

ここで問題となるのは、ピルを服用している女性が、男性の匂いに対して同じような反応を示すかどうかだが、結果はでたらめな選択か、あるいはもっと悪いことには、自分と同じようなMHCを持つ男性のTシャツを選んでしまったのである。*10

この実験の持つ意味を考えてみていただきたい。多くのカップルが、女性がピルを服用している間に出会っている。一緒にちょっと出かける、それで互いに好きになる、その後一緒になって、家族を持つことを決める。女性はピルを止める。妊娠、出産する。だが、彼女の彼に対する反応が変わる。彼には、どこか気に触るところがある、何か以前は気付かなかったところが。たぶん彼女は、彼が性的には魅力がないことに気付く。そして二人の距離はどんどん大きくなる。しかし彼女のリビドーは元気だ。テニスコーチに近づき匂いを嗅ぐたびに、顔を赤らめるようになる。もはやピルの副作用によって沈黙を強いられていない彼女の身体は、今の夫は（どんなに偉大な人間ではあっても）遺伝子的にはあなたに適していないと、彼

*7　Tarin and Góomez-Piquer (2002).
*8　以下にリトルからの引用がある。BBC News article (http://news.bbc.co.uk/2/hi/health/2677697.stm).
*9　Wedekind et al. (1995). この実験結果を追試確認したより最近の研究としては、Santos et al. (2005) を参照。
*10　ピルは、男性の持つMHCを嗅ぎ分ける能力に干渉するだけでなく、他のフィードバックシステムにも副作用を及ぼすようである。たとえば Laeng and Falkenberg (2007) を参照のこと。

女に告げているかもしれない。だが遅すぎた。二人は、それを仕事のプレッシャーや、子育てのストレス、あるいは互いのせいにし始める……。

このカップルはわざとしたわけではないが、生物学的な適合性をテストするという重要な段階をすっ飛ばしてしまった。このために二人の子どもは、たとえば低出生体重から免疫機能の欠陥に至るまで、広範囲にわたって健康を深刻に脅かされる可能性がある。[*11] どれほど多くのカップルが、こうした状況にあって、どうして「失敗」してしまったのだろうと、自分たちを責めていることだろう。どれほど多くの家族が、こうしたありふれた、しかし悲劇的でよく気付いてさえいない一連の出来事のために分解してしまうことだろう。[*12]

## 5…女性のセクシュアリティは状況次第

心理学者のリチャード・リッパは、ＢＢＣと共同で、二〇万人以上の世界中のあらゆる年代の人びとに対して、性的衝動の強さと、それが自身の欲望に及ぼす影響に関する調査を実施した。[*13] その結果彼が発見したのは、これまで述べてきたのと同じような、男女間の逆転現象である。男性は、ゲイもストレートも性的衝動が強まれば強まるほど、自身の性的欲望の対象を限定する傾向があった。言い換えるなら、性的衝動の強いストレートの男性は、女性に注目する傾向が強く、性的衝動の強いゲイの男性は、男性に没頭する傾向が強かったということである。だが女性――少なくとも自称ストレートの女性――においては、逆のことが起きた。性的衝動が強くなると、男性にも女性にも惹かれる傾向が強まったのだ。レズビアンは男性と同じパターンを示した。すなわち性的衝動が強まると、女性だけに注目する傾向が強くなったのである。たぶんこのことは、どうして自身を両性愛者だと考える女性が男性の二倍いるのか、またその一方で、どうして自身をもっぱら同性愛者だと考える女性が男性の半分しかいないのか、ということを説明してくれるであろう。

それは単に男性の方が、人間にとってある意味で普遍的な両性愛を抑圧している度合いが強いことを意味しているにすぎないと主張する人は、性科学者のマイケル・ベイリーが行なった実験のことを考えてみた方が良い。彼は、ゲイとストレートの男性にポルノ写真を見せて、その脳をｆＭＲＩでスキャンしてみた。すると彼らは、男性がしがちなように、単純に、直接的に、反応したのだ。ゲイの男性は、男性と男性が映っている写真が好きだし、ストレートの男性は、女性が映っている写真が好きなのだ。ベイリーは抑制に結びついている脳の部位が活性化するのではないか、すなわち被験者が両性愛的傾向を否認していることが示されるのではないかと予想したが、見つからなかった。ゲイの男性も、ストレートの男性も、写真を見ている間に、そうした部位が異常に活性化することはなかったのである。サブリミナルの画像を使った他の実験でも、同様の結果が生じた。ゲイの男性、ストレートの男性、レズビアンの女性は、皆、自己申告した性的指向から予想される通りの反応を示した。ところが自称ストレートの女性（だが「無数のものを含む」）は、すべてに反応を示したのである。つまりわれわれは、そういうふうにできているのだ。抑圧や否認の結果、そうなったのではない。[14]

＊11　これに関する最近の研究を概観したものとして、Alvergne and Lummaa (2009) を参照のこと。
＊12　私たちにピルを告発しようという意図はない。だが、ここに挙げたような変化があることを考えて、カップルは、長期計画を実行に移す前に、別の避妊法を用いて数ヶ月一緒に過ごしてみることを強く推奨する。
＊13　Lippa, 2007 (http://psych.fullerton.edu/rlippa/bbc_sexdrive.htm).

もちろんセックスに関する調査では、抑圧の徴候を見つけるのに困難はない。むしろふんだんにある。たとえば、人間のセクシュアリティをめぐる長年にわたる謎の一つとして、異性愛者の男性が申告する性的な出会いやパートナーの数が、異性愛者の女性の申告より多いという現象がある。これは算数の問題としてはあり得ないことだ。心理学者のテリー・フィッシャーとマイケル・アレグザンダーは、初体験の年齢、セックスのパートナーの数、性的な出会いの頻度について、人びとの申告を詳しく検証してみることにした。*15 そのために彼らは、次の三通りの調査環境を設定したのである。

一　被験者が、自分の回答が、部屋の外で待機している研究者たちから見られる可能性があると信じている場合。

二　被験者が、完全にプライベートに、匿名で回答できる場合。

三　被験者が、手や腕や首に電極を装着され、嘘発見器に接続されていると（間違って）信じている場合。

自分の回答が見られる可能性があると思った女性の回答では、セックスのパートナーの数は、平均二・六人だった（すべての被験者は二五歳未満の大学生）。匿名で回答できると思った女性は三・四人で、嘘がばれると信じた女性の場合は四・四人という回答だった。つまり、女性が嘘をつけないと思った場合、七〇％も多くの性的パートナーがいることを認めるということだ。しかし男性の回答は、ほとんど変化が生じなかったのである。セックスを研究する者、医師、心理学者（そして彼女の両親）は、この手の質問に対する女性の回答は、いつ、どこで、どのように、誰から質問されたかによって変わり得るということを覚えておくべきである。

女性のセクシュアリティが、ほとんどの男性と比べて状況次第である傾向が強いということが本当だとしたら、われわれは女性のセクシュアリティについて知っていると思い込んでいる多くのことを、再考する必要があるということだ。私たちがすでに指摘した年齢というバイアスによって生じる歪み（二〇代女性が全女性を代表できるか、という問題）に加えて、冷たい教室や実験室での女性の回答がどれほど有効かという問題もある。二枚目俳優のジョージ・クルーニーからアンケート用紙が配られ、ジャグジーでワインをグラス一杯飲んでから回答し、またジョージ・クルーニーが用紙を回収に来るんだったら、女性のセクシュアリティに対するわれわれの理解は、どれほど異なったものになっていたことであろう。

性科学者のリサ・ダイアモンドは、一〇年以上も女性の欲望の満ち引きを研究している。彼女がその著『性的流動性』のなかで報告しているところによれば、多くの女性が自分は特定の人に惹かれるのであって、そのジェンダーではないと見なしているという。ダイアモンドの見解では、女性は情緒的な親密性に強く反応するので、生まれつきの性的指向が簡単に変化するのだそうだ。シヴァースもこの点に同意している。「女性の肉体的反応は、対象のジェンダーの違いによって変わることがないように見える。少なくとも異性愛者の女性はそうである」。

男女間で性的可塑性にこうも決定的違いがあることの実際的な影響には、どんなことがあるだろうか。まず、最も長続きしなさそうな、束の間の影響として、状況に応じて両性愛的な行動を取ることが、男性の間より女性の間に多いということから検討してみよう。グループ・セックスに参加したり、「スワッピング」をしたりする異性愛者のカップルに関するさまざまな研究が一致して主張しているのは、そういう

＊14　Safron et al. (2007) 参照。関連する研究をよく検討している以下も参照（http://www.wired.com/medtech/health/news/2004/04/63115?currentPage=all）。
＊15　Alexander and Fisher (2003).

状況では、女性同士がセックスをするのはふつうだが、男性同士というのはほどんどないということである。それに加えて、私たちは大衆文化が生まれつきの人間のセクシュアリティを示す信頼できる指標だと言うつもりは毛頭ないのだが、女性同士のキスが、テレビや映画のなかで瞬く間に受け容れられて正統なものになったのに対して、男性同士のキスが、いまだに異常で物議を醸すものにとどまっていることは、たぶん重要な意味を持っているだろう。初めて同性同士でエロティックな経験をした女性たちのほとんどは、翌朝、目が覚めたとき、パニックに陥って自身の性的アイデンティティを問い直すような行動を取るよりも、コーヒーを淹れることに関心を向けるであろうという方がありそうな話である。ほとんどの女性にとってセクシュアリティとは、彼女たちのまわりで移ろい変わる人生のように、変わる自由をもその本質として内包しているように見えるのである。

要するに、モナリザの微笑みの複雑さのなかには、人を自由にしてくれる単純さがあるのだ。これを、フロイトは見て取ることができなかったらしい。彼の疑問への回答も、きわめて単純なものになるだろう。ただし、そこには無数のものが含まれてはいるが。

——女性は何を求めているのか？

——場合による。

第21章

# 人類のセクシュアリティと現代社会の矛盾

## 1…男性に圧倒的に多い「性的倒錯者」

性的倒錯《パラフィリア》は、人間社会に普遍的に存在するわけではない。その発生率は、もしも性的な問題に関する寛容と教育がもっと広まるなら、ずっと少なくなっていることだろう。セックスに関する研究では、このことが最も重要であるのだが、社会的には最も敏感な領域ではあるのだ。

（アラン・ディクソン[*1]）

多くの女性が、その性的な柔軟性のおかげで自由である一方、男性は、自身の性的反応の柔軟性のなさ

＊1 Dixson (1998), p. 145.

の虜《とりこ》になっている。先に挙げたオスのヒツジとヤギと同じなのだ。男性のエロティシズムは、いったん刷り込まれてしまうと生涯変わらない傾向が強い。いったん固まったコンクリートが変形できないのといっしょだ。その結果、性的可塑性の理論に基づいて予想されるのは、性的倒錯《パラフィリア》（アブノーマルな性欲と性行動）が、女性よりも男性にはるかに多いだろうということである。女性は社会的圧力に応じて変わるのも、それまでの自身の関心を棄てるのも、不適当な衝動を顧みないことも、すべて男性より容易であると予想されるからである。そして、ほとんどすべての証拠が、この予想を支持している。研究者やカウンセラーの多くが同意していることとして、そうした異常な性的渇望はほとんど男性だけに見られ、発達初期の刷り込みに関連しているらしく、少年時代に刷り込まれたことが強化されて、いったん成人後の強い欲望にまでなってしまうと、それを変えることは不可能とは言わないまでも困難である。

　性的倒錯《パラフィリア》と小児性愛《ペドフィリア》に対する純粋に心理学的な治療は、ほとんど成功していない。後者に対する最も効果的な治療は、生物学的なアプローチに基づくものである（ホルモン療法、化学的去勢）。可塑性のある年齢をいったん過ぎてしまうと、刷り込まれたものが何であれ、男性はそこに固着してしまうようである。たとえば、ラテックスやレザー、ＳやＭ、ヤギや子ヒツジなどだ。もしも発達途上の時期に、歪んだ破壊的な性的被害を受けてしまうと、少年が大人になるときに、他人に対して同じパターンを今度は自分が再演したいという、変えることのできない、ほとんど抗いがたい欲望を抱えていくことになる。カトリック教会における儀式化され、広く蔓延している小児性愛《ペドフィリア》が、この過程の何よりの実例であろう（そしてまた、教会がその問題を何世紀もの長きにわたって隠蔽しようとしてきたという点についても）。ショーペンハウアーの有名な言葉、「人は何をするか選ぶことはできる。しかし何を欲するか選ぶことはできない」を思い出していただきたい。欲望というものは、とりわけ男性の欲望は、宗教による命令や、法的な懲罰、家族からの圧力、自衛本能や常識などでは、変えることができないのは周知の通りである。ただし、男性の欲望が従うものがただ一つある。テストステロン［睾丸から分泌される男性ホルモンの一種］だ。

　ホルモン異常のために、四ヶ月間テストステロンの分泌がほぼゼロだったという男性が、自身の経験をラジオのインタビューで（匿名で）語ったことがある。彼はこのように言った。テストステロンがないと「自分だと思っていたものが、すべて失われました。野心や物事への関心、ユーモアのセンス、声の抑揚。〔……〕テストステロンを投与してもらったら、すべて元通りに戻ったのです」。テストステロンがなくて良かった面はあるかと聞かれて、彼はこう答えた。「私は、自分の人格にどこか攻撃的な部分があったことがわかりました。だけどそれが、すっかりなくなりました。それがなくなったことはよかったと思います。〔……〕私は他の人に、謙虚に接するようになりました。それは、かつての私にはまったくなかったことです」。しかし全体としては、彼はテストステロンが戻って良かったと思っている。その理由はこうだ。「テストステロンがなかったら、欲望を感じないのです」。

　グリフィン・ハンズベリーは女性として生まれたが、大学卒業後に性別再指定手術を受け、男性になった。彼は、テストステロンの力について事情によく通じた意見を聞かせてくれる、もう一人の人物である。「世界が、まさに変わります。一番圧倒的だった感覚は、リビドーが信じられないほど増えたということと、女性に対する感じ方の変化でした」。ハンズベリーは、ホルモン治療を受ける前は魅力的な女性を街で見かけたら、自分の内側にこう語る声が聞こえたという。「あ、彼女魅力的だな、つきあいたいな」と。しかし、ホルモン注射の後は、そんな声は聞こえなくなったのだそうだ。女性の魅力的な要素なら何でも、たとえば「素敵なくるぶしや何か」だけで十分に「私の頭のなかは、攻撃的でポルノ的なイメージで溢れかえったのです。次から次へと。〔……〕私が見るものすべて、私が触れるものすべてがセックスになるんです」。そしてハンズベリーは次のように結論する。「たいていの場合に、私は怪物のような感じでした。それで、男というものがわかったんです。思春期の少年がどんなか、ということも、すごくよくわかりました」[*2]。

思春期の少年の多くがセックスに夢中になっていることは、性別再指定手術を受けずともよくわかる。思春期の少年が何人かいる教室で教えたことがあるなら、あるいは、思春期の少年を一人でも育てたことがあるなら、あるいはまた、自分自身の荒れ狂うような欲望を思い出すなら、「テストステロン中毒」という表現が、必ずしも皮肉で使われるばかりではないことがわかるだろう。思春期のほとんどの少年にとって、人生はしばしば暴力的で、熱狂的で、ワイルドであるように見える（し、また実際にそうである）。

数えきれないほど多くの研究が確証しているところによれば、テストステロンとその他の男性ホルモンは、思春期から二〇代半ばまでが最高潮である。ここにもまた一つ、社会が命じることと、生物学的な事実が要請することとの間の、巨大な紛争が見て取れる。若い男性の身体のなかでは、あらゆる声が「今すぐセックスがしたい！」と叫び声を上げている。しかし多くの社会は、その絶え間ない要請を無視するよう、そのエネルギーを他のことに、たとえばスポーツや宿題から軍隊に入って危険を冒すことまで多岐にわたる事柄を遂行するために用いよ、と命ずる[*3]。

生物学的な事実から来る無視しがたい要請を遮断しようとする他の試みと同じように、これもまた、何世紀にもわたる災厄であった。テストステロンの濃度と、若い男性（もしくは女性）がトラブルに巻き込まれる可能性とは相関関係にある[*4]。合衆国では、思春期の男性は、女性に比べて自殺者数が五倍である。政府の調査によれば、同性愛者の若者は同年輩の異性愛者に比べると、自殺者数が二～三倍である[*5]。一五～二五歳のアメリカ人では、自殺が死因の三番目にあり、十代の少年の自殺率は、ほかのどの人口集団よりも二倍である。

善意のウェブサイトや講演であっても、心が張り裂けんばかりのアイデンティティを攪乱するような性的欲求不満が、そうした思春期の自暴自棄な行動の部分的な原因となっている可能性があることに、少なくともこれまではほとんど言及してこなかった。やっと思春期に達したぐらいのファッションモデルが半裸になって映っている広告写真が、そこら中の看板に溢れているというのに、アメリカ社会の大部分は、法的に認められる年齢以前に、性的な行為が始まり得ることを示すいかなるものも、断固認めないという態度を取り続けている。[*6]

＊2　ここに引用したインタビューは両方とも、NPR, *This American Life*, Episode #220 より。これは www.thislife.org から無料でダウンロードできる。

＊3　Reid (1989) によれば、中国においては、若者がその溢れんばかりの性的エネルギーを年上の女性と共有することは、賢くかつ健全だと見なされていたという。女性の方は、男性がオルガスムによって放出するエネルギーを吸収することで利益を得られるからである。同様に、若い女性のオルガスムは、年上の男に活力を吹き込むと考えられていたらしい。これと同じ考え方が、南太平洋の島嶼部の文化のいくつかに、また狩猟採集社会のいくつかにも見られる。

＊4　きわめてたくさんある例から一つだけ挙げるなら、Dabbs et al. (1991,1995) に次のようにある。「テストステロンの値が高い犯罪者は、それが低い者に比べると、より暴力的な犯罪を犯している。また、仮釈放監察委員会からは厳しく判断されることが多いし、刑務所規則に違反する頻度もより多い」。

＊5　Gibson (1989).

＊6　思春期の男性の性的欲求不満が蔓延することで、社会に対して長期にわたってどれほど影響を与えているかということが疑問に思われる。たとえば、多くの男性が経験する女性嫌悪的怒りのどのぐらいまでが、この欲求不満に由来するものであろうか。また、この欲求不満がどれほど若い男性が戦争で戦ったり、ストリートギャングに加わったりする意志に影響しているのだろうか。イスラム教は男性の性的欲求不満を増やして自爆テロの志願者をいくらでも調達できるようにするために、一夫多妻を認めているのだと主張する Kanazawa (2007) が唱道するような議論には、私たちは賛成しないけれども、烈しい欲求不満がしばしば筋違いの怒りとなって表現されるという考え方は斥けることが難しい。

二〇〇三年、一七歳の優等生で学校でも評判だったジュナーロウ・ウィルソンが、一六歳になっていないガールフレンドと同意の上でオーラルセックスをした罪によって逮捕された。彼の罪状は、子どもに対する性的ないたずらということで加重され、最低一〇年もジョージア州の刑務所に収監され、また強制的に性犯罪者として生涯登録されるという判決が下された。ウィルソンとそのガールフレンドが、もしもオーラルセックスではなく、古き良き時代のセックスを楽しんだだけだったら、彼らの「犯罪」は軽罪で済み、最長一年の刑で性犯罪者登録もなかったであろう。[*7]

その前年、トッド・センターズは、ガールフレンドと合意の上で、セックスしているところをビデオに撮影した。彼女は、性的同意年齢を超えていた。しかし、ネブラスカの州法によれば、セックス自体が完璧に合法であっても、それをビデオに撮影することは「子どもポルノを作成」したことになるのだ。一七歳という年齢は、セックスをするには合法でも、セックスしているところを撮影するには違法なのである。

アメリカ中の思春期の若者たちが、「セクスティング」をして深刻なトラブルに巻き込まれている。「セクスティング」とは、モバイル端末で自分のきわどい写真を撮影し、友だちに送ることだ。それが多くの州では、刑務所送りになる可能性があることがわかってきたのである（刑務所こそが性的虐待の宝庫である）。理由としては自分自身の身体を撮影したこと（子どもポルノ作成に当たる）、あるいは、その写真を送信したこと（子どもポルノ配布に当たる）である。彼らは、強制的に性犯罪者として登録されることにもなる。彼ら自身が、自分の「犯罪」の「被害者」であるのに、だ。[*8]

## 2…思春期のセクシュアリティへの抑圧は暴力に転化する

二〇〇五年の調査では、思春期の若者一万二〇〇〇人のうち、「結婚まで性体験をしない」と誓っている者は、他の十代に比べてオーラルセックスやアナルセックスを経験する割合が高く、コンドームを使用する割合は低く、性感染症に感染する割合は、童貞／処女の誓いを立てていない若者たちと変わりがなかった。この研究を発表した著者らによると、童貞／処女の誓いを立てた者の八八％が、誓いを守れなかったことを認めたという。[*9]

西洋人の欲求不満や混乱や無知の源泉が、人間本来のセクシュアリティに対して歪んだ関係しか持てていないことにある一方、もっと矛盾のない考え方の社会では行きずりの関係を認めている。発達神経心理学者のジェームズ・プレスコットは、身体の快楽と暴力が「どちらか一方」の関係にあるらしいと考えた。すなわち、どちらかが存在すると、もう一方の発達が妨げられるのだという。プレスコットは一九七五年に一本の論文を発表し、そのなかで「発達形成期に受けた感覚体験によって、のちの人生において、快楽

＊7　ジョージア州は、オーラルセックスにたいへん厳しい。一九九八年になるまで、それがたとえ結婚している夫婦間で、寝室で行なわれたとしても、不法行為として二〇年の刑に処せられる可能性があったのである。

＊8　たとえば以下を参照のこと（http://www.npr.org/templates/story/story.php?storyId=1023869528&ft=1&f=1001）。

＊9　Fortenberry (2005).

追求型と暴力追求型のどちらの神経心理学的傾向を持つかが決まってくる」と主張した。個人の発達という次元では、この発見は明白であるように見える。子どもを虐待する大人は、ほとんどすべての場合において、その人自身が子ども時代に虐待を受けた犠牲者であるし、質《たち》の悪いイヌを育てたければ、子犬のうちからぶっ叩けばよいことは、廃品置き場のオーナーならみんな知っている。

プレスコットは、この論理を比較文化的に調査した。幼児時代に情愛を示す身体的接触をどれほど受け取ったかということを量的に表現するデータ（受乳年数、母親との直接的な身体接触の時間の割合、他の大人たちから可愛がられ、いっしょに遊んだ時間の割合）と若者の性行動に対する全般的な寛容さとについて、過去の研究で収集されたデータを総括的に分析し直したのである。これらのデータを、社会内の、あるいは社会間の暴力のレベルと比較した結論として、プレスコットはデータを得ることのできた四九の社会のうち四八において、「身体的な快楽が奪われていること――人生のどの時期においてもそうであるが、とりわけ幼児期、児童、思春期それぞれの形成期に身体的快楽を禁じられること――は、戦争や個人間の暴力の量に密接な関連性があった」という。母親と子どもとの間の身体的な絆を妨げない文化、思春期のセクシュアリティの表現を禁じない文化は、暴力が、個人間においても、社会間においても、はるかに低い水準にとどまっているらしい[*10]。

アメリカ社会の性規範は、どんなヨーガの達人にも不可能な歪んだポーズに、無理やり自分を押し込んでいるかのようだ（テレビでビキニを着てポールダンスをして見せていたブリトニー・スピアーズは、処女だと宣言していたのだ）。その一方で、ほかの社会は、思春期のセクシュアリティを積極的に儀式化し、組織化することを求めてきた。マンガイア島の若者たちは、互いにセックスすることを推奨されている。その際とくに強調されるのが、青年男子は自制心を持たなければならないということと、女性に喜びを与えられることを誇りにせよということである。インド中部のムリアの人びとは、思春期の若者が親元を離れて自由に寝泊まりできる寮のようなもの（「ゴトゥル」と呼ばれている）を用意する。ゴトゥルでは、若者はさまざまなパートナーを試してみることを推奨される。人生のこの段階で決まった一人の相手にあまり深入りするのは、良くないと思われているのだ。[*11]

われわれの種は、いつでも、またこれまでもずっと、高度に性的な人生を歩むようにできているということ、そしてまた、思春期の少年たちはとくに、その行動を上手に導いてやる必要があるということを認めるなら、若い衝動を邪魔した結果として、欲求不満が破壊的な爆発を起こしたとしても驚くことはないだろう。

## 3…ケロッグ博士のサディスティックな子ども虐待

一八七九年、作家のマーク・トウェインは、ある講演のなかで次のように語った。「あらゆる形態のセックスのなかで、それ〔マスターベーション〕は最もお薦めできない。楽しみとしては、あまりに儚《はかな》い。仕事としては、あまりに疲れる。見世物としては、儲からない[*12]」。マーク・トウェインというのはおもしろい男だ。だが、彼のユーモアにはとても真剣なところがあるし、勇気も感じられる。マーク・トウェイ

＊10　この節のプレスコットからの引用はすべて Prescott (1975).
＊11　Elwin (1968) および Schlegel (1995) を参照のこと。
＊12　「オナニーの科学に関するいくつかの思いつき」と題してアメリカの作家や芸術家の集まるストマック・クラブで行なわれた講演。

ンが言うように、西洋文化の多くは、マスターベーションを含めて、少しでも子どものセクシュアリティを匂わせるものに対して、何世紀にもわたって戦いを繰り広げてきた。

容赦のない反マスターベーション・キャンペーンは、人間のセクシュアリティに含まれる「罪深い」渇望に対する、西洋の長きにわたる戦いのほんの一面にすぎない。多くの女性たちが、自身の性愛をあえて主張した、あるいは、ほんの少しほのめかしたという理由で、魔女とされて生きながら焼かれた。あるいは、アイザック・ベイカー・ブラウンのように、色情症の芽を摘む治療と称して、野蛮で危険きわまりない手術を正当化した医者たちがいた。これらのことは、すでに述べたとおりである。それらは例外的な事例ではなかった。マーク・トウェインには、そのことがよくわかっていたのである。トウェインの時代の親たちも、その多くがジョン・ハーヴェイ・ケロッグ◆のような卓越した「専門家」の助言を信じて、自分の子どもたちのセクシュアリティのいかなる徴候も見逃すまいと、肉体的精神的に野蛮な虐待を加えていたのである。他のことでは理性的な人びともこの点については惑わされたのか、マスターベーションが本当に、『ニューオーリンズ内科外科ジャーナル』に掲載された言葉遣いで言えば「文明化社会を破壊に導く原因」であると、心から信じたのである。

ケロッグは、当時、性教育の第一人者と広く認められていたけれども、彼自身は、結婚していた四〇年間に一度も妻との間で性交したことがないと、自慢げに主張していたのである。さらにケロッグは、ハンサムな男性の使用人に言い付けて、健康のためとして、毎朝浣腸させていたのである。彼の名高い繊維質豊富なシリアル食品を食べていれば、必要がないはずである。似非科学による、言わば「反セックス十字軍」のことを研究したジョン・マネーが『破壊する天使』で解説しているところによれば、ケロッグは、今日であれば「浣腸愛好《クリズマフィリア》」と診断されていたであろうということだ。これは「児童期に遡り得る性的機能もしくは性感機能の異常で、浣腸が通常の性行為の代わりをなす。浣腸愛好者《クリズマファイル》にとって、ペニスをヴァギナに挿入するのは、重労働でもあり危険でもある。また場合によっては、嫌悪すべき行為として経験される」とマネーは書いている。

ケロッグは医学博士として、子どもたちに対する正しい性教育について、世の親たちを指導する道徳的権威を標榜していた。ケロッグやその手の著者によって書かれたものに慣れ親しんでいる者でない限り、基本的な人間の性愛を蔑んで悦に入っているその様子は、ただただ背筋が凍るばかりである。そのベストセラー『老若にとって紛れもない事実』（一八八八年のセックスレスの蜜月期に書かれた）でケロッグは、「自慰とその影響に対する治療法」と題する節で、世の親たちが、息子たちの自然なエロスの自己探求をどう扱えば良いかについて、このように書いている。「幼い少年においては、ほとんどつねに成功する治療が、陰茎包皮切除である」。さらにこう断言する。「手術は外科医によって行なわれるべきだが、麻酔を用いてはならない。なぜなら、手術に伴う短時間の痛みが、精神に有益な影響を及ぼすからである。とりわけその痛みが、罰という発想に結びついてくれるなら〔……〕」（傍点引用者）。

怖がって暴れ回る少年に、麻酔もなしで包皮切除を施すなどということは、夢にも思わなかった両親に対しては、ケロッグは別の方法を推奨した。それは、「勃起を妨げるように、銀の糸で縫合する方法」だった。「包皮を引っ張って亀頭の上に被せ、銀の糸を針に通して、それで皮を縫い合わせる。しばら

---

◆ジョン・ハーヴェイ・ケロッグ（一八五二～一九四三）　ケロッグ・コーンフレークの開発者。アメリカの禁欲主義・菜食主義のセブンスデー・アドベンチスト教会の熱心な信者であり、医学博士だった。マスターベーションを禁忌とし、性欲を抑えるさまざまな方法を説いた。そのために有効な健康食として、シリアル食品を開発・普及した。

＊13　Money (1985).

くして抜糸すれば、先端はくっついて閉じてしまう。こうなれば勃起することは不可能となる」。両親は、息子のペニスを縫い合わせてしまったことが「〔マスターベーションという〕実践に必要な現象を克服する、最も強力な方法として機能することを」[*13]確かめることができたであろう、とケロッグは書く。

陰茎の包皮切除は、合衆国ではいまだに広く行きわたっている。ただし地域差は大きくて、西部の州では新生児の四〇％に施されるのに対して、北東部の州ではその倍の割合となる。[*14]医学的な必要性はほとんどないにもかかわらず、この手術がこれだけ普及しているのは、ケロッグおよび当時彼と似たような考えを持った人びとによる反マスターベーション・キャンペーンの所産である。マネーが言うように、「新生児に対する包皮切除術が、アメリカの分娩室にこっそりと入り込んだのは、一八七〇年代、一八八〇年代のことであって、その理由は一般に思われているように宗教的割礼ではなく、また健康・衛生でもない。そうではなく、将来、その子がマスターベーションを覚えかねない状態を、事前に取り除くべしという主張が理由だったのだ」[*15]。

ケロッグは、少年に対するサディスティックな拷問だけに関心があったと、読者が勘違いされるといけないので付言しておくが、同じ著書のなかで彼は、女の子に対してはクリトリスを石炭酸で焼灼し、それを自分で触れてはいけないことを教えるよう助言している。ケロッグと同時代の同好の人びとには、作家のカール・クラウスの精神分析に対する攻撃の言葉がそのまま当てはまる。すなわち、「〔性に対する抑圧という〕病を、それ自体が治療法だと思いこんでいた」ということである。

幼い子どもたちを苛んで悦に入っているケロッグの姿は、衝撃的だし心を乱す類のものだが、「子どもを独りにしてはいけない」という彼のポリシーは、特別異常なことでも、また歴史上の過去に限定されることでもない。先に引用した反マスターベーション方策は一八八八年に公刊されたものだが、アメリカ医学会が「マスターベーションは思春期の性的発達の正常な一部であり、医学的な管理は一切必要としない」と宣言したのは、それから何と八〇年以上も経った一九七二年のことだったのである。しかも、いまだに戦いは続いているのだ。一九九四年という最近になっても、小児科医のジョイスリン・エルダーズが、単にマスターベーションは「人間のセクシュアリティの一部である」と断言しただけで、合衆国の軍医総監の地位を解任されている。数世紀間にわたるマスターベーションに対する戦いがもたらした苦悩は、計り知れない。だが、このことだけはわかる。あらゆる苦悩は、どんな小さなものであっても、無駄にはならない。断じて無駄にはならないということだけは。

ジョン・ハーヴェイ・ケロッグ、アンソニー・カムストック［一八四四〜一九一五。アメリカの社会改革推進者。猥褻検閲家として有名］、シルヴェスター・グラハム（グラハム・クラッカーの発明者。この菓子はコーン・フレークに似て、マスターベーションをしたい気持ちを殺ぐことを意図して作られた）たちは、その厳しい反性愛キャンペーンでは極端な存在だが、当時は特別に常軌を逸しているとは思われていなかったのである。[*16] ダーウィンが、三〇歳の誕生日の一月前に従妹と結婚したときには、ほとんど、あるいはまったく性体験がなかったであろう。また、ジグムント・フロイト――一九世紀の性の理論家としてそびえ立つもう一人の巨人――は、一八八六年に結婚したとき三〇歳であったが、童貞であったと自ら告白している。これらのことを思い出していただきたい。フロイトが、性

＊14　http://www.cirp.org/library/statistics/USA/
＊15　Money (1985), pp. 101–102.
＊16　この人物たちは、香辛料や強い味が性的なエネルギーを刺激すると信じていた。だから彼らは、風味に乏しい食べ物によって、リビドーを殺ぐことを推奨したのだ。グラハム・クラッカーや甘みを付けない朝食用シリアルは、もともとは思春期の少年を息子に持つ親たちに、マスターベーションという悪を追い払う手助けになる食べ物として売られたものだったのである。この人物たちの人となりと活動を描いたフィクションの――そうは言ってもおおむね正確な――作品としてBoyle (1993) を参照のこと。

的なことに乗り気でなくても驚くには価しない。なぜならフロイトの伝記を書いたアーネスト・ジョーンズによれば、フロイトの父親はわが子が憑かれたようにマスターベーションに励むのを止めさせようとして、幼いジグムント少年に、ペニスを切り落とすぞと脅したのだから。[*17]

## 4…「行きずりの恋」——それを求めて女性も海外へ

この前、妻とセックスをしようとしたら、何も起こらなかった。それで彼女に言ったんだ。「別に問題ないよ。君も、他の誰かのことを思い浮かべないで済んだわけさ」。

（ロドニー・デンジャーフィールド〔一九二一～二〇〇四。アメリカのコメディアン〕）

男たちはテレビでやっていることなんか気にしない。彼らが気にするのは、テレビでやっていないことだけさ。

（ジェリー・サインフェルド〔一九五四～　。アメリカのコメディアン〕）

アメリカ大統領カルヴィン・クーリッジ〔第三〇代、任期一九二三～二九〕には、養鶏場にまつわる一つの逸話がある。進化心理学者なら皆、暗記しているこんな話だ。一九二〇年代のことだ。大統領と夫人が、ある養鶏場の視察にやって来た。見学の途中でファーストレディが農夫に尋ねた。どうやって、これほど多くの受精卵を産ませているのか、雄鶏の数は少しなのにと。農夫は誇らしげに答えた。自分のところの雄鶏は、喜んで日に十回以上も務めを果たすんですと。ファーストレディは答えた。「その話は、大統領のお耳に入れた方が良いと思うわ」と。その言葉が耳に入ったクーリッジ大統領は、その農夫に尋ねた。「雄鶏は、それぞれ決まった一羽の雌鶏相手に務めを果たすのかね」と。農夫は答えた。「とんでもない。いつも相手の雌鶏を取っ替え引っ替えです」と。「なるほど」と大統領は答えた。「その点を、クーリッジ夫人に指摘しておいた方が良いと思うぞ」。

この逸話が歴史的に正しいかどうかは別として、性的なパートナーが変化することで元気が増すことを「クーリッジ効果」と呼びならわすようになっていることは確かだ。霊長類のなかには、メスもやはり性的な新奇性に関心を寄せる種がある（これにはわれわれ人類も含む）ことはほとんど疑い得ない。しかしメスの場合、その底に横たわっているメカニズムはオスとはまったく異なっているように思われる。それでクーリッジ効果は一般的にはオスの哺乳動物について言う言葉であり、それについてであれば多くの種で記録が残されてきた。[*18]

しかしだからと言って、女性のセックスに対する動機は、よく主張されることだが、相対的なものしか

＊17　興味深いことに、フロイトの甥のエドワード・バーネイズは、広報活動や現代的な宣伝広告の基礎を築いた一人と目されている。彼が手がけた広報キャンペーンのなかで有名なのは、煙草を初めて女性の自立と結びつけたことである。バーネイズは一九二〇年代に、ビジネス・スクールで今日でもいまだに教えられている、一つの伝説的な広告を演出した。彼は、ニューヨークのイースターのパレードにファッション・モデルたちを行進させたのだが、そのモデルたちは全員手に火の点いた煙草を持ち、「自由の灯火」と書かれた横断幕を掲げていたのである。これについてはEwen (1976/2001)を参照のこと。

＊18　雄牛に、同じ雌牛相手に何回も種付けさせようと思うなら、別の雌牛を相手にしていると思い込ませなければならないということを、牧畜農家なら良く心得ている。そのためにどうするかというと、別の雌牛に擦りつけて、その匂いをよく染み込ませた毛布を、その雌牛に掛けてやるのだ。これで欺されなければ、雄牛は梃子でも動かない。雌牛がどんなに魅力的でも駄目なのである。

ないということを意味するわけではない。心理学者のジョーイ・スプレイグとデイヴィッド・クアダグノの二人が、二二歳から五七歳の女性を対象に調査したところ、三五歳未満では、六一％がセックスの第一の動機は、肉体よりも感情であると答えた。しかし三五歳以上となると、肉体的接触への飢えよりも感情的な動機の方が強いと答える女性は、三八％だけになる。[19] 額面どおりに受け取るなら、女性のセックスへの動機は、年齢とともに変化することを示しているわけである。しかしまた、女性は成熟するにつれて言い訳をしなくなるので、その結果は、単にそれを反映しているにすぎないという主張も可能であろう。

イスタンブールやバリ、ガンビア、タイ、ジャマイカに初めて旅行した人は、ヨーロッパや合衆国から中年女性が何千人となく群れ集い、後腐れのない性的な好意を得ようとやって来ていることに驚くかもしれない。「レンタ・ラスタ」を求めて、ジャマイカにやって来る女性は、毎年八万人に上ると見積られている。[20] タイのリゾート地プーケットにやって来る日本女性の数は、一九九〇年には四〇〇〇人を下回っていたのが、そのたった四年後には一〇倍にまで跳ねあがっている。これは、日本人男性の旅行者の数を大幅に上回っているのだ。日本人女性以外に何も運んでいないチャーター便が、毎日とは言わずとも、毎週バンコクに着陸している。

ジャネット・ベリヴォーは、その著『行きずりの恋』のなかで、そうした女性たちがよく行く目的地を十数ヶ所列挙している。そのような行動は、若いアメリカ女性のほとんどからは、信じがたいしむかむかするものに見えるかもしれないが、若い女性が心理学の教授のアンケートにそう回答すること自体が、女性のセクシュアリティの真の輪郭が、科学と文化の力によって見えなくなっているという、より一般的な現象の原因でもあり結果でもある。

もちろん、タイのビーチに性的な変化を求めて訪れる男性は、山ほどいる。しかしそれは、単に通説《スタンダード・ナラティヴ》を支持するだけの話だから、大したことではないように思われる。実際に大したことになるまでは。

## 5…「中年の危機」——ホルモンの反応を〝恋〟だと思い込む

そのトラは、おかしくなったわけではない。トラがトラになっただけだ！　トラが本当におかしくなったらどうなるかご存知でしょう？　ヒトラーのヘルメットを被って一輪車をこぐんですよ！

（クリス・ロック〔一九六五〜。アメリカのコメディアン〕、サーカスのトラが調教師を襲った事件に関するコメント）

神の真実の法たる気質に従うなら、多くの男は山羊と同じなのであり、機会があれば姦淫を行なわずにはいられない。その一方でまた気質から、もしも相手の女性に魅力がなければ、純潔を保ち機会を無にしてしまうことができる男もたくさんいる。

（マーク・トウェイン『地球からの手紙』）

＊19　Sprague and Quadagno (1989).

＊20　「レンタ・ラスタ」について撮られたドキュメンタリー映画“Rent a Rasta,” written and directed by J. Michael Seyfert (www.rentarasta.com) や、長篇映画“Heading South,” directed by Laurent Cantet を参照のこと。

私たちの知り合いのある男性――ここでは仮に「フィル」と呼ぶことにする（この節に登場する他の人物についても、すべて仮名だ）――は、成功した男性の見本のような人物と思われていた。ハンサムな四〇代前半の彼は、きらびやかで医者としても成功しているヘレンを妻として、ほぼ二〇年が経ったところだった。彼らには三人の立派な美しい娘がいた。フィルは二〇代の終わりに、一人の友人と小さなソフトウェア会社を立ち上げたのだが、一五年後の今では、二人は一生かかっても使い切れないほどの金を稼ぐようになっていた。最近までフィルは、木の生い茂った谷を見下ろす丘の上の大きな美しい家に住んでいた。だが、フィルの人生は、「今にも降りかからんとする災難が、いつでも待ち受けているような人生だった」と彼自身は言う。

災難は、彼が会社の同僚と浮気をしていることにヘレンが気付いたとき、降りかかった。案の定、彼女は深く裏切られたと感じ、怒りを露わにして彼を家から閉め出し、弁護士が憂鬱な仕事を済ませるまでは、子どもたちに会いに来ることさえ拒絶した。一見したところ完璧だったフィルの人生は、彼のまわりで音を立てて崩れ去っていった。

コメディアンのクリス・ロックはこう言った。「男は基本的に、選択肢がない間は貞節である」。フィルは仕事では成功し、見栄えも良く、性格も魅力的だから、性的な機会はいくらでもあった。男性読者はこう考えるのではないだろうか。「そりゃもちろん、フィルは、誰か他の女性の一人や二人と寝ていただろうさ」と。だが女性読者は、こんなふうに思うかもしれない。「そりゃもちろん、奥さんとお嬢さんたちは、豚野郎を閉め出すでしょうね！」

完全に共通する状況に対して、このように完全に対立する見方になってしまうわけだが、両者に何らかの和解の道はあるのだろうか。他のことでは、見るからに知的で、愛情深く、そんな小さなことで、そんな大きなものを犠牲にするほど軽率でもないような男たちが、それでもあれほどたくさん浮気に駆り立てられるのは、いったいどんな動機からなのか。行きずりの性的な出会いという、一時的で、結局、何の意味もないものを追求したがために、友人からの尊敬を始め、子どもからの愛まで、すべてが失われる可能性があるのだ。一体彼らは何を考えているのか。私たちはフィルに質問した。

彼は言った。「まず何よりも、セックスというのは素晴らしいものだってこと。ぼくはモニカ〔浮気相手〕とつきあっていた数年の間ほど、生きてるって感じを味わったことはなかった。ぼくは、モニカを愛していると思ってた。彼女と一緒にいると、すべてが力強くなったみたいに感じて。わかるだろう？食べるものはずっと美味しいし、色彩だって豊かに見える。ぼく自身も、すごくエネルギーに満ち溢れているように思う。ぼくは、ずっとハイだったんだ」。

モニカとのセックスが、ヘレンとのセックスより良かったのかい？　と尋ねると、フィルは長い間考えた後でこう言った。「本当を言うと、今思えばヘレンとのセックスの方がずっと良かったんだ。経験したなかでは一番だよ。ただし始めのうちは、ってことだ。最初の数年間だよ。つまりヘレンとの間は、セックスだけじゃなかったんだ。ぼくらは一緒に生きていきたいと思っているんだって、二人とも互いにわかってたんだよ。それだけ深い、そう何と言うか、愛というか、精神的なつながりがあったんだ。それは、他の誰にも感じたことのないものだ。……ヘレンは、もうぼくのことが嫌いだって言うかもしれないけど、ぼくはそのつながりを取り戻せるって、心から思ってるよ。彼女は、それを望まないかもしれないけどね」。

それじゃあ、何があったんだい？　「何年も経つと……、どんな感じかわかると思うけど……情熱が冷めちゃったんだよ。それでぼくらの関係は変わった。ぼくらは、友だち同士になったんだ……親友だね……というか、ほとんどきょうだいかな。それは彼女のせいじゃない。全部ぼくのせいだよ、わかってる。でも、どうしようもなかったんだよ」。彼は目に涙を浮かべていた。「生きるか死ぬかみたいに思ったんだよ。それで、ぼくは思ったんだ。もう一度生きたいってね。馬鹿みたいに聞こえるのはわかってる。でも、本当にそう思ったんだ」。

フィルは、いわゆる「中年の危機」のど真ん中の年齢だ。人生のこの時期にさしかかると、多くの男性が危機に襲われるようだ。それを説明する理屈はいくらでもある。経済的な理由（以前の彼を知らないセクシーな若い女性から好かれるのに、十分なくらいの金と地位をついに手に入れた）から始まって、実存的な恐怖（差し迫る加齢と死を目前に控えて、それに対抗する象徴的な悪あがきをすることで、自身の死すべき運命と何とか折り合いを付けようとした）まで、あるいは妻のライフサイクル（奥さんはもうすぐ閉経期を迎える。だから彼は生物学的に若い女性の豊産性を求めるように駆り立てられたのだ）に至るまで多岐にわたる。これらは、どれも一理はあるかもしれない。しかしどれ一つとして、最も差し迫った問いに答えてはくれない。それはこういう問いだ。どうして男性は性的なパートナーの変化を、中年期だけでなくいつでも常に、あれほど烈しく求めてしまうのだろうか。

カルヴィン・クーリッジの亡霊が取り憑いているのでなければ、男は単にお気に入りのポルノ女優のＤＶＤを一枚か二枚買って、残りの人生をそれを繰り返し見ることで過ごすこともできるかもしれない。そのＤＶＤの結末がどうなるかわかってしまっているからと言って、彼にとって感じ方が変わるわけではほとんどない。していることは古くからあるまったく同じことであるかもしれないが、している女性は次から次へと異なる女性であることを、異性愛者の男性がつねに求めてしまうのは、クーリッジ効果のせいである。もしも読者が、インターネットのポルノサイトのホームページをご覧になったことがないとおっしゃるなら、そこで提供されているバリエーションと特殊性には、きっとびっくりされるであろう。「剛毛日本人レズ」から「赤毛のタトゥー」から「ぽっちゃり熟女」まで、何でもありだ。ほとんど誰もが真実だと知っていて、だがあえて語ろうとする者はほとんどいない、単純で避けがたい真実はこうだ。人類の男性の性生活にとって、変化はどうしても必要なスパイスなのである。

だが、ほとんどの男性の内面の現実であるこの側面を、知性で理解できたからと言って、多くの女性にとってそれが受け容れやすくなるわけではない。作家であり映画監督でもあるノーラ・エフロンが、この問題を自身の多くの映画のなかで探っている。なかでも『心みだれて』は、自分自身の結婚の失敗に基づいた脚本だ。二〇〇九年に彼女はインタビューに答えて、二人の息子を育てたことが彼女の男性観にとって、いかに得るところがあったか説明している。「子どもたちは、本当にかわいい。でも、男性との間に生じる問題というのは、彼らがすてきかどうかって問題ではないんです。問題は、彼らにとって自分に正直に生きることがかなり難しいってこと。本当にそれは難しい。ほとんど彼ら自身の責任ではないんですね」。だが彼女はこう付け加えた。「でも、もしもあなたがそれに巻き込まれたら、あなたは彼らの責任だと感じるんです[*21]」。

## 6…単調婚（単調＋単婚）の危機

良い結婚に不可欠なものと言えば、それは浮気を許すことだと、私には思えるのです。
（カール・ユング、フロイトへの一九一〇年一月三〇日付の書簡）

妻とのセックスにどのように慣れてしまったか、フィルが語った言葉を思い出していただきたい。彼は

---

＊21　*The New Yorker*, July 6 and 13, 2009, p. 68.

へレンと「ほとんどきょうだい」だと、感じるようになったのだった。この言葉の選択は興味深い。社会性のある哺乳動物に広く見て取れるクーリッジ効果の説明として、最も強力なのは、男性が性的な変化に駆り立てられるのは、近親姦を避けるために進化が選んだ道筋であるというものだ。われわれ人類という種は、地球上にまばらに散らばって生息し、進化してきた。われわれの進化史上のほとんどを、地上で数百万人を超えることなく、おそらくは一〇万人を下回ってわれわれは生きてきた。もしも遺伝的な澱みが生じていれば、われわれの祖先はとっくの昔に滅びていたであろう。しかしそれを避けるために、男性は性的な新奇性への強烈な渇望と、慣れすぎたものへの頑強な嫌悪を進化させてきた。この飴と鞭メカニズムは、先史時代の環境においては遺伝的多様性を増進するためにうまく機能するものだったのだが、今日においては問題をたくさん引き起こす。あるカップルが数年もいっしょに住んでみると、二人は慣れ親《ファミリアー》しんで、家族《ファミリー》になる。そうすると、この古くからの反近親姦メカニズムが作動してエロティシズムが妨害される。それで結局多くの男性が、周りのみんなを混乱に陥れ、その感情を傷つけるような行動に走るのである。*22

先に私たちは、テストステロンの値が、いかに年齢とともに下がっていくかを見た。だが、テストステロンの値が下がるのは、年齢の経過のせいだけではない。単婚そのものが男性のテストステロンを取り除いてしまうようである。既婚男性を同年代の単身男性と比べると、このホルモンの値はつねに低い。幼い子どもの父親であれば、その値はさらに下がる。とくに幼児に反応してしまいがちな男性は、子どもが生まれたちょうどその後に、三〇パーセントもテストステロンの値が低くなる。それでも浮気をする既婚者は、しない者に比べるとはるかにテストステロンの値が大きいのである。*23 しかも、浮気をしている最中の男性は、現在の結婚生活を実際きわめて幸福だと調査員に語るのに対して、浮気をしている女性では、そう考えているのは全体の三分の一だけである。*24

もちろん鋭い考え方をお持ちの読者であれば、これらの相関関係には何も因果関係は含まれていないと指摘されるかもしれない。テストステロンの値が高い男性が、単に浮気をしたがるというだけかもしれない。おそらくそうなのであろう。だが、目新しく魅力的な女性との接触は、たとえそれが行きずりの関係であっても、男性のホルモンの健康に強壮効果を持ち得ることは、信じるに足る多くの理由が存在する。それどころか、研究者のジェームズ・ロウニーらによると、魅力的な女性と単に少しばかりおしゃべりしただけで、男性のテストステロンの値は平均一四%も上昇したのである。同じ男性が数分間、別の男性としゃべると、逆にテストステロンの値は二%下降したという。[*25]

一九六〇年代に、人類学者のウィリアム・ダヴェンポートはメラネシア諸島の集団に交じって暮らした。彼らはセックスを自然だと見なし、複雑なものだとは思っていない。女性はすべて強いオルガスムを経験すると主張し、多くの報告ではパートナーが一回オルガスムに達するにつき、複数回を経験するとのことであった。しかしながら、「結婚後何年か経つと、夫の妻に対する関心は薄れ始める」とダヴェンポートは報告している。最近、植民地法が制定されて禁止されるまでは、そのメラネシアの人びとは既婚男性に若い愛人をつくるのを許すことで単調婚（単調＋単婚）を回避していたという。妻は、妾に嫉妬心を抱くよりもむしろ、それをステータス・シンボルと見なす。ダヴェンポートの主張によれば、西洋文化と

---

＊22　さらにはいわゆるウェスターマーク効果［幼時に馴れ親しんだ親族間で性的感情が起こらない］が現われて、家族内近親者とのセックスを強く思い止まらせるのである。

＊23　たとえば Gray et al. (1997 and 2002) および Ellison et al. (2009) を参照のこと。

＊24　たとえば Glass and Wright (1985) を参照のこと。

＊25　Roney et al. (2009) を参照。また Roney et al. (2003, 2006, and 2007) もあわせて参照されたい。

の接触がもたらした最悪の影響が、この実践が失われたことであると男女両方が見ているらしい。「今日では、年長の男性がしばしばこう語っている。自分を奮い立たせてくれる若い女性がいなくなり、またかつては他の男性と妾を交換することで得ることができた変化も失われ、そうなってもおかしくない年齢よりもずっと前に、彼らは性的不能者になってしまったと[*26]」。

ウィリアム・マスターズとヴァージニア・ジョンソンの二人は、もっとわれわれに近いところについて報告している。「性的な関係の単調さが引き起こす性交への関心の喪失は、老化の途上にある男性が、自身のパートナーに対して性行為を実践する気を失う最も不変の要因であろう」。そしてこの関心の喪失は、男性が年下の恋人をつくると、たとえその恋人が現在の妻ほど魅力的でもセックスの技術が優れていなくても、しばしば逆転し得る、と彼らは指摘している。キンゼイも同じ意見で、次のように書いている。「人間男性は、もしも社会的束縛が何もなければ、全生涯を通じて乱婚的に性的パートナーを選択することであろう[*27]」。

これをお読みになった女性読者は、いい気持ちがしないだろう。なかには、怒りを覚える人もいるだろうことを私たちは承知している。しかしほとんどの男性にとって、性的な単婚が単調に陥ることは、いかんともしがたいのである。この過程は、男性が、長い間パートナーとしてきた女性に対して魅力を感じなくなったとか、彼女に対する愛の深さと真剣さが失われたといったこととは、何の関係もないことを理解するのが大切である。それどころか、サイモンズの言葉を引くなら「男性が、結婚相手でない女性に対して性欲を覚えるのは、多くの場合、その女性が自分の妻でないことに由来するのである[*28]」。新しさがそれ自体魅力なのである。にわかには信じがたいかもしれないが、長期にわたるパートナーが、ハリウッドで最もセクシーな若手女優だったとしても、同じ性心理過程が起こるのである。がっかりさせられる？　不公平？　ひどく頭に来る？　男女両方への侮辱？　そう、そうなのだ。だがしかし、全部真実なのだ。

このことを、どうすれば良いのだろうか。現代のほとんどのカップルは、性的パートナーの変化に対する寛容さという点では、メラネシア人やその他これまでの章で私たちが調べてきた社会の人びとほど柔軟ではない。社会学者のジェシー・バーナードは、広範囲にわたる西洋の結婚に関する文献を再検討し、一九七〇年代初頭に、男性が性的に新奇なパートナーを得る機会が増加したことが、一つの最も大きな社会的変化であり、そのために西洋社会は、結婚の幸せを増進させる必要に迫られたのであると主張している。[*29] しかし四〇年後の現在になっても、まだそれは起きていないし、起きそうにもないように思われる。おそらくそれこそが、アメリカ人の結婚のうち二〇〇〇万件が、男性の性的関心の喪失を原因として、完全なるセックスレスもしくはほとんどセックスレスと分類される状況に陥っている理由であろう。この国で一番ありふれている性の悩みが、性欲の減退なのだ。[*30] こうした気の滅入るような統計数字を、全結婚の半数が離婚に終わる現実と合わせて考えると、現代の結婚の中核が、メルトダウンを起こしかけていることは明白である。

つねに引用の価値があるドナルド・サイモンズは、その著『人類のセクシュアリティの進化』のなかで、西洋社会は男性のセクシュアリティのこの側面を変更するために、知られている限りの策略を弄してきたが、ことごとく失敗したのだと指摘している。彼はこう書く。「人類の男性は、そのようにできているか

---

＊26 Davenport (1965).
＊27 Kinsey et al. (1948), p. 589.
＊28 Symons (1979), p. 232.
＊29 Bernard (1972/1982).
＊30 Berkowitz and Yager-Berkowitz (2008).

らこそ、変化を欲望しないよう学習することは拒否するのである。それは、たとえキリスト教が罪の教義をもって邪魔をしようと、ユダヤ教が偉人の教義をもって邪魔をしようと、社会科学が同性愛を抑圧し性心理的未成熟を抑圧する教義をもって邪魔をしようと、進化理論が一夫一妻の男女《ペア》の絆の教義をもって邪魔をしようと、文化や法が単婚を至上のものとして支持する伝統をもって邪魔をしようと、きっと男性は変化を欲望するのである」[*31]。私たちは、ただ新奇だということだけが魅力であるような、女性とのたった一度の逢瀬のために、自らの家族と財産と権力と名声をすべて台無しにした特定の男性たちの実例（大統領、統治者、議員、アスリート、ミュージシャン）をリストアップして、サイモンズの言葉を補足する必要があるだろうか。最初はものすごくうっとりしているように見えていたのに、新奇さのもたらすスリルが失われたとたん、不思議にも電話一本かけてこなくなった過去の男性のことを、女性読者に思い出していただく必要があるだろうか。

## 7…一夫一妻という矛盾にどう対処してる？

ある女性とセックスをしたいというのと、いっしょに寝たいというのは、別々の異なる情熱であるばかりか、正反対でさえある情熱だ。愛は交尾への欲求のなかでは感じることができない（交尾への欲求は女性の数を無限に増やそうとする）。いっしょに寝たいという欲望のなかで感じるものなのだ（いっしょに寝たいという欲望は一人の女性に限定される）。

（ミラン・クンデラ『存在の耐えられない軽さ』［千野栄一訳、集英社］）

フィルが新しい恋人と付き合うようになって、「ハイだった」と言っていたことを思い出していただきたい。「色彩だって豊かに見えるし、食べるものはずっと美味しい」。感覚のこの昂揚には理由があるが、それは愛ではない。加齢とともにテストステロンの値が下がってくると、多くの男性がエネルギーとリビドーの減退を自覚し、人生の基本的な快楽が手の触れられないところに遠のいていく感覚を覚える。ほとんどの人が、この感覚を、ストレスや寝不足、責任を担いすぎていることのせいにしたり、あるいは単に時間の経過のせいにして済ます。十分に正しい。しかしこの麻痺の一部は、テストステロンの値が下がってきていることに原因があるかもしれない。しばらくテストステロンの分泌がなかった男性の話を思い出していただきたい。「自分だと思っていたものが、すべて失われました」。野心も、人生への情熱も、ユーモアのセンスも、すっかりなくなったと言っていた。それはテストステロンを投与して、すべてが元通りになるまで続いた。テストステロンがなかったら、「欲望を感じないのです」と彼は言っていた。

フィルは、自分が彼女を愛していると思っていた。もちろんそうだったのだろう。すでに触れたように、男性におけるテストステロンの値の低下を逆転させる信頼すべき方法の一つが、新しい恋人をつくることなのである。[*32] 彼は、われわれが愛に結びつけるものをすべて感じていた。蘇った活力や、改めて深まり、強まった、生きていることの、めくるめくスリルなどのことである。こうしたよく効く組み合わせを、われわれは簡単に「愛」だと勘違いしてしまう。しかし新奇性に対するホルモンの反応は、愛ではない。

これまでどれほど多くの男性が、このホルモンによるハイ状態を、人生を変化させる精神的な結合であると勘違いしてしまっただろうか。これまでどれほど多くの女性が、自分の良きパートナーだった男性か

---

＊31 Symons (1979), p. 250.

ら、一見したところ言い訳できない裏切りという不意打ちを食らったであろうか。これまで、どれほど多くの家族が、中年男の勘違いのために離散してしまったであろうか。中年男は、新しいセックス・パートナーができたことに由来する活力の爆発を、真の愛にめぐり会ったなどと勘違いし、あるいは、再び活力を取り戻した人生を肯定するべきだと思い込み、その思い込みを正当化するために、「恋に落ちた」という言葉で自分自身を納得させる。そして、これまでそうした男性のうちどれほど多くが、その数ヶ月後か数年後かに、〝クーリッジの呪文〟が再びめぐってきて、今や慣れてしまった新たなパートナーが、結局はそうした感情の本当の源泉どころではなかったということを思い知らされ、孤独に陥り、恥じ、打ちのめされたであろうか。その正確な数は誰にもわからない。しかし膨大な数であることは確かだ。

ありふれたこの状況は、たくさんの悲劇が詰まっていて重たい。しかし、この状況のなかでも最もつらいことの一つは、男性たちの多くが、自分が捨て去った女性こそが、その女性を捨て去ってまで得た女性よりも、はるかに息が合っていたことを、やがて悟るであろうということだ。一過性のスリルが過ぎ去れば、あとは人間関係を長きにわたって機能させる現実が、男性に再び残される。尊敬や賞賛、共有する関心、良き会話、ユーモアのセンスといったことである。性的な情熱だけの上に築かれる結婚は、冬の氷の上に建てられた家と同じぐらいしか持ちこたえないものだ。人類のセクシュアリティの本性について、もっと微妙な理解に到達して、初めてわれわれの長きにわたる関係について、より賢い決断を下す術を習得できるであろう。しかしこの理解のためには、いくつかの不都合な事実とわれわれは向きあう必要がある。

同じような状況に置かれた多くの男性と同じく、フィルもまた「生きるか死ぬか」の決断を迫られているように感じた、と言っていた。たぶんそれは本当なのであろう。研究者たちによって発見されたこととして、テストステロンの値が比較的低い類の男性たちは、テストステロン値がより高い同年齢の男性に比べて、鬱や致命的な心臓発作、そして癌に苦しむ割合が四倍であるという。彼らはまた、アルツハイマーやその他の形態の痴呆症を悪化させる割合も高く、それらによって亡くなるリスクもはるかに大きいのだそうだ（研究によって価は異なるが、八八〜二五〇％高いという）[*33]。

数百万年間の進化によって、人類の男性は、活動的で元気なセクシュアリティを生涯通じて維持しようと思ったら、時折り新しいパートナーを必要とするようにできているというのが真相だとしたら、生涯、性的な一夫一妻を守らせるためには、男性に何と言えば良いのだろうか。家族の愛と、長期にわたる性的な実践と、どちらかを選ばせなければならないのか。社会の要請と自分自身の生物学的な要請との間で矛盾が生じることを、多くの男性は理解していない。それを理解するためには十分な時間が必要なのだ。少

＊32　たとえばRoney et al. (2003) を参照。定期的にエアロビック運動をすること、ニンニクを大量に摂ること、ストレスを避けること、そしてたっぷりの睡眠も、テストステロンを保つ良い方法である。逸話的な証拠はいくらでもあるというのに、恋をするとホルモンが変化することを研究すると言って研究助成金を申請して馬鹿にされる危険を冒そうという科学者が、これまでほとんどいなかったことを指摘しておかなければならない。この現象は、しかしながら他の哺乳動物ではよく記録されているのである（たとえばMacrides et al., 1975を参照）。この効果は実際の性行為だけでなく、フェロモンによっても媒介されるかもしれない。そこから、日本人男性が「ブルセラ」ショップの自動販売機で真空パック入りの（ただし使用済みの）少女のパンティを購入する理由が説明できるかもしれない。進取の気性に満ちた大学院生であれば、ヴェデキントの「汗臭いTシャツ実験」に似ていると思うのではないだろうか。そして男性のTシャツの代わりに、真空パックの女性のパンティを用いて、新しい女性の生殖器のフェロモンに晒されると、男性の血中のテストステロン濃度に影響を与えるか、検証したいと考えるのではないだろうか。

＊33　たとえば、鬱についてはShores et al. (2004) を、心臓病に関してはMalkin et al. (2003) を、痴呆症についてはHenderson and Hogervorst (2004) を、死亡率についてはShores et al. (2006) を参照のこと。

なくとも何年かの結婚生活を経て、子どもができたり、共同財産を持ったり、共通の友人ができたり、あるいは歴史を共有することによってしかもたらされない愛や友情を互いの間に育んだりというように、人生がきわめて複雑なものに成長するために必要な十分な時間だ。それでは、変化のない家庭生活とテストステロン値の減退によって人生から活力が失われる危機にさしかかったとき、男性は一体どうすれば良いのだろうか。

多くの男性が採り得る選択肢は、以下のようなものであろう。

一　嘘をついて見破られないようにする。この選択肢は、もしかすると一番よく選ばれているかもしれないが、同時に最悪のものであるかもしれない。どれほど多くの男性が、妻との間には「暗黙の了解」があるはずだと思い込んでいるだろう。少なくとも見つかるまでは、自分が余所で行きずりの関係を持ってもOKであるという了解だ。これは警察との間には、飲酒運転をしてもOKだという暗黙の了解があると言っているようなものだ。捕まらない限りOKという意味だ。この主張には理解できる点もあるにはあるが、弁護士であれば誰でも、暗黙の了解というのは長期にわたるパートナー関係を築く土台としては、最悪だと言うであろう。

（A）　紳士諸君。あなた方は遅かれ早かれ捕まります（たぶん早かれの方）。あなたが、見つからずにうまくやりおおせる確率は、イヌがネコを後ろから追いかけて木に登っていくのと同じぐらいの確率しかない。まあ、あり得ないということです。第一の理由。女性のほとんどは男性のほとんどよりかなり鼻が良い。だから、あなたが嗅ぎ分けることすらできない証拠を嗅ぎつけられる可能性が高い。さらに非常に名高い女性の直観力について言及する必要があるでしょうか？

（B）　この選択肢は、生涯にわたってあなたのパートナーに嘘をつくことが必要になります。あなたの子どもたちの母親であり、あなたがともに年を取っていきたいと希望した人を欺《だま》すのです。あなたは、本当にそんなことをするのですか？　彼女が人生を分かち合いたいとあなたを選んだのに、そんなことをするのですか？

二　もうこれから一生、妻以外の女性とセックスをすることは、きっぱり諦める。たぶんポルノと抗鬱剤の力を借りることになるだろうが。

（A）抗鬱剤は合衆国で最もたくさん処方されている薬である。二〇〇五年だけでも一億一八〇〇万件の処方箋が書かれたらしい。この薬の副作用で最も目立つことの一つが、リビドーを低下させることである。つまり、たぶんこの薬のおかげで悩みの種は一掃されることだろう。言わば化学的な去勢だ。抗鬱剤がだめならバイアグラがある。それが登場した一九九八年からの一〇年間で、一、〇億錠以上が処方されたという。しかしバイアグラは血流は促すが、欲望はつくれない。そうであれば人類男性は、今や性的な関心を装う能力すら身に着けなければならない。これは進歩だろうか。

（B）夜中に寝室をこっそり抜け出し、パソコンでポルノを見る。この選択肢には、どこか自尊心を傷つける（萎えさせるとは言わないまでも）ところがありませんか。それにしばしば、パートナーの烈しい怒りを買い、関係を破壊しかねない。

三　連続的一夫一妻。離婚して、また別のパートナーとやり直すということ。カウンセラーを始め、多くの専門家が奨める「正直な」やり方のように見える選択肢。

（A）連続的一夫一妻は、社会が命ずることと生物学的な要請との間の矛盾によって生じる問題に対応するために陥る症状である。長期にわたる性的一夫一妻関係で発生する、雪だるま式に大きくなっていく男性の（ということはつまり女性の、でもある）性的欲求不満を何一つ解決しない。

（B）この難問に対する立派な対応と紹介されることが多いが、連続的一夫一妻というこの逃避は、今日猛威を揮っている家庭崩壊と片親家族に直接つながっている。セックスの真実に向きあうことができなかったばっかりに、自分の子どもに情緒的トラウマを引き起こして、どこが「大人」なのだろう。スーザン・スクワイアーは、その著書『私はしない――結婚への反対意見の歴史』のなかで次のように問う。「社会はなぜ、離婚をして、子どもをたぶん一生混乱させてまで、結婚を止める方が道徳的だと見なすのだろうか。ただ、誰かとファックできるようになるためだけのために。しかも、その誰かとのファックは、早晩、最初の相手とのファックとまったく同じように、退屈なものになるに決まっているのに」[*34]。自分の長期にわたる幸福を追求するために、傷つけられ、憤った女性たちと、感情に傷を負った子どもたちが、背後に置き去りにされ連綿と連なっているというのは、自分の尻尾を追っかけるイヌの姿とあまり変わりがない。

もしもあなたが女性で、あなたの夫があなたを「欺《だま》している」という場合、あなたの採り得る選択肢もそれほど良くはない。何が起きているか気付かないふりをする。あるいは出かけて、復讐のために自分自身も浮気をする（たとえしたいと思わなくても）。さもなくば、弁護士に電話をして自分自身の家族と結婚を破壊する。すべてを失うシナリオだ。

自分自身に対する、また自分の家族に対するこの裏切りを言い表わすために私たちが使っている「欺す」という言葉自体が、人間のセクシュアリティに関する通説《スタンダード・ナラティヴ》を反響させている。すなわち、結婚はゲームであり、一人のプレイヤーが勝てば、もう一人のプレイヤーは負ける、という含意がそこには響いている。女性は、男性に「信じこませて」、男性が自分のだと思っている子どもを養わせるように仕向ける。このモデルによれば、女性は欺して勝つということになる。もう一人、勝利を収めるとされるのは、通説によれば「赤ん坊の父親」だ。彼はうまいことやって、次から次へとさまざまな女性を孕ませ自分の子どもを育てさせている間にも、自分はすでに次の獲物を征服している。しかし、真のパートナーシップであれば、どんなものでもそうだが——結婚をともなおうがそうでなかろうが——、欺すことでは、いかなる勝利にもつながらない。結局、どちらも勝つか、さもなくばどちらも負けるしかないからだ。

＊34　以下の興味深い記事への引用。Phillip Weiss, "The affairs of men: The trouble with sex and marriage," *New York magazine*, May 18, 2008 (http://nymag.com/relationships/sex/47055).

# 第22章 人間の本性に適応するパートナーシップは可能か？

## *1*…人類の性生活は、狩猟採集社会に回帰するのか？

愛とは激しい吐息でもないし、興奮でもないし、永遠に消えない情熱を何度も誓うことでもない。そういったことはただ「愛している！」という、誰でも思い込むことのできるあの状態だ。しかし愛そのものは、そんな愛が燃え尽きたあとに残るものなのだ。

（ルイ・ド・ベルニエール『コレリ大尉のマンドリン』［太田良子訳、東京創元社、二〇〇一］）

もしも社会がその成員の性活動を、ある一定範囲の異性愛行為に画一化させようとすれば、どこでもなにがしかの代価は避けられまい。（……）文化というものは、理性的に設計のできるものだとわれわれは信じている。われわれは、教育を施し、報酬を与え、強制を加える、といった手段を活用できる。しかし、こういった手段を行使するに当たっては、われわれは同時に、個々の文化が、どんな代価を支払わねばならないものかという点も、考えておかねばならない。訓練や強制には時間とエネルギーの代価がともなうだろうし、またわれわれの生得的な諸性質を抑え込むためには、幸福といういっそう計量しにくい代価を支払わなければなるまい。

（E・O・ウィルソン）[*1]

さて、まだ何かあるだろうか。セックスに関するこの本をすっかり書き上げることによって、私たちが不明瞭ながらも示したいと考えているのは、われわれの多くがセックスを真面目に考えすぎるということなのだ。それがただのセックスであるとき、セックスはすべてだ。そのような場合、セックスは愛ではない。もちろん罪でもない。あるいは病気でもない。あるいはまた、他のことでは幸せな家族を破壊するだけの十分な理由でもない。

ヴィクトリア朝時代と同じように、現代の西洋社会のほとんどが、供給を制限し（「良い女の子はしません」）、需要を膨らませる（ワイルドになった女の子たち）ことによって、セックスに本来備わっている価値にインフレをもたらす。この過程は、現在のセックスがどれほど重要かということだけについても、歪んだ見方をもたらしている。そう、確かにセックスは本質的なものだ。しかし、いつもいつもいつも真面目に考えなければならないものというわけではない。食べ物や水、酸素、隠れ家、その他人間の生存と幸福にとって決定的重要性を持つ人生のあらゆる要素のことを考えるというのは、それらが手に入らなくなってしまう

＊1　Wilson (1978), p. 148.

というのでもない限り、日々の思考のなかでつねに考えるというわけではない。道徳主義的な社会の制約を理性的に緩めてやれば、性的な満足はもっと容易に手に入るものになり、同時にセックスが問題を引き起こすことも少なくなるであろう。

それが歴史の全体的な流れのように思われる。「ネット接続」文化は困惑させられるし、いらいらさせられると思う人も多いだろうが、きわどい写真をやりとりするいわゆる「セクスティング」であるとか、ゲイの男性やレズビアンの女性にあらゆる法的権利を完全に認めるといったことのうち、どれかを長いこと妨げておこうとしても、できることはそれほど多くない。セクシュアリティについて言えば、歴史は狩猟採集社会の行きずりの関係に遡ろうとしているようにも見える。もしそうなら、将来の世代は性的欲求不満の現われとしての病に苦しむことが少なくなるかもしれないし、必要もないのに離散してしまう家族も減るかもしれない。シリオネ族について、彼らとともに暮らしたことのあるアラン・ホウムバーグはこう書いている。「シリオネ族が、セックス・パートナー不足に困ることはない。あるいは仮にあるとしてもめったにない。性的衝動が起きたらいつでも、ほとんどつねにその衝動をなだめてくれるパートナーは見つかる。〔……〕セックスにまつわる心配事も、シリオネ社会ではびっくりするぐらい低い水準である。セックスに過剰に耽溺しているだとか、あるいは逆に禁欲しているとか、性夢も空想も、そういったものを目に見える形で見かけることは、ここではめったにないのである[*2]」。

そんな世界に住んでみたら、どう感じるだろう。逆にわれわれが知っている世界は、次のような世界だ。死そのものを除けば、現在進行中の結婚関係の消滅ほど人間にとって悲惨な結果をもたらすものがあるだろうか。二〇〇八年には合衆国で出産した母親たちのほぼ四〇％が未婚であった。これは問題である。ケイトリン・フラナガンが最近『タイム』で報告しているように、「短期的な幸せにせよ、長期的な成功にせよ、結果として生じる重要な要素のどれを取ってみても、両親のいる家族出身の子どもたちの方が、片親世帯出身の子どもたちより性能が良いのである。寿命、薬物依存、学校の成績、ドロップアウト率、十代での妊娠、犯罪行動、投獄など、〔……〕どれ一つ取っても、両親と暮らしている子どもたちはそうでない子どもに比べて、劇的なほど性能の良さを発揮するのである」[*3]。

「愛は観念的な事柄であり、結婚は現実的な事柄である」と評したのはドイツの哲学者ヨハン・ヴォルフガング・フォン・ゲーテだ。「現実と観念を混同すれば罰せられずにはいまい」。確かに。生涯にわたって一人の人に性的な忠誠を尽くすということを基本に成り立っている観念的な結婚観をあくまでも押し通すことによって、われわれは自分自身を罰し、互いを罰し、自分の子どもたちを罰することになっている。

「フランス人は、浮気の相手は要するに浮気相手にすぎないという考え方を、大いに受け容れている」と書くのは『不倫の惑星──世界各国、情事のマナー』と題する著作で比較文化的な視点から浮気について研究したパメラ・ドラッカーマンである。フランス人は、愛とセックスが別の事柄であることをきちんと理解しているお蔭で、「そもそも浮気を正当化するために自身の結婚について文句を言う」必要性を感じていないと彼女は書く。一方、彼女の発見によれば、アメリカ人とイギリス人は、フランス人とはまったく異なるシナリオを土台にしているように見えるという。ドラッカーマンの観察によれば、「一つの浮気、たった一晩限りの情事でも、結婚の終焉を意味する」という。「夫から欺されていたことを知って、即座に荷物をまとめて家を出たという女性たちに話を聞いたところ、その理由は『それだけのことをした』からで、彼女たちがそうしたいかどうかは関係なかった。彼女たちはそれがルールだということしか考えて

＊2　Holmberg (1969), p. 258.
＊3　"Is There Hope for the American Marriage?" Caitlin Flanagan, *Time*, July 2, 2009 (http://www.time.com/time/nation/article/0,8599,1908243,00.html).

いなかった。他にも選択肢はあるということすら気付いていないようだった。〔……〕つまり、本当に彼女たちはシナリオ通りに演じているようだった」[*4]。

心理学者のジュリアン・ジェインズは、物事がそれまでとは違っていることに気付いたとき、人が経験する恐怖と興奮の入り混じった感情を描写している。「内面のカーブを昇り詰めて大観覧車の一番てっぺんに来たときのような危なっかしい瞬間、堅固な信頼すべき梁でできた骨組みを目の当たりにしていたはずのその瞬間、不意にその骨組みが消え去り、私たちは虚空に放り出され、外面に放物線を描いて落ちていくのだ」[*5]。この瞬間は、多くのカップルが避けよう、無視しようと悪あがきする瞬間でもあり、かつて背後で支えてくれていた「信頼すべき梁」のすべてを動員して今投げ出された虚空にいっしょに対峙するという、思わずたじろいでしまいそうな事業を放棄して場合によっては苦い離婚と家族の分裂を選ぶ瞬間でもある。

自分自身について、あるいは互いについて、さらには人類のセクシュアリティについて、われわれが抱いている間違った期待が、深刻で後々まで残る傷となる。作家で性相談のコラムも書いているダン・サヴィジは、こう説明している。「生涯一夫一妻を貫くという期待が、結婚に信じられないほどの緊張をもたらす。愛と結婚に関するわれわれの考え方の土台には、一夫一妻への期待だけでなく、愛さえあれば一夫一妻は容易《たやす》く、また喜びに満ちたものになるはずだという考え方もある」[*6]。

確かに爪先が反っくり返るくらい情熱的なセックスは、夫婦の親密さにとって重要な部分かもしれないが、しかしそれを長期にわたる親密さの本質だと思い込むとしたら、それは重大な間違いである。他のあらゆる飢えと同じで、性欲も満足させられれば収まるものだ。スーザン・スクワイアーは、結婚を永続的なロマンスと考えることこそが、非現実的だと言っている。「一緒に寝るのが千回目の相手でも、やっぱり服を剝ぎ取るようにしたいというのがおかしい。愛とセックスの性質は、それが始まったときのものとは違うものに変わり得るということ、偉大な愛の情事が必ずしも偉大な結婚に結びつくわけではないということを、よくよく考える術を学ばなくてはいけない」[*7]。大きなリビドーに促されたセックスは、内面的な親密さを完全に欠いている可能性が高い。悪名高い一晩限りの情事や売買春、肉体の基本的欲求の解消のことを考えてみればわかる。

二人の始まりの頃を思い出させるような激しさを維持する、あるいは再発見する唯一の道は、不確かな茫漠たる虚空にいっしょに対峙することしかない、と悟るカップルもなかにはいるかもしれない。そんなカップルは、もしも自分の気持ちの本質について勇気をもって語るなら、最も意義深い、親密な会話を交すことができるということを悟るかもしれない。私たちはそのような会話が簡単だと言いたいわけではない。むしろそうはならないだろう。男女の間には互いを理解するのが常に困難になってしまう領域があって、性欲もそんな領域の一つなのだ。いとも容易く性的快楽と感情的な親密性を切り離してしまう男性を、多くの女性がどうしても受け容れがたく感じる一方、男性の方はその多くが、（彼らにとっては）明らかに切り離されているこの二つの問題を、なぜ多くの女性がしばしば絡み合わせしまうのか理解に苦しんでいる。

---

＊4　ここに引用したドラッカーマンの言葉は、二〇〇七年七月八日付の *The Observer* 誌に掲載された、彼女の著書の書評より。

＊5　Jaynes (1990), p. 67.

＊6　"What does marriage mean?" Dan Savage. In Salon.com, July17, 2004 (http://www.salon.com/mwt/feature/2004/07/17/gay_marriage/index.html).

＊7　引用されているスクワイアーの言葉は以下より。Weiss, "The affairs of men: The trouble with sex and marriage." *New York magazine*, May 18, 2008 (http://nymag.com/relationships/sex/47055).

しかし信頼さえあれば、理解できないことでも受け容れるよう、われわれは努力することができる。私たちがこの本に込めた期待のなかでも最重要なことの一つは、ある種の会話を引き起こすことである。その会話によってカップルは、困難な感情の領域を何とかいっしょに横断する道を模索するのが、わずかばかりでも容易になるであろう。そのとき二人が、この厄介な感情の古くからある根を、深く、決めつけではなく理解し、そうした感情を扱うに当たって、事情に通じた成熟した方法をもってすることができるようになることを私たちは希望しているのだ。それ以外に、ささやかながらお役に立ちそうなアドバイスを是非差し上げたいと思っている。それはこういうことだ。あらゆる人間関係は、それぞれに固有の注意を必要とする、常に移り変わる一個の世界なのである。どんな人間関係にも当てはまるフリーサイズのアドバイスをする者に気を付けなくてはいけないという警告に加えて、私たちは『ハムレット』で、ポローニアスがレアティーズに贈った忠告を、ここに繰り返したい。「己れに対して忠実なれ、さすれば夜の昼に継ぐが如く、他人〔または女性〕に対しても忠実ならん」〔第一幕第三場、坪内逍遙訳〕。

## 2…「ポリアモリー」、「オープンマリッジ」の流行

貞節の問題に対する穏やかで寛容な取り組みから生じる多くの問題を、すべて解決しようと思うなら、自分と互いに対する、より深い理解以上のものが必要になるだろう。「私が残念に思うのは、社会が提供する伝統的な選択肢を超えた何らかの他の選択肢があることに、気付くことさえない人びとだ」とスコットは語る。彼は、長年にわたって三者関係を維持している。スコットの彼女のテリサは、ラリー（スコットがテリサに紹介した）とも関係を持っている。このように三人ないし四人による性的関係は、必然的に、

近年になるまで注目されることはなかった。現在では「ポリアモリー」と呼ばれ、『ニューズウィーク』[*8]の記事によれば、その数は合衆国で五〇万に上ると考えられている。ヘレン・フィッシャーは、こうした家族構成は、嫉妬が正面からぶつかりあう不安定な関係になるとして、その実践者は「母なる自然に戦いを挑んでいる」と考えているが、そうしたやり方は、健全な人たちにとってはあらゆる懸念に――子育てにさえ――うまく機能することが、多くの証拠から確認されている。

サラ・ハーディーが指摘するように、家族を孤立させて育てようと奮闘している因習的なカップルこそ、母なる自然に戦いを挑んでいるのだ。彼女は書いている。「ダーウィン以来、われわれは人類が一人の母親が子どもを育てるのに一人の男性に頼ってその助力を乞うという核家族において進化してきたと想定してきた。しかし〔……〕人類の家族構成の多様性は〔……〕、われわれの祖先が共同での子育てを進化させてきたと想定した方が、よりよく説明できることである」[*9]。われわれの見方からすれば、スコット、ラリー、テリサのような人たちは、古《いにしえ》の人類の社会的・性的構成を再現しようとしているのだと見ることができる。すでに見たように、子どもの視点から見れば、二人以上の愛し合っている信頼に足る大人たちが周囲にいることは、人生を豊かにしてくれるのだ。これはアフリカでもアマゾン河流域でも、中国でもコロラドの郊外でも変わらない。レアード・ハリソンは、最近、自身の子ども時代の体験を本にした。それによると彼は、生物学的な両親と、もう一つ別のカップルとその子どもたちとが共有する一つの家で育ったという。

---

＊8　"Only You. And You. And You. Polyamory — relationships with multiple, mutually consenting partners — has a coming-out party." By Jessica Bennett. Newsweek (Web Exclusive) July 29, 2009 (http://www.newsweek.com/id/209164).

＊9　Hrdy (2001), p. 91.

彼はこう回想している。「共同の世帯というのは、ある種の仲間意識を享受していて、ぼくはこの意識を、あれ以来感じることができずにいる。〔……〕ぼくは義理の姉妹たちと本を交換したり、その恋話に畏敬の念を抱きながら耳を傾けたり、先生に関する情報を交換したりした。姉妹の父親は音楽に対する愛を教えてくれ、母親は料理への情熱を授けてくれた。ぼくたち一〇人の間には絆が形成されていたのである」[*10]。

## 3…愛に基づく嘘のない柔軟なパートナーシップ

一つの時代はその時代の幻想がすべて潰え去った後に初めて考察できる。
（アーサー・ミラー〔一九一五〜二〇〇五。アメリカの劇作家〕）

最近の歴史を見ると、寛容と受容の波が、堅固な社会構造の岩だらけの岬にぶつかって砕け散るという出来事が多いように見える。しかし、波はつねに、ほとんど永遠の時間がかかりそうに見えても、いずれは勝利する。動かない岩を砂に変えることで動かしてしまう。二〇世紀の歴史において、いくつもの岩の岬が崩れ始めた。奴隷制廃止運動や女性の権利、人種平等、そしてもっと最近では、ゲイ、レズビアン、トランスジェンダー、バイセクシュアルの権利が着実に、だんだんと受け容れられるようになってきた。

作家のアンドリュー・サリヴァンが、ゲイでありカトリックでもある者として成長した体験を綴っている。「あの苦悩を、要領よくまとめるのは難しい。自分自身の人生においても、数えきれないほどの他人の人生においても、そうした中核となっている感情を抑圧され、それを愛という形で解決することも禁じられることは、常に個人を歪める。強迫衝動に駆り立て、見通しを失わせる。人を適合しない鋳型にはめようと強制しても無益でしかない」。サリヴァンは書く。「それは人から尊厳と自尊心、そして健全な人間関係を築く能力を奪い取る。それは家族をめちゃめちゃに破壊し、キリスト教徒としての人格をひねくれさせ、人間性を冒す。そんなことは終わりにしなければならない」[*11]。サリヴァンの言葉は、公には同性愛嫌悪的《ホモフォビック》でありながら、実はプライベートでは同性愛者である、TV伝道師テッド・ハガードの歪んだ分裂状態に触発されて書かれたものである。しかし彼が語っていることは、時代が認める社会的な鋳型に適合できないすべての者にあてはまり得る。

だが誰が、そんな鋳型に適合できるというのか。そうだ、自己嫌悪的なゲイのTV伝道師も政治家も、クローゼットからカミングアウトする必要がある。いや他のみんなもその必要があるのだ。

それは簡単ではないだろう。恥を掻き立てる怒りに耐えるのはけっして簡単ではない。歴史家のロバート・S・マケルヴァインが予想するように、一夫一妻の柵からあえてさまよい出ようとする者には、非難の金切り声が待っているであろう。「フリーラブは『フリーヘイト』への退化だ。すべての者を愛するのは、生物学的に不可能だ。だから、そうしようとする試みは、相手を人間と見なさないということだ。そこには、たいへんな憎悪が伴われているのだ」[*12]と。マケルヴァインのように、男女関係の多くのカウンセラーは、いかなる種類の夫婦関係であろうと、標準《スタンダード》の枠に収まらないものをまるで知らないし、脅威を覚えるのだ。エステル・ペレルはその著書『セックスレスは罪ですか?』のなかに、知り合いの（そして尊

＊10 "Scenes from a group marriage." By Laird Harrison. Salon.com (http://mobile.salon.com/mwt/feature/2008/06/04/open_marriage/index.html).

＊11 http://andrewsullivan.theatlantic.com/the_daily_dish/2009/01/ted-haggard-a-1.html

＊12 McElvaine (2001), p. 339.

敬もする）家族療法カウンセラーが、はっきり断言した言葉を引用している。「開かれた結婚《オープン・マリッジ》［互いに浮気を認めあう結婚］なんて、うまくいくはずがない。もしもうまくいくと思っているなら、お人好し《ナイーブ》にもほどがあるわ。七〇年代に流行《はや》ったけど、惨憺たる結果に終わったじゃない*13」。

たぶんその通りなのだろう。しかし、そのカウンセラーのように、伝統的結婚に対するオルタナティヴをはねつける前に、もう少し深く掘り下げて考えて欲しいものである。現代アメリカ史上初めてフリーセックスを実践したのは誰かと問われれば、ほとんどの人が、髪の毛もじゃもじゃでヘッドバンドをしているヒッピーが、フリーラブのコミューンのウォーターベッドの上で乱交しているところを思い浮かべるだろう。その頭の上には、チェ・ゲバラとジミ・ヘンドリクス、ジェファーソン・エアプレインのポスターが貼ってあるのだ。

だが、現代アメリカのフリーセックスの本当の起源は、第二次世界大戦のときのクルーカットの空軍パイロットとその妻であるようだ。エリートの軍人はどこでもそうだが、この「トップガン」たちもしばしば強力な絆を互いの間に形成していた。たぶんそれは、戦死者の割合が軍の他のどんな部門にも増して高かったことが原因であろう。ジャーナリストのテリー・グールドによれば、一九九七年に映画『アイス・ストーム』［アン・リー監督、日本公開九八年］でドラマティックに描かれることになる「キー・パーティ」も、その元をたどると一九四〇年代の軍事基地に遡るという。そこでは、エリート・パイロットとその妻たちが、互いに交じり合ってセックスをしていた。夫たちが、日本の対空砲火のなかへ飛び立つ前に。

グールドは、合衆国におけるスワッピング・ムーブメントの文化史について書いた『ザ・ライフスタイル』の著者である。彼は、アメリカ空軍のこの儀式に関する著書を持つ二人の研究者にインタビューしている。その二人、ジョーン・ディクソンとドワイト・ディクソンが、グールドに説明しているところによれば、空軍の軍人とその妻たちは「部族《トライブ》の絆形成のための儀式のように、互いを共有し合っていた。そして、生き残る夫の三分の二は、寡婦となった妻たちの面倒を見るというのが暗黙の了解だった」[*]。この慣習は、戦後一九四〇年代の終わりまで続いた。「メインからテキサス、カリフォルニアからワシントンまで、軍の施設があるところなら、どこでもスワッピング・クラブは繁栄した」とグールドは書いている。一九五三年に朝鮮戦争が終わるまで、そうしたクラブは「空軍キャンプから、その周囲に住む真面目な郊外のホワイトカラーのサラリーマンにまで拡大していったのである」[*14]。

こうした空軍パイロットとその妻たちは、「お人好し《ナイーブ》」だったのだろうか？

一九七〇年代の、セクシュアリティのオルタナティヴの実験は、傷ついた感情を残し、渾沌のうちに幕を閉じた。ここには、目立ちたがりのアメリカ人が、数多く首を突っ込んだことは本当だ。しかしそれが、何の証明になるだろうか。アメリカ人は一九七〇年代に外国産の石油への依存を削減しようとして、挫折した。今またそれを目指すのは、やはり「お人好し《ナイーブ》」ということになるのだろうか。それに内心の問題というものは、秘密にしておいた方がうまくいくし、うまくいけば秘密にしておくものだから、一夫一妻という既成の標準《スタンダード》に対する控えめなオルタナティヴを試すなかで、どれほど多くのカップルが自分自身の、因襲に囚われない理解を得ることに成功してきたか、本当のところは誰にもわからない[*15]。

---

＊13　Perel (2006), p. 192.

＊……暗黙の了解だった　アマゾン河流域における配偶者の共有について述べているベッカーマンの次の記述を思い出していただきたい。「仮にあなたが亡くなったとしても、遺されたあなたの子どものうち少なくとも一人は、その面倒を見る義務を負った男性が他にもいることを、あなたは知っているわけだ。だからもしも、あなたの妻が愛人をこしらえても、知らぬふりをするか、あるいは思い切って許可を与えてしまうことが、あなたが掛けられる唯一の保険なのである」。

＊14　Gould (2000), pp. 29–31.

疑う余地なく明白であるのは、現在、伝統的結婚が数百万の男・女・子どもにとって正真正銘の災厄であるということだ。伝統的「死ガ――あるいは浮気ガ、または退屈ガ――二人ヲ分カツマデ」式の結婚は失敗なのだ。感情の面でも、経済的な面でも、心理学的な面でも、性的な面でも、長期間にわたって、あまりにも多くのカップルにとって、それはうまく機能しなかったのだ。それでも昨今、同性愛者が異性愛者と同等の結婚を手に入れようとする非伝統的な試みが見られるようになると、主流派のカウンセラーは、ゲイの男性やレズビアンの女性に「大人になりなさい、現実を見なさい、そして同性愛者を止めなさい」と説得しようとしたがるのだ。ペレルはこう指摘する。「『セックスの限界』は、カウンセラーが主流派の文化に従うように見える、数少ない領域の一つだ。一夫一妻こそが規範であり、性的な貞操は成熟、責任感、現実主義だと見なされる」。オルタナティヴとうまく折り合いを付けるなどという気遣いなどされない。「一夫一妻でないものなど、たとえそれが相対尽くのものであっても疑いの目で見られる」。ある人と性的な関係を持ちながら別の人を愛することは可能だという考え方には「恐怖で震え上がる。乱婚と、オージーと、放蕩が入り混じった混沌としたイメージが湧きあがってくる」と、カウンセラーは呪いの言葉を吐くのだそうだ[*16]。

標準的一夫一妻の絆を断ち切りつつある、というほどでないとしても、緩めつつあるカップルは、道案内を求めてカウンセラーのもとを訪れるが、自己防衛的な呪詛の言葉か、気取った決まり文句以外のものはほとんど得られないのがふつうだ。たとえば『いじわるな遺伝子』という題の自己啓発本から取られた次のような進化心理学的なアドバイスである。「私たちの誰もが直面する誘惑は、実は遺伝子によって私たちの心のなかに深く刻まれたものなのだ。〔……しかし〕私たちが人から関心を持たれるエネルギッシュな人間である限り、一夫一妻と、浮気をするようにそそのかすいじわるな遺伝子の間には、何の葛藤も生じないはずなのだ[*17]」。「人から関心を持たれるエネルギッシュな人間」？　「何の葛藤も生じない」？　なるほど。その点をクーリッジ夫人に指摘しておいた方が良いと思うぞ。

ペレルは、異性愛者のカップルが、本人たちによく合った——たとえそれが社会が公認する主流派の範囲を超えるものであっても——オルタナティヴなあり方を見出す可能性があるのではないかと、公然と発言している珍しいカウンセラーである。彼女はこう書いている。「私自身の経験から言えば、セックスの限界をうまく乗り越えようとするカップルが、完全に可能性の門を閉ざしているカップルより責任感を欠いているということは決してない。それどころか、そういったカップルが長期にわたる愛の別のモデルを探し求めるのは、二人の関係をより強固なものにしたいという希望から来ているのだ」[18]。

愛に基づくパートナーシップの柔軟性は、われわれの古《いにしえ》の欲望に適応する道を無限に可能にしてくれる。たとえば主流派のカウンセラーのほとんどが主張することとは裏腹に、「開かれた結婚《オープン・マリッジ》」のカップルは一般的に、総合的に見たときの自分たちの満足を、伝統的な結婚形態のカップルよりも有意に高く位置づけている。[19] 三人以上が互いに承知の上で継続的に性的な関係を維持する「ポリアモリー」の人びとが増加していることは、すでに述べたが、彼らは互いに嘘をつきあったり、自分たちの最も大切なパートナーシップを壊してしまうことなく、さらなる関係を生活に持ち込むことに成功している。ゲイの男性カップルの

---

＊15　何だかんだと言っても、一九七〇年代にニーナ・オニールとジョージ・オニールの『オープン・マリッジ——新しい結婚生活』（O'Neill and O'Neill, 1972/1984）は四〇〇万部近く売れたのである。
＊16　Perel (2006), pp. 192–194.
＊17　Burnham and Phelan (2000), p. 195.
＊18　Perel (2006), p. 197.
＊19　Bergstrand and Blevins Williams (2000).

多くがそうであるように、ポリアモリーの人びとも、そうした複数の関係を誰かから非難される筋合いはないと思っている。ドシー・イーストンとキャサリン・リストの共著『倫理的あばずれ』には、次のように書かれている。「第三者との情事を、二人の間にある問題の顕在化だと解釈するのは残酷で冷淡なことだ。そう解釈するなら、『欺《だま》された』方のパートナーは、ただでさえすでに自信を失って不安に陥っているかもしれないところへ、さらに、いったい自分のどこが悪かったのかと自問しなければならなくなる。〔……〕最も大切なパートナーとの関係以外のセックスをするけれども、それはそのパートナー自身や、その関係そのものに、何か問題があるというわけでは全然ない、という人はおおぜいいる」[20]。

何世紀にもわたって宗教と科学は宣伝に努めてきたけれども、伝統的な核家族を「自然である」と想定するための基本的な幻想の数々は、明らかに潰え去っている。幻想のこの崩壊によって、われわれの多くが孤立し、不満を抱えてきた。なりふりかまわない主張も、善意からの異端審問も、潮流を変えることはできなかった。また、将来変える兆しも見えない。終わりなき両性間戦争や、人間関係の原点とすべきあり方でも何でもないものへの頑固な執着を止め、むしろ人類のセクシュアリティの真実を原点として、両性間の平和を追求するべきだ。たぶんそれは、新たな家族のありようを既存の材料から創りあげることになるだろう。たぶんそれは、シングルマザーとその子どもへのコミュニティからの支援をもっと必要とすることになるだろう。あるいはまた、たぶん性的な貞節をめぐってわれわれが抱いてきた期待を、新たな家族のありように適応させることを学ばなければならないだろう。しかし私たちは知っている。烈しい否認、頑固な宗教的または法的命令、中世的な砂漠での石打の刑などはことごとく、われらが先史時代の性向を抑え込むには、無力だったことを。

一九八八年、当時コロラド州知事だったロイ・ローマーは、激しい質問攻撃にさらされていた。長年にわたって婚外関係を続けていたことが、公の知るところとなったのである。ローマーは、ほとんどの公人があえてしないことをした。彼はユカタン人の精神をもって、そうした横柄な質問を支えている一つの前提を受け容れることを拒否したのだ。彼の婚外関係は、妻と子どもに対する裏切りであるという前提のことだ。それどころか彼は、記者会見を特別に開き、四五年間連れ添った妻は、彼のその関係をずっと前から知っていて、受け容れてくれている、と公言したのである。それに対してローマーが耳にしたのは、記者たちの忍び笑いと「人生、そんなこともあるんだ」という呟きだった。「貞節とは何でしょうか」。ローマーが尋ねると、一瞬にして記者たちはぶつぶつ言うのを止めて沈黙した。「貞節というのは、あなたがどれほど心を開いているかということです。あなたがどれほど信頼されているかということです。心を開いて真実をさらけ出さなければ、信頼は得られません。私たち家族は、このことをかなりたっぷりと話し合ってきました。そして私たちが何を感じているか、何を求めているか、互いに理解するよう努めてきました。そして何とかして、そういう種類の貞節を見出そうと努めてきたのです[*21]」。

## 4…太陽と月の結婚

星が溢れ、雲が絶え間なく流れ、惑星がさまよう大空に、つねにずっと一つの月と一つの太陽が存在してきた。われわれの祖先にとって、この二つの不思議な天体は、女性の本質と男性の本質をそれぞれ映す

---

＊20　Easton and Liszt (1997).

＊21　ローマーの記者会見の様子はオンラインで聴取可能（www.thisamericanlife.org/Radio_Episode.aspx?episode=95)。

ものだった。大西洋北部のアイスランドから、南米大陸最南端のティエラデルフエゴ諸島まで、太陽の変わらなさと力は男性的であると、月の変わりやすさと得も言われぬ美しさ、そして毎月の周期は女性的であると、人びとは見なしてきた。

一〇万年前に空に向けた人類の目に、その二つの天体は同じ大きさに見えた。そのことは、今日のわれわれの目に見えるその二つの天体も変わりはない。皆既日食のとき、月がぴったりと太陽に重なって、宙にぱっと立ち上がる太陽面爆発《フレア》が裸眼でも見て取れる。

しかし二つの天体は、地上の目には完全に同一の大きさに見えるのに、科学はずいぶん前から太陽の真の直径が月のそれの四〇〇倍であると測定していた。それほど差があるとは信じがたいが、地球から太陽への距離は大ざっぱに言って、月への距離の四〇〇倍あることから、地上から見る誰にとっても、その二つはあり得ないほどぴったり同じ大きさに見えるわけだ[*22]。

「興味深い一致だ」と思う人もいるだろう。ここには、何か尋常ならざるメッセージが込められているのではないか、と不思議がる人もいるだろう。異なるものと似ているもの、親しいものとかけ離れたもの、律動的な一貫性と周期的な変化とが、相似形として天に存在することに、である。遠い祖先と同じように、われわれもまた今この地から、われわれの太陽とわれわれの月の永遠のダンスを見つめよう。そうして男と女、男性的なものと女性的なものとの本性を解く鍵を、そこに探そう。

---

＊22　私たちが最初に太陽と月の関係に関する衝撃的なこの事実を知ったのは、Weil (1980) のなかでであった。魅力的なこの本は、日蝕から完熟マンゴーまで、あらゆることに関する意識を変革する可能性を説いている。

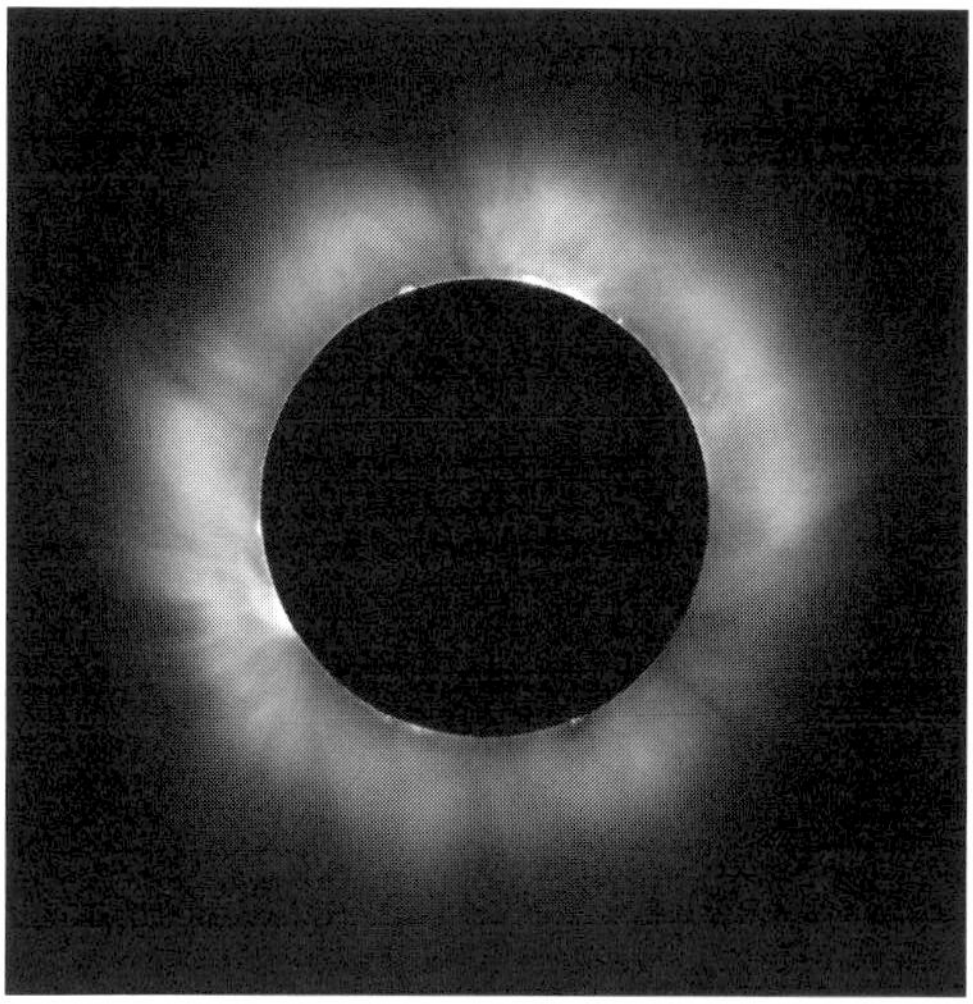

# 訳者あとがき

山本規雄

## ■本書とその反響について

この本の原著タイトルは、*Sex at Dawn:The Prehistoric Origins of Modern Sexuality* である。

原著は、発売されるやたちまち大きな評判を呼び、定評ある『ニューヨークタイムズ』書評欄の「ベストセラー」に取り上げられている。同紙の評には、「この本は、人間の本性に関する既存の定説の多くに、一撃を加えている。たとえば、地球上で生きている限り人間は貧困を免れないであるとか、人類は本質的に残忍だといった定説である。なかでも最も重要なのは、人類は一夫一妻になるよう進化してきた、とする定説を覆していることである。本書は面白くて、気が利いていて、軽やかで、言葉の最良の意味で〝一つのスキャンダル〟である」とある。

ナショナル・パブリック・ラジオ放送は、一年間で最も人気を博した本として本書を選んだ。同局の番組でホストを務めるピーター・セイガルは、次のように述べている。「この本を価値あるものにしているのは――ユーモアのセンスがあるとか、鋭い書き味であるとか、『メスの交尾時の音声』といった問題をめぐる面白いエピソード以上に――、われわれが自分はよくわかっていると思っていること、すなわち、われわれは誰であるか、ということをめぐる伝統的知識の殿堂を、平然と、また効果的にぶっ壊していることである。私は本書を読んで、自分が知っていると思いこんでいながら、実は間違っていることが、他にもどれほどあるだろうかという思いに駆られた。そして、それを是が非でも解明しなければならないという気にさせられた」。

作家でもあり性相談コラムニストでもあるダン・サヴィジは、本書を「アルフレッド・キンゼイが『人間における男性の性行為』を発表した一九四八年以来、人間のセクシュアリティに関して書かれたもののなかで、最も重要な本」と絶賛している。

なお、本書のハードカバー版に次いでペーパーバック版が刊行されると、これもすぐに『ニューヨークタイムズ』の「ベストセラー」に掲載された。

また本国アメリカの他に、カナダ、オーストラリア、ニュージーランド版、フィンランド語、スペイン語、韓国語、中国語、ポーランド語、ウクライナ語、ロシア語、ルーマニア語、スロヴェニア語、チェコ語、アルバニア語版など、世界二一ヶ国で各国版・翻訳版が刊行されている。ネット書店アマゾンのアメリカ版では、本書の読者のレビュー投稿数が、なんと四五〇を超えているというのも驚きだが、星五つを満点とする評価の平均が四・三と、読者の満足度がきわめて高い。

さらには、本書に反論する試みもある。たとえば、本書の原題は *Sex at Dawn*（意味は「夜明けのセックス」または「（人類の）曙の性」）だが、これをひっくり返した *Sex at Dusk*（「夕暮れのセックス」または「（人類の）黄昏の性」）と題する本が出版されている。副題の「*Sex at Dawn* のギラギラした装いを剝がす」が示すとおり、文字どおり本書に対する反駁の書として刊行されたもののようだ。インターネット上の反応を見る限りでは、本書でやりこめられている進化心理学者のスティーヴン・ピンカーが褒めている以外は、評価は高くないようである。

このように過敏な反応を含め、本書が大いに物議を醸した最大の理由は、おそらく「人類は、本質的に一夫一妻である」という通説《スタンダード・ナラティヴ》に異議を唱え、ボノボ的な乱婚状態こそ人類の本性だと主張したところにある。他のことではきわめて進んだ考え方を示し、日本でもすでに多くの読者を持っているヘレン・フィッシャーやフランス・ドゥ・ヴァールも、この点についてだけは、なかなか一歩を踏み出すことができないのは、本書が指摘しているとおりである。言ってみれば、人間の人間たる証しとして、どうしてもしがみつきたい最後の砦のようなものなのであろう。

しかしまさに、その霊長類行動学の権威ドゥ・ヴァールは、本書を次のように評している。「本書の内容に賛同するか否かは別としても、あなたの手にされている本が、エキサイティングであることは間違いありません。ここに示されている論点は、何度も何度もくり返し論じなければ、とうてい正解にたどり着くことができないような問題なのです」。つまり本書は少なくとも、勇気をもって「問題」を「問題」として提示し、これからの議論の大きな扉を開いた本であることだけは、通説《スタンダード・ナラティヴ》の論者も認めるところのようだ。

## ■著者について

本書は、クリストファー・ライアン（Christopher Ryan）とカシルダ・ジェタ（Cacilda Jethá）の共著である。

クリストファー・ライアンは、心理学の修士号を取得したのち、サンフランシスコのセイブルック大学で、調査心理学の博士号を取得している。変わった経歴の持ち主で、世界中を旅した後、それで得た複数文化の体験を活かして、文化的に構築されたものを排した人間の本性に焦点を当てて心理学研究を進め、本書の元となった、人類のセクシュアリティの先史時代における起源をテーマにした博士論文を執筆した。

現在、バルセロナに在住し、バルセロナ医学大学講師と、複数の病院の顧問をしている。医学関連のテキストなどの多数の著書があるほか、さまざまな雑誌・新聞、TVやインターネットなどでも活躍している。

カシルダ・ジェタは、モザンビーク生まれ。家族は二世代前に、インドのゴアから移住してきたという。子ども時代に勃発した内戦を逃れ、ポルトガルで教育を受けた。医師としての訓練を経て、一九八〇年代末、モザンビークに戻る。医師として内戦で荒れ果てた故国を癒したいと決心したという。北部の僻地で、五万人に対するたった一人の医師になって七年を過ごす間、一九九〇年には、AIDS予防のより効果的な措置策定を目的とするWHO（世界保健機構）主催の性行動調査に責任者として参加。現地の村人を対象に調査を実施した。モザンビークでほぼ一〇年を過ごしたのち、ポルトガルに再び渡り、精神医学・労働医学の両分野でレジデントとしての訓練を終える。現在、スペインのバルセロナで精神科医として病院に勤務し、個人としても開業している。

二人は、ともに暮らしていてパートナー関係のようであり、本書を書いた二人が、どのような「一夫一妻生活」を送っているか興味のあるところだが、このあとの著者インタビューでも質問されている。

## ▩著者インタビュー

本書が示している論点は、著者自身が本書の公式サイト（www.sexatdawn.com/）に掲げているFAQ（よくある質問）に、インタビュー形式で簡潔にまとめているので、以下、それを紹介したい。

① 多くのカップルにとって、性的な一夫一妻を長期にわたって保つのが、これほど困難なのは、なぜですか?

――いくつかの要因が重なり合ってそうなっているんです。人類は一つの種として、性的な目新しさに反応してしまうように進化してきました。新しいパートナーに心惹かれる傾向と、慣れ親しんだ相手にはさほど反応しない傾向とが相まって、われわれの祖先は危険を冒してでも、自らが生まれた小さな狩猟採集社会を離れ、新しい集団に加わったのです。遺伝という観点から見れば、このことには利点があります。近親姦を避け、遺伝子を健全に保つということです。

もう一つ、西洋人のほとんどが「恋に落ちた」ことを理由に結婚するのが問題です。恋愛は、幸せな一時的な妄想として楽しむべきものであって、永遠に続くことを期待すべきものじゃありません。

② どうしてあなた方は「性的な」一夫一妻と言うのですか？　一夫一妻は性的に決まっているのでは？

——生物学者は、性的一夫一妻と社会的一夫一妻を区別します。近年、ＤＮＡ鑑定の値段が安くなり、気軽に利用できるようになったおかげで、以前は「一夫一妻」に分類されていた種（主には鳥類）のほとんどが、社会的一夫一妻であって性的一夫一妻ではないことがわかってきました。つまり、そういった種では、番《つが》いを形成して協同で子育てをするんですが、オスが必ずしも生物学的な父親でない場合があるんです。これを人間に当てはめて考えると、性的な貞操に対する考え方をもう少し柔軟なものにすれば、結婚はもっと安定するし、それによって社会や家族の安定性も増すはずだと、私たちは主張しているのです。

③ あなた方は、人類は最も性的な種だと言いますが、なぜそう言えるのでしょうか？　そうだとすれば、人間というより、まるで動物のように聞こえるのですが。

——　でも実際は、ほとんどの動物が、人間のことをセックス・マニアだと見なすでしょうね。ほとんどすべての動物が、メスが排卵するときだけ、繁殖のためだけにしかセックスをしないんですからね。ところが人類ときたら（それからわれわれに近縁のボノボも）、セックスの理由がどれほどあることか。楽しみのため、快楽のため、お金のため、友情を深めるため、自己満足のため、リラックスするため、商売上の取引きや政治的な同盟関係を確かなものにするため（王室の見合い結婚のことを考えるとわかりやすいでしょう）、それからもちろん、子作りのためというのもありますね。出産一回当たりの交尾数を考えたら、人間とボノボはずば抜けていますよ。それに加えてセックスのことを妄想したり、回想したり、計画したり、あるいは自慰したり、ポルノやメロドラマを見たり、恋愛小説を読んだりといったことに費やす時間を考えたら、セックス・マニアと言われても仕方がないですね。

④ あなた方の言うように、一夫一妻が仮に人間にとって「自然」ではないとしても、われわれは理性を備えているわけで、自由意思でどう生きるか自分で決めることができるはずです。そうであれば、一夫一妻を選ぶことがどうしていけないのでしょうか？

―― いけないことは何もないですよ。ただし進化の結果としてのわれわれの本性と相容れないような行動を選ぶことで、どんなコストがかかるか十分に理解して、それを引き受ける覚悟をしている限りですが。たとえば、自分から進んで夜勤の仕事に就くとします。でも結果として、体内時計は狂ってきます。そのために、癌、心臓・循環器系の病気、胃腸障害などのリスクは高まります。自分の行動をどれほど自覚的に決定していても、そのリスクを減らすことはできません。同様に、われわれはコルセットを身に着けることも、足の痛くなるようなハイヒールを履くことも、チリドッグとアイスクリームを主食に生きることも、自分で選ぶことは可能です。でも、そういった行動は、進化の面から見たわれわれの本質とは真逆ですから、長期にわたれば悪影響があります。一生にわたって性的な一夫一妻を通すのも同じことです。確かに、それをわれわれは選ぶことはできる。でも、きちんとわかった上で決めるべきです。

⑤ 一夫一妻は、もしかすると人間にとって自然ではないかもしれません。でも、恋愛についてはどうなのですか？

――恋愛の能力は、もしかするとわれわれの最も「人間的な」特徴であるかもしれません。本書で私たちが取り上げたような、最も乱婚的な社会であっても、長期にわたる安定したパートナーシップが男女の間にあることを、人類学者は報告しています。ですが、本書は人類のセクシュアリティの進化の本であって、感情の進化に関する本ではないのです。愛とセックスを混同してしまうから、悩みが深くなるのです。

⑥ 要するにあなた方は、誰もが「開かれた結婚《オープン・マリッジ》」をすべきで、さもなくば結婚なんか、すべきではないと言いたいわけですか？

――まったく違います。私たちが言いたいのは、知識と洞察と誠実を大切に、ということ以外にはありません。それどころか、本書にも書いたように、いったいどうすべきか、私たち自身にも本当はよくわからないのです。私たちは、本書が、人間のセクシュアリティに関する議論を促進してくれること、それによって、人間とはいかなるものであるかについて、その現実をもう少し見つめるようになってくれることを、望んでいます。逆に、われわれがどうあるべきとか、どう感じるべきといった、宗教や文化の神話には、あまり囚われないようになってくれることを願ってはいます。でも本書を読まれてどういう行動を取るか、それは読まれた方それぞれが、あるいはカップルが決めることです。

⑦ あなた方自身は結婚されているんですよね？　本書で指摘されている問題については、どう対処されているんですか？

――それは、まったく正当な質問だとは思います。しかし私たちは、その点に関して公にしないことに決めているのです。確かに私たちの関係は、本書の研究で得た知識に基づいて形成されている部分もあります。しかし私たち自身のセックス・ライフは、私たち以外の誰にも関係がないことだと思うのですが。

⑧ 結婚はあらゆる人類社会に普遍的であるという話を、これまで何度も読んだことがあります。もしも一夫一妻がわれわれの自然でないのだとしたら、これはどういうわけでしょう？

――「結婚」は人類にとって普遍的であると主張する人類学者の多くは、「結婚」という言葉で何を意味しているのか、明確な定義を合意しているわけではありません。人類学者から「結婚している」とされるカップルが、実は、互いに貞操を期待したりもしなければ、財産の交換もしないし、同棲もしない、関係を解消するのに何の困難もなく、拡大家族と関係を結ぶ必要もない、さらには父親としての責任をこれっぽっちも求められないという社会を、私たちは本書で紹介しました。それでも人類学者たちは、その関係を「結婚」と呼ぶことに固執するのです。

⑨ 愛について、神経化学によって明らかにされたことはどうなんでしょうか？ つまり、愛する人の写真を見ると、神経伝達物質（とくにドーパミン）の値が上昇し、脳の特定の部位が活性化することが研究によって示されていますが、これは男女《ペア》の絆の形成が、われわれ人類にとって自然であることを証明していないでしょうか？

――その可能性はありますが、たぶん違うでしょう。同じような現象は、夫や妻の写真を見たときだけでなく、子どもや親友やきょうだいの写真を見ても起こるんです。つまりそういった研究が、他の種類の愛情ではなく、ある特定の愛情のことだけを、どれほど正確に示しているか怪しいということです。それからもっと重要なことですが、性的に排他的な関係、つまり他の相手とはセックスをしないことが、あらゆる男女《ペア》の絆形成の必須条件だと想定するのは間違いです。正真正銘の「結婚」を実践している社会であっても、男性にも女性にも貞操が結婚の条件と考えられていない社会はたくさんあります。男性が養う見返りとして女性は貞操を誓う、それは、われわれ人類の種としての起源にまで遡るあり方だという考え方は、現代の道徳を、はるかに遠い過去に投影しているにすぎません。これを私たちは本書で、原始時代を舞台にしたＴＶのアニメ番組の登場人物名から、「フリントストーン化」と名付けました。

⑩　あなた方はダーウィンについていろいろと書かれていますが、ダーウィン進化論に反対なのですか？

――いいえ。私たちにはいかなる意味でも、ダーウィン・バッシングの意図はありません。彼は、良き理論は良きデータに基づくという考えを熱心に信奉していました。だからこそ標本を集め、観察し、精密に測定することに生涯の大部分を費やしたのです。今日の理論家が、一五〇年前に比べれて、はるかにたくさんのデータを手に入れられるのは当たり前です。だから、現在の新しい情報に基づいて、彼の想定したことのうちのほんの一部に疑問を呈したからと言って、彼のすばらしさを否定することにはなりません。少なくともダーウィン自身は、新たな情報から自説を再検証することを望んだことでしょう。

⑪　中年男性が若い女性との浮気に走る危険性は、きわめて高いようですが、それはなぜでしょうか？

――個々の状況によりけりですが、私たちがもっと注目されてもいいのにと思っている一つの要素があります。それは、中年男性のエロティシズムに果たしているテストステロンの役割です。男性では二〇代にテストステロン値のゆっくりとした減少が始まります。この変化は多くの場合、情熱や生きる意欲の減退として感じられます。テストステロンが抑制されると、鬱、心臓発作、痴呆につながります。全般的な死亡率も八八～二五〇％跳ねあがります。低下したテストステロンの値を復活させる信頼すべき直接的手段の一つは、新しい女性との出会いです。魅力的な女性とほんの少しおしゃべりするだけで、数分のうちに男性のテストステロン値が一四％上昇することを、ある研究者が突き止めました。本書で私たちは、多くの男性が浮気によって生じたホルモンの変化を、本当の「恋愛」と勘違いし、家族も結婚も、ときには自分自身も台無しにしてしまうような軽率な決心をするに至っている可能性があると示唆しています。

⑫　男性が、結婚することを恐れる理由もそこにあるのでしょうか？

――多くの男性は経験上わかっているのです。自身の性的な反応にとって変化が重要な要素であるということと、生涯を通して一夫一妻を貫くのは、たとえそのパートナーが理想の女性であっても、見通しが暗いということです。結婚をためらうのが「恐れ」を表わしているのか、自分のことをわかっているということなのか、その点は議論の余地があると思いますが。

⑬　われわれの性的な進化について、われわれ自身の身体からわかることがあるのでしょうか？

――人体は、われわれの祖先の性生活に関する情報の宝庫ですよ。本書で私たちは、女性のオッパイやオルガスム、生殖をめぐる解剖学的事実が表わしているストーリーが、男性の睾丸、ペニス、あるいは精子の成分などが示しているのとまったく同じストーリーであることを明らかにしました。それは、われわれ人類の起源がきわめて乱交的《オージアスティック》だったという、ある意味きわどいストーリーです。

⑭　あなた方の主張が正しいとするならば、どうしてほぼすべての産業化社会が、少なくとも公的には不倫を禁じているのでしょうか？

――われわれの祖先の生きていた社会と、われわれが今経験している社会がどれほど根本的に異なっているか、正確に評価できる人はほとんどいないでしょう。しかし人類学者の間では、農耕以前の社会はほぼ普遍的に、いわゆる「厳格な平等主義」を熱心に追求していたことで共通していると合意されています。なぜなら、農耕以前の人びとは移動生活を基本とするため、できるだけ私有財産を貯め込まず、結果として分配に基づく文化を組織したからだと。食料も、住処も、子育ても、捕食者からの防衛も、すべてが几帳面に分配されるのです。

ちょうど一万年前に（解剖学的に現代のホモ・サピエンスと等しい人類が出現してからの歴史と比べると、二〇分の一以下の期間です）農耕が発生すると、私有財産が何よりも重要となりました。家族は、土地や建物、地位、富を蓄積し、それを家族内で保持することを望むようになったのです。男性にとって自分が子どもの父親であることを確信する唯一の方法は、妻の性的行動を厳格にコントロールすることでした。それで女性の不倫が数千年もの間、容赦なく罰せられてきたのです。ほとんどの進化心理学者は、女性の性行動をコントロールすることへの男性の強迫観念は、人間の本性にもともと備わっていると想定しています。しかし私たちは本書で、それが農耕とともに出現した経済的な条件への反応であるにすぎないことを示す証拠を明らかにしました。

⑮ 異性愛者の隣人がセックスをしているとき、ほぼ決まって女性の声の方が大きく聞こえてくるのはなぜなんでしょうか？

―― 信じられないかもしれませんが、霊長類を追いかけてマイク片手にジャングル中を駆けまわり、「メスの交尾時の音声」と呼ばれているデータを集めた学者がいます。彼らが発見したところによると、より乱婚的な種のメスほど、大きく複雑な音声を発する傾向があるそうです。

⑯ 人間はその本性として、戦争を好むのでしょうか、それとも平和を好むのでしょうか？ また利己的なのでしょうか、あるいは気前よく分け合うのでしょうか？

―― そんなふうに聞かれても答えられないですよ。人間の本性の基本的性質は変化し得ることにあるのですから。水の本性は固体でしょうか、液体でしょうか、それとも気体でしょうか？ つまり背景によって変わる、背景が決定的に重要だということです。

⑰ われわれは祖先よりも、はるかに健康なのでしょうか？ 何と言ってもわれわれの祖先は三〇代までしか生きられなかったのですから。

―― 石器時代においては三五歳でもう「老人」であったという考え方が広く流布しているようですが、これは単純に間違いです。本書で私たちは、われわれの先史時代の祖先が、ふつう五〇代、六〇代、場合によっては七〇代まで生きていたことを示しました。

最後に、本書に関連する参考書として、日本語で書かれたものを二冊お奨めしておきたい。

- 長谷川寿一、長谷川眞理子『進化と人間行動』東京大学出版会、二〇〇〇
- 長谷川真理子『オスとメス＝性の不思議』講談社現代新書、一九九三

前者は進化理論全般に関する東京大学の教養課程の教科書、後者はとくに性淘汰に関する新書版の入門書で、どちらもたいへん読みやすくおもしろく書かれているので、本書の扱っている論点に関する基礎的な知識を得るには最適であると思う（ただし本書とは立場が異なる部分ももちろんある）。訳者自身、この二冊を大いに参考にさせていただいた。

とはいえ、もしも無理解や誤解があるとすれば、それはひとえに訳者の力量不足のせいである。そのような点は是非ご指摘いただければ幸いである。

（二〇一四年六月）

**【編集部付記】**

著者の一人クリストファー・ライアンは、世界的な講演会として著名な「ＴＥＤ」で、本書の内容についてプレゼンテーションを行ない好評を博している。その模様は、「TED Talks」（日本語字幕付き動画）のウェブサイトで視聴することができる（無料）。

**《クリストファー・ライアン：乱交は人間の動物的本能？》** https://digitalcast.jp/v/22158/

「現代社会では、男と女はカップルになりパートナー以外と性交渉してはいけないという常識が浸透している。実は農業以前の人類は不特定多数と性関係にあるのが普通であった。『性の進化論』の共著者クリストファー・ライアンは、批判を覚悟の上でヒトの性行動の本質的多様性を人類史を振り返りながら紐解く。セクシュアリティについてのより適切な理解によって、性にまつわる差別や恥、非現実的な理想に家族・人間関係が壊されるのは終わりにしよう、と訴える」（同ウェブサイトより）。

Pantheon［ロバート・ライト『モラル・アニマル』小川敏子訳，全2巻，講談社，1995］.

Wyckoff, G. J., Wang, W., and Wu, C. (2000). Rapid evolution of male reproductive genes in the descent of man. *Nature*, 403: 304-308.

Yoder, V. C., Virden, T. B., III, and Amin, K. (2005). Pornography and loneliness: An association? *Sexual Addiction & Compulsivity*, 12: 1.

Zihlman, A. L. (1984). Body build and tissue composition in Pan paniscus and Pan troglodytes, with comparisons to other hominoids. In R. L. Susman (Ed.), *The Pygmy Chimpanzee* (pp. 179-200). New York: Plenum.

Zihlman, A. L., Cronin, J. E., Cramer, D. L., and Sarich, V. M. (1978). Pygmy chimpanzee as a possible prototype for the common ancestor of humans, chimpanzees and gorillas. *Nature*, 275: 744-746.

Zohar, A., and Guttman, R. (1989). Mate preference is not mate selection. *Behavioral and Brain Sciences*, 12: 38-39.

*Perspective* (pp. 171-191). Providence, RI: Berghahn.

Wilbert, J. (1985). The house of the swallow-tailed kite: Warao myth and the art of thinking in images. In G. Urton (Ed.), *Animal Myths and Metaphors in South America* (pp. 145-182). Salt Lake City: University of Utah Press.

Williams, G. C. (1966). *Adaptation and Natural Selection: A Critique of Some Current Evolutionary Thought*. Princeton, NJ: Princeton University Press.

Williams, W.L. (1988). *The Spirit and the Flesh: Sexual Diversity in American Indian Culture*. Boston: Beacon Press.

Wilson, E.O. (1975). *Sociobiology: The New Synthesis*. Cambridge, MA: The Belknap Press of Harvard University Press［エドワード・O・ウィルソン『社会生物学』伊藤嘉昭監修，坂上昭一ほか訳，新思索社，1999］.

—— (1978). *On Human Nature*. Cambridge, MA: Harvard University Press［エドワード・O・ウィルソン『人間の本性について』岸由二訳，ちくま学芸文庫，1997］.

—— (1998). *Consilience: The Unity of Knowledge*. New York: Knopf［エドワード・O・ウィルソン『知の挑戦——科学的知性と文化的知性の統合』山下篤子訳，角川書店，2002］.

Wilson, J.Q. (2003). The family way: Treating fathers as optional has brought social costs. *The Wall Street journal*, January 17, p. 7.

Wilson, M.L., and Wrangham, R.W. (2003). Intergroup relations in chimpanzees. *Annual Review of Anthropology*, 32: 363-392.

Wolf, S., et al. (1989). Roseto, Pennsylvania 25 years later-highlights of a medical and sociological survey. *Transactions of the American Clinical and Climatological Association*, 100: 57-67.

Woodburn, J. (1981/1998). Egalitarian societies. In J. Gowdy (Ed.), *Limited Wants, Unlimited Means: A Reader on Hunter-gatherer Economics and the Environment* (pp. 87-110). Washington, DC: Island Press.

Won, Yong Jin, and Hey, J. (2004). Divergence population genetics of chimpanzees. *Molecular Biology and Evolution*, 22(2): 297-307.

World Health Organization. (1998). *Female Genital Mutilation: An Overview*. Geneva, Switzerland.

Wrangham, R. (1974). Artificial feeding of chimpanzees and baboons in their natural habitat. *Animal Behaviour*, 22: 83-93.

—— (2001). Out of the Pan, into the fire: How our ancestors' evolution depended on what they ate. In F. de Waal (Ed.), *Tree of Origin: What Primate Behavior Can Tell UsAbout Human Social Evolution* (pp. 119-143). Cambridge, MA: Harvard University Press.

Wrangham, R., and Peterson, D. (1996). *Demonic Males: Apes and the Origins of Human Violence*. Boston: Houghton Mifflin［リチャード・ランガム，デイル・ピーターソン『男の凶暴性はどこからきたか』山下篤子訳，三田出版会，1998］.

Wright, R. (1994). *The Moral Animal: The New Science of Evolutionary Psychology*. New York:

Unpublished doctoral dissertation, Harvard University, Cambridge, MA.

Twain, M. (1909/2008). *Letters from the Earth*. Sioux Falls, SD: Nu Vision Publications［マーク・トウェイン「地球からの手紙」,『マーク・トウェインコレクション』第3巻，柿沼孝子他訳，彩流社，1995，所収］.

Valentine, P. (2002). Fathers that never exist. In S. Beckerman and P. Valentine (Eds.), *Cultures of Multiple Fathers: The Theory and Practice of Partible Paternity in Lowland South America* (pp. 178-191). Gainesville: University Press of Florida.

van der Merwe, N. J. (1992). Reconstructing prehistoric diet. In S. Jones, R. Martin, and D. Pilbeam (Eds.), *The Cambridge Encyclopedia of Human Evolution* (pp. 369-372). Cambridge, England: Cambridge University Press.

van Gelder, S. (1993). Remembering our purpose: An interview with Malidoma Somé. In *Context: A Quarterly of Humane Sustainable Culture*, 34: 30.

Ventura, M. (1986). *Shadow Dancing in the U.S.A.* Los Angeles: Jeremy Tarcher.

Verhaegen, M. (1994). Australopithecines: Ancestors of the African apes? *Human Evolution*, 9: 121-139.

Wade, N. (2006). *Before the Dawn: The Lost History of Our Ancestors*. New York: The Penguin Press［ニコラス・ウェイド『5万年前——このとき人類の壮大な旅が始まった』安田喜憲監修，沼尻由起子訳，イースト・プレス，2007］.

Wallen, K. (1989). Mate selection: Economics and affection. *Behavioral and Brain Sciences*, 12: 37-38.

Washburn, S. L. (1950). The analysis of primate evolution with particular reference to the origin of man. Cold Spring Harbor Symposium. *Quantitative Biology*, 15: 67-78.

Washburn, S. L., and Lancaster, C. S. (1968). The evolution of hunting. In R. B. Lee and I. DeVore (Eds.), *Man the Hunter* (pp. 293-303). New York: Aldine.

Watanabe, H. (1968). Subsistence and ecology of northern food gatherers with special reference to the Ainu. In R. Lee and I. Devore (Eds.), *Man the Hunter* (pp. 69-77). Chicago: Aldine.

Wedekind, C., Seebeck, T., Bettens, F., and Paepke, A. J. (1995). MHC-dependent mate preferences in humans. *Proceedings of the Royal Society of London*, 260: 245-249.

—— (2006). The intensity of human body odors and the MHC: Should we expect a link? *Evolutionary Psychology*, 4: 85-94. Available online at http://www.epjournal.net/.

Weil, A. (1980). *The Marriage of the Sun and the Moon*. Boston: Houghton Mifflin［アンドルー・ワイル『太陽と月の結婚——意識の統合を求めて』上野圭一訳，日本教文社，1986］.

White, T. D. (2009). *Ardipithecus ramidus* and the paleobiology of early hominids. *Science*, 326: 64, 75-86.

Widmer, R. (1988). *The Evolution of the Calusa: A Nonagricultural Chiefdom on the Southwest Florida Coast*. Tuscaloosa: University of Alabama Press.

Wiessner, P. (1996). Leveling the hunter: Constraints on the status quest in foraging societies. In P. Wiessner and W. Schiefenhovel (Eds.), *Food and the Status Quest: An Interdisciplinary*

Taylor, T. (1996). *The Prehistory of Sex. Four Million Years of Human Sexual Culture*. New York: Bantam.

Testart, A. (1982). Significance of food storage among hunter-gatherers: Residence patterns, population densities and social inequalities. *Current Anthropology*, 23: 523-537.

Theroux, P. (1989). *My Secret History*. New York: Ivy Books［ポール・セロー『わが秘めたる人生』小川高義訳，文藝春秋，1995］.

Thompson, R. F. (1984). *Flash of the Spirit: African & Afro-American Art & Philosophy*. London: Vintage Books.

Thornhill, R., Gangestad, S. W., and Comer, R. (1995). Human female orgasm and mate fluctuating asymmetry. *Animal Behaviour*, 50: 1601-1615.

Thornhill, R., and Palmer, C. T. (2000). *A Natural History of Rape: Biological Bases of Sexual Coercion*. Cambridge, MA: The MIT Press［ランディ・ソーンヒル，クレイグ・パーマー『人はなぜレイプするのか――進化生物学が解き明かす』望月弘子訳，青灯社，2006］.

Tierney, P. (2000). *Darkness in El Dorado: How Scientists and, journalists Devastated the Amazon*. New York: Norton.

Todorov, T. (1984). *The Conquest of America*. New York: HarperCollins［ツヴェタン・トドロフ『他者の記号学――アメリカ大陸の征服』及川馥ほか訳，法政大学出版局，1986］.

Tooby, J., and Cosmides, L. (1990). The past explains the present: Emotional adaptations and the structure of ancestral environments. *Ethology and Sociobiology*, 11: 375-424.

—— (1992). The psychological foundations of culture. In J. H. Barkow, L. Cosmides, and J. Tooby (Eds.), *The Adapted Mind: Evolutionary Psychology and the Generation of Culture* (pp. 19-136). Oxford, England: Oxford University Press.

—— (1997). Letter to the Editor of *New York Review of Books* on Gould. Retrieved January 22, 2002 from http://cogweb.english.ucsb.edu/Debate/ CEP Gould.html.

Tooker, E. (1992). Lewis H. Morgan and his contemporaries. *American Anthropologist*, 94: 357-375.

Townsend, J. M., and Levy, G. D. (1990a). Effect of potential partners' costume and physical attractiveness on sexuality and partner selection, *Journal of Psychology*, 124: 371-389.

—— (1990b). Effect of potential partners' physical attractiveness and socioeconomic status on sexuality and partner selection. *Archives of Sexual Behavior*, 19: 149-164.

Trivers, R. L. (1971). The evolution of reciprocal altruism. *Quarterly Review of Biology*, 46: 35-57.

—— (1972). Parental investment and sexual selection. In B. Campbell (Ed.), *Sexual Selection and the Descent of Man* (pp. 136-179). Chicago: Aldine.

Turchin, P. (2003). *Historical Dynamics: Why States Rise and Fall*. Princeton, NJ: Princeton University Press.

Turchin, P., with Korateyev, A. (2006). Population density and warfare: A reconsideration. Social *Evolution & History*, 5(2): 121-158.

Turner, T. (1966). *Social Structure and Political Organization among the Northern Kayapo*.

*Evolution of Animal Mating Systems* (pp. 601-660). New York: Academic Press.

Smuts, B.B. (1985). Sex and Friendship in Baboons. New York: Aldine. (1987). Sexual competition and mate choice. In B.B. Smuts, D.L. Cheney, R.M. Seyfarth, R.W. Wrangham, and T.T. Struthsaker (Eds.), *Primate Societies* (pp.385-399). Chicago: University of Chicago Press.

Sober, E., and Wilson, D. (1998). *Unto Others: The Evolution and Psychology of Unselfish Behavior.* Cambridge, MA: Harvard University Press.

Speroff, L., Glass, R.H., and Kase, N.G. (1994). *Clinical and Gynecologic Endocrinology and Infertility.* Baltimore, MD: Williams and Wilkins.

Sponsel, L. (1998). Yanomami: An arena of conflict and aggression in the Amazon. *Aggressive Behavior*, 24: 97-122.

Squire, S. (2008). *I Don't: A Contrarian History of Marriage.* New York: Bloomsbury USA.

Sprague, J., and Quadagno, D. (1989). Gender and sexual motivation: An exploration of two assumptions. *Journal of Psychology and Human Sexuality*, 2: 57.

Stanford, C. (2001). *Significant Others: The Ape-Human Continuum and the Quest for Human Nature.* New York: Basic Books.

Stoddard, D. M. (1990). *The Scented Ape: The Biology and Culture of Human Odour.* Cambridge, UK: Cambridge University Press.

Strier, K. B. (2001). Beyond the apes: Reasons to consider the entire primate order. In F. de Waal (Ed.), *Tree of Origin: What Primate Behavior Can Tell Us About Human Social Evolution* (pp. 69-94). Cambridge, MA: Harvard University Press.

Sturma, M. (2002). *South Sea Maidens: Western Fantasy and Sexual Politics in the South Pack.* New York: Praeger.

Sulloway, F. (April 9, 1998). Darwinian virtues. *New York Review of Books.* Retrieved December 12, 2002 from http://www.nybooks.com/articles/894

Symons, D. (1979). *The Evolution of Human Sexuality.* New York: Oxford University Press.

—— (1992). On the use and misuse of Darwinism in the study of human behavior. In J. H. Barkow (Ed.), *The Adapted Mind: Evolutionary Psychology and the Generation of Culture* (pp. 137-159). New York: Oxford University Press.

Szalay, F. S., and Costello, R. K. (1991). Evolution of permanent estrus displays in hominids. *Journal of Human Evolution*, 20: 439-464.

Tanaka, J. (1987). The recent changes in the life and society of the central Kalahari San. *African Study Monographs*, 7:37-51.

Tannahill, R. (1992). *Sex in History.* Lanham, MD: Scarborough House.

Tarin, J. J., and Gómez-Piquer, V. (2002). Do women have a hidden heat period? *Human Reproduction*, 17(9): 2243-2248.

Taylor, S. (2002). Where did it all go wrong? James DeMeo's Saharasia thesis and the origins of war. *Journal of Consciousness Studies*, 9(8): 73-82.

and sperm competition in humans (Homo sapiens). *Journal of Comparative Psychology*, 121: 214-220.

Shaw, G. B. (1987). *Back to Methuselah*. Fairfield, LA: 1st World Library［バアナアド・シヨウ『思想の達し得る限り』相良徳三訳，岩波文庫，1931］.

Shea, B. T. (1989). Heterochrony in human evolution: The case for neoteny reconsidered. *Yearbook of Physical Anthropology*, 32: 93-94.

Sherfey, M. J. (1972). *The Nature and Evolution of Female Sexuality*. New York: Random House.

Shores, M. M., et al. (2004). Increased incidence of diagnosed depressive illness in hypogonadal older men. *Archives of General Psychiatry*, 61: 162-167.

Shores, M. M., Matsumoto, A. M, Sloan, K. L., and Kivlahan, D. R. (2006). Low serum testosterone and mortality in male veterans. *Archives of Internal Medicine*, 166: 1660-1665.

Short, R. V. (1979). Sexual selection and its component parts, somatic and genital selection, as illustrated by man and the great apes. *Advances in the Study of Behavior*, 9: 131-158.

—— (1995). Human reproduction in an evolutionary context. *Annals of New York Academy of Science*, 709: 416-425.

—— (1998). Review of the book *Human Sperm Competition: Copulation, Masturbation and Infidelity*. Retrieved January 22, 2000 from http:// wwwvet.murdoch.edu.au/spermology/rsreview.html.

Shostak, M. (1981). *Nisa: The Life and Works of a !Kung Woman*. New York: Random House.

—— (2000). *Return to Nisa*. Cambridge, MA: Harvard University Press.

Siepel, A. (2009). Phylogenomics of primates and their ancestral populations. *Genome Research* 19: 1929-1941.

Singer, P. (1990). *Animal Liberation*. New York: New York Review Books［ピーター・シンガー『動物の解放』戸田清訳，改訂版，人文書院，2011］.

Singh, D., and Bronstad, P. M. (2001). Female body odour is a potential cue to ovulation. *Proceedings in Biological Sciences*, 268(1469): 797-801.

Small, M. F. (1988). Female primate sexual behavior and conception: Are there really sperm to spare? *Current Anthropology*, 29(1): 81-100.

—— (1993). *Female Choices: Sexual Behavior of Female Primates*. Ithaca, NY: Cornell University Press.

—— (1995). *What's Love Got to Do with It? The Evolution of Human Mating*. New York: Anchor Books［メレディス・F・スモール『愛の魔力——セックスに愛は必要か』野中邦子訳，角川書店，1996］.

Smith, D. L. (2007). *The Most Dangerous Animal. Human Nature and the Origins of War*. New York: St. Martin's Press.

Smith, J. M. (1991). Theories of sexual selection. *Trends in Ecology and Evolution*, 6: 146-151.

Smith, R. L. (1984). Human sperm competition. In R. Smith (Ed.), *Sperm Competition and the*

the MHC influences odor perception in humans: A study with 58 Southern Brazilian students. *Hormones and Behavior*. 47(4): 384-388.

Sapolsky, R. M. (1997). *The Trouble with Testosterone and Other Essays on the Biology of the Human Predicament*. New York: Simon & Schuster［ロバート・M・サポルスキー『ヒトはなぜのぞきたがるのか——行動生物学者が見た人間世界』中村桂子訳，白揚社，1999］.

—— (1998). *Why Zebras Don't Get Ulcers: An Updated Guide to Stress, Stress-related Diseases and Coping*. New York: W. H. Freeman and Company［R・M・サポルスキー『なぜシマウマは胃潰瘍にならないか——ストレスと上手につきあう方法』栗田昌裕監修，森平慶司訳，シュプリンガー・フェアラーク東京，1998］.

—— (2001). *A Primate's Memoir: A Neuroscientists Unconventional Life Among the Baboons*. New York: Scribner.

—— (2005). *Monkeyluv: And Other Essays on Our Lives as Animals*. New York: Scribner.

Sapolsky R. M., and Share, L. J. (2004). A pacific culture among wild baboons: Its emergence and transmission. *PLoS Biology*, 4(2): e106 (http:// www.ncbi.nlm.nih.gov/pmc/articles/PMC387274/).

Savage-Rumbaugh, S., and Wilkerson, B. (1978). Socio-sexual behavior in *Pan paniscus* and *Pan troglodytes*: A comparative study. *Journal of Human Evolution*, 7: 327-344.

Scheib, J. (1994). Sperm donor selection and the psychology of female choice. *Ethology and Sociobiology*, 15: 113-129.

Schlegel, A. (1995). The cultural management of adolescent sexuality. In P. R. Abramson and S. D. Pinkerton (Eds.), *Sexual Nature/ Sexual Culture*. Chicago: University of Chicago Press.

Schrire, C. (1980). An inquiry into the evolutionary status and apparent identity of San hunter-gatherers. *Human Ecology*, 8: 9-32.

Seeger, A., Da Matta, R., and Viveiros de Castro, E. (1979). A construgao da pessoa nas sociedades indigenas brasileiras [The construction of the person in indigenous Brazilian societies]. *Boletim do Museu National* (Rio de janeiro), 32: 2-19.

Semple, S. (1998). The function of Barbary macaque copulation calls. *Proceedings in Biological Sciences*, 265(1393): 287-291.

—— (2001). Individuality and male discrimination of female copulation calls in the yellow baboon. *Animal Behaviour* 61: 1023-1028.

Semple, S., McComb, K., Alberts, S., and Altmann, J. (2002). Information content of female copulation calls in yellow baboons. *American Journal of Primatology*, 56: 43-56.

Seuanez, H. N., Carothers, A. D., Martin, D. E., and Short, R. V (1977). Morphological abnormalities in spermatozoa of man and great apes. *Nature*, 270: 345-347.

Seyfarth, R. M. (1978). Social relationships among adult male and female baboons: Behavior during sexual courtship. *Behaviour*, 64: 204-226.

Shackelford, T.K., Goetz, A.T., McKibbin, W.F., and Starratt, V.G. (2007). Absence makes the adaptations grow fonder: Proportion of time apart from partner, male sexual psychology menstrual cycle. *Proceedings Biological Sciences*, August 7; 271, 5: S270-S272.

Rodman, P. S., and Mitani, J. C. (1987). Orangutans: Sexual dimorphism in a solitary species. In B. B. Smuts, D. L. Cheney, R. M. Seyfarth, R. W. Wrangham, and T. T. Struthsaker (Eds.), *Primate Societies* (pp. 146-154). Chicago: University of Chicago Press.

Roney, J. R., Mahler, S.V, and Maestripieri, D. (2003). Behavioral and hormonal responses of men to brief interactions with women. *Evolution and Human Behavior*, 24: 365-375.

Rose, L., and Marshall, F. (1996). Meat eating, hominid sociality and home bases revisited. *Current Anthropology*, 37: 307-338.

Roughgarden, J. (2004). *Evolution's Rainbow: Diversity, Gender and Sexuality in Nature and People*. Berkeley: University of California Press.

—— (2007). Challenging Darwin's Theory of Sexual Selection. *Daedalus*, Spring Issue.

—— (2009). *The Genial Gene: Deconstructing Darwinian SeXshness*. Berkeley: University of California Press.

Rousseau, J. J. (1994). *Discourse Upon the Origin and Foundation of Inequality Among Mankind*. New York: Oxford University Press (Original work published 1755)［ジャン＝ジャック・ルソー『人間不平等起原論・社会契約論』小林善彦訳，中公クラシックス，2005］.

Rtif, 1. (1972). Le 'dutsee tui' chez les indiens Kulina de Perou [The 'dutsee tui' of the Kulina Indians of Peru]. *Bulletin de la Societé Suisse des Americanistes*, 36: 73-80.

Rushton, J. P. (1989). Genetic similarity, human altruism and group selection. *Behavioral and Brain Sciences*, 12: 503-559.

Ryan, C., and Jethá, C. (2005). Universal human traits: The holy grail of evolutionary psychology. *Behavioral and Brain Sciences*, 28: 2.

Ryan, C., and Krippner, S. (2002, June/July). Review of the book *Mean Genes: From Sex to Money to Food, Taming Our Primal Instincts. AHP Perspective*, 27-29.

Safron, A., Barch, B., Bailey, J. M., Gitelman, D. R., Parrish, T. B., and Reber, P. J. (2007). Neural correlates of sexual arousal in homosexual and heterosexual men. *Behavioral Neuroscience*, 121 (2): 237-248.

Sahlins, M. (1972). *Stone Age Economics*. New York: Aldine de Gruyter［マーシャル・サーリンズ『石器時代の経済学』山内昶訳，法政大学出版局，新装版，2012］.

—— (1995). *How "Natives" Think: About Captain Cook, for Example*. Chicago: University of Chicago Press.

Saino, N., Primmer, C.R., Ellegren, H., and Moller, A.P. (1999). Breeding synchrony and paternity in the barn swallow. *Behavioral Ecology and Sociobiology*, 45: 211-218.

Sale, K. (2006). *After Eden: The Evolution of Human Domination*. Durham, NC: Duke University Press.

Sanday, P. R. (2002). *Women at the Center: Life in a Modern Matriarchy*. Ithaca, NY. Cornell University Press.

Santos, P.S., Schinemann, J.A., Gabardo, J., Bicalho, M. da G. (2005). New evidence that

*The Cambridge Encyclopedia of Human Evolution*. Cambridge, UK: Cambridge University Press, pp. 325-334.

Pound, N. (2002). Male interest in visual cues of sperm competition risk. *Evolution and Human Behavior*, 23: 443-466.

Power, M. (1991). *The Egalitarians: Human and Chimpanzee*. Cambridge, UK: Cambridge University Press.

Pradhan, G. R., et al. (2006). The evolution of female copulation calls in primates: A review and a new model. *Behavioral Ecology and Sociobiology*, 59(3): 333-343.

Prescott, J. (1975). *Body pleasure and the origins of violence*. Bulletin of the Atomic Scientists, November: 10-20.

Pusey, A. E. (2001). Of apes and genes. In F. M. de Waal (Ed.), *Tree of Origin: What Primate Behavior Can Tell Us About Human Social Evolution*. Cambridge, MA: Harvard University Press.

Quammen, D. (2006). *The Reluctant Mr. Darwin: An Intimate Portrait of Charles Darwin and the Making of His Theory of Evolution*. New York: Norton.

Quinn, D. (1995). *Ishmael: An Adventure of the Mind and Spirit*. New York: Bantam Books［ダニエル・クイン『イシュマエル』小林加奈子訳，ヴォイス，1994］.

Raverat, G. (1991). *Period Piece: A Cambridge Childhood*. Ann Arbor, MI: University of Michigan Press［グウェン・ラヴェラ『ダーウィン家の人々――ケンブリッジの思い出』山内玲子訳，岩波現代文庫，2012］.

Reid, D. P. (1989). *The Tao of Health, Sex & Longevity: A Modern Practical Guide to the Ancient Way*. New York: Simon & Schuster.

Richards, D. A. J. (1979). Commercial sex and the rights of the person: A moral argument for the decriminalization of prostitution. *University of Pennsylvania Law Review*, 127: 1195-1287.

Richards, M. P., and Trinkaus, E. (2009). *Isotopic evidence for the diets of European Neanderthals and early modern humans*. In press (published online before print August 11, 2009, doi: 10.1073/pnas.0903821106).

Ridley, M. (1993). *The Red Queen: Sex and the Evolution of Human Nature*. New York: Penguin［マット・リドレー『赤の女王――性とヒトの進化』長谷川真理子訳，翔泳社，1995］.

—— (1996). *The Origins of Virtue: Human Instincts and the Evolution of Cooperation*. New York: Viking［マット・リドレー『徳の起源――他人をおもいやる遺伝子』岸由二監修，古川奈々子訳，翔泳社，2000］.

—— (2006). *Genome: The Autobiography of a Species in 23 Chapters*. New York: Harper Perennial［マット・リドレー『ゲノムが語る 23 の物語』中村桂子，斉藤隆央訳，紀伊國屋書店，2000］.

Rilling, J. K., et al. (2002). A neural basis for social cooperation. *Neuron*, 35: 395-405.

Roach, M. (2008). *Bonk: The Curious Coupling of Sex and Science*. New York: Norton.

Roberts, S. C., et al. (2004). Female facial attractiveness increases during fertile phase of the

Moses, D. N. (2008). *The Promise of Progress: The Life and Work of Lewis Henry Morgan.* Columbia, MO: University of Missouri Press.

Namu, Y. E. (2004). *Leaving Mother Lake: A Girlhood at the Edge of the World.* New York: Back Bay Books［ヤン・アーシュ・ナム，クリスティーン・マシュー『「女たちの国」のナム――神秘の湖から世界へ羽ばたいた少女』早野依子訳，PHP 研究所，2003］.

Nishida, T., and Hiraiwa-Hasegawa, M. (1987). Chimpanzees and bonobos: Cooperative relationships among males. In B. B. Smuts, D. L. Cheney, R. M. Wrangham, and T. T. Struhsaker (Eds.), *Primate Societies* (pp. 165-177). Chicago: University of Chicago Press.

Nolan, P. D. (2003). Toward an ecological-evolutionary theory of the incidence of warfare in preindustrial societies. *Sociological Theory*, 21(1): 18-30.

O'Connell, J. F., Hawkes, K., Lupo, K. D., and Blurton Jones, N. G. (2002). Male strategies and Plio-Pleistocene archaeology. *Journal of Human Evolution*, 43: 831-872.

Okami, P., and Shackelford, T. K. (2001). Human sex differences in sexual psychology and behavior. *Annual Review of Sex Research.*

O'Neill, N., and O'Neill, G. (1972/1984). *Open Marriage: ANew Life Style for Couples.* New York: M. Evans and Company［ニーナ・オニール，ジョージ・オニール『オープン・マリッジ――新しい結婚生活』坂根厳夫，徳田喜三郎訳，河出書房新社，1975］.

Ostrom, E. (2009). A general framework for analizing sustainability of ecological systems. *Science*, 325: 419-422.

Parker, G. A. (1984). Sperm competition. In R. L. Smith (Ed.), *Sperm Competition and Animal Mating Systems.* New York: Academic Press.

Perel, E. (2006). *Mating in Captivity: Reconciling the Erotic and the Domestic.* New York: HarperCollins［エステル・ペレル『セックスレスは罪ですか？』高月園子訳，ランダムハウス講談社，2008］.

Pinker, S. (1997). *Letter to the Editor of New York Review of Books on Gould.* Retrieved January 22, 2002 from http://www.mit.edu/pinker/GOULD.html.

―― (2002). *The Blank Slate: The Modern Denial of Human Nature.* New York: Viking Press［スティーブン・ピンカー『人間の本性を考える――心は「空白の石版」か』山下篤子訳，全 3 巻，日本放送出版協会，2004］.

Pochron, S., and Wright, P. (2002). Dynamics of testis size compensates for variation in male body size. *Evolutionary Ecology Research*, 4: 577-585.

Pollock, D. (2002). Partible paternity and multiple maternity among the Kulina. In S. Beckerman and P. Valentine (Eds.), *Cultures of Multiple Fathers: The Theory and Practice of Partible Paternity in Lowland South America* (pp. 42-61). Gainesville: University Press of Florida.

Potts, M., and Short, R. (1999). *Ever since Adam and Eve. The Evolution of Human Sexuality.* Cambridge, UK: Cambridge University Press.

Potts, R. (1992). The hominid way of life. In Jones, S., Martin, R. D., and Pilbeam, D. (Eds.) (1992).

*psychology: Ideas, issues, and applications* (pp. 87-129). Mahwah, NJ: Lawrence Erlbaum.
—— (2000). *The Mating Mind: How Sexual Choice Shaped the Evolution of Human Nature*. New York: Doubleday［ジェフリー・F・ミラー『恋人選びの心――性淘汰と人間性の進化』長谷川眞理子訳，全2巻，岩波書店，2002］.
Mitani, J., and Watts, D. (2001). Why do chimpanzees hunt and share meat? *Animal Behaviour*, 61: 915-924.
Mitani, J. C., Watts, D. P., and Muller, M. (2002). Recent developments in the study of wild chimpanzee behavior. *Evolutionary Anthropology*, 11: 9-25.
Mithen, S. (1996). *The Prehistory of the Mind*. London: Thames and Hudson［スティーヴン・ミズン『心の先史時代』松浦俊輔，牧野美佐緒訳，青土社，1998］.
—— (2004). *After the Ice: A Global Human History*. Cambridge, MA: Harvard University Press.
—— (2007). Did farming arise from a misapplication of social intelligence? *Philosophical Transactions of the Royal Society B*, 362: 705-718.
Moore, H. D. M., Martin, M., and Birkhead, T. R. (1999). No evidence for killer sperm or other selective interactions between human spermatozoa in ejaculates of different males in vitro. *Procedings of the Royal Society of London B*, 266: 2343-2350.
Monaghan, P. (2006). An Australian historian puts Margaret Mead's biggest detractor on the psychoanalytic sofa. *The Chronicle of Higher Education*, 52(19): A14.
Money, J. (1985). *The Destroying Angel: Sex, Fitness & Food in the Legacy of Degeneracy Theory*, Graham Crackers, Kellogg's Corn Flakes & American Health History. Buffalo, NY. Prometheus Books.
—— (2000, Fall). Wandering wombs and shrinking penises: The lineage and linkage of hysteria. *Link: A Critical Journal on the Arts in Baltimore and the World*, 5: 44-51.
Morgan, L. H. (1877/1908). *Ancient Society or Researches in the Lines of Human Progress from Savagery through Barbarism to Civilization*. Chicago: Charles H. Kerr & Company.
Morin, J. (1995). *The Erotic Mind: Unlocking the Inner Sources of Sexual Passion and Fulfillment*. New York: HarperCollins.
Morris, D. (1967). *The Naked Ape: A Zoologist's Study of the Human Animal*. New York: McGraw-Hill［デズモンド・モリス『裸のサル――動物学的人間像』日高敏隆訳，角川文庫，改訂版，1999］.
—— (1981). *The Soccer Tribe*. London: Jonathan Cape［デスモンド・モリス『サッカー人間学――マンウォッチングII』白井尚之訳，小学館，1983］.
—— (1998). *The Human Sexes: A Natural History of Man and Woman*. New York: Thomas Dunne Books［デズモンド・モリス『セックスウォッチング――男と女の自然史』羽田節子訳，小学館，1998］.
Moscucci, O. (1996). Clitoridectomy, circumcision and the politics of sexual pleasure in mid-Victorian Britain, in A. H. Miller and J. E. Adams (Eds.), *Sexualities in Victorian Britain*. Bloomington: Indiana University Press.

York: Summit Books［リン・マーグリス，ドリオン・セーガン『不思議なダンス——性行動の生物学』松浦俊輔訳，青土社，1993］.

Marshall, L. (1976/1998). Sharing, taking and giving: Relief of social tensions among the ! Kung. In J. Gowdy (Ed.), *Limited Wants, Unlimited Means., A Reader on Hunter-gatherer Economics and the Environment* (pp. 65-85). Washington, DC: Island Press.

Martin, R. D., Winner, L. A., and Dettling, A. (1994). The evolution of sexual size dimorphism in primates. In R.V. Short and E. Balaban (Eds.), *The Differences Between the Sexes* (pp. 159-200). Cambridge, England: Cambridge University Press.

Masters, W., and Johnson, V. (1966). *Human Sexual Response*. Boston: Little, Brown.

Masters, W., Johnson, V, and Kolodny, R. (1995). *Human Sexuality*. Boston: Addison-Wesley.

McArthur, M. (1960). Food consumption and dietary levels of groups of aborigines living on naturally occurring foods. In C. P. Mountford (Ed.), *Records of the Australian-American Scientific Expedition to Arnhem Land*, Vol. 2: *Anthropology and Nutrition*. Melbourne, Australia: Melbourne University Press.

McCarthy, F. D., and McArthur, M. (1960). The food quest and the time factor in aboriginal economic life. In C. P. Mountford (Ed.), *Records of the Australian-American Scientfic Expedition to Arnhem Land*, Vol. 2: *Anthropology and Nutrition*. Melbourne, Australia: Melbourne University Press.

McDonald, R. (1998). *Mr. Darwin's Shooter*. New York: Atlantic Monthly Press.

McElvaine, R. S. (2001). *Eve's Seed: Biology, the Sexes and the Course of History*. New York: McGraw-Hill.

McGrew, W. C., and Feistner, T. C. (1992). Two nonhuman primate models for the evolution of human food sharing: Chimpanzees and callitrichids. In J. Barkow, L. Cosmides, and J. Tooby (Eds.), *The Adapted Mind: Evolutionary Psychology and the Generation of Culture* (pp. 229-243). New York: Oxford University Press.

McNeil, L., Osborne, J., and Pavia, P. (2006). *The Other Hollywood: The Uncensored Oral History of the Porn Film Industry*. New York: It Books.

Mead, M. (1961). *Conning of Age in Samoa: A Psychological Study of Primitive Youth for Western Civilization*. New York: Morrow. (Original work published 1928.)

Menzel, P., and D'Aluisio, F. (1998). *Man Eating Bugs: The Art and Science of Eating Insects*. Berkeley, CA: Ten Speed Press.

Mill, J. S. (1874). On the Definition of Political Economy, and on the Method of Investigation Proper to It. *London and Westminster Review*, October 1836. In, *Essays on Some Unsettled Questions of Political Economy*, 2nd ed. London: Longmans, Green, Reader & Dyer［ミル「経済学の定義について，およびこれに固有なる研究方法について」，『経済学試論集』末永茂喜訳，岩波文庫，所収］

Miller, G. (1998). How mate choice shaped human nature: A review of sexual selection and human evolution. In C. Crawford and D. Krebs (Eds.), *Handbook of evolutionary*

Lishner, D. A., et al. (2008). Are sexual and emotional infidelity equally upsetting to men and women? Making sense of forced-choice responses. *Evolutionary Psychology*, 6(4): 667-675. Available online at http://www .epjournal.net.

Littlewood, I. (2003). *Sultry Climates: Travel and Sex*. Cambridge, MA: Da Capo Press.

Lovejoy, C. O. (1981). The origin of man. *Science*, 211: 341-350.

—— (2009). Reexamining human origins in light of *Ardipithecus ramidus*. *Science*, 326: 74, 74e1-74e8.

Low, B. S. (1979). Sexual selection and human ornamentation. In N. A. Chagnon and W. Irons (Eds.), *Evolutionary Biology and Human Social Behavior* (pp. 462-487). Boston: Duxbury Press.

MacArthur, R.H., and Wilson, E.O. (1967). *Theory of Island Biogeography (Monographs in Population Biology, Vol. 1)*. Princeton, NJ: Princeton University Press.

MacDonald, K. (1990). Mechanisms of sexual egalitarianism in Western Europe. *Ethology and Sociobiology*, 11: 195-238.

Macrides, F., Bartke, A., and Dalterio, S. (1975). Strange females increase plasma testosterone levels in male mice. *Science*, 189(4208): 1104-1106.

Maines, R. P. (1999). *The Technology of Orgasm: "Hysteria," the Vibrator and Women's Sexual Satisfaction*. Baltimore: Johns Hopkins University Press［レイチェル・P・メインズ『ヴァイブレーターの文化史——セクシュアリティ・西洋医学・理学療法』佐藤雅彦訳，論創社，2010］.

Malinowski, B. (1929). *The Sexual Life of Savages in North-Western Melanesia: An Ethnographic Account of Courtship, Marriage and Family Life Among the Natives of the Trobriand Islands, British New Guinea*. New York: Harcourt Brace.

—— (1962). *Sex, Culture and Myth*. New York: Harcourt Brace［ブロニスラフ・マリノフスキー『性・家族・社会』梶原景昭訳，人文書院，1993］.

Malkin, C. J., Pugh, P. J., Jones, R. D., Jones, T. H., and Charmer, K. S. (2003). Testosterone as a protective factor against atherosclerosis immunomodulation and influence upon plaque development and stability. *Journal of Endocrinology*, 178: 373-380.

Malthus, T. R. (1798). *An Essay on the Principle of Population: Or a View of Its Past and Present Effects on Human Happiness; with an Inquiry Into Our Prospects Respecting the Future Removal or Mitigation of the Evils which It Occasions*. London: John Murray. Full text: http://www.econlib.org/library/ Malthus/malPlong.html［マルサス『人口論』斉藤悦則訳，光文社古典新訳文庫，2011］.

Manderson, L., Bennett, L. R., and Sheldrake, M. (1999). Sex, social institutions and social structure: Anthropological contributions to the study of sexuality. *Annual Review of Sex Research*, 10: 184-231.

Margolis, J. (2004). *O. The Intimate History of the Orgasm*. New York: Grove Press［ジョナサン・マーゴリス『みんな，気持ちよかった！——人類10万年のセックス史』奥原由希子訳，ヴィレッジブックス，2007］.

Margulis, L., and Sagan, D. (1991). *Mystery Dance: On the Evolution of Human Sexuality*. New

Lawler, R.R. (2009). Monomorphism, male-male competition, and mechanisms of sexual dimorphism. *Journal of Human Evolution*, 57: 321-325.

Lea, V. (2002). Multiple paternity among the Mebengokre (Kayopo, Je) of central Brazil. In S. Beckerman and P. Valentine (Eds.), *Cultures of Multiple Fathers: The Theory and Practice of Partible Paternity in Lowland South America* (pp. 105-122). Gainesville: University Press of Florida.

Leacock, E. (1981). *Myths of Male Dominance: Collected Articles on Women Cross-Culturally*. New York: Monthly Review Press.

—— (1998). Women's status in egalitarian society: Implications for social evolution. In J. Gowdy (Ed.), *Limited Wants, Unlimited Means: A Reader on Hunter gatherer Economics and the Environment* (pp. 139-164). Washington, DC: Island Press.

LeBlanc, S. A., with Resgister, K.E. (2003). *Constant Battles: The Myth of the Peaceful, Noble Savage*. New York: St. Martin's Press.

Lee, R.B. (1968). What hunters do for a living, or, how to make out on scarce resources. In R. Lee and I. Devore (Eds.), *Man the Hunter* (pp. 30-48). Chicago: Aldine.

—— (1969). !Kung bushman subsistence: An input-output analysis. In A. Vayde (Ed.), *Environment and Cultural Behavior* (pp. 73-94). Garden City, NY: Natural History Press.

—— (1979). *The !Kung San: Men, Women and Work in a Foraging Society*. Cambridge, England: Cambridge University Press.

—— (1998). Forward to J. Gowdy (Ed.), *Limited Wants, Unlimited Means: A Reader on Hunter-gatherer Economics and the Environment* (pp. ix-xii). Washington, DC: Island Press.

Lee, R. B., and Daly, R. (Eds.). (1999). *The Cambridge Encyclopedia of Hunters and Gatherers*. Cambridge, UK: Cambridge University Press.

Lee, R. B., and DeVore, I. (Eds.). (1968). *Man the Hunter*. Chicago: Aldine.

Le Jeune, P. (1897/2009). *Les relations des jesuites*. 1656-1657. Toronto Public Library.

LeVay, S. (1994). *The Sexual Brain*. Cambridge, MA: The MIT Press.

Levine, L. W. (1996). *The Opening of the American Mind: Canons, Culture, and History*. Boston, MA: Beacon Press.

Levitin, D. J. (2009). *The World in Six Songs: How the Musical Brain Created Human Nature*. New York: Plume［ダニエル・J・レヴィティン『「歌」を語る――神経科学から見た音楽・脳・思考・文化』山形浩生訳，ブルース・インターアクションズ，2010］.

Lilla, M. (2007). *The Stillborn God: Religion, Politics and the Modern West*. New York: Knopf［マーク・リラ『神と国家の政治哲学――政教分離をめぐる戦いの歴史』鈴木佳秀訳，NTT 出版，2011］.

Lindholmer, C. (1973). Survival of human sperm in different fractions of split ejaculates. *Fertility and Sterility* 24: 521-526.

Lippa, R. A. (2007). The relation between sex drive and sexual attraction to men and women: A cross-national study of heterosexual, bisexual and homosexual men and women. *Archives of Sexual Behavior*, 36: 209-222.

Philadelphia: Saunders［アルフレッド・C・キンゼイ『人間における男性の性行為』全２巻，永井潜，安藤画一訳，コスモポリタン社，1950］.
—— (1953). *Sexual Behavior in the Human Female*. Philadelphia: Saunders［アルフレッド・C・キンゼイ他『人間女性における性行動』全２巻，朝山新一他訳，コスモポリタン社，1954-5］.
Knight, C. (1995). *Blood Relations: Menstruation and the Origins of Culture*. New Haven, CT: Yale University Press.
Komisaruk, B. R., Beyer-Flores, C., and Whipple, B. (2006). *The Science of Orgasm*. Baltimore: The Johns Hopkins University Press.
Konner, M. (1982). *The Tangled Wing*. New York: Holt, Rinehart and Winston.
Knauft, B. (1987). Reconsidering violence in simple human societies: Homicide among the Gebusi of New Guinea. *Current Anthropology*, 28(4): 457-500.
—— (2009). *The Gebusi: Lives Transformed in a Rainforest World*. McGraw-Hill Humanities/Social Sciences/Languages.
Krech, S. (1999). *The Ecological Indian: Myth and History*. New York: Norton.
Krieger, M. J. B., and Ross, K.G. (2002). Identification of a major gene regulating complex social behavior. *Science*, 295: 328-332.
Kuper, A. (1988). *The Invention of Primitive Society Transformations of an illusion*. London: Routledge.
Kundera, M. (1984). *The Unbearable Lightness of Being*. London: Faber and Faber［ミラン・クンデラ『存在の耐えられない軽さ』千野栄一訳，集英社文庫，1998］.
Kuukasjdrvi, S., Eriksson, C. J. P., Koskela, E., Mappes, T., Nissinen, K., and Rantala, M. J. (2004). Attractiveness of women's body odors over the menstrual cycle: The role of oral contraceptives and receiver sex. *Behavioral Ecology*, 15(4): 579-584.
Laan, E., Sonderman, J., and Janssen, E. (1995). *Straight and lesbian women's sexual responses to straight and lesbian erotica: No sexual orientation effects*. Poster session, 21st meeting of the International Academy of Sex Research, Provincetown, MA, September.
Laeng, B., and Falkenberg, L. (2007). Women's pupillary responses to sexually significant others during the hormonal cycle. *Hormones and Behavior*, 52:520-530.
Ladygina-Kohts, N. N. (2002). *Infant Chimpanzee and Human Child: A Classic 1935 Comparative Study of Ape Emotions and Intelligence*. New York: Oxford University Press.
Lancaster, J. B., and Lancaster, C. S. (1983). Parental investment: The hominid adaptation. In D. J. Ortner (Ed.), *How Humans Adapt: A Biocultural Odyssey* (pp. 33-65). Washington, DC: Smithsonian Institution Press.
Larrick, J. W., Yost, J. A., Kaplan, J., King, G., and Mayhall, J. (1979). Patterns of health and disease among the Waorani Indians of eastern Ecuador. *Medical Anthropology*, 3(2): 147-189.
Laumann, E.O., Paik, A., and Rosen, R.C. (1999). Sexual dysfunction in the United States: Prevalence and predictors. *Journal of the American Medical Association*, 281: 537-544.

Janus, S.S., and Janus, C.L. (1993). *The janus Report on Sexual Behavior*. New York: Wiley.

Jaynes, J. (1990). *The Origins of Consciousness in the Breakdown of the Bicameral Mind*. Boston: Houghton Mifflin. (Original work published 1976.)［ジュリアン・ジェインズ『神々の沈黙――意識の誕生と文明の興亡』柴田裕之訳，紀伊國屋書店，2005］.

Jethá, C., and Falcato, J. (1991). A mulher e as DTS no distrito de Marracuene [Women and Sexually Transmitted Diseases in the Marracuene district]. *Acfao SIDA* 9, Brochure.

Jiang, X., Wang, Y., and Wang, Q (1999). Coexistence of monogamy and polygyny in black-crested gibbon. *Primates*, 40(4): 607-611.

Johnson, A.W., and Earle, T. (1987). *The Evolution of Human Societies: From Foraging Group to Agrarian State*. Palo Alto, CA: Stanford University Press.

Jones, S., Martin, R.D., and Pilbeam, D. (Eds.) (1992). *The Cambridge Encyclopedia of Human Evolution*. Cambridge, UK: Cambridge University Press.

Jung, C.G. (1976). *The Symbolic Life: The Collected Works* (Vol. 18, Bolligen Series). Princeton, NJ: Princeton University Press.

Kanazawa, S. (2007). The evolutionary psychological imagination: Why you can't get a date on a Saturday night and why most suicide bombers are Muslim. *Journal of Social, Evolutionary and Cultural Psychology*, 1(2): 7-17.

Kane, J. (1996). *Savages*. New York: Vintage.

Kano, T. (1980). Social behavior of wild pygmy chimpanzees (*Pan paniscus*) of Wamba: A preliminary report. *Journal of Human Evolution*, 9: 243-260.

—— (1992). *The Last Ape: Pygmy Chimpanzee Behavior and Ecology*. Palo Alto, CA: Stanford University Press［加納隆至『最後の類人猿――ピグミーチンパンジーの行動と生態』どうぶつ社，1986］.

Kaplan, H., Hill, K., Lancaster, J., and Hurtado, A. M. (2000). A theory of human life history evolution: Diet, intelligence and longevity. *Evolutionary Anthropology*, 9: 156-185.

Keeley, L.H. (1996). *War Before Civilization: The Myth of the Peaceful Savage*. New York: Oxford University Press.

Kelly, R. L. (1995). *The Foraging Spectrum: Diversity in Hunter-Gatherer Lifeways*. Washington, DC: Smithsonian Institution Press.

Kendrick, K. M., Hinton, M. R., Atkins, K., Haupt, M. A., and Skinner, J. D. (September 17, 1998). Mothers determine sexual preferences. *Nature*, 395:229-230.

Kent, S. (1995). Unstable households in a stable Kalahari community in Botswana. *American Anthropologist*, 97: 39-54.

Kilgallon, S. J., and Simmons, L. W. (2005). Image content influences men's semen quality. *Biology Letters*, 1: 253-255.

Kingan, S. B., Tatar, M., and Rand, D. M. (2003). Reduced polymorphism in the chimpanzee semen coagulating protein, Semenogelin 1. *Journal of Molecular Evolution*, 57:159-169.

Kinsey, A. C., Pomeroy, W. B., and Martin, C. E. (1948). *Sexual Behavior in the Human Male*.

Highwater, J. (1990). *Myth and Sexuality*. New York: New American Library.

Hill, K., and Hurtado, M. (1996). *Ache Life History: The Ecology and Demography of a Foraging People*. New York: Aldine de Gruyter.

Hite, S. (1987). *Women and Love: A Cultural Revolution in Progress*. New York: Knopf.

—— (1989). *The Hite Report: A Nationwide Study of Female Sexuality*. New York: Dell.

Hobbes, T. (1991). *Leviathan*. Cambridge, England: Cambridge University Press. (Original work published 1651) ［ホッブズ『リヴァイアサン』全２巻, 永井道雄, 上田邦義訳, 中公クラシックス, 2009］.

Holmberg, A.R. (1969). *Nomads of the Long Bow: The Siriono of Eastern Bolivia*. New York: The Natural History Press.

Horne, B.D., et al. (2008). Usefulness of routine periodic fasting to lower risk of coronary artery disease in patients undergoing coronary angiography. *American Journal of Cardiology*, 102(7): 814-819.

Houghton, W.E. (1957). *The Victorian Frame of Mind, 1830-1870*. New Haven, CT: Yale University Press.

Hrdy, S.B. (1979). Infanticide among animals: A review, classification and examination of the implications for the reproductive strategies of females. *Ethology and Sociobiology*, 1: 13-40.

—— (1988). The primate origins of human sexuality. In R. Bellig and G. Stevens (Eds.), *The Evolution of Sex* (pp. 101-136). San Francisco: Harper and Row.

—— (1996). Raising Darwin's consciousness: Female sexuality and the prehominid origins of patriarchy. *Human Nature*, 8(1):1-49.

—— (1999a). *The Woman That Never Evolved*. Cambridge, MA: Harvard University Press, 266p. (Original work published 1981) ［サラ・ブラッファー・フルディ『女性の進化論』加藤泰建, 松本亮三訳, 思索社, 1989］.

—— (1999b). *Mother Nature: A History of Mothers, Infants and Natural Selection*. Boston: Pantheon Books, 723p. ［サラ・ブラファー・ハーディー『マザー・ネイチャー——「母親」はいかにヒトを進化させたか』全２巻, 塩原通緒訳, 早川書房, 2005］.

—— (2009). *Mothers and Others: The Evolutionary Origins of Mutual Understanding*. Cambridge, MA: Harvard University Press, 422p.

Hua, C. (2001). *A Society Without Fathers or Husbands: The Na of China*. New York: Zone Books.

Human Genome Project. (2002). Retrieved November 11, 2002 from http:// www.ornl.gov/hgmis.

Ingold, T., Riches, D., and Woodburn, J. (Eds.) (1988a). *Hunters and Gatherers: History, Evolution and Social Change (Vol. 1)*. Oxford, England: Berg.

—— (1988b). *Hunters and Gatherers: Property, Power and Ideology (Vol. 2)*. Oxford, England: Berg.

Isaac, G. (1978). The food sharing behavior of protohuman hominids. *Scientific American*, 238(4): 90-108.

Harris, C. (2000). Psychophysiological responses to imagined infidelity: The specific innate modular view of jealousy reconsidered. *Journal of Personality and Social Psychology*, 78: 1082-1091.

Harris, C., and Christenfeld, N. (1996). Gender, jealousy and reason. *Psychological Science*, 7: 364-366.

Harris, M. (1977). *Cannibals and Kings: The Origins of Cultures*. New York: Random House［マーヴィン・ハリス『ヒトはなぜヒトを食べたか——生態人類学から見た文化の起源』鈴木洋一訳，ハヤカワ文庫，1997］.

—— (1980). *Cultural Materialism: The Struggle for a Science of Culture*. New York: Vintage Books［マーヴィン・ハリス『文化唯物論——マテリアルから世界を読む新たな方法』全２巻，長島信弘，鈴木洋一訳，早川書房，1987］.

—— (1989). *Our Kind: Who We Are, Where We Came From, Where We Are Going*. New York: Harper & Row.

—— (1993). The evolution of human gender hierarchies: A trial formulation. In B. Miller (Ed.), *Sex and Gender Hierarchies* (pp. 57-79). Cambridge, England: Cambridge University Press.

Hart, D., and Sussman, R. W. (2005). *Man the Hunted: Primates, Predators, and Human Evolution*. New York: Westview Press［ドナ・ハート，ロバート・W・サスマン『ヒトは食べられて進化した』伊藤伸子訳，化学同人，2007］

Harvey, P.H., and May, R. M. (1989). Out for the sperm count. *Nature*, 337: 508-509.

Haselton, M.G., et al. (2007). Ovulatory shifts in human female ornamentation: Near ovulation, women dress to impress. *Hormones and Behavior*, 51: 40-45. www.ssenet.ucla.edu/comm/haselton/webdocs/dress to impress.pdf.

Hassan, F.A. (1980). The growth and regulation of human population in prehistoric times. In Cohen, M. N., Malpass, R. S., and Klein, H. G. (Eds.), *Biosocial Mechanisms of Population Regulation* (pp. 305-319). New Haven, CT: Yale University Press.

Hawkes, K. (1993). Why hunter-gatherers work. *Current Anthropology*, 34: 341-361.

Hawkes, K., O'Connell, J.F., and Blurton Jones, N.G. (2001a). Hadza meat sharing. *Evolution and Human Behavior*, 22: 113-142.

—— (2001b). Hadza hunting and the evolution of nuclear families. *Current Anthropology*, 42: 681-709.

Heinen, H.D., and Wilbert, W. (2002). Parental uncertainty and ritual kinship among the Warao. In S. Beckerman and P. Valentine (Eds.), *Cultures of Multiple Fathers: The Theory and Practice of Partible Paternity in Lowland South America* (pp. 210-220). Gainesville: University Press of Florida.

Henderson, V.W., and Hogervorst, E. (2004). Testosterone and Alzheimer disease: Is it men's turn now? *Neurology*, 62: 170-171.

Henrich, J., et al. (2005). "Economic man" in cross-cultural perspective: Behavioral experiments in 15 small-scale societies. *Behavioral and Brain Sciences*, 28: 795-855.

598.

Gould, S. J. (1980). *Ever since Darwin: Reflections in Natural History*. New York: Norton［スティーヴン・ジェイ・グールド『ダーウィン以来――進化論への招待』浦本昌紀，寺田鴻訳，ハヤカワ文庫，1995］.

—— (1981). *The Mismeasure of Man*. New York: Norton［スティーヴン・J・グールド『人間の測りまちがい――差別の科学史』全2巻，鈴木善次，森脇靖子訳，河出文庫，2008］.

—— (1991). Exaptation: A crucial tool for an evolutionary psychology. *Journal of Social Issues*, 47(3): 43-65.

—— (1997). Darwinian fundamentalism. *New York Review of Books*, pp. 34-37. Retrieved December 12, 2002 from http://www.nybooks.com/articles/1151.

Gould, S. J., and Lewontin, R. C. (1979). The spandrels of San Marco and the Panglossian paradigm: A critique of the adaptionist programme. *Proceedings of the Royal Society of London*, 205: 581-598.

Gould, S. J., and Vrba, E. S. (1982). Exaptation: a missing term in the science of form. *Paleobiology*, 8: 4-15.

Gould, T. (2000). *The Lifestyle: A Look at the Erotic Rites of Swingers*. Buffalo, NY: Firefly Books.

Gowdy, J. (Ed.). (1998). *Limited Wants, Unlimited Means: A Reader on Hunter-gatherer Economics and the Environment*. Washington, DC: Island Press.

Gray, P.B., Kahlenberg, S.M., Barrett, E.S., Lipson, S.F., and Ellison, P.T. (2002). Marriage and fatherhood are associated with lower testosterone in males. *Evolution and Human Behavior*, 23(3): 193-201.

Gray, P.B., Parkin, J.C., and Samms-Vaughan, M.E. (1997). Hormonal correlates of human paternal interactions: A hospital-based investigation in urban Jamaica. *Hormones and Behavior*, 52: 499-507.

Gregor, T. (1985). *Anxious Pleasures: The Sexual Lives of an Amazonian People*. Chicago: University of Chicago Press.

Hamilton, W.D. (1964). The genetic evolution of social behavior. Parts I and II. *Journal of Theoretical Biology*, 7: 1-52.

—— (2001). *The Narrow Roads of Gene Land*. New York: Oxford University Press.

Hamilton, W. J., and Arrowood, P. C. (1978). Copulatory vocalizations of Chacma baboons (*Papio ursinus*), gibbons (*Hylobates hoolock*) and humans. *Science*, 200: 1405-1409.

Harcourt, A.H. (1997). Sperm competition in primates. *American Naturalist*, 149:189-194.

Harcourt, A.H., and Harvey, P.H. (1984). Sperm competition, testes size and breeding systems in primates. In R. Smith (Ed.), *Sperm Competition and the Evolution of Animal Mating Systems* (pp. 589-659). New York: Academic Press.

Hardin, G. (1968). The tragedy of the commons. Science, 131: 1292-1297. Harper, M.J.K. (1988). Gamete and zygote transport. In E. Knobil and J. Neill (Eds.), *The Physiology of Reproduction* (pp. 103-134). New York: Raven Press.

structure in wild West African chimpanzees. *Animal Behaviour*, 57: 19-32.

Gallup, G.G., Jr. (2009). On the origin of descended scrotal testicles: The activation hypothesis. *Evolutionary Psychology*, 7: 517-526. Available online at http://www.epjournal.net.

Gallup, G.G., Jr., and Burch, R.L. (2004). Semen displacement as a sperm competition strategy in humans. Evolutionary Psychology, 2: 12-23. Available online at http://www.epjournal.net.

Gallup, G.G., Jr., Burch, R.L., and Platek, S.M. (2002). Does semen have antidepressant properties? *Archives of Sexual Behavior*, 31: 289-293.

Gangestad, S.W., Bennett, K., and Thornhill, R. (2001). A latent variable model of developmental instability in relation to men's sexual behavior. *Proceedings of the Royal Society of London*, 268: 1677-1684.

Gangestad, S.W., and Thornhill, R. (1998). Menstrual cycle variation in women's preferences for the scent of symmetrical men. *Proceedings of the Royal Society of London*, 265: 927-933.

Gangestad, S.W., Thornhill, R., and Yeo, R.A. (1994). Facial attractiveness, developmental stability and fluctuating symmetry. *Ethology and Sociobiology*, 15: 73-85.

Ghiglieri, M.P. (1999). *The Dark Side of Man: Tracing the Origins of Male Violence*. Reading, MA: Helix Books［マイケル・P・ギグリエリ『男はなぜ暴力をふるうのか――進化から見たレイプ・殺人・戦争』松浦俊輔訳，朝日新聞社，2002］.

Gibson, P. (1989). Gay and lesbian youth suicide, in Fenleib, Marcia R. (Ed.), *Report of the Secretary's Task Force on Youth Suicide*, United States Government Printing Office, ISBN 0160025087.

Gladwell, M. (2002). *The Tipping Point: How Little Things Can Make a Big Difference*. New York: Back Bay Books［マルコム・グラッドウェル『急に売れ始めるにはワケがある――ネットワーク理論が明らかにする口コミの法則』高橋啓訳，ソフトバンククリエイティブ，2007］.

―― (2008). *Outliers: The Story of Success*. New York: Little, Brown and Company［マルコム・グラッドウェル『天才！成功する人々の法則』勝間和代訳，講談社，2014］

Glass, D. P., and Wright, T. L. (1985). Sex differences in type of extramarital involvement and marital dissatisfaction. *Sex Roles*, 12: 1101-1120.

Goldberg, S. (1993). *Why Men Rule: A Theory of Male Dominance*. Chicago: Open Court.

Good, K., with Chanoff, D. (1991). *Into the Heart: One Man's Pursuit of Love and Knowledge Among the Yanomama*. Leicester, England: Charnwood.

Goodall, J. (1971). *In the Shadow of Man*. Glasgow: Collins［ジェーン・グドール『森の隣人――チンパンジーと私』河合雅雄訳，朝日新聞社，1996］.

―― (1991). *Through a Window: Thirty Years with the Chimpanzees of Gombe*. London: Penguin［ジェーン・グドール『心の窓――チンパンジーとの三〇年』高崎和美ほか訳，どうぶつ社，1994］.

Goodman, M., et al. (1998). Toward a phylogenic classification of primates based on DNA evidence complemented by fossil evidence. *Molecular Phylogenics and Evolution*, 9: 585-

—— (2004). *Why We Love: The Nature and Chemistry of Romantic Love.* New York: Henry Holt［ヘレン・フィッシャー『人はなぜ恋に落ちるのか？——恋と愛情と性欲の脳科学』大野晶子訳，ヴィレッジブックス，2007］.

Fisher, M., et al. (2009). Imact of relational proximity on distress from infidelity. *Evolutionary Psychology,* 7(4): 560-580.

Flanagan, C. (2009). Is there hope for the American Marriage? *Time,* July 2. http://www.time.com/time/nation/article/0,8599,1908243-1,00.html

Fleming, J.B. (1960). Clitoridectomy: The disastrous downfall of Isaac Baker Brown, F.R.C.S. (1867). *Journal of Obstetrics and Gynaecology of the British Empire,* 67:1017-1034.

Foley, R. (1996). The adaptive legacy of human evolution: A search for the environment of evolutionary adaptiveness. *Evolutionary Anthropology,* 4: 194-203.

Ford, C. S., and Beach, F. (1952). *Patterns of Sexual Behavior.* Westport, CT: Greenwood Press［クレラン・S・フォード，フランク・A・ビーチ『人間と動物の性行動——比較心理学的研究』小原秀雄訳，新思潮社，1967］.

Fordney-Settlage, D. (1981). A review of cervical mucus and sperm interactions in humans. *International journal of Fertility,* 26: 161-169.

Fortenberry, D.J. (2005). The limits of abstinence-only in preventing sexually transmitted infections. *Journal of Adolescent Health,* 36: 269-357.

Fouts, R., with Mills, S.T. (1997). *Next of Kin: My Conversations with Chimpanzees.* New York: Avon Books.

Fox, C. A., Colson, R.H., and Watson, B.W. (1982). Continuous measurement of vaginal and intra-uterine pH by radio-telemetry during human coitus. In Z. Hoch and H. L. Lief (Eds.), *Sexology* (pp. 110-113). Amsterdam: Excerpta Medica.

Fox, R. (1997). *Conjectures & Confrontations: Science, Evolution, Social Concern.* Somerset, NJ: Transaction.

Fowles, J. (1969). *The French Lieutenant's Woman.* New York: Signet［ジョン・ファウルズ『フランス軍中尉の女』沢村灌訳，サンリオ，1982］.

Freeman, D. (1983). *Margaret Mead and Samoa: The Making and Unmaking of an Anthropological Myth.* Cambridge, MA: Harvard University Press［デレク・フリーマン『マーガレット・ミードとサモア』木村洋二訳，みすず書房，1995］.

Friedman, D. M. (2001). *A Mind of Its Own: A Cultural Histoy of the Penis.* New York: The Free Press［デビッド・フリードマン『ペニスの歴史——男の神話の物語』井上廣美訳，原書房，2004］.

Fromm, E. (1973). *The Anatomy of Human Destructiveness.* New York: Hold, Rinehart and Winston［エーリッヒ・フロム『破壊——人間性の解剖』作田啓一，佐野哲郎訳，復刊版，紀伊國屋書店，2001］.

Fry, D. (2009). *Beyond War: The Human Potential for Peace.* New York: Oxford University Press.

Gagneaux, P., and Boesch, C. (1999). Female reproductive strategies, paternity and community

Ehrlich, P.R. (2000). *Human Natures: Genes, Cultures, and the Human Prospect.* New York: Penguin.

Ellison, P.T., et al. (2009). *Endocrinology of Social Relationships.* Cambridge, MA: Harvard University Press.

Elwin, V (1968). *Kingdom of the Young.* Bombay: Oxford University Press.

Erikson, P. (1993). A onomastica matis e amazonica [Naming rituals among the Matis of the Amazon]. In E. Viveiros de Castro and M. Carneiro da Cuhna (Eds.), *Amazonia: Etnologia e historia indigena* (pp. 323-338). Sao Paulo: Nucleo de Historia Indiena et do Indigenismo, USP/FAPESP.

—— (2002). Several fathers in one's cap: Polyandrous conception among the Panoan Mans (Amazonas, Brazil). In S. Beckerman and P. Valentine (Eds.), *Cultures of Multiple Fathers. The Theory and Practice of Partible Paternity in Lowland South America* (pp. 123-136). Gainesville: University Press of Florida.

Ewen, S. (1976/2001). *Captains of Consciousness: Advertising and the Social Roots of the Consumer Culture.* New York: Basic Books.

Fagan, B. (2004). *The Long Summer: How Climate Changed Civilization.* New York: Basic Books［ブライアン・フェイガン『古代文明と気候大変動――人類の運命を変えた二万年史』東郷えりか訳，河出文庫，2008］.

Fedigan, L.M., and Strum, S.C. (1997). Changing images of primate societies. *Current Anthropolody*, 38: 677-681.

Feinstein, D., and Krippner, S. (2007). *The Mythic Path: Discovering the Guiding Stories of Your Past-Creating a Vision for Your Future.* Fulton, CA: Elite Books.

Ferguson, B. (1995). *Yanomami Warfare: A Political History.* Santa Fe, NM: School of American Research Press.

—— (2000). *War in the Tribal Zone: Expanding States and Indigenous Warfare.* Santa Fe, NM: SAR Press.

—— (2003). The birth of war. *Natural History*, July/August: 28-34.

Ferraro, G., Trevathan, W., and Levy, J. (1994). *Anthropology: An Applied Perspective.* Minneapolis/St. Paul, MN: West Publishing Company.

Fish, R.C. (2000). *The Clitoral Truth: The Secret World at Your Fingertips.* New York: Seven Stories Press.

Fisher, H.E. (1982). *The Sex Contract: The Evolution of Human Behavior.* New York: William Morrow［ヘレン・E・フィッシャー『結婚の起源――女と男の関係の人類学』伊沢紘生，熊田清子訳，どうぶつ社，新装版，1998］.

—— (1989). Evolution of human serial pairbonding. *American Journal of Physical Anthropology*, 78: 331-354.

—— (1992). *Anatomy of Love.* New York: Fawcett Columbine［ヘレン・E・フィッシャー『愛はなぜ終わるのか――結婚・不倫・離婚の自然史』吉田利子訳，草思社，1993］.

Dillehay, T. D., et al. (2008). Monte Verde: Seaweed, food, medicine and the peopling of South America. *Science*, 320 (5877): 784-786.

Dindyal, S. (2004). The sperm count has been decreasing steadily for many years in Western industrialised countries: Is there an endocrine basis for this decrease? *The Internet journal of Urology*, 2 (1).

Dixson, A. F. (1998). *Primate Sexuality: Comparative Studies of the Prosimians, Monkeys, Apes and Human Beings*. New York: Oxford University Press.

Dixson, A. F., and Anderson, M. (2001). Sexual selection and the comparative anatomy of reproduction in monkeys, apes and human beings. *Annual Review of Sex Research*, 12: 121-144.

—— (2002). Sexual selection, seminal coagulation and copulatory plug formation in primates. *Folia Primatologica*, 73: 63-69.

Drucker, D. (2004). *Invent Radium or I'll Pull Your Hair. A Memoir*. Chicago: University of Chicago Press［ドリス・ドラッカー『ドラッカーの妻――ピーター・ドラッカーを支えた妻ドリスの物語』野中ともよ訳，泰文堂，2011］.

Druckerman, P. (2008). *Lust in Translation: Infidelity from Tokyo to Tennessee*. New York: Penguin Two［パメラ・ドラッカーマン『不倫の惑星――世界各国，情事のマナー』佐竹史子訳，早川書房，2008］.

Dunbar, R.I.M. (1992). Neocortex size as a constraint on group size in primates. *Journal ofHuman Evolution*, 22: 469-493.

—— (1993). Coevolution of neocortical size, group size and language in humans. *Behavioral and Brain Sciences*, 16 (4): 681-735.

Easton, D., and Liszt, C.A. (1997). *The Ethical Slut: A Guide to Infinite Sexual Possibilities*. San Francisco, CA: Greenery Press.

Eaton, S., and Konner, M. (1985). Paleolithic nutrition: A consideration of its nature and current implications. *New England journal of Medicine*, 312: 283-289.

Eaton, S., Konner, M., and Shostak, M. (1988). Stone agers in the fast lane: Chronic degenerative disease in evolutionary perspective. *American journal of Medicine*, 84: 739-749.

Eaton, S., Shostak, M., and Konner, M. (1988). *The Paleolithic Prescription: A Program of Diet & Exercise and a Design for Living*. New York: Harper & Row.

Eberhard, W.G. (1985). *Sexual Selection and Animal Genitalia*. Cambridge, MA: Harvard University Press.

Eberhard, W.G. (1996). *Female Control: Sexual Selection by Cryptic Female Choice*. Princeton, NJ: Princeton University Press.

Edgerton, R.B. (1992). *Sick Societies: Challenging the Myth of Primitive Harmony*. New York: The Free Press.

Ehrenberg, M. (1989). *Women in Prehistory*. London: British Museum Publications.

—— (1996). *Good Natured: The Origins of Right and Wrong in Humans and Other Animals.* Cambridge, MA: Harvard University Press［フランス・ドゥ・ヴァール『利己的なサル，他人を思いやるサル——モラルはなぜ生まれたのか』西田利貞，藤井留美訳，草思社，1998］.

—— (1998). *Chimpanzee Politics: Power and Sex among the Apes.* Baltimore, MD: Johns Hopkins University Press. (Original work published 1982.)［フランス・ドゥ・ヴァール『チンパンジーの政治学——猿の権力と性』西田利貞訳，産経新聞出版，2006］.

—— (2001a). *The Ape and the Sushi Master: Cultural Reflections of a Primatologist.* New York: Basic Books［フランス・ドゥ・ヴァール『サルとすし職人——〈文化〉と動物の行動学』西田利貞，藤井留美訳，原書房，2002］.

—— (2001b). Apes from Venus: Bonobos and human social evolution. In F. de Waal (Ed.), *Tree of Origin: What Primate Behavior Can Tell Us About Human Social Evolution* (pp. 39-68). Cambridge, MA: Harvard University Press.

—— (2001c). (Ed.). *Tree of Origin: What Primate Behavior Can Tell Us About Human Social Evolution.* Cambridge, MA: Harvard University Press.

—— (2005a). *Our Inner Ape: The Best and Worst of Human Nature.* London: Granta Books［フランス・ドゥ・ヴァール『あなたのなかのサル——霊長類学者が明かす「人間らしさ」の起源』藤井留美訳，早川書房，2005］.

—— (2005b). Bonobo sex and society. *Scientific American* online issue, February, pp. 32-38.

—— (2009). *The Age of Empathy: Nature's Lessons for a Kinder Society.* New York: Harmony Books［フランス・ドゥ・ヴァール『共感の時代へ——動物行動学が教えてくれること』柴田裕之訳，紀伊國屋書店，2010］.

de Waal, F., and Johanowicz, D.L. (1993). Modification of reconciliation behavior through social experience: An experiment with two macaque species. *Child Development* 64: 897-908.

de Waal, F., and Lanting, F. (1998). *Bonobo: The Forgotten Ape.* Berkeley: University of California Press［フランス・ドゥ・ヴァール，フランス・ランティング（写真）『ヒトに最も近い類人猿ボノボ』加納隆至監修，藤井留美訳，ティビーエス・ブリタニカ，2000］.

Dewsbury, D.A. (1981). Effects of novelty on copulatory behavior: The Coolidge effect and related phenomena. *Psychological Bulletin*, 89: 464-482.

Diamond, J. (1986). Variation in human testis size. *Nature*, 320: 488.

—— (1987). The worst mistake in the history of the human race. *Discover*, May.

—— (1991). *The Rise and Fall of the Third Chimpanzee: How Our Animal HeriiageAffects the Way We Live.* London: Vintage.

—— (1997). *Guns, Germs and Steel: The Fates of Human Societies.* New York: Norton［ジャレド・ダイアモンド『銃・病原菌・鉄——一万三〇〇〇年にわたる人類史の謎』倉骨彰訳，全２巻，草思社，2000］.

—— (2005). *Collapse: How Societies Choose to Fail or Succeed.* New York: Viking.

Diamond, L. M. (2008). *Sexual Fluidity: Understanding Women's Love and Desire.* Cambridge, MA: Harvard University Press.

Counts, D. E. A., and Counts, D. R. (1983). Father's water equals mother's milk: The conception of parentage in Kaliai, West New Guinea. *Mankind*, 14: 45-56.

Coventry, M. (October/November 2000). Making the cut: It's a girl! ... or is it? When there's doubt, why are surgeons calling the shots? *Ms. Magazine*. Retrieved July 2, 2002 from http://www.msmagazine.com/octoo/ makingthecut.html.

Crocker, W.H. (2002). Canela "other fathers": Partible paternity and its changing practices. In S. Beckerman and P. Valentine (Eds.), *Cultures of Multiple Fathers: The Theory and Practice of Partible Paternity in Lowland South America* (pp. 86-104). Gainesville: University Press of Florida.

Crocker, W.H., and Crocker, J.G. (2003). *The Canela: Kinship, Ritual and Sex in an Amazonian Tribe (Case Studies in Cultural Anthropology)*. Florence, KY: Wadsworth.

Dabbs, J.M., Jr., Carr, T.S., Frady, R.L., and Riad, J.K. (1995). Testosterone, crime and misbehavior among 692 male prison inmates. *Personality and Individual Differences*, 18: 627-633.

Dabbs, J.M., Jr., Jurkovic, G., and Frady, R.L. (1991). Salivary testosterone and cortisol among late adolescent male offenders. *Journal of Abnormal Child Psychology*, 19: 469-478.

Daniels, D. (1983). The evolution of concealed ovulation and self-deception. *Ethology and Sociobiology*, 4: 69-87.

Darwin, C. (1859). *On the Origin of Species by Means of Natural Selection*. London: John Murray［ダーウィン『種の起源』全２巻，渡辺政隆訳，光文社古典新訳文庫，2009］.

—— (1871/2007). *The Descent of Man and Selection in Relation to Sex*. New York: Plume［ダーウィン『人間の進化と性淘汰』長谷川眞理子訳，文一総合出版，全２巻，1999-2000］.

Davenport, W.H. (1965). Sexual patterns and their regulation in a society of the southwest Pacific. In Beach (Ed.), *Sex and Behavior*, pp. 161-203.

Dawkins, R. (1976). *The Selfish Gene*. New York: Oxford University Press［リチャード・ドーキンス『利己的な遺伝子』日高敏隆，岸由二，羽田節子，垂水雄二訳，紀伊國屋書店，増補新装版，2006］.

—— (1998). *Unweaving the Rainbow: Science, Delusion and the Appetite for Wonder*. Boston: Houghton Mifflin.

DeMeo, J. (1998). *Saharasia: The 4000 B.C.E. Origins of Child Abuse, Sex repression, Warfare and Social Violence, in the Deserts of the Old World*. Eugene, OR: Natural Energy Works.

Desmond, A., and Moore, J. (1994). *Darwin: The Life of a Tormented Evolutionist*. New York: Warner Books［エイドリアン・デズモンド，ジェイムズ・ムーア『ダーウィン——世界を変えたナチュラリストの生涯』全２巻，渡辺政隆訳，工作舎，1999］.

DeSteno, D., and Salovey, P. (1996). Evolutionary origins of sex differences in jealousy? Questioning the "fitness" of the model. *Psychological Science*, 7: 367-372.

de Waal, F. (1995). Bonobo sex and society: The behavior of a close relative challenges assumptions about male supremacy in human evolution. *Scientific American* (March): 82-88.

Caesar, J. (2008). *The Gallic Wars: Julius Caesar's Account of the Roman Conquest of Gaul*. St. Petersburg, FL: Red and Black Publishers［カエサル『ガリア戦記』石垣憲一訳，平凡社，2009］.

Cassim, M.H. (1998). Inter-specific infanticide in South American otariids. *Behavior*, 135: 1005-1012.

Caswell, J.L., et al. (2008). Analysis of chimpanzee history based on genome sequence alignments. *PLoS Genetics*, April; 4(4): e1000057. Online: http://www.plosgenetics.org/article/info°/~3Adoi%2F10.1371%2Fjournal ~.pgen.1000057.

Caton, H. (1990). *The Samoa Reader. Anthropologists Take Stock*. Lanham, MD: University Press of America.

Chagnon, N. (1968). *Yanomamo: The Fierce People*. New York: Holt, Rinehart and Winston.

Chapman, A.R., and Sussman, R.W. (Eds.). (2004.) *The Origins and Nature of Sociality*. Piscataway, NJ: Aldine Transaction.

Cherlin, A.J. (2009). *The Marriage-Go-Round: The State of Marriage and the Family in America Today*. New York: Knopf.

Chernela, J.M. (2002). Fathering in the northwest Amazon of Brazil. In S. Beckerman and P. Valentine (Eds.), *Cultures of Multiple Fathers: The Theory and Practice of Partible Paternity in Lowland South America* (pp. 160-177). Gainesville: University Press of Florida.

Chivers, M.L., Seto, M.C., and Blanchard, R. (2007). Gender and sexual orientation differences in sexual response to the sexual activities versus the gender of actors in sexual films. *Journal of Personality and Social Psychology*, 93: 1108-1121.

Clark, G. (1997). Aspects of early hominid sociality: An evolutionary perspective. In C. Barton and G. Clark (Eds.), *Rediscovering Darwin: Evolutionary Theory and Archaeological Explanation*. Archaeological Papers of the American Anthropological Association, 7: 209-231.

Clark, R.D., and Hatfield, E. (1989). Gender differences in receptivity to sexual offers. *Journal of Psychology & Human Sexuality*, 2: 39-55.

Cochran, G., and Harpending, H. (2009). *The 10,000 Year Explosion: How Civilization Accelerated Human Evolution*. New York: Basic Books［グレゴリー・コクラン，ヘンリー・ハーペンディング『一万年の進化爆発——文明が進化を加速した』古川奈々子訳，日経BP社，2010］.

Cohen, S., et al. (2009). Sleep habits and susceptibility to the common cold. *Archives of Internal Medicine*, 169:62.

Corning, P. (1994). The synergism hypothesis: A theory of progressive evolution. In C. Barlow (Ed.), *Evolution Extended: Biological Debates on the Meaning of Life* (pp. 110-118). Cambridge, MA: MIT Press.

Cosmides, L., and Tooby, J. (1987). From evolution to behavior: Evolutionary psychology as the missing link. In J. Dupree (Ed.), *The Latest on the Best: Essays on Evolution and Optimality* (pp. 227-306). Cambridge, MA: MIT Press.

University of California Press.
Borries, C., Launhardt, K., Epplen, C., Epplen, J.T., and Winkler, P. (1999). Males as infant protectors in Hanuman langurs (*Presbytis entellus*) living in multimale groups-defense pattern, paternity and sexual behaviour. *Behavioral Ecology and Sociobiology*, 46: 350-356.
Bowlby, J. (1992). *Charles Darwin: A New Life*. New York: Norton.
Boyd, R., and Silk, J. (1997). *How Humans Evolved*. New York: Norton.
Boyle, T.C. (1993). *The Road to Wellville*. New York: Viking［T・コラゲッサン・ボイル『ケロッグ博士』柳瀬尚紀訳，新潮文庫，1996］.
Boysen, S.T., and Himes, G.T. (1999). Current issues and emergent theories in animal cognition. *Annual Reviews in Psychology*, 50: 683-705.
Brizendine, L. (2006). *The Female Brain*. New York: Morgan Road Books.
Brown, D. (1970/2001). *Bury My Heart at Wounded Knee: An Indian History of the American West*. New York: Holt Paperbacks［ディー・ブラウン『わが魂を聖地に埋めよ』鈴木主税訳，全2巻，草思社文庫，2013］.
Bruhn, J.G., and Wolf, S. (1979). *The Roseto Story: An Anatomy of Health*. University of Oklahoma Press.
Buller, D.J. (2005). *Adapting Minds: Evolutionary Psychology and the Persistent Quest for Human Nature*. Cambridge, MA: The MIT Press.
Bullough, V.L. (1994). *Science in the Bedroom: A History of Sex Research*. New York: HarperCollins.
Burch, E.S., Jr., and Ellanna, L. J. (Eds.) (1994). *Key Issues in Hunter-Gatherer Research*. Oxford, England: Berg.
Burnham, T., and Phelan, J. (2000). *Mean Genes: From Sex to Money to Food: Taming Our Primal Instincts*. Cambridge, MA: Perseus［テリー・バーナム，ジェイ・フェラン『いじわるな遺伝子――SEX，お金，食べ物の誘惑に勝てないわけ』森内薫訳，日本放送出版協会，2002］.
Buss, D. M. (1989). Sex differences in human mate preferences: Evolutionary hypotheses testing in 37 cultures. *Behavioral and Brain Sciences*, 12: 1-49.
—— (1994). *The Evolution of Desire: Strategies ofHuman Mating*. New York: Basic Books［デヴィッド・M・バス『女と男のだましあい――ヒトの性行動の進化』狩野秀之訳，草思社，2000］.
—— (2000). *The Dangerous Passion: Why Jealousy Is as Necessary as Love and Sex*. New York: The Free Press［デヴィッド・M・バス『一度なら許してしまう女一度でも許せない男――嫉妬と性行動の進化論』三浦彊子訳，PHP研究所，2001］.
—— (2005). *The Murderer Next Door: Why the Mind Is Designed to Kill*. New York: Penguin Press［デヴィッド・M・バス『殺してやる――止められない本能』荒木文枝訳，柏書房，2007］.
Buss, D.M., Larsen, R.J., Westen, D., and Semmelroth, J. (1992). Sex differences in jealousy: Evolution, physiology and psychology. *Psychological Science*, 3: 251-255.
Buss, D. M., and Schmitt, D. P. (1993). Sexual strategies theory: An evolutionary perspective on human mating. *Psychological Review*, 100: 204-232.

*Animal Behaviour*, 40: 997-999.

Belliveau, J. (2006). *Romance on the Road: Travelling Women Who Love Foreign Men*. Baltimore, MD: Beau Monde Press.

Behar, D.M., et al. (2008). *The dawn of human matrilineal diversity*. The American journal of Human Genetics, 82: 1130-1140.

Bergstrand, C., and Blevins Williams, J. (2000). Today's Alternative Marriage Styles: The Case of Swingers. *Electronic Journal of Human Sexuality: Annual* (Online: http://findarticles.com/p/articles/mi-6896/is-3/ai-n28819761/?tag=content.coll).

Berkowitz, B., and Yager-Berkowitz, S. (2008). *He's Just Not Up For It Anymore: Why Men Stop Having Sex and What You Can Do About It*. New York: William Morrow.

Berman, M. (2000). *Wandering God: A Study in Nomadic Spirituality*. Albany: State University of New York Press.

Bernard, J. (1972/1982). *The Future of Marriage*. New Haven: Yale University Press.

Betzig, L. (1982). Despotism and differential reproduction: A cross-cultural correlation of conflict asymmetry, hierarchy and degree of polygyny. *Ethology and Sociobiology*, 3: 209-221.

—— (1986). *Despotism and Differential Reproduction: A Darwinian View of History*. New York: Aldine.

—— (1989). Causes of conjugal dissolution: A cross-cultural study. *Current Anthropology*, 30: 654-676.

Birkhead, T. (2000). *Promiscuity: An Evolutionary History of Sperm Competition and Sexual Conflict*. New York: Faber and Faber［ティム・バークヘッド『乱交の生物学――精子競争と性的葛藤の進化史』小田亮，松本晶子訳，新思索社，2003］.

—— (2002). Postcopulatory sexual selection. *Nature Reviews: Genetics*, 3: 262-273. www.nature.com/reviews/genetics.

Blount, B.G. (1990). Issues in bonobo (*Pan paniscus*) sexual behavior. *American Anthropologist*, 92: 702-714.

Blum, D. (1997). *Sex on the Brain: The Biological Differences Between Men and Women*. New York: Viking.

Blurton Jones, N., Hawkes, K., and O'Connell, J. F. (2002). Antiquity of postreproductive life: Are there modern impacts on hunter-gatherer postreproductive life spans? *American Journal of Human Biology*, 14: 184-205.

Bodley, J. (2002). *Power of Scale: A Global History Approach*. (Sources and Studies in World History). Armonk, NY. M. E. Sharpe.

Boehm, C.H. (1999). *Hierarchy in the Forest: The Evolution of Egalitarian Behavior*. Cambridge, MA: Harvard University Press.

Bogucki , P. (1999). *The Origins of Human Society*. Malden, MA: Blackwell.

Borofsky, R. (2005). *Yanomami: The Fierce Controversy and What We Can Learn From It*.

Anokhin, A.P., Golosheykin, S., Sirevaag, E., Kristjansson, S., Rohrbaugh, J.W., and Heath, A.C. (2006). Rapid discrimination of visual scene content in the human brain. *Brain Research*, doi:10.1016/j.brainres.2006.03.108, available online May 18, 2006.

Ardrey, R. (1976). *The Hunting Hypothesis*. New York: Athenaeum.

Axelrod, R. (1984). *The Evolution of Cooperation*. New York: Basic Books［R・アクセルロッド『つきあい方の科学――バクテリアから国際関係まで』松田裕之訳，ミネルヴァ書房，1998］.

Bagemihl, B. (1999). *Biological Exuberance: Animal Homosexuality and Natural Diversity*. New York: St. Martin's Press.

Baker, R.R. (1996). *Sperm Wars: The Science of Sex*. New York: Basic Books［R・ベイカー『精子戦争――性行動の謎を解く』秋川百合訳，河出文庫，2009］.

Baker, R.R., and Bellis, M. (1995). *Human Sperm Competition*. London: Chapman Hall.

Barash, D.P. (1977). *Sociobiology and Behavior*. Amsterdam: Elsevier.

Barash, D.P., and Lipton, J. E. (2001). *The Myth of Monogamy: Fidelity and Infidelity in Animals and People*. New York: W. H. Freeman［デイヴィッド・バラシュ，ジュディス・リプトン『不倫のDNA――ヒトはなぜ浮気をするのか』松田和也訳，青土社，2001］.

Barkow, J.H. (1984). The distance between genes and culture. *Journal of Anthropological Research*, 40: 367-379.

Barkow, J.H., Cosmides, L., and Tooby, J. (Eds.). (1992). *The Adapted Mind: Evolutionary Psychology and the Generation of Culture*. New York: Oxford University Press.

Barlow, C. (Ed.). (1984). *Evolution Extended: Biological Debates on the Meaning of Life*. Cambridge, MA: MIT Press.

Barlow, N. (Ed.). (1958). *The Autobiography of Charles Darwin*. New York: Harcourt Brace［チャールズ・ダーウィン，ノラ・バーロウ編『ダーウィン自伝』八杉龍一，江上生子訳，ちくま学芸文庫，2000］.

Barratt, C.L.R., Kay, V., and Oxenham, S.K. (2009). The human spermatozoon: a stripped down but refined machine. *Journal of Biology*, 8: 63. http://jbiol.com/content/8/7/63.

Bateman, A.J. (1948). Intra-sexual selection in *Drosophila*. *Heredity*, 2: 349-368.

Batten, M. (1992). *Sexual Strategies: How Females Choose Their Mates*. New York: Putnam.

Baumeister, R.F. (2000). Gender differences in erotic plasticity: The female sex drive as socially flexible and responsive. *Psychological Bulletin*, 126: 347-374.

Beach, F. (Ed.). (1976). *Human Sexuality in Four Perspectives*. Baltimore: Johns Hopkins University Press.

Bean, L. J. (1978). Social organization. In R. Heizer (Ed.), *Handbook of North American Indians*, Vol. 8: California (pp. 673-682). Washington, D.C.: Smithsonian Institution Press.

Beckerman, S., and Valentine, P. (Eds.). (2002). *Cultures of Multiple Fathers. The Theory and Practice of Partible Paternity in Lowland South America*. Gainesville: University Press of Florida.

Bellis, M.A., and Baker, R.R. (1990). Do females promote sperm competition: Data for humans.

# 参考文献


Abbott, E. (1999). *A History of Celibacy*. Cambridge, MA: Da Capo Press.

Abramson, P.R., and Pinkerton, S.D. (Eds.). (1995a). *Sexual Nature Sexual Culture*. Chicago: University of Chicago Press.

—— (1995b). *With Pleasure: Thoughts on the Nature of Human Sexuality*. New York: Oxford University Press.

Acton, W. (1857/2008). *The Functions and Disorders of the Reproductive Organs in Childhood, Youth, Adult Age, and Advanced Live Considered in their Physiological, Social, and Moral Relations*. Charleston, SC: BiblioLife.

Adovasio, J.M., Soffer, O., and Page, J. (2007). *The Invisible Sex: Uncovering the True Roles of Women in Prehistory*. New York: Smithsonian Books.

Alexander, M.G., and Fisher, T.D. (2003). Truth and consequences: Using the bogus pipeline to examine sex differences in self-reported sexuality. *The Journal of Sex Research*, 40: 27-35.

Alexander, R.D. (1987). *The Biology of Moral Systems*. Chicago: Aldine.

Alexander, R.D., Hoogland, J.L., Howard, R.D., Noonan, K.M., and Sherman, P.W. (1979). Sexual dimorphisms and breeding systems in pinnepeds, ungulates, primates and humans. In N. Chagnon and W. Irons (Eds.), *Evolutionary Biology and Human Social Behavior: An Anthropological Perspective* (pp. 402-435). New York: Wadsworth.

Allen, M.L., and Lemmon, W.B. (1981). Orgasm in female primates. *Americanjournal of Primatology*, 1: 15-34.

Alvergne, A., and Lummaa, V. (2009). Does the contraceptive pill alter mate choice in humans? *Trends in Ecology and Evolution*, 24. In press published online October 7, 2009.

Ambrose, S. (1998). Late Pleistocene human population bottlenecks, volcanic winter, and differentiation of modern humans. *Journal of Human Evolution* 34(6): 623-651.

Amos, W., and Hoffman, J.I. (2009). Evidence that two main bottleneck events shaped modern human genetic diversity. *Proceedings of the Royal Society B*. Published online before print October 7, 2009, doi:10.1098/ rspb.2009.1473.

Anderson, M., Hessel, J., and Dixson, A.F. (2004). Primate mating systems and the evolution of immune response. *Journal of Reproductive Immunology*, 61: 31-38.

Angier, N. (1995). *The Beauty of the Beastly: New Views of the Nature of Life*. New York: Houghton Mifflin.

—— (1999). *Woman: An Intimate Geography*. New York: Virago.

[著訳者紹介]

**クリストファー・ライアン**（Christopher Ryan）

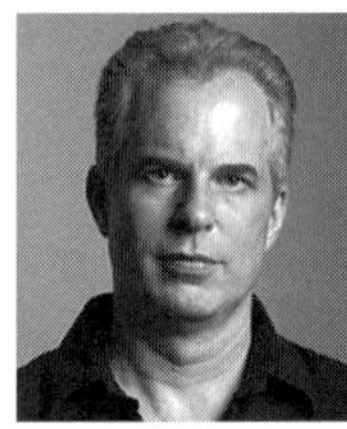

心理学者，調査心理学博士。サンフランシスコのセイブルック大学で，調査心理学の博士号を取得。アラスカ，タイ，メキシコなど世界中をめぐって得た各地の性文化に対する見識を活かして，人間のセクシュアリティの本性に焦点を当てた心理学研究を進め，本書の元となった「先史時代における人類の性の起源」の博士論文を執筆した。現在，バルセロナに在住し，バルセロナ医学大学講師と，複数の病院の顧問をしている。*Behavioral and Brain Sciences*（Cambridge University Press）や *SAGA: Best New Writing on Mythology*（White Cloud Press）の他，医学関連のテキストなど多数の著書がある。また，さまざまな雑誌・新聞，TV やインターネットでも活躍している。

**カシルダ・ジェタ**（Cacilda Jethá）

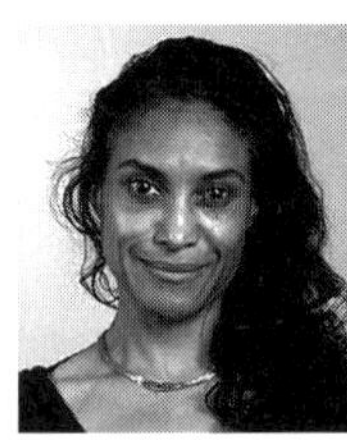

精神科医，医学博士。モザンビーク生まれ。子ども時代に勃発した内戦を逃れ，ポルトガルで教育を受けた。1980 年代末，医師として内戦で荒れ果てた故国を癒すために，モザンビークに戻る。北部の僻地で，5 万人に 1 人の医師という環境で，医療活動を 7 年間行なった。また，AIDS 予防のための WHO の性行動調査の責任者も務めた。モザンビークで，ほぼ 10 年間にわたって活動したのち，ポルトガルで精神医学・労働医学の両分野でレジデントとしての訓練を終えた。現在，スペインのバルセロナで精神科医として病院に勤務し，個人としても開業している。

訳者／**山本規雄**（やまもと・のりお）

1967 年，東京都生まれ。出版社等勤務を経て，現在，翻訳業・編集業に携わる。主な訳書に，『体位の文化史』（共訳，作品社，2006），『オルガスムの歴史』（作品社，2006），『〈同性愛嫌悪（ホモフォビア）〉を知る事典』（共訳，明石書店，2013），『乱交の文化史』（作品社，2012），『緊縛の文化史』（すいれん舎，2013）他。

# 性の進化論

女性のオルガスムは、なぜ霊長類にだけ発達したか？

二〇一四年 七 月二〇日 第一刷発行
二〇二四年一〇月二〇日 第九刷発行

著 者 クリストファー・ライアン
カシルダ・ジェタ
訳 者 山本規雄
発行者 福田隆雄
発行所 株式会社 作品社
〒一〇二-〇〇七二
東京都千代田区飯田橋二-七-四
電話 （〇三）三二六二-九七五三
FAX （〇三）三二六二-九七五七
振替口座〇〇一六〇-三-二七一八三
https://www.sakuhinsha.com
組 版 ことふね企画
装 丁 伊勢功治
印刷・製本 シナノ印刷㈱
落丁・乱丁本はお取替えいたします
定価はカバーに表示してあります


ISBN978-4-86182-495-1 C0045

◆異端と逸脱の文化史◆

# うんこの博物学

## 糞尿から見る人類の文化と歴史

ミダス・デッケルス　山本規雄訳

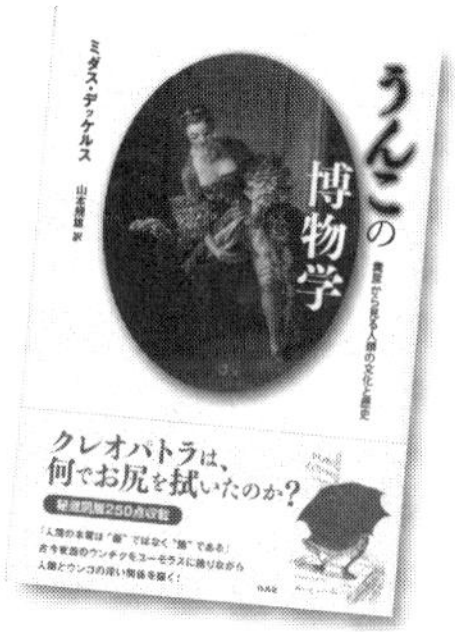


**クレオパトラは、何でお尻を拭いたのか？**
**「人間の本質は“脳”ではなく“腸”である！」**
**古今東西のウンチクをユーモラスに語りながら**
**人類とウンコの深い関係を描く！**

●秘蔵図版250点収載●

人類の歴史とは、うんこの歴史である！ 排泄とは、生存の条件であり、嫌悪の対象であり、笑いのネタであり、そして秘密の快楽でもある。本書は、エジプトや中国の古代文明から現代までの、古今東西のトイレと後始末、排泄物処理の文化と歴史、さらに生理的メカニズムから、浣腸や食糞、さらにスカトロ・フェチまでを対象にし、文化的・歴史学的・環境学的・生理学的な博覧強記をもって、ユーモアを交えながら、膨大な図版とともに「人類と糞尿」という壮大なるタブーに迫ったものである。

◆異端と逸脱の文化史◆

# 江戸の糞尿学

永井義男

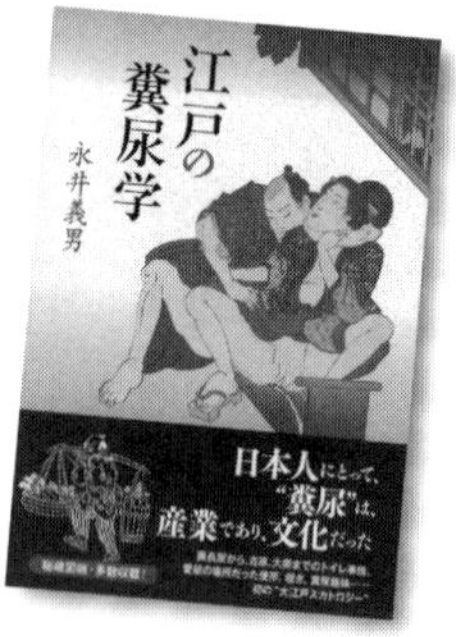


日本人にとって、
“糞尿”は、産業であり、文化だった。
裏長屋から、吉原、大奥までのトイレ事情、
愛欲の場所だった便所、覗き、糞尿趣味
……初の“大江戸スカトロジー”……

秘蔵図版・多数収録!